Veröffentlichungen des Ostasien-Instituts
der Ruhr-Universität Bochum

Band 69

2019

Harrassowitz Verlag · Wiesbaden

Erhard Rosner

Miasmen

Studien zur Geschichte der Malaria in Südchina

2019

Harrassowitz Verlag · Wiesbaden

Herausgegeben von der Fakultät für Ostasienwissenschaften
der Ruhr-Universität Bochum

Schriftleitung: zur Zeit Christine Moll-Murata.

Bibliografische Information der Deutschen Nationalbibliothek
Die Deutsche Nationalbibliothek verzeichnet diese Publikation in der Deutschen Nationalbibliografie; detaillierte bibliografische Daten sind im Internet über http://dnb.dnb.de abrufbar.

Bibliographic information published by the Deutsche Nationalbibliothek
The Deutsche Nationalbibliothek lists this publication in the Deutsche Nationalbibliografie; detailed bibliographic data are available in the internet at http://dnb.dnb.de.

Informationen zum Verlagsprogramm finden Sie unter
http://www.harrassowitz-verlag.de

Gedruckt auf alterungsbeständigem Papier.
Druck und Verarbeitung: KN Digital Prinforce GmbH, Erfurt
Printed in Germany

ISSN 0340-6687
ISBN 978-3-447-11330-4

Inhalt

Vorwort

Zu den großen Leistungen des modernen Gesundheitswesens in China zählt zweifellos die schrittweise Eindämmung der Malaria. Dieses aufwendige, erfolgreich durchgeführte Unternehmen erbrachte seit seinen Anfängen nach 1949 fortlaufend detaillierte Einsichten in die geographischen Dimensionen wie zur Ökologie der Malaria in China. Diese neuen Kenntnisse forderten historische Fragen geradezu heraus, einmal nach den Arten und Verbreitungsmustern der Malaria in der Zeit des Imperiums, zum anderen nach den Strategien der chinesischen Zivilisation angesichts dieser Gefahr, besonders in der langen Phase der Binnenkolonisation im heutigen Süden und Südwesten des Landes.

Derartige Probleme zur Geschichte der Malaria in China haben mich bereits in den frühen achtziger Jahren beschäftigt, vorwiegend in Hinblick auf die heute so stark betonte vergleichende Perspektive. Am Anfang der Arbeit stand eine eng abgegrenzte Fallstudie zu Yunnan, dem damals üblichen Trend der Qing-Geschichte folgend. Sehr bald zeigte sich jedoch, daß die Beschränkung auf die Mandschuzeit (1644–1911) kaum geeignet sein würde, die charakteristischen Institutionen zu beurteilen, mit denen das Kaiserreich den stets sich wandelnden Herausforderungen des „ungesunden" Südens begegnete. Auch lagen von Jahr zu Jahr immer mehr regional wie zeitliche fokussierte Untersuchungen zur ökonomischen wie politischen Erschließung des südchinesischen Raumes vor, die eine hinreichende Basis für eine weiter ausgreifende medizinhistorische Untersuchung boten. Das Projekt kam allerdings erst richtig in Gang, als ich nach eigenen Studien zur historischen Geographie Südchinas den Rahmen für einen diachronen Ansatz finden konnte, der über die Qing-Periode hinaus in ältere Epochen der chinesischen Südkolonisation zurückreichte.

Wesentlich bestärkt wurde ich in der Realisierung dieses Vorhabens durch Hans Ulrich Vogel und sein Tübinger Projekt („Monies, Markets and Finance in China and East Asia, 1600-1900"). Vogel hat es verstanden, weit über die Grenzen der Wirtschaftsgeschichte hinaus eine breit gefächerte, wahrhaft interdisziplinäre Forschung zur sozio-ökonomischen Geschichte des Südens, insbesondere des Südwestens des Landes vom frühen 17. bis zum ausgehenden 19. Jahrhundert in Gang zu bringen. Diesem Kreis verdanke ich Rat und Hilfe in vielfältiger Hinsicht. Insbesondere habe ich Nanny Kim (Heidelberg) zu danken, in China vor allem Yang Yuda (Fudan Universität) sowie Zhou Quan und ihrer Arbeitsgruppe in Kunming (Yunnan).

An der Universität Göttingen fand ich vielseitige Anregungen und Unterstützung. Hier existierte über lange Jahre das von Bernd Herrmann (Historische Anthropologie und Humanökologie am Johann-Friedrich-Blumenthal-Institut) ins Leben gerufene Göttinger Umwelthistorische Kolloquium, das regelmäßig tagte und gerade durch seine Vielseitigkeit Vertreter verschiedener Disziplinen anzog, die in diesem weiten Feld maßgebend aktiv waren, wie Mark Elvin, John McNeill Jr., David Campbell. Auf dem Fachgebiet der Medizin berieten mich Uwe Groß (Göttingen), in Hamburg Egbert Tannich (Bernhard-Nocht-Institut). Fragen der Geographie und Kartographie, insbesondere der Kartenskizzen, konnte ich mit Stefan Erasmi (Göttingen) klären. Den lebendigen Kontakt zum medizinischen China der Gegenwart erleichterte erheblich die Deutsch-Chinesische Gesellschaft für Medizin. Tendenzen der gegenwärtigen Historiographie konnte ich wiederholt mit Alfred Kohler (Wien) erörtern. Probleme der Sinologie schließlich waren Gegenstand zahlreicher Beratungen mit Roderick Ptak, Thomas Höllmann, Raimund Th. Kolb, Angelika C. Messner, Reinhard Emmerich, Klaus Flessel, nicht zuletzt auch mit den inzwischen verstorbenen, unvergessenen Kollegen Raoul Findeisen und Hans Stumpfeldt.

Allen, die mir direkt oder indirekt geholfen haben, sei hier gedankt. Mein besonderer Dank gilt Martin Hanke (Gossenberg), der mit großer Geduld das Manuskript gesichtet und durch viele wertvolle Ergänzungen und Einwände bereichert hat und der am Ende die Bibliographie überarbeiten und die Druckvorlage erstellen konnte.

Göttingen, im September 2019 Erhard Rosner

Einleitung:
Die Miasmen des Südens und die Geschichte der Malaria in China

Der Vorstoß des chinesischen Feldherrn Ma Yuan 馬援 (14 v.–49 n. Chr.), jener Symbolfigur der frühen Expansion des Han-Imperiums,[1] in den äußersten Süden bis auf das Gebiet des heutigen Vietnam, kam im Jahre 43 durch ein Phänomen zum Stillstand, welches in den natürlichen Bedingungen der Region vorgegeben war. „Fiebrige Krankheiten" (*zhangyi* 瘴疫), hervorgerufen durch eine fremdartige Umgebung mit ihren ungesunden Einflüssen, den gefährlichen „Dünsten", die in den ausgedehnten Wäldern und an den vielen Wasserläufen lauerten, hätten die Truppen befallen und nach kurzer Zeit so stark in Mitleidenschaft gezogen, daß nur der rasche Rückzug blieb, so der Chronist.[2] Otto Franke merkt dazu an: „Im Herbst des folgenden Jahres erst kehrte er in die Hauptstadt zurück, nachdem er fast die Hälfte des Heeres durch Krankheit (vermutlich Sumpffieber) verloren hatte."[3]

Seit dieser frühen Epoche bildete die Angst vor solchen Unwägbarkeiten – in den chinesischen Quellen meist pauschal als *zhang* 瘴 bezeichnet, in europäischen Sprachen häufig mit den im westlich-mediterranen Raum geläufigen Miasmen wiedergegeben – eine Konstante in der Geschichte des unheimlichen Südens.[4] Unberechenbare, in der Landschaft vorgegebene Krankheitsrisiken waren ein Horror für Menschen, die aus dem Norden kamen, für die vielen Generationen von landhungrigen Siedlern, Militärs, für Händler, Administratoren, und nicht zuletzt für exilierte Beamte, die in der Hauptstadt in Ungnade gefallen waren. Zahllos sind dementsprechend die literarischen Erwähnungen dieser permanent empfundenen Gefahr für Leib und Leben. Berühmte Zeugnisse haben Literaten der Tang-Zeit hinterlassen, allen voran Han Yu 韓愈 (768–824), wenn er mit seinem Schicksal der Verbannung in den Süden haderte. Er schrieb 819 nach seiner Ankunft am Bestimmungsort in Chaozhou 潮州 (Südost-Guangdong), ehe er im Jahre 820 wieder zurückkehren durfte: „Südlich der Präfektur grenzt mein Gebiet ans Meer, seit einigen Tagen machen sich die giftigen Wolken und Miasmen Tag und Nacht bemerkbar."[5]

Diese als „Miasma" apostrophierte Bedrohung menschlicher Gesundheit meint eine schier unüberwindliche Barriere, die der Erschließung des Südens durch die chinesische Zivilisation im Wege stand. Dabei ist der zentrale chinesische Begriff *zhang* 瘴, im Verein mit seinen zahlreichen Compounds, über weite Strecken schillernd, denn er besitzt im Laufe einer langen Geschichte durchaus verschiedene Konnotationen. Vielfach ist er bloß Ausdruck diffuser Ängste gegenüber einem ungewohnten Klima mit anderen Abläufen der Jahreszeiten, Chiffre eines

---

1 Zur Ma Yuans Biographie siehe de Crespigny 2007. Zu den Gefahren für die Gesundheit, denen die Truppe des Ma Yuan im Süden ausgesetzt war, vgl. im Einzelnen Wang Zijin 2006, insbes. 6f.

2 *HouHan shu* 24.840: 二十年秋軍吏經瘴疫死者十四五.

3 O. Franke 1930, Bd. 1, 390.

4 Zur Begriffsgeschichte in Europa siehe Conrad und Wujastyk 2000. Wenn nicht anders vermerkt, wird der Terminus „Miasmen" hier durchgehend zur Wiedergabe des chinesischen *zhang* 瘴 verwendet.

5 *Changli xianshengji* 39.7a. Schafer (1967, 130-133) hat die literarischen Zeugnisse der Tang-Zeit zu den Miasmen bereits gewürdigt; vgl. auch Zuo Peng 2002.

generellen Unbehagens mit den in vieler Hinsicht prekären Lebensverhältnissen im Süden. Du Fu 杜甫 (712–770) konstatiert im Gedicht „Ich komme zur Kongling-Schlucht“: „Die giftigen Miasmen des Südens würden mir keinen Kummer bereiten, doch ich fürchte die kriegerischen Unruhen, die diese Grenzländer erfüllen.“[6]

Der „Schrei des Affen“, verbunden mit dem Bewußtsein der Bedrohung durch die Miasmen, bleibt bis in die Spätzeit des 19. Jahrhundert hinein als Topos lebendig, es steht für die fragile Existenz des einsamen Literaten, der sein trauriges Schicksal, seine Einsamkeit und Hilfslosigkeit im Süden beklagt. Noch allgemeiner gefaßt, signalisieren Miasmen diffuse Abwehrreaktionen gegen die irritierende Fremdartigkeit der Randgebiete des Imperiums. Über diesen Weiterungen sollte jedoch nicht vergessen werden: Miasmen (*zhang*) weisen von Anfang an unbestreitbar auf das Vorhandensein von lebensbedrohlichen Krankheiten, die ihre Ursachen in regionalen Besonderheiten der natürlichen Umgebung haben und in deren Zentrum zweifellos Formen der Malaria stehen, wenn auch, wie zu zeigen sein wird, nicht ausschließlich. Miasmen meinen somit ebenso Krankheiten im physischen Sinne wie Facetten der Wahrnehmung in der chinesischen Peripherie.

Diese vielschichtigen Zusammenhänge sind immer wieder aus verschiedener Perspektive erörtert worden. Unstrittig ist, daß die Klagen über Miasmen (*zhang*) bis in die Spätzeit hinein eine reich besetzte kulturelle Dimension aufweisen, die stark verwurzelt ist und konstant an die Oberfläche tritt. Sie erinnert an verwandte, nicht minder weitgefaßte Konzepte, die darauf ausgerichtet waren, eine gefährdete, exponierte menschliche Existenz verständlich zu machen. Wu Changgeng (1999) sieht einen ganzen Komplex, der Miasmen (*zhang*), aber auch Schwarze Magie (*gu*) und Betel umfaßt. Begrifflich suggerieren zumindest die späteren chinesischen Quellen einen fließenden Übergang von *zhangqi* 瘴氣, den Miasmen, zu den vielfältigen, über einem Ort oder einer ganzen Landschaft oder sogar Region schwebenden „Giften“ (daher oft auch *zhangdu* 瘴毒)[7] und weiter, darüber hinaus, zu den in Klima und Landschaft vorgegebenen gesundheitlichen Bedrohungen im Süden generell.[8] Dennoch erhebt sich heute erneut die Frage: Welche Strategien hat die chinesische Kultur entwickelt, um des speziell als Miasma (*zhang* 瘴) charakterisierten Problems auf die Dauer Herr zu werden und die Präsenz des Kaiserreiches im Süden allen Widerständen zum Trotz aufzubauen und zu festigen? Und vor allem: Wie weit lassen die historischen Nachrichten den Schluß zu, daß dahinter wirklich Malaria als die hauptsächliche Krankheit stand, mit der man sich auseinanderzusetzen hatte? Haben wir es letztlich nur mit neuen Formen einer Krankheit zu tun, die in China schon vor Beginn des Vordringens in die Regionen südlich des Yangzi bekannt war?

Daß die Malaria in China bereits vor der Konfrontation mit den Miasmen des Südens eine lange, in den Schriftquellen faßbare Geschichte hat, ist keineswegs nur Spekulation, wie manche Autoren neuerdings meinen.[9] In seiner autoritativen Übersetzung des *Suwen* vertritt Paul Ulrich Unschuld sehr dezidiert eine Interpretation von *nüe* 瘧 in diesem grundlegenden chinesischen

---

6 Du Fu, „Ci Konglin'an“ 次空靈岸: 毒瘴未足憂兵革滿邊徼. Übersetzung von Zach 1952a, 749.

7 Zum weitgefaßten Begriff der Gifte in China schon Unschuld 1975.

8 Worin diese Affiliationen aber bestehen, bleibt in der Literatur meist offen, es herrscht die bloße Reihung vor. Vgl. Zhou Qiong 2007a, 23f.

9 Bello 2005; Bello 2016; B. Yang 2010.

Text als Malaria.[10] Man wird ihm sicherlich in dem Punkte beipflichten, daß der auffällige Verlauf der Erkrankung, das Auftreten von Fieberanfällen in regelmäßigen zeitlichen Intervallen, eine schreckhafte Erfahrung darstellte, die maßgeblich die Schilderung des Krankheitsbildes in der frühen medizinischen Literatur bestimmte. Hauptkriterium ist hier wie anderswo in der historischen Diagnose von Malaria die Periodizität der Fieberattacken. Sie sind in der Tat, wie Erwin H. Ackerknecht betont, „so spezifisch, daß die Malaria leichter als vielleicht jede andere Krankheit in den Dokumenten identifiziert werden kann, [...]".[11] Unschuld hat die wichtigsten Ideen des *Neijing* und anderer früher Texte zur Ätiologie herausgearbeitet wie auch die begriffliche Auffächerung in viele Arten von Malaria (*nüe*) untersucht.[12] Kong scheint sich dem anzuschließen, wenn er zum *Jingui yaolüe* 金匱要略 (Prinzipien der Medizin aus der Goldtruhe, 2. Jh.) meint: „*Jingui yaolüe* provides a whole chapter (Chapter 4) to the symptoms, pulse pattern and treatment of malaria."[13]

Für eine Untersuchung der Geschichte der Malaria gerade in Südchina in der Zeit seit dem 3. Jahrhundert sprechen heute allein schon aus medizinischer Sicht triftige Gründe. Weltweit stellt die Malaria noch immer ein großes Problem dar.[14] Während sich Resistenzen gegen bewährte Anti-Malaria-Mittel wie Chloroquin entwickelten, beansprucht China seit langem, neue therapeutische Wege gefunden zu haben. Die systematische Sichtung traditioneller, zum Teil sehr alter Rezepte[15] und deren Auswertung nach modernen Methoden der Biochemie führte schon in den siebziger Jahren zur Entwicklung des Wirkstoffs Artemisinin (*Qinghaosu* 青蒿素)[16] durch eine Arbeitsgruppe, in deren Zentrum die 2015 mit dem Nobelpreis für Medizin geehrte Tu Youyou stand.

Bereits in einem Bericht von 1989 stellt Tu Youyou neben Qinghao 青蒿 noch sechs weitere als wirksam bestätigte, pflanzliche Substanzen vor, darunter auch *changshan* 常山 (*Dichroa febrifuga*),[17] dessen frühe Verwendung Needham als einmalige Errungenschaft der chinesischen Zivilisation sieht.[18]

10 Unschuld 2011, 536-563; für das entsprechende *Suwen*-Kapitel auch in der Epitome 190ff, 206ff und 203 und dem dazugehörigen Wörterbuch.

11 Ackerknecht 1963, 78f. Zur Bedeutung *nüe* vgl. auch Harper 1998, 205 Anm. 4. Auch in der vorliegenden Arbeit durchwegs *nüe*, andere Lesungen und dialektale Formen (*yao*) werden nicht berücksichtigt.

12 Auf die von Eberhard (1968, 195) immerhin in Betracht gezogene späte Einführung der Malaria nach China (erst Han) soll hier nicht weiter eingegangen werden. Es sei auf die äußerst komplexe Vorgeschichte der Malaria in Sallares 2002, 22ff. verwiesen. Zur allgemeinen Diskussion vgl. Walker u. a. 2009.

13 Unschuld 2010, 345.

14 Siehe dazu Snowden und Bucala 2014, Einleitung VIIff.

15 Das älteste Rezept stammt aus dem 3. Jh. von Ge Hong. Siehe Ma Boying 1994, 589.

16 Über die Anerkennung, Patentierung und Produktion eines entsprechenden Präparats, auch den Anteil von Novartis an der Realisierung sowie dessen Einsatz auch außerhalb Chinas, in Afrika, vgl. Interview mit Professor Zhou Yiqing in *Bulletin of the World Health Organization* 87 (Oct. 2009). Ausführliche Angaben zur Erprobung gerade des Artemisinins stellt auch Chen Guiting in seiner kommentierten Ausgabe des *Bencao gangmu* (15.748ff) vor, auch zur klinischen Anwendung bei Chloroquin-resistenten Fällen und zur Dosierung.

17 Im Jubiläumsband *Jianguo 40 nian Zhongyi keji jiucheng (1949–1989)*, 625-629.

18 Needham 1986 (SCC 6-1), 325: „One must at the same time remember that they, almost alone of those of the Old World cultures, had been in possession since the 3rd century of a true anti-malarial, *chhang shan*, [...]."

Die Entwicklung des heutigen, vor allem in Afrika sehr erfolgreich angewandten Artisunats führt einmal mehr drastisch vor Augen, wie erst die moderne Verarbeitung, basierend auf elaborierteren Extraktionsmethoden, auf der Isolierung des Wirkstoffs, auf seiner Synthese und der Bildung von Derivaten eine neue Grundlage für ein effizientes Medikament schaffen konnte. Aus der chinesischen Tradition hingegen kommt unleugbar die Anregung durch einen reichen Erfahrungsschatz.[19] Es war daher nur konsequent, wenn Elisabeth Hsu sich der historischen Seite dieser bedeutenden chinesischen Errungenschaft angenommen hat und auf das Desiderat einer umfassenden historischen Analyse der Entwicklung und Anwendung gegen Malaria wirksamer Substanzen, insbesondere *qinghao*, hinweist. Das riesige Korpus einschlägiger Rezepturen war inzwischen auch Gegenstand eines Oxforder Projektes, betrieben von Elisabeth Hsu.[20]

Darüber hinaus besteht jedoch weiterer Anlaß, die Geschichte der Malaria in China neu zu durchleuchten, und zwar nach ihren politischen, sozialen wie ökonomischen Dimensionen. In der heutigen Sinologie weiß man sehr viel mehr über die Siedlungsgeschichte des chinesischen Südens, seiner wichtigsten Räume, der Muster der – vielfach kriegerischen – Besitzergreifung, ferner der Entwicklung der Demographie bestimmter Regionen, der Gestaltung der Agrarproduktion, vor allem des Reisbaus, auch der Herausbildung und Funktion der Netze von Städten und Märkten.[21] Dieser bessere Informationsstand wird in zunehmendem Maße durch Ergebnisse der historischen Forschung in China selbst gestützt: Akribische Arbeiten zur politischen wie sozioökonomischen und kulturellen Geschichte der Randzonen liegen in großer Zahl vor. Sie berühren nicht zuletzt zentrale Themen wie die Erschließung des Südens und Südwestens.[22]

Hinzu kommt die im Westen verbreitete Tendenz zu regional ausgerichteten historischen Untersuchungen verschiedener Perioden. Diese sind teils thematisch abgegrenzt wie die grundlegenden Arbeiten von James Lee (1982) über die Demographie des Südwestens. Seit einigen Jahren treten Ansätze der Umweltgeschichte hinzu, oft von Mark Elvin angeregt,[23] in besonderem Maße ferner neue Ergebnisse der Analyse von Ökosystemen. Richtungweisend in dieser Beziehung ist die Studie von Robert Marks über die langwierige, über Jahrhunderte vorangetriebene Veränderung der Kanton-Region durch die chinesische Bewässerungswirtschaft.[24] Teils betonen diese Autoren die kulturelle Vielfalt in den Grenzzonen, insbesondere die Bedeutung der indigenen Kulturen: Pamela Crossley (2006), Giersch (2006) für Yunnan; schon lange vorher Lombard-Salmon (1972) und neuerdings John Herman (2007) für Guizhou; Leo Shin (2006) für Guangxi; James A. Anderson (2007) für die Rivalitäten in der Grenzzone zwischen China und Vietnam während des 11. Jahrhunderts; Klaus Tietze (1980) und Richard von Glahn (1987) für Sichuan. Durch diese Fülle von Forschungsergebnissen ist es jetzt möglich, die weit in den chinesischen Quellen verstreuten Nachrichten über die Miasmen in ihren einzelnen Komponenten adäquater zu würdigen als noch

---

19 Wichtige Einblicke in die Komplexität traditioneller chinesischer Medikationen gegen Malaria gibt bereits Miyashita 1979, 94ff.

20 Hsu 2011–2013, mit Wu Zhongping und Wu Dunxu (Shanghai TCM University). Die Resultate sind unter dem Titel *Handbook on Qinghao in Chinese Medical Recipes* angekündigt.

21 Siehe die klassischen Studien von Skinner (1977a) und Shiba (vor allem 1988).

22 Vgl. neuerdings Yang Weibing 2008, mit reichhaltiger Bibliographie chinesischer Studien wie auch der Quellen) oder die Gebiete südlich der Pässe (Lingnan). Dazu Studien wie Lu Ren und Ling Yongzhong 2013.

23 Elvin 1998; Elvin 2004.

24 Marks 1998.

vor einigen Jahrzehnten, als in der westlichen Literatur nur Pionierstudien wie diejenige von Harold Wiens (1967) zur Verfügung standen. Eine Geschichte der Malaria in Südchina kann damit heute in einen facettenreicheren Kontext gestellt werden.

Literaturübersicht

In den zahlreichen chinesischen Arbeiten zur Erschließung des weiten südchinesischen Raumes wird der fundamentale Faktor der Fieberkrankheiten höchst unterschiedlich behandelt. Einerseits ist es erstaunlich, daß gerade in manchen breit angelegten Übersichten diese Geissel nur sehr unvollkommen berücksichtigt wird, zum Teil sogar überhaupt nicht: Politik und Wirtschaft bestimmen vielmehr dort das Bild.[25] In vielen einschlägigen Publikationen der letzten zwanzig Jahre aus der VR China herrscht eine fast besessene Auflistung materieller Errungenschaften vor, das Hauptinteresse gilt der stetigen Aufwärtsentwicklung in der Landwirtschaft, auch in Bergbau, Handel und Gewerbe, das Ganze begleitet von einem kontinuierlichen Ausbau der direkten Verwaltung. Ein langfristiger Trend zog über Jahrhunderte hinweg immer neue Wellen von Siedlern an, welche die chinesische Zivilisation der Inneren Gebiete bis in die äußerste Peripherie brachten. Dieses positive Gesamtbild wird allenfalls punktuell durch Sicherheitsprobleme getrübt, durch gelegentliche politische Rückschläge und periodische Aufstände, die in Kontinuität traditioneller Sichtweisen noch immer vielfach als Akte der Unbotmäßigkeit von „Barbaren" der Randzone hingestellt werden. Trotz ihrer einseitigen Perspektive, die praktisch nur den gegenwärtigen Enthusiasmus des Aufschwungs Chinas in die Vergangenheit projiziert, enthalten jedoch gerade diese neueren sozial- und wirtschaftshistorischen Studien aus der VR in reichem Maße Daten, die für eine Geschichte der Malaria aufschlußreich sind.

Auf der anderen Seite sind unabhängig davon in den letzten Jahren viele Spezialstudien zu einem Thema entstanden, welches die Geschichte der Malaria gleichsam einschließt: die Miasmen (*zhang* 瘴) im chinesischen Süden. Eine zeitlich weitgespannte, fundierte historische Zusammenschau der wichtigsten Quellen zu den Miasmen bis zur Song-Dynastie hatte bereits die umfangreiche Arbeit von Hsiao Fan (1993) geboten.[26] Verbreitung und Geschichte dieses Phänomens sind seither vorwiegend in China selbst ausgiebig untersucht wurden, manche kritische Autoren sprechen dort sogar von einem regelrechten „Fieber" unter den Historikern, was immer das in der geistigen Landschaft der Gegenwart in China heißen mag.[27]

Einen Ansatzpunkt solcher Studien bildete naturgemäß die Begriffsgeschichte. Das semantische Feld um die Zeichen *zhang* 障 (Hindernis) und *zhang* 瘴, für welch letzteres sich in der wissenschaftlichen Literatur im Westen trotz aller Bedenken die Wiedergabe durch den Terminus "Miasmen" etabliert hat,[28] weist wegen deren Verwandtschaft und Austauschbarkeit beider Zeichen auf „Barrieren" verschiedener Art hin:[29] einer ebenso ungewohnten wie durch unberechenbare Krankheiten gefährlichen Umwelt, zugleich aber auch auf die Konfrontation mit unverständlichen Sitten und Gebräuchen der Grenze. Miasmen (*zhang*) kennzeichnen einmal

25 Typisch Fang Tie und Fang Hui 1997, ferner Fang Tie 2003.

26 Auch Fan Jiawei 2001, davor schon 1998, ist hier zu nennen.

27 So Zhang Kefeng (2009, 143) in seiner Zusammenfassung.

28 Vgl. zur gängigen Übersetzung die berechtigte Skepsis von Liang Qizi (2002, 202ff).

29 Karlgren 1957, Nr. 723, ferner Zhang Kefeng 2009.

bestimmte Plätze oder ganze Landstriche und geographische Zonen: *zhangdi* 瘴地, *zhanglin* 瘴林, *zhangjiang* 瘴江, *zhangxiang* 瘴鄉, *zhanghai zhi xiang* 瘴海之鄉, *zhangyan* 瘴煙.[30] *Manzhang* 蠻瘴 steht pauschal für das ebenso kulturlose wie unbewohnbare Land der „Barbaren des Südens", ganz im Sinne des alten chinesischen Zonenmodells. Zweitens weisen die Miasmen (*zhang*) auf Agentien, d. h. auf krankheitsauslösende Faktoren und ihre Medien: *zhangqi* 瘴氣, *zhangdu* 瘴毒, *zhangmu* 瘴母, auch *zhangwu* 瘴霧, *zhangyun* 瘴雲, *zhangyu* 瘴雨, *zhangyan* 瘴煙, *yanzhang* 炎瘴, vor allem in Kombination mit Zeichen, die auf Phänomene des Wetters und der Atmosphäre hinführen. Drittens spezifizieren sie manifeste Krankheiten im engeren wie im weiteren Umfang, insbesondere: *zhangli* 瘴癘, *zhangyi* 瘴疫, *zhangji* 瘴疾 (die Miasmen-Krankheit), und nicht zuletzt das speziellere *zhangnüe* 瘴瘧, das „durch Miasmen ausgelöste Wechselfieber". Auch Zhou Qiong unterscheidet drei Hauptbedeutungen von *zhang* 瘴, nämlich erstens ein krankmachendes Element der natürlichen Umgebung (*zhang* 瘴), zweitens dessen atmosphärische und an Wasser gebundene Form (*zhangqi* 瘴氣) und drittens die durch Einwirkung von außen beim Menschen verursachten Krankheiten, deren wichtigste die Malaria ist (*zhangli* 瘴癘),[31] doch bleiben letztlich die Übergänge zwischen diesen Bezeichnungen im Sprachgebrauch über die Jahrhunderte hinweg durchaus fließend. Schließlich ist darüber hinaus wenigstens in der Song-Zeit eine metaphorische Verwendung im Sinne von Übel, Laster oder Mißstände bereits ausgebildet.

Für die diachrone Betrachtung dieser engeren und weiteren Funktionen des Begriffs *zhang* ist Zuo Peng (2002) wegen der vielen Referenzen unentbehrlich.[32] Er betont, daß *zhang* zunächst als Bezeichnung fremder, lebensbedrohlicher Krankheiten im äußersten Süden Chinas erschien. Es wurde dann aber zum Signal eines Bewußtseins, die Grenzen der Zivilisation erreicht zu haben. Zuo Peng argumentiert im einzelnen, daß der Begriff *zhang*, der mit dem verstärkten Vordringen der chinesischen Kultur in den Süden in Gebrauch kam, zunächst schreckhafte Krankheiten bezeichnete, die man sich nicht erklären konnte und die man mit der neuen, fremdartigen Umgebung in Verbindung brachte. Teilweise erkannte man darin Formen des Wechselfiebers (*nüe*) wieder, welche schon vorher in der chinesischen Literatur beschrieben waren. Des Weiteren läuft die Analyse von Zuo Peng darauf hinaus, daß in der Tang-Zeit noch einmal eine Erweiterung des Begriffes *zhang* stattgefunden hat. Miasma ist nun nicht mehr bloß ein Sammelbegriff für viele Krankheiten unbekannten Ursprungs mit vermuteter geographischer Komponente, sondern am Ende vor allem eine Art Synonym für die Länder der Man (Süd-Barbaren), ja eigentlich sogar für diese selbst.

Zuo Peng hat außerdem in den Sammlungen von Tang-Gedichten nicht weniger als 283 Belegstellen für die Verwendung des Zeichens *zhang* 瘴 ausmachen können und zeigt an Hand von Verszeilen herausragender Dichter, daß die Tendenz im Laufe der Tang-Zeit in diese letztge-

---

30 Im Strafrecht der Qing sind die Regionen der extremen Peripherie zur Verschickung zum Militärdienst genannt, meist aber im Gesetzestext wie in der reichen Kasuistik der *Shilu* ohne exakte Lokalisation der Zielorte oder -gebiete.

31 Zuo Peng 2007, 76ff. Der früheste Beleg für die Verwendung des Binomn *zhangli* ist *Nanshi* 66.1599. Siehe Zuo Peng 2002, 264; zu *zhangli* auch Zhou Qiong 2007a, 89f.

32 Zuo Peng 2002, 275. Zur Begriffsgeschichte von *zhang* vgl. zusätzlich Zuo Peng 2011, insbes. 32ff.

nannte Richtung geht.[33] Wahrscheinlich hat er den Bogen damit etwas überspannt, denn die Miasmen waren zwar gewiß ein allmählich abgegriffener Topos, doch auf der anderen Seite drücken sie gerade auch in literarischen Zeugnissen das Bewußtsein einer realen Gefahr der Fieberkrankheiten aus, auch dort, wo diese Komponente nur unterschwellig mitschwingt.[34] Ihre Erwähnung ist außerdem in vielen Fällen doch mehr als nur ein literarischer Schnörkel, sie signalisiert individuelles Krankheitserlebnis, auch Gefühle der Machtlosigkeit gegenüber direkter Bedrohung. Am Ende der Bestrebungen, die Geschichte der Miasmen von der Begriffsgeschichte her schärfer zu erfassen, steht meist die resignierende Erkenntnis, daß im Grunde die vage, verschwommene Unbestimmtheit einzelner Termini, die mit dem Element *zhang* gebildet sind, trotz aller Versuche ihrer weiteren Fixierung bis in die Spätzeit fortdauert.

Unabhängig davon liegen aus den letzten Jahren in China zahlreiche Beiträge vor, welche die Geschichte der Miasmen im Kontext von Wirtschaft und Politik interpretieren: Über zeitliche Abschnitte, etwa zur Han- und Jin-Periode Wang Zijin (2006); zu Guangxi in der Ming-Zeit Zhao Wei (2015), zur Malaria in Yunnan in der Zeit der späten Qing und der Republik im 20. Jahrhundert Xu Xinmin (2015); über größere Zeiträume hinweg, von der Song- zur Ming-Zeit, Feng Xiang (2007); Jin Jiang und Chen Wenyuan (2003); auch zur Wirtschaftsweise, Siedlungsgeographie und Ökologie, nicht zuletzt der berühmten Terrassenfeldern der Hani an der Grenze zu Vietnam. Von Gong Shengheng gingen wichtige Anstöße zur historischen Geographie der Malaria in Südchina aus. Diese zahlreichen Arbeiten, die hier nicht aufgezählt werden können, bieten unverzichtbare Bausteine für ein Gesamtbild, von der wertvollen Hilfe bei der Analyse schwer zugänglicher Quellen ganz abgesehen.

Eine vorzügliche Literaturübersicht zu den Miasmen, in der viele in China erschienene Studien nach Schwerpunkten, Methodik und Betrachtungsweise vorgestellt werden, stammt von Zhou Qiong (2006). Diese Autorin hat seit langem wertvolle Anstöße zum Studium der Geschichte der Miasmen vor allem in Yunnan beigetragen.[35] Die Übersicht von Zhang Shan (2008) richtet ihr Augenmerk besonders auf die Kritik der geographisch-historischen Daten in den verschiedenen Quellen sowie in der Verwendung literarischer Zeugnisse. Methodologisch setzt sich Liu Xiangxue (2013) kritisch mit den rezenten, auf die südwestlichen Grenzgebiete konzentrierten historischen Studien zum „Phänomen *zhang* 瘴" in der VR China auseinander. Dennoch enthält die bisherige Literatur wenig grundsätzliche Ideologiekritik, wenn man von Ansätzen bei Zuo Peng oder Yu Gengzhe (2014) einmal absieht. Zuo Peng allerdings entwickelt eine elaborierte Quellenkritik, die es ihm erlaubt, weithin akzeptierte Thesen von der Verbreitung der Miasmen in Frage zu stellen (2004). Eine richtungweisende Standortbestimmung, die einzelne methodische Ansätze abwägt und nach wie vor existierende Verständigungsbarrieren zwischen den beteiligten Fachrichtungen aufzeigt, liefert neuerdings Mi Shanjun (2018).

33 Zuo Peng 2002, 270.

34 Zur schwierigen Frage des Realitätsbezugs der Miasmen in Dichtungen aus der Tang-Zeit vgl. u. a. Zhong Naiyuan 2012.

35 Zhou Qiong 2007a. Für das Gebiet zu beiden Seiten des Lujiang hat Zhou Qiong (2007b) außerdem eine Studie über die Verbreitung der Miasmen im späten 19. und frühen 20. Jahrhundert erstellt, hauptsächlich basierend auf einer Erhebung von 1911 und auf Lokalchroniken der Republikzeit.

Manche chinesische Autoren, die sich in den letzten Jahren mit dem Thema Miasmen (*zhang*) beschäftigt haben, behandeln ihr Thema allerdings zu hermetisch, zudem überwiegend in der Manier reiner Materialsynopsis.[36] Andere sind bestrebt, die Entstehung der Miasmen oder eines „Miasmen-Giftes" (*duzhang*) letztlich als Faktum hinzustellen, als ein Produkt der Umwelt, ohne diesen Prozeß hinreichend zu hinterfragen oder gar zu interpretieren.[37] Sie vertreten die These, daß mit dem Dahinschwinden der Wälder, der Neugestaltung der Landschaft durch chinesische Agrikultur, dem Wachstum der Bevölkerung und einem dichteren Netz von Dörfern in vorher gefährdeten Landschaften des Südens die ökologischen Voraussetzungen für die Bildung der Miasmen nicht mehr gegeben waren. Auf diese Weise wird allerdings eine althergebrachte, in der Gedankenwelt der kaiserlichen Bürokratie tief verwurzelte, traditionelle Deutung faktisch unverändert übernommen und als moderne Erklärung ausgegeben. Nach dieser Logik erübrigt es sich, weitere Mechanismen für die Beherrschung bestimmter Krankheiten zu eruieren, außer natürlich den passiven Vorkehrungen in Heer und Verwaltung, die in den Quellen am besten zugänglich sind, gerade für die Qing-Zeit. Einer Geschichte der Malaria des chinesischen Südens kommt man auf diesem Wege nur bedingt näher.

Dazu sind gerade in zentralen Problemkreisen viele Fragen offen. Es beginnt schon mit der bereits erwähnten Crux, welche Beziehungen im Einzelnen zwischen den Miasmen der Quellen und der tatsächlichen Verbreitung von Malaria bestehen. Dies betrifft aber auch langfristige Prognosen kaiserlicher Erschließungspolitik in Südchina. Bisher ist weitgehend ungeklärt, wie sich die optimistische Vorstellung von einer stetigen Verbesserung des Habitats und dem daraus folgenden, mit Sicherheit erreichbaren Verschwinden der Miasmen aus vielen Regionen mit einer spätestens seit dem späten 19. Jahrhundert unleugbaren Realität verträgt: mit der Tatsache, daß bis weit ins 20. Jahrhundert hinein Malaria in großem Umfang in vielen Regionen des chinesischen Südens vorhanden war, am besten dokumentiert nach der Gründung der VR und Aufbau eines modernen Gesundheitswesens seit 1949. Eine diachron angelegte, synthetische Studie, die solchen Grundsatzfragen in den Mittelpunkt stellt, auf einer Revision der vielen Einzelstudien wie deren Quellen aufbaut und nicht zuletzt den Bogen zur komparativen Forschung in der Geschichte der Malaria herstellt, lag daher nahe.

Die rezente westliche Literatur:
Die kulturhistorische Auffassung von Krankheiten und „biomedizinische Irrwege"

In den letzten Jahren sind gewichtige Beiträge den Veränderungen des medizinischen Denkens in China seit der Song-Zeit gewidmet. Das Bild von einer geographischen Dimension der Medizin, welche für eine Geschichte der Malaria von zentraler Bedeutung ist, wurde darin erheblich modifiziert. Marta Hanson konnte im Rahmen einer Studie zur Lehre von den Wärmekrankheiten (*wenbing*) des Südens sowie der Würdigung des einflußreichsten Werkes des 17. Jahrhunderts zu den Epidemien, des *Wenyi lun* 瘟疫論 (1642) die Entstehung einer neuen „geographic imagination" aufzeigen.[38] Hanson hat zudem die vielfältigen Bedeutungen des *zhang*-Begriffs mit

36 So etwa Zhang Xing 2012.

37 In diesem Sinne nicht nur Zhou Qiong 2007a, sondern auch Huang Dengsong 2013, ferner Lai Wen und Li Yongchen 2004.

38 Hanson 2011, 25ff.

Focus auf die Ming-zeitlichen Ärzte verfolgt und dabei Beziehungen zu mehreren kulturellen Konstrukten (*du* 毒, „Gifte", *gu* 蠱, etc.) im Einzelnen angedeutet, die in der Vorstellungswelt des chinesischen Südens eine große Rolle spielen.[39] Schon davor entstanden Arbeiten zur Orientierung des geographischen Denkens in der Medizin seit der Song-Zeit.[40]

Der Ausdruck *ran* 染, „Ansteckung", ist in Hinblick auf seine heutige Bedeutung in der Terminologie der Infektionskrankheiten (*chuanran* 傳染) studiert worden, zuletzt vor allem im gewichtigen historischen Überblick von Angela Leung (2010), schon vorher durch Barbara Volkmar (1997).[41] Der dabei verwendete westliche Begriff des „Contagion" ist im chinesischen Kontext allerdings eher irreführend, weil er in der Geschichte der Lehrmeinungen im Westen für eine ganz andere, den Miasmen diametral entgegengesetzte Interpretation der äußeren Einflüsse steht, nämlich für die Krankheitsübertragung von Mensch zu Mensch. In China steht die „Ansteckung" (wörtlich im engeren Sinne „färben") weiter gefaßt für den Erwerb einer Krankheit durch Kontakt mit einer äußeren Noxe. Daraus erklärt sich seine ausgiebige Verwendung im Kontext der Miasmen (*zhang*) des Südens. Zweifellos bilden diese Zusammenhänge den Hintergrund, vor dem die Maßnahmen zur Begegnung mit der Malariagefahr zu interpretieren sein werden.[42] Die fundamentalen Unterschiede zu in Europa maßgebenden Fassungen des Begriffs Contagion hat im Übrigen bereits Needham prägnant dargestellt, nicht zuletzt in Kontrast zu den grundlegenden Theorien des Girolamo Fracastoro (1478–1553).[43]

Unmittelbar zur Geschichte der Malaria hat Florence Bretelle-Establet (2002) wesentliche Erkenntnisse für die Situation in den beiden chinesischen Südprovinzen und in Yunnan zur Zeit um die Jahrhundertwende geliefert: Sie beschäftigt sich nicht nur mit dem Problem der Identifikation von Malaria innerhalb der chinesischen Beschreibungen, sondern vor allem auch mit der tatsächlichen Verbreitung der Malaria,[44] weniger mit den ökologischen Veränderungen und den autochthonen Maßnahmen der Bekämpfung. David Bello (2005) wiederum versucht zu ermitteln, wie sich der Faktor Malaria in der Gestaltung des politischen Raumes in der südwestlichen Randzone des Imperiums ausgewirkt hat. Seit langem scheint Bello nach Bretelle der einzige zu sein, der die heutigen Kenntnisse von der Bedeutung dieser Krankheit im chinesisch-birmanischen Grenzgebiet zur Voraussetzung seiner Analyse macht, wenn er Institutionen indigener Verwaltung (*tusi* 土司) in Yunnan im Grenzgebiet zu Burma im 18. Jahrhundert untersucht. In einem späteren, breit angelegten Rundblick gelingt es Bello (2016), seine Thesen von der Bedeutung der Malaria in der Grenzpolitik zur Qing-Zeit in den größeren Kontext einer – auch an anderen Grenzabschnitten des Nordens vorangetriebenen – Konsolidierung der Peripherie des Reiches in dieser Periode zu stellen. Die Konzentration auf die Qing-Periode und deren eigenständige Gestaltung von Grenzräumen in verschiedenen Klimaten hat sicherlich ihre

39 Hanson 2011, 69ff.

40 Liang Qizi 2002.

41 Der chinesische Terminus *chuanran*, abgeleitet von *ran*, „färben", „eine Krankheit übertragen", ist vergleichend im Sinne von Contagion interpretiert worden, besonders von Angela Leung (2010), die sich ausgiebig mit seiner Geschichte beschäftigt.

42 Hanson 2011, 71, Anm. 11 und 12, mit weiterer Literatur.

43 Sivin 2000, 120. Grundsätzliches zur chinesischen Auffassung von Contagion, in Relation zur zentralen Bedeutung des Wetters im medizinischen Denken Chinas bringt Kuriyama 2000.

44 Bretelle-Establet 2002, 64, Karte für die Verbreitung von *zhang* in Yunnan 1901.

Vorteile, ebenso die Betonung der Ökologie, die sehr viel zum Verständnis der Komplexität dieser Prozesse in Yunnan beiträgt. Weitgehend ausgeklammert bleiben bei einer solchen Fokussierung allerdings langfristige politische Tendenzen in der Entstehung des chinesischen Territoriums, die über Jahrhunderte hinweg sehr wohl auch die Auseinandersetzung mit der Malaria des Südens geprägt haben: Gegensätze zwischen Expansionisten und Isolationisten reichen bis in die Han-Zeit zurück, bestimmen daher den normativen Rahmen wie den faktischen Spielraum der imperialen Grenzpolitik gerade im Süden.

Yang Bin hat das Thema Miasmen und Malaria in einem Übersichtsartikel behandelt,[45] allerdings in summarisch-stichwortartiger Weise. Seine Studie steht ganz im Zeichen des „historicalist-conceptualist approach“:[46] Aber enthalten die Nachrichten über Krankheiten, die sich in den chinesischen Quellen im viel weiter zu fassenden Begriff der Miasmen verbergen, nicht vielleicht doch wenigstens zum Teil belastbare Daten über Malaria? Yang verneint dies und erhebt generell den Vorwurf der Spekulation wie der unzulässigen Rückprojektion biomedizinischer Gedanken in die ganz andere chinesische Begriffswelt und Realität. Er versieht daher in Beckmessermanier jede Gleichsetzung von Malaria und Miasmen (*zhang*), auf die er in der wissenschaftlichen Literatur gestoßen ist, sogleich relativierend mit einer Art Fragezeichen. Nur an einer Stelle gesteht er dann am Ende ein, daß es eine solche Grundlage eben doch gegeben hat, wenn auch eher zaghaft: „Equally clear, the social and cultural construction of the zhang could not be built up without a biological foundation.“[47]

Auch Yang Bin und andere Skeptiker werden sich jedoch auf die Dauer der These nicht verschließen können, daß die in den chinesischen Quellen als „Miasma“ (*zhang*) bezeichnete Plage über weite Strecken mit großer Wahrscheinlichkeit Malaria gewesen sein muß. Die Beobachtungen westlicher wie chinesischer Ärzte aus der späten Qing-Ära und der frühen Republikzeit sowie moderne Studien, die Statistiken über Milzindex und Parasitenbefall einiger Populationen im Südwesten Chinas enthalten, sind sehr wohl geeignet, diese historische Diskussion aus der Grauzone bloßer Spekulation herauszuholen.

Marta Hanson (2011) vertritt vehement die Vorteile eines „historical disease concepts“ gegenüber der „ontological“ Analyse von historischen Krankheitsberichten, doch die Begründung ist nicht wirklich stichhaltig.[48] Weder wird jemand ensthaft behaupten wollen, daß medizinisches Wissen außerhalb der Gesellschaft und des Wahrnehmungshorizonts der jeweiligen Epoche überliefert wird, noch auch, daß Krankheiten ausschließlich unverrückbare Naturtatsachen sind. Erreger haben ihre Virulenz verändert, Krankheitsbilder haben sich gewandelt, Immunisierungen sind schwankend, und es bedarf auf jeden Fall der multifaktoriellen Analyse, um die Geschichte einer Krankheit (im Sinne der „Biomedizin“) zu beschreiben. Auch andere Naturphänomene wie die Meeresströmungen, die so erfolgreich zur Erklärung der frühen Seereisen bis nach Indien herangezogen worden sind, hier vor allem die Rückreise des Pilgermönchs Fa Xian im 5. Jahrhundert von Indien nach China auf dem Seewege, haben sich über lange Zeiträume

---

45 B. Yang 2010.

46 Zur Begründung und zu seinen begrifflichen Vorlagen, vor allem Wilson, siehe B. Yang 2010, 166f.

47 B. Yang 2010, 174.

48 Hanson 2011 stützt sich hauptsächlich auf Wilson 2000.

betrachtet verschoben.[49] Dennoch wird man auf diese Dimension kaum völlig verzichten wollen und stattdessen dem Studium der Konzepte, also dem „historicalist-conceptualist approach", den Vorzug geben.

Außerdem hat bereits Henry Sigerist zu den Möglichkeiten einer Geschichte von Krankheiten zu bedenken gegeben:[50] Wenn man die historische Erfaßbarkeit abzuwägen hat, ist allein von der Basis des verfügbaren Materials her gesehen Krankheit eben nicht gleich Krankheit. Sigerist stellt diesbezüglich bewußt das Magengeschwür der Lepra oder der Malaria gegenüber. Dem wäre hinzuzufügen, daß es historische Schilderungen von Krankheiten gibt, bei denen biomedizinische Grundtatsachen offenkundig sind und die deshalb von heuristischem Wert sein können, während in anderen Fällen herausragende Wesenszüge fehlen und die Zusammenhänge eher als Konstrukt, als Phänomen der jeweiligen Kultur und Epoche zu beschreiben sind.[51]

Die Verwendung des modernen Malariabegriffs in historischen Studien zur Geschichte der Krankheit im mediterranen Raum und überhaupt in Europa und Amerika ist weithin akzeptiert.[52] Wegweisend in vergleichender Hinsicht sind nicht zuletzt die Perspektiven, die bereits Mirko D. Grmek eröffnet hat, um die literarischen Nachrichten zur Malaria im mediterranen Raum und der westlichen Antike adäquat zu erfassen.[53] Walter Scheidel geht in einer der römischen Antike in Ägypten gewidmeten Monographie (2001) sehr wohl von der Existenz ontologischer Krankheiten aus, die er der Reihe nach abhandelt: Malaria ausführlich,[54] neben Tuberkulose, Pest, Cholera, Pocken. Im Abschnitt „Causes of seasonal mortality. The shifting ecology of disease"[55] setzt er sich mit Fragen der Methodologie auseinander. Robert Sallares behandelt in seiner Studie über Rom gerade auch die komplexen methodologischen Probleme und demonstriert in anschaulicher Weise, wie kulturelle und naturgegebene Faktoren in der Geographie der Malaria ineinandergreifen.[56] Auch McNeill (2010) berücksichtigt in seiner Studie über die Karibik ab dem frühen 17. Jahrhundert in vollem Umfang diese Vielfalt von Gesichtspunkten. Die Geschichte der Malaria muß „naturalistisch" ohne Fragezeichen sein können, ohne daß deswegen die kulturanthropologische Seite vernachlassigt oder gar entwertet würde.[57] Packard nutzt in seinem Überblick diese ganzheitliche Perspektive und beruft sich dabei insbesondere auf Celli (1900).[58] Schließlich

---

49 Hierzu siehe Deeg 2005 und die dort genannte Literatur, vor allem auch Ptak 2016 zur Bedeutung der Meeresströmungen für die Interpretation von Seerouten in der maritimen Geschichte Chinas.

50 Sigerist 1963, 78ff.

51 Zu diesem Dilemma vgl. auch Hanson 2011, 8f. Sie räumt dann auch ein, daß Carol Benedict zwar wohl vor einer voreiligen Gleichsetzung bestimmter Termini (*li*) mit der Beulenpest warnte, anderseits aber dann durchaus die Existenz eben dieser Seuche nach gründlicher Analyse eines umfangreichen Datensatzes postuliert hat.

52 Hierzu bereits Celli 1925.

53 Grmek 1975; 1983. Grundsätzliches zur historischen Diagnose vor allem Grmek 1983, 19ff, 425ff; siehe auch Sallares 2002.

54 Scheidel 2001, 75-91.

55 Scheidel 2001, 51-62.

56 Sallares 2002, 115ff.

57 Zu einer konzisen Übersicht historischer Zeugnisse, die auf die Existenz und Wahrnehmung von Malaria seit der mediterranen Antike hindeuten, siehe Wernsdorfer und McGregor 1988, 1336f, mit Quellenangaben 9.1376f.

58 Packard 2007, 111ff.

bringt Charles E. Rosenberg in seinem Vorwort zu Packard die Zusammenhänge auf den Punkt: „Malaria is multifactorial, exquisitely sensitive to particular environmental circumstances and social and economic relationships.“[59]

Im Grunde sind die Meinungsverschiedenheiten um den rechten Umgang mit historischen Krankheitsberichten in chinesischen Quellen, die in der Sinologie ausgetragen werden, Teil eines Richtungsstreits, wie er seit langem in der Seuchengeschichte zu beobachten ist. Bergdolt[60] schildert, sehr treffend weit verbreitete Aversionen, indem er einige wesentliche Ansatzpunkte nennt: Der „in den Geisteswissenschaften eher verpönte Objektivismus“ des „nachträglichen naturwissenschaftlichen Wissens“, die „retrospektive Pestdiagnostik“ bzw. die „Verführbarkeit durch die retrospektive Diagnostik“, die „nicht minder problematische diagnostische Relativierung“, die „Skepsis gegenüber medizinisch ausgebildeten Seuchenhistorikern“ u. a. m. Gerade für die Geschichte des Schwarzen Todes des 14. Jahrhunderts hat anderseits das, was hier „verpönter Objektivismus“ genannt wird, neue Erkenntnisse gebracht.[61]

Anlage, Methodik und Abgrenzung der Untersuchung

Dabei gibt es durchaus einen Weg, um dem „Objektivismus aus moderner Sicht“ gerecht zu werden, ohne dabei gleich in die sattsam bekannte Sackgasse der retrospektiven Diagnose zu geraten. Diese letztere ist auf der Grundlage der historischen chinesischen Krankheitsbeschreibungen ohnehin meist schon allein wegen deren ganz anderer Begriffswelt dubios.[62] Erschwerend kommt im Fall der Malaria hinzu, daß eines ihrer hervorstechenden Symptome, die Periodizität der Fieberattacken, nicht immer expressis verbis genannt wird. Der schillernde Begriff der Miasmen (*zhang*) breitet sich gleichsam wie ein Schleier über das Krankheitsgeschehen im chinesischen Süden, doch man kann ihn durchdringen, indem man die indirekten Hinweise nutzt, welche ein riesiges Korpus von Zeugnissen der politischen- administrativen Tradition sowie der Sozial- und Wirtschaftsgeschichte bietet.

Im Mittelpunkt der vorliegenden Studie stehen dementsprechend die Zusammenhänge zwischen der chinesischen Expansion in Süd- und Südwestchina auf der einen und der Auseinandersetzung mit den Krankheitsgefahren dieser Region auf der anderen Seite. Sie geht von der Annahme aus, daß sich hinter dem Phänomen, welches in China traditionell als Miasmen (*zhang* 瘴) bezeichnet wurde, im Kern sehr wohl die Malaria des Südens verbirgt. Wenn hier von Malaria die Rede ist, so ist dies im Sinne der modernen Krankheitslehre gemeint, im Einklang mit heutigen Vorstellungen zu den Beziehungen zwischen Mensch und Umwelt. Damit soll keineswegs einer unreflektierten Gleichsetzung von *zhang* mit Malaria oder einer ihrer Formen das Wort geredet werden, jedoch steht am Anfang die Hypothese, daß die über Jahrhunderte von chinesischen Beobachtern registrierte, permanente Bedrohung der Gesundheit in den Neulandgebieten des Südens ihren Grund in der Existenz von Krankheiten hatte, als deren wichtigste die

59 Packard 2007, ix.

60 Bergdolt 2006, Einleitender Teil: Pest und Pestforschung, 1ff.

61 Was Bruce Campbell (2011) erfolgreich demonstrieren konnte. Zur methodologischen Diskussion siehe vor allem die umfangreiche Polemik in Benedictow 2010; 2013.

62 Zur grundsätzlichen Problematik historischer Diagnosen siehe vor allem auch Cunningham 2011, IX („Identifying Disease“) und X („Cutting the Gordian Knot“).

Malaria zu postulieren ist. Diese letztere ist in vielen Fällen als Realität zu verstehen, wenn auch durch die chinesische Optik wahrgenommen.

Die Verwendung eines biomedizinischen Krankheitsbegriffs, wie sie auch sonst, wie bereits ausgeführt, in der Geschichte der Malaria verteten wird, stellt sich explizit in Gegensatz zu Versuchen, die entweder solche Interpetationen von vornherein für unmöglich, sinnlos und für bloße Spekulation halten, oder Ansätzen, die sich auf systemimmanente Erklärungsmuster der traditionellen chinesischen Medizin zurückziehen. Dabei soll nicht geleugnet werden, daß der als biomedizinisch verschriene Standpunkt durchaus Gefahren in sich birgt. Der Kurzschluß moderner Diagnosen auf der Grundlage von vagen Angaben in zeitlich weit zurückliegenden Quellen stellt eine permanente Versuchung dar, der immer wieder Autoren zum Opfer fallen, nicht nur im Westen. In China wurde in einem Lehrbuch der Präventivmedizin,[63] auf der Grundlage lediglich vager historischer Notizen in zwei Regionalchroniken (Anze *xian* 安澤 in Shanxi, 1644, und Changbaishan jianggang 長白山江崗 in der Provinz Jilin von 1906) behauptet, die in Nordchina und Tibet verbreitete Kashin-Beck-Krankheit (*Kashin-Beck Osteoarthropathy, secundary osteoarthritis*) sei schon im kaiserlichen China als solche erkannt worden. Derartige Zuordnungen, von denen es bis heute in der Sekundärliteratur nicht wenige gibt, sind ebensowenig überzeugend wie die Abneigung von Vertretern einer hermetischen kulturhistorischen Interpretation, sich mit den Tatsachen der ungeliebten Biomedizin auseinanderzusetzen.

Die vorliegende Analyse führt ein Verfahren weiter, welches bereits in einer Fall- Studie über einen historischen Malariaherd in Süd-Yünnan punktuell angewandt wurde.[64] Damals standen Vorstellungen einer „Gewöhnung" lokaler Populationen an die Malaria im Mittelpunkt, wie sie die chinesische Bürokratie im Laufe der Zeit entwickelt hat, erkennbar aus aufwendigen Sicherheitsvorkehrungen gegen Miasmen in den Neulandgebieten des Südens und Südwestens. Nunmehr sollen die einzelnen Entwicklungsstränge dieses langwierigen Prozesses in einem größeren zeitlichen wie geographischen Rahmen erfaßt werden. Verschiedene Ebenen sind auszuleuchten: Die Herausbildung der Institutionen und konkreten Maßnahmen zur Eindämmung der Schäden durch Miasmen, die kontinuierliche Anpassung der Verwaltungsstrukturen an die lokalen Gegebenheiten, die Besetzung der Beamtenposten, elaborierte Stationierungspläne des Militärs, Aufmarschpläne für militärische Aktionen in den gefährdeten Zonen, Kalkulationen des Risikos für Zivil- und Militärbeamte, Vorsichtsmaßregeln in bestimmten Monaten für Zivil und Militär, schließlich damit verbunden sehr detaillierte Anweisungen zur Lebensführung für den Einzelnen usw. Hand in Hand damit war stets die Entwicklung von langfristigen Strategien zur Expansion des Imperiums zu beachten, insbesondere die wechselnde Doktrin zur Organisation der marginalen Territorien, die zweckmäßige Verteilung von zivilen Amtssitzen, die Rekrutierung des Personals, die Offenhaltung der regionalen wie überregionalen Verkehrsverbindungen, die Planung und Durchführung von militärischen Aktionen. Es soll durchgehend von Miasmen als Äquivalent für *zhang* 瘴 die Rede sein, von Malaria nur in den Schlußfolgerungen und Interpretationen.

Einschlägige Maßnahmen und Überlegungen der chinesischen Administration – der zivilen wie der militärischen – sind immer wieder angesprochen worden, zuletzt auch von Yang Bin (2010). Hier wird es daher darauf ankommen, diese Faktoren über längere Zeiträume hinweg zu

63 Sun Guifan u. a. 2010, 48.

64 Rosner 1984.

verfolgen und sie vor allem in einem größeren Kontext zu sehen. Dieses aufzuzeigen erfordert einen selektiven Gang durch das Labyrinth der chinesischen Institutionengeschichte. Im Grunde geht es über weite Strecken um eine Analyse dessen, was Sallares mit Blick auf Rom „avoidance behaviour" gegenüber der Malariagefahr genannt hat.[65] Vergleichend wird dabei schnell deutlich, daß die chinesischen Quellen zu diesem Thema in ihrer Gesamtheit ein sehr viel grobmaschigeres Netz von Daten ergeben, als es Sallares für die römische Geschichte oder besonders für die Stadt Rom gewinnen konnte. Dennoch sagen auch die chinesischen Daten, diachron betrachtet, viel über eine mögliche Verbreitung nicht nur der Miasmen nach traditioneller chinesischer Terminologie, sondern speziell der Malaria in Südchina und den Umgang mit ihr aus.

Den Anfang bilden drei Kapitel zu den Beschreibungsprinzipien, welche die Bürokratie des Kaisers aus den Erfahrungen einer langen Konfrontation mit dem Phänomen der Miasmen des Südens entwickelt hat. Es sind dies einmal Erklärungsversuche zur Entstehung der Miasmen aus dem charakteristischen Klima der südlichen Landschaft (I). Zum Zweiten sind es Wahrnehmungen von Krankheitsfolgen, die traditionell mit den Miasmen in Zusammenhang gesehen wurden (II); dazu waren auch die hauptsächlichen Beschreibungen eines „Südlichen Wechselfiebers" in einigen medizinischen Schriften seit der Song-Zeit zu berücksichtigen. Drittens sind traditionelle Konzepte der politischen Geographie im Auge zu behalten, die über Jahrhunderte hinweg zur Erfassung und Klassifizierung der Miasmen-Gefahr dienten (III). Alle diese drei Dimensionen bestimmten über Jahrhunderte hinweg den Stil der pragmatischen Annäherung an die komplexe Lebenswelt des Südens. Daß die chinesischen Begriffe in ihrer langen Entwicklung „kontextualisiert" werden müssen, versteht sich von selbst, denn gerade die Mitteilungen über Miasmen sind vor allem in Hinsicht auf ihren Realitätsgehalt so schwankend und vielgestaltig, daß die unreflektierte, permanente Gleichsetzung von „Miasma" (*zhang*) mit Malaria im modernen Sinne heute ohnehin kaum mehr zu vertreten wäre.

Das Kapitel IV ist den reaktiven Maßnahmen der Administration in der Auseinandersetzung mit den Gefahren der Miasmen des Südens gewidmet. Aufzuzeigen sind grundlegende Muster der Meidung und der Anpassung im zivilen wie im militärischen Sektor über eine lange Zeitdauer, beginnend mit der Song-Zeit.Vor allem werden deren große Wandelbarkeit sowie die Wechselbeziehungen zwischen den einzelnen Entwicklungssträngen zu verfolgen sein. Im Kapitel V hingegen sind Tendenzen zu betrachten, die eher auf eine aktive Überwindung bis hin zur Ausschaltung der Miasmen abzielen. Zu berücksichtigen sind hier einmal Vorstellungen über die geringe Anfälligkeit der lokalen Bevölkerung im Gegensatz zu den neu Zugewanderten oder nur zeitweise Versetzten. Darüber hinaus steht in den Reihen der chinesischen Bürokratie traditionell die Erwartung im Zentrum, daß eine zunehmende Siedlungsdichte sehr wesentlich zur allmählichen Eindämmung der Malariagefahr beiträgt. Es bleibt jedoch stets die Frage, worauf solche Hoffnungen auf eine prinzipiell segensreiche Auswirkung durch dichtere Besiedlung gründeten: Hat die Zunahme der Bevölkerung und damit einhergehend, die Landwirtschaft, insbesondere der Naßreisbau, in Südchina wirklich eine erträglichere Situation hinsichtlich der Malaria geschaffen oder sogar zu deren Verschwinden geführt, wie dies chinesische historische Quellen vor allem verstärkt seit dem 18. Jahrhundert, im Grunde aber auch schon davor, glauben machen wollen? Die zielstrebig vorangetriebene, aktive Umgestaltung der südlichen Umwelt

65 Sallares 2002, 270.

durch Abholzung und Rodung der Wälder, Anlage von Dörfern und neuartigen Bewässerungssystemen und deren Auswirkungen wie die Flutungen zur Vernichtung der Anopheles-Brut usw. läßt dies vermuten.

Die Erkenntnisse moderner Malaria-Epidemiologie liefert eine Grundlage, von heute bekannten Möglichkeiten ausgehend Handlungsspielräume in verschiedenen Stadien der Veränderung Südchinas auszuloten.[66] Sie bietet nicht zuletzt auch die Möglichkeit, regionale Verschlechterungen der Situtation realistisch in Betracht zu ziehen, wie sie bisher in China kaum geschehen ist. Demgegenüber spielen im Paradigma China fest verwurzelte, über lange Zeiträume tradierten Überzeugungen eine Rolle, in deren Zentrum die Zuversicht chinesischer Bürokraten steht, daß mit der dichteren Bevölkerung und der Veränderung der Landschaft durch menschliche Aktivität die Miasmen eines Tages von selbst erloschen sein würden. Es sind dies letztlich ideologische Tatsachen, auf die sich der unerschütterliche Optimismus vieler Generationen im beharrlichen Kampf gegen die Miasmen stützen konnte. Ihre Basis ist jenseits der realen Zustände und auch jenseits der Zwänge von praktischen Aufgaben bei der Besiedlung marginaler Zonen des Südens gegeben, sie ist im Kern der chinesischen Zivilisationsidee verankert. Wie weit sie als Vision gleichsam zu einer sich selbst erfüllenden Prophezeiung werden sollten, ist die große Frage, die über der Geschichte der Malaria in Südchina steht. Es bedarf daher einer auf längere Zeitdauer gerichteten Zusammenschau vieler Komponenten aus Wirtschaft und Politik in einem Gesamtbild, um die Auseinandersetzung Chinas mit den Miasmen in ihrer Komplexität schärfer zu erfassen und für eine angemessene Komparatistik aufzubereiten.

Mit dieser Ausrichtung auf die sozioökonomischen wie politischen Hintergründe grenzt sich die vorliegende Arbeit von anderen Ansätzen ab, die ebenfalls die Geschichte der Malaria in China zum Gegenstand haben. Das faszinierende Thema der Entwicklung des Artemisia-Präparats und der anderen gegen Malaria wirksamen Substanzen aus dem Erfahrungsschatz chinesischer Tradition bleibt ausgeklammert. Das riesige Korpus einschlägiger Rezepturen war Gegenstand eines Oxforder Projektes. Auch die individualmedizinischen Ratschläge zur Prophylaxe sind hier nicht systematisch zu erörtern, weil sie zu viele divergente Gesichtspunkte der generellen Lebensführung berühren, die jeweils eine eingehende Untersuchung erfordern (Betel; Tabak; Diätetik, gymnastische Übungen usw.).[67] Gleiches gilt für das breite Spektrum von Krankheitsvorstellungen, die in den Lokalkulturen des Südens tradiert sind; sie stellen ein Thema für sich dar.

Ebenfalls weitgehend außer Betracht blieb die medizinische Dogmengeschichte. Zwar hat schon die Song-Medizin substantielle Traktate zum südlichen Wechselfieber hervorgebracht, die wegen ihres Einflusses auf die Sichtweise der kaiserlichen Bürokraten in manchen Abschnitten zu berücksichtigen waren, besonders hinsichtlich Semiologie, Prognose und geographischen Ordnungsprinzipien. Die weitere Entfaltung in der Zeit der enormen Umbrüche der südlichen Medizin seit dem 17. Jahrhundert – man denke nur an das grundlegende *Wenyi lun* von 1642 – zeigt allerdings, daß diese Seite der Geschichte der Malaria in Südchina wegen der vielen Querverbindungen und Verästelungen im traditionellen wie neuen medizinischen Denken der späten Kaiserzeit dringend einer eigenen, anders ausgerichteten Studie bedarf.

---

66 Dazu jetzt für die rezente Entwicklung Zhou u. a. 2014.

67 Vgl. dazu Rosner 2017b.

Grundlage sind hier in erster Linie Quellen der politischen Geschichte im weitesten Sinne, d. h. des Militärs, der militärischen Verwaltung, der Kriegsführung: Feldzugsberichte nach Perioden und Regionen, der Finanz- und Steuerverwaltung, der Pläne zur Besiedlung und „Kultivierung" der Randzonen: Die 25 Geschichtswerke enthalten bereits ein Gerüst von Daten zu den wesentlichen Verwaltungsmaßnahmen. Dazu kommen die Regesten (*shilu*), Sammlungen von Throneingaben und Edikten, Gesammelte Werke einzelner Autoren, und nicht zuletzt die Regionalbeschreibungen (*fangzhi*). Diese Quellen werden ergänzt durch Werke anderen Zuschnitts wie Reiseberichte, deren Studium sich ja seit einiger Zeit großer Beliebtheit erfreute, ferner Notizen in den *Biji*[68] etc. und nicht zuletzt literarische Zeugnisse.[69] In einigen Abschnitten wurden medizinische Traktate herangezogen (Kap. II).

Methodologisch steht in dieser Studie die kritische Sichtung der chinesischen Nachrichten über Miasmen im Zentrum. Diese Perspektive hat sich im Verlaufe der Untersuchung als unverzichtbarer erster Schritt erwiesen, vor allen Ansätzen zur Quantifizierung (wie sie sich in dieser Art von Studien inzwischen etabliert haben) oder Versuchen zur historischen Geographie. Obwohl es in den Quellen vor allem seit der Song-Zeit eine kaum übersehbare Zahl von Hinweisen auf das Phänomen der Miasmen (*zhang*) gibt und obwohl die Begriffsgeschichte des gesamten Feldes (*zhang* und Komposita) oft genug ausgeleuchtet worden ist, liegt die Quellenkritik zu diesem Thema bisher eher im Argen, wie für China vor allem Liu Xiangxue (2013) moniert hat. Dabei ist leicht zu ersehen, daß die Art und Weise, mit der in nicht-medizinischen chinesischen Quellen bis zum Ende des Kaiserreiches Daten über die lokale Gesundheitsgefährdung gehandhabt wurden, von vielen Unwägbarkeiten begleitet ist und zu allererst der sorgfältigen Kritik bedarf. Eine gravierende Schwäche des üblichen Vorgehens vor allem in chinesischen Arbeiten zur historisch-geographischen Verteilung der Miasmen in den letzten Jahren bestand darin, diese Angaben allzusehr für bare Münze zu nehmen. Die Texte sind nicht zuletzt nach ihrem Informationsgehalt durchaus uneinheitlich: Scharfe Beobachtungen stehen neben allgemeinen, schablonenhaften Feststellungen der Gefährdung und hartnäckig gebrauchten Topoi des Südens, flüchtig hinworfene literarische Notizen (vor allem für die Tang-Zeit) enthalten auch akribische Beschreibungen, Kompilationen von Texten vielfach ungeklärten Ursprungs finden sich neben Dokumenten, die unmittelbar aus nachvollziehbaren, komplexen Vorgängen in Heer und Verwaltung stammen.

Für die literarischen Texte, wie sie nicht selten in Studien zur Umweltgeschichte herangezogen werden, ist erhöhte Vorsicht geboten, weil sie meist eher einer bestimmten, in der Dichtung üblichen Topik verhaftet sind.[70] Die Regionalbeschreibungen (*fangzhi*) wiederum liefern in ihrer Systematik zwar regelmäßig Abschnitte zum „Klima" (*qihou* 氣候), dazu einiges über klimatische Besonderheiten auch in „Sitten und Gebräuche" (*fengsu*), außerdem enthalten ihre administrativen Tabellen mitunter wohlgeordnete Auflistungen über den Grad der Gefährdung einzelner Gegenden bzw. Verwaltungseinheiten.[71] Doch auch hier ist zu bedenken, daß gerade

---

68 Vgl. grundlegend Sivin 1975, ferner Elvin 1993–1994, außerdem Trauzettel 2004.

69 Zur Beschreibung dieser Quellen sei auf Wilkinson 2013 verwiesen.

70 Kritisch zur Verwendung literarischer Texte als Quellen der Landschaftsbeschreibung äußerst sich Zuo Peng (2008).

71 Moll-Murata (2001) liefert ausgedehnte Tabellen über inhaltliche Kategorien bei der Einteilung des Stoffes in

die systematischen Teile der *fangzhi* (zum Unterschied etwa von den darin wiedergegebenen Erlassen, Denkschriften u. ä.) sekundäre Kompilationen darstellen, weit entfernt von den Vorgängen, die ursprünglich zur Aufzeichnung über die Miasmen geführt hatten.

Eine adäquate Evaluation der chinesischen Quellen darf zudem zwei weitere Gesichtspunkte niemals aus dem Auge verlieren: Einmal die Tatsache, daß im kaiserlichen China die Miasmen des Südens der Administration eine Art General-Ausrede für Mißstände jeglicher Art lieferten, ein jederzeit verfügbares Argument, um Mängel zu verschleiern, militärische Mißerfolge zu kaschieren, Fehlentscheidungen zu entschuldigen, Interessen durchzusetzen und Ansprüche zu untermauern. Dazu kommt ein Zweites: Die Dominanz der langfristigen politischen Intressen des Imperiums überlagerte vielfach andere, durchaus ernste Einwände und Bedenken. Es wurde daher einerseits aufgebauscht, anderseits, wo es opportun schien, auch verharmlost und abgewiegelt. Die vom Herrscher selbst wiederholt vertretene Dramatisierung der Situation in Randstaaten wie Burma[72] und Annam diente oft in erster Linie der Gesichtwahrung des Kaiserreiches und der Beschönigung einer kaum jemals offen zugegebenen Verzichtspolitik.

Vor allem basieren viele Urteile über die Verteilung der Miasmen-Zonen in den Quellen nicht selten auf präformierten Raumvorstellungen, denn bei aller Notwendigkeit, ein wirklichkeitsgetreues Bild von den natürlichen Lebensbedingungen an der Peripherie des Herrschaftsgebiets zu gewinnen, standen Schilderungen der Grenzzone stark im Banne der Reichsideologie. Diese letztere bestimmte zu einem ganz wesentlichen Teil, in welchen Abschnitten an den Außengrenzen überhaupt mit einer erhöhten Gefährdung gerechnet werden mußte und wie weit darüber berichtet werden durfte. Jenseits der von China kontrollierten und domestizierten Oikumene charakterisierten Unbewohnbarkeit, Öde, Armut und Krankheit das Bild, diesseits schuf die Tugend des Kaisers blühende Landschaften, in denen ein sorgloses und bequemes Dasein möglich war. Die ständigen Lobeshymnen um die segensreiche kaiserliche Herrschaft suggerieren fast regelmäßig eine Verbesserung auch der Miasmen-Situation in den Neulandzonen. Sobald diese Sphäre der Reichspolitik ins Spiel kommt, ist erhöhte Vorsicht angebracht, weil sich dahinter viel Schönfärberei verbirgt, auch Panegyrik, von den selbstgefälligen Belehrungen wie Verheißungen der Kaiser über die zivilisatorische Sendung Chinas ganz abgesehen. Der gewaltige Optimismus, der die Dokumentation über die Ausbreitung der chinesischen Zivilisation in den südlichen und südwestlichen Provinzen durchzieht, gründet in der felsenfesten Überzeugung, daß die „Veränderung" der Welt im chinesischen Sinne (*hua* 化) auch die Natur bewohnbarer macht, die Landschaft freundlicher und das Leben angenehmer. Diese Perspektiven hat die Quellenkritik gebührend zu berücksichtigen.

Der zeitliche Rahmen der Studie

Es kann kaum Zweifel bestehen, daß in China wie auch aus der mediterranen Antike Nachrichten über Malaria vorliegen, die weit älter sind als die ersten Dokumentationen von Miasmen und darauf bezogene Krankheiten.[73] Ohnehin gilt dies für die einschlägigen Abschnitte des *Neijing* (*Suwen*), aus denen sich in Umrissen die Symptomatik eines Wechselfiebers erkennen läßt. Es

den Regionalbeschreibungen. Zhou Qiong (2007a) wertet in großem Umfang die *fangzhi* für Yunnan aus.

72 Vgl. Yang Yuda 2014, 171, zu Qianlong.

73 Zum Alter der Malaria siehe die vorbildliche Übersicht bei Sallares 2002, 23ff.

gibt jedoch gewichtige Gründe, eine Geschichte der Malaria in Südchina aus heutiger Sicht erst nach Ge Hong 葛洪 (283–363) zu beginnen. Weder das *Neijing* noch andere frühe Zeugnisse über pauschal mit dem sehr weit gefaßten chinesischen Begriff *nüe* 瘧 bezeichnete Affektionen lassen ein konkretes, regional fixiertes Umweltbewußtsein erkennen. Zwar sind gewisse Ansätze davon dort bereits vorgezeichnet. Das Eindringen „äußerer Faktoren" wird, wie die Forschungen von Unschuld gezeigt haben, gerade im *Neijing* mit viel Raffinesse interpretiert. Doch sie sind eher spekulativ zu nennen.[74] Die zur Erklärung herangezogenen „äußeren" Noxen („Wind" u. a.) sind stark abstrahiert, auch wenn Kong diesen Befund zu verwischen versucht, indem er schreibt: „Some of the passages on malaria appeared verbatim in *Lingshu* Chapter 79. There, malaria is considered a wind-induced or wind-borne disease, which as we know is a half-truth due its vector, mosquitoes."[75]

Selbst wenn man diese Perspektive gelten ließe:[76] Die äußeren Noxen sind darin noch nicht landschafts- oder herdgebunden. Es fehlt der Bezug auf geographisch abgrenzbare Besonderheiten, auf Klima und Vegetation, auf konkrete Bedingungen der Umwelt. Die Relation zu den vier Himmelsrichtungen ist zwar gegeben, doch wird sie von der kosmologischen Spekulation überlagert und daher reichlich schematisch angewandt, erst später tritt die Kontrastierung von Nord und Süd in ein konkreteres Stadium. Die Aufmerksamkeit für geographisch abgrenzbare Areale der Gefährdung fehlt noch weitgehend. Sie entwickelt sich erst mit dem Konzept der Miasmen (*zhang*), so vage dieses auch sein mag. Es bedeutet daher keinesfalls eine unzulässige Rückprojektion moderner Kenntnisse, wenn man der neuen Form, den „durch Miasmen verursachten Fieberattacken" besondere Aufmerksamkeit schenkt. Im Erfahrungshorizont der kaiserlichen Administration war gerade diese Gefahr, ein Phänomen mit sehr realem Kern, viel stärker präsent, als es die medizinischen Traktate Chinas mitunter vermuten lassen.

Aus all diesen Überlegungen scheint es geboten, die vorliegende Untersuchung erst mit der Jin- und Liuchao-Zeit zu beginnen, d. h. im Wesentlichen nach dem 3. Jahrhundert. Eine solche Abgrenzung läßt sich auch unter dem Gesichtspunkt der Quellenlage zur chinesischen Expansion vertreten: Die Siedlungsgeschichte und die Dynamik der militärischen und zivilen Ausbreitung in der Region südlich des Yangzi und in Südwestchina werden im Detail vor allem nach dem 2. Jahrhundert faßbar, wie Bielenstein gezeigt hat.[77] Auf der anderen Seite ist eine Zäsur am Ende der Kaiserzeit zu setzen, weil von da an mit dem Einbruch des Westens und der Rezeption der modernen Seuchenlehre und Hygiene ganz andere Bedingungen vorherrschen.

Ferner ist zu bedenken: Die Miasmen (*zhang*) sind zwar in der Geschichte des chinesischen Südens omnipräsent, dennoch werden sie gerade deswegen im schier uferlosen Quellenmaterial letztlich nur relativ selten im Detail diskutiert. Eine Geschichte der Malaria, die den Umgang mit der Bedrohung für diesen Raum herausarbeiten will, muß als Konsequenz zwangsläufig einen längeren zeitlichen Rahmen umfassen. Einzelne charakteristische Reaktionsmuster werden

---

74 Vgl. zusammenfassend Kong 2010, 43ff („On Basic Correlations between the Natural Environment and Body Functions").

75 Kong 2010, 345.

76 In *Lingshu* 79.528ff steht nichts über eine Verknüpfung von Wind und Insekten: Dies ergibt sich unmißverständlich nicht zuletzt aus der Exenso-Übersetzung von Unschuld 2015, 847ff.

77 Vgl. dazu Bielenstein 1987; 1996–1997.

ungeachtet des häufigen Wandels der Institutionen im Laufe der Dynastien zudem in einem großen Bogen erkennbar, der von der Song-Zeit bis zum Ende des Kaiserreiches zu ziehen ist, gleichsam im Zeitraffer-Verfahren, im langfristigen diachronen Vergleich.

Schließlich sollte nicht vergessen werden, daß die Geschichte der Malaria in China Teil einer universellen Entwicklung ist, auch wenn das chinesische Paradigma bisher insgesamt zu wenig berücksichtigt wurde. Bezüglich des Alters ist man noch weit von der universellen Perspektive entfernt, die Sallares (2002) entworfen hat und die auch den biomedizinischen Fakten Rechnung trägt.[78] Die Auseinandersetzung des chinesischen Kaiserstaates mit der Malaria des Südens ist nicht zuletzt vergleichend von großem Interesse, weil dieses archaische wie ebenso protomoderne Staatswesen ganz eigene Strukturen entwickelt hat, mit deren Hilfe sich das Imperium in der unwirtlichen Peripherie etablieren konnte. Die hier anvisierte Standortbestimung wird, so ist zu hoffen, den Anfang einer fruchtbaren Komparatistik erleichtern.

78 Diesbezügliche Verweise sind noch immer eher Randbemerkungen. Vgl. Eberhard 1968, 195.

I Der unheimliche Süden Chinas und die Gefahr der Miasmen

1 Die Entstehung der Miasmen im südlichen Klima

Über Jahrhunderte hinweg haben aufmerksame Beobachter versucht, die als feindlich empfundene natürliche Umwelt des chinesischen Südens zu verstehen, um der Gefährdung der Gesundheit entgegenwirken zu können. Das Bewußtsein, in der südlichen wie südwestlichen Peripherie besonderen Risiken für Leib und Leben preisgegeben zu sein, schärfte den Blick für die neue Umgebung. Die Aufmerksamkeit richtete sich auf die Atmosphäre und ihre Bewegung, die Ausdehnung der unberührten Wälder und die Dünste, die über ihnen lagerten, ferner auf die Gebirgsformationen und die Beschaffenheit des Geländes, der Böden und ihre Feuchtigkeit, der Flora und Fauna, die Wasserläufe und Flußübergänge, nicht zuletzt auch die Temperaturen und Temperaturschwankungen im Jahresverlauf wie innerhalb des Tages. Bereits Ge Hong (283–363), der als erster in seinen „Rezepten" von einem „Wechselfieber, welches durch Miasmen hervorgerufen ist" (*zhangnüe* 瘴瘧) spricht, erfaßt in seinem Hauptwerk, dem *Bao Puzi Neipian* 抱朴子內篇 (ca. 320), die neue Lebenswelt des Südens mit ihrer ganzen Fülle von Bedrohungen. Diese überall lauernden Gefahren erscheinen bei ihm zwar vielfach in phantastische Beschreibungen gekleidet;[1] sie sind aber im Kern oft durchaus naturalistisch.

Alle diese Phänomene fanden nach und nach Aufnahme in eine breite Palette von Erklärungen die Genese und Verbreitung der gefürchteten Miasmen (*zhang*) und ihrer Entstehung. Im Zuge der langwierigen Umgestaltung Südchinas verdichten sich solche Kenntnisse immer wieder in gleichsam protokollartigen Aussagen. Solche kurze Passagen finden regelmäßig Eingang in geographische Traktate, später vor allem in die Lokalmonographien (*fangzhi*) der Ming- und Qing-Zeit, und zwar in Abschnitten, welche die klimatischen Besonderheiten (*qihou* 氣候) des jeweiligen Verwaltungsgebietes darstellen.[2] Die Administration beschäftigte sich aus ureigenstem Interesse kontinuierlich mit den Ausprägungen des lokalen „Klimas", denn schließlich hing die physische Existenz des Agrarkaisertums von einer erfolgreichen Strategie der Anpassung an lokale Verhältnisse ab. Von der allmählichen Herausbildung geographischer Konzepte für eine Topographie der Miasmen-Herde wird weiter unten die Rede sein (Kap. III): Hier geht es zunächst um Vorstellungen zu ihrer Entstehung.

In den Situationsskizzen der *fangzhi* (trotz ihrer großen praktischen Bedeutung sind sie nicht viel mehr als das) sind die einzelnen Faktoren und ihre Interdependenzen oft nur stichwortartig aufgeführt, in einigen Fällen werden sie aber doch gewichtet und in einen kausalen Zusammenhang gebracht. Das Kapitel Klima (*qihou*) der Lokalchronik der Wanli-Zeit von Gaozhou 高州 (Südwest-Guangdong, nahe dem als Malarianest berüchtigten Chunzhou 春州)[3] stellt solche Zusammenhänge in typischer Weise in großen Zügen vor. Seine etwas planlose, eigentlich nur

1 Zu weiteren Einzelheiten siehe Schmidt 1996.

2 Zum Ausdruck *qihou* siehe Needham 1959 (SCC 3, Sec. 21: „Meteorology"), insbes. 469.

3 Zur Lage von Chunzhou siehe Tan VII, 72-73, 5 5.

stichwortartig angedeutete Aufzählung entspricht durchaus einem gängigen Darstellungsschema der klimatischen Besonderheiten:

> In den Bergen sind die Gipfel und Klippen wie übereinandergeschichtet. Den schädlichen Emanationen der Berge (*lanyan*) ist nach allen vier Richtungen der Ausgang verwehrt, er öffnet sich auch nicht einmal mittags (wu 午). So können sich durch den Stau die Miasmen bilden. Sie heißen *qinghuang, huangmao, guihua, juhua* (also nach Blüten bzw. nach zeitlichen Abschnitten aus dem Jahreszyklus der Pflanzenwelt). Wenn ein Mensch aus Versehen mit ihnen in Berührung kommt (*wu er chu zhi* 誤而觸之), dann entstehen daraus verschiedene Krankheiten: (*wei nüe* 為瘧, *wei huanglei* 為黃羸, *wei jiexuan* 為疥痃, *wei zuzhong, pianku* 為足重偏枯). Die Leute der Song-Zeit sahen darin ein Land der Fluß-Dämonen (*chimei zhi guo* 魑魅之國).[4]

Die aus der Mythologie hevorgegangenen Fluß-Dämonen (*chimei wangliang* 魑魅魍魎, „spirits of rivers and mountains"), die als bösartig gelten,[5] stehen geradezu symbolisch für den gesundheitsgefährdeten Süden, konkret etwa für die entlegenen Randgebiete in Sichuan, in die sich die Holzfällertrupps der Ming vorwagen mußten.[6] Sie akzentuieren zudem das persönliche Erlebnis des Ausgesetzt-Seins eines nördlichen Literaten, ihre Anrufung ist schon in der Lyrik der Tang ein Topos und danach in der Imagerie des Südens überaus verbreitet, gerade auch in dem Parallelismus zwischen dem „Land der Miasmen-Krankheiten und dem Gebiet der Fluß-Dämonen" (*zhangli zhi xiang, chimei zhi guo* 瘴癘之鄉, 魑魅之國).[7] Die Assoziation der Fieber-Dämonen zum Wasser kommt später darin zum Ausdruck, daß diesem Element besondere Bedeutung für die Entstehung der Miasmen beigemessen wird. Fang Yizhi (?–1671?) sieht „die Miasmen aus dem Wasser aufsteigen, ehe sie sich mit den Emanationen der Berge verbinden" (*zhang cong shui qi, yu shan lan he* 瘴從水起, 與山嵐合).[8] Doch die Wirkungsmechanismen, die für solche Bildungen von Miasmen verantwortlich gemacht werden, umfassen jenseits einzelner literarisch verankerter Chiffren ein langes Register von Faktoren. Beginnend mit dem songzeitlichen *Lingwai daida* 嶺外代答, von Zhou Qufei 周去非 (1178)[9] lassen sich diese zu distinktiven Gedankensträngen bündeln, zwischen denen vielfache Interferenzen bestehen.

Stasis als Angelpunkt

Eine zentrale Vorstellung, die viele Erklärungsansätze zur Entstehung der Miasmen bestimmt, zielt auf eine Art von Stockung, von Stillstand, von Stasis in der Atmosphäre als Hauptursache: Sie mißt der verhinderten Zirkulation der Luft entscheidende Bedeutung bei. Im Zentrum steht die Idee, daß die abgestandene Luft einer Region zur Herstellung gesunder Verhältnisse stets des regelmäßigen Austauschs bedarf. Dieser notwendige Prozeß werde jedoch in den marginalen

---

4 *[Wanli] Gaozhoufu zhi* 7.98.

5 Giles 1912, 1532. Zu ihrer Genealogie und zur Herleitung des Fieber-Dämons, eines der Söhne des mythischen Herrschers Zhuanxu 顓頊, vgl. Eberhard 1968, 331f, ferner ausführlich Ōgata Tōru 1998, 76ff.

6 Abhandlung von Gong Hui 龔輝 über die vielfältigen Gefahren dieser Unternehmungen in *HuangMing jingshi wenbian* 211 [126].

7 *Ming wenhai* 197.7b: an Yang Shen (1488–1559) gerichteter Antwortbrief von Sun Yi 孫宜 (Biographie u. a. in *Guochao xianzheng lu* 115.65a). ähnlich schon Su Dongpo, erwähnt in *[Daoguang] Guangdong tongzhi* 264.3597. Vgl. auch Luo Yuanyuan 2008, 19ff.

8 *Wuli xiaozhi* 4.11b-14a, insbes.12a.

9 Zu diesem Text vgl. Netolitzky 1977.

Zonen des Südens schon allein durch die orographischen Besonderheiten von Gebirgszügen und windungsreichen Flußtälern mechanisch verhindert. Bereits Needham hat einige Charakteristika dieser Denkweise in den Vordergrund gestellt. Er schlägt im Ergebnis zur Wiedergabe des chinesischen *zhangqi* den westlichen Begriff der Miasmen vor, sieht allerdings im Vergleich, den er konsequent bei den hippokratischen Schriften ansetzt, sogleich entscheidende Unterschiede:[10] Das chinesische Konzept sei viel mehr auf die Zirkulation der Luft gerichtet und daher dem italienischen „*malaria*" ähnlicher. Als repräsentative Beschreibung solcher Mechanismen schon im 10. Jahrhundert zitiert Needham aus dem *Lingbiao lu yi* 嶺表錄異 von Liu Xun 劉恂 (960), einem Mann, der die Kanton-Region als Verwaltungsbeamter kennengelernt hatte: „The mountains and rivers of the far south are twisted and jungly. [The vaporous chhi] knots up and concentrates, and is not easily dispersed or diffused. Thus there is much mist and fog to cause pestilence."[11] Needham spricht von einer regelrechten "circulation-mindedness" in China und verweist an anderer Stelle auf die zentrale Bedeutung der Zirkulation des *qi* in der Physiologie in China.[12]

Wann die mangelnde Zirkulation der Atmosphäre zuerst ins Spiel gebracht worden ist, läßt sich schwer feststellen. Auf jeden Fall war diese Vorstellung zur Song-Zeit verbreitet. Das oft zitierte Trostgedicht des Wang Anshi 王安石 (1021–1086) für Li Xuanshu 李宣叔, der als Magistrat nach Zhangzhou 漳州 gehen mußte, im Südosten des heutigen Fujian, handelt von den exotischen Lebensumständen, die einen in den Süden versetzten Beamten erwarteten, und zeigt deutlich, wie die Vorgänge um die Entstehung von Miasmen die Phantasie der Dichter beschäftigen. Es enthält einen aufschlußreichen Passus: „Über der bergigen Landschaft sammelt sich das Gift der Nebelschwaden an. Die Miasmen machen sich in der Übergangszeit vom Winter in den Frühling bemerkbar."[13]

Die Konzentration (*yu* 鬱) ungünstiger Faktoren in der Atmosphäre ist hier das charakteristische Moment für die Entstehung der Miasmen, ausgelöst durch mangelnden Austausch, sei sie nun Stasis, Stagnation oder Stockung genannt. Die gestörte Zirkulation als Hauptursache eines ungesunden Klimas fügt sich, wie leicht einzusehen, in vorherrschende Theorien vom Funktionieren des Makro- und Mikrokosmos in China. Dementsprechend ist sie in vielen Darlegungen des Ursprungs der Miasmen enthalten, sie liefert auch nach der Song-Zeit immer wieder in den Augen der Zeitgenossen plausible Erklärungsmuster.

Begünstigt wird die Stasis durch isolierte Tal- und Kessellagen. Siedlungen, die in Tälern eingeschlossen sind, gelten als gefährdeter, während in der offenen Ebene Zirkulation stattfinden kann und als Konsequenz davon die Miasmen ausbleiben. Im 16. Jahrhundert wird für den Kreis Wuyuan 武緣 (heute Wuming 武鳴, nördlich von Nanning in Guangxi) berichtet: „Miasmen sind vielfach vorhanden, und die Menschen erkranken an Wechselfieber."[14] Die Temperaturschwankungen zwischen Abschnitten der Sonneneinstrahlung und von Regengüssen seien groß,[15]

10 Sivin 2000 (SCC 6-6), 120f.

11 *Lingbiao lu yi* 1.1: 嶺表山川，盤鬱結聚，不易疏泄，故多嵐霧作瘴。Üs. zit. nach Needham, wie vorher (mod. nach Schafer 1967, 130).

12 Needham 1983 (SCC 5-5), 146 und 305.

13 „Song Wang Xuanshu cui zhangzhou" 送李宣叔倅漳州 (*Wang Linchuan ji* 7.47): 山川鬱霧毒，瘴癘春冬作.

14 *[Jiajing] Nanningfu zhi* 1.18: 瘴癘多，而人病瘧.

15 Auch in *[Yongzheng] Guangxi tongzhi* 2.8 für Guanyang 灌陽: „Im 8. und 9. Monat ist es abwechselnd gefährlich heiß (*re*) und dann wieder plötzlich kalt (*han*). Es gibt viel Wechselfieber (*nüe*)."

vor allem aber liegen die Dörfer eng an den Bergbächen, was die Stasis begünstigt. Die Kreisstadt hingegen befinde sich mitten in der Ebene. „Dort kann sich das *qi* entfalten und entweichen“ (*shuxie* 舒泄): Damit ist der verderblichen Kongestion vorgebeugt. Ähnliches gilt zu dieser Zeit im südlichsten Jiangxi für Nan'anfu 南安府:[16] In den städtischen Siedlungen findet man wenig Miasmen, jedoch „gibt es sie in den tiefen Tälern“ (*yushen suirong er youzhi* 峪深邃容而有之). Nicht anders stellt sich die Situation für den Kreis Cili 慈利 in Nord-Hunan dar: „In den hohen Bergen sammelt sich das *qi* häufig an. Wenn es sich lange Zeit verdichtet und nicht entweichen kann, entwickeln sich das Gift der Miasmen.“[17]

Große Temperaturschwankungen innerhalb eines Tagesrhythmus,[18] dazu Stockungen der Zirkulation, aus denen sich dann Miasmen bilden (*chengzhang* 成瘴), bestehen ferner in Longchuanxian 龍川縣 (in Nordost-Guangdong).[19] Besonders begünstigt ist hingegen die Stadt Xinning 新寧 durch ihre Lage: „Auf allen vier Seiten öffnen sich die Berge. Der Fluß umwindet die Stadt. Die Emanationen der Berge können sich verflüchtigen (*faxie* 發泄). Sie erzeugen keine Miasmen.“[20]

Der Forschungsreisende Xu Xiake 徐霞客 (1586–1641), der für seine minutiösen Beschreibungen gerühmt wird, beurteilt in diesem Sinne eine Beckenlandschaft im äußersten Südwesten:

> Innerhalb dieses Feldes hat sich ein ideales Siedlungsgebiet entwickelt. Das Areal liegt hoch, aber das Becken ist gleichmäßig eben, es ist nirgendwo eingeengt, daher haben sich auch nicht die Miasmen angesammelt, und die Bewohner brauchen nicht die giftigen Dünste wie an den Flußübergängen und Brückenköpfen zu fürchten. Dörfer reihen sich dort dicht aneinander.[21]

Die orographischen Gegebenheiten von Bergen und Gewässern liefern auch Anhaltspunkte für die Verteilung der Miasmen auch im größeren Maßstab. Für Süd-Hunan teilt Sun Chengze 孫承澤 (1593–1675) einige diesbezüglichen Überlegungen mit.[22] Er erklärt im Wesentlichen, warum es in Yongzhou 永州[23] – als Folge seiner günstigen Lage – keinerlei Miasmen gab, im Gegensatz zu den weiter südlich davon gelegenen Regionen. Die Fünf Pässe fördern durch die Geschlossenheit der Berge die Bildung der Miasmen, sind aber zugleich wiederum ein Schirm für die beiden Präfekturen Yongzhoujun und Baoqingjun 寶慶郡. Ganz ähnlich stellt der weiter nördlich in Hunan gelegene heilige Berg Hengshan (Hengyue 衡嶽) eine Barriere dar, vor der sich verhältnismäßig viel „heißes qi“ (*yanqi* 炎氣) staut.[24]

---

16 *[Jiajing] Nan'anfu zhi*, Abschnitt Klima (*qihou*), 7.11-12; ähnlich *[Wanli] Nan'anfu zhi* 1.12.

17 *[Wanli] Cilixian zhi* 6.24: 山高氣常蓄，聚久鬱不散，成瘴毒.

18 Diese tageszeitlichen Schwankungen der Temperatur gelten als eine der Ursachen dafür, daß der menschliche Organismus anfällig für Krankheiten ist. Vgl. im nächsten Abschnitt.

19 *[Jiaqing] Longchuanxian zhi* 4.1a-3b, Abschnitt Klima (*qihou*). Zur Lage von Longchuan siehe Tan VIII, 44-45, 2, 10.

20 *[Yongzheng] Guangxi tongzhi* 2.9f, Abschnitt Klima.

21 *Xu Xiake youji* 19A.653 (*Dianyou riji* 滇遊日記, Kap. 12, 1. Tag des 8. Monats): 而城廬相托焉. Zum Verlauf seiner Reiseroute jenseits des Mekong vgl. Lombard-Salmon 1972, Skizze im Anhang; *dian* 甸 wird in Yunnan wie *ba* 壩 (Flachland) verwendet.

22 *Chunmingmeng yulu* 43.20ab. Zu Sun Chengze siehe Hummel 1943–1944, 669.

23 Zur Lage von Yongzhou siehe Tan VIII, 37-38, 6 4.

24 Dazu paßt auch die lakonische Bemerkung am Ende des Abschnitts *qihou* (Klima) in *[Qianlong] Qiongzhoufu zhi* 1.37b: 夫瘴癘之氣，則山澤為之，非氣候之過也. „Das *qi* der Miasmen wird von den Bergen und Mar-

Die Zeugnisse, die Liu Ts'ui-jung aus Taiwan für einen Zeitraum beibringt, der von 1697 über die Lokalchronik von Zhuluo (1717) bis ins 19. Jahrhundert datiert,[25] lassen den Kausalzusammenhang, der auch schon in der bloßen Reihung gegeben ist, klarer hervortreten: Die Dünste aus den dichten Wäldern müssen sich vor allem akkumulieren, ansammeln, verdichten, in diesem Zustand verharren, ohne reinigende Zirkulation, ehe sie zu den krankmachenden Miasmen werden. Dies ist sicherlich eine weitere Akzentuierung des schon genannten, vorherrschenden Gedankens, auf den auch Needham zu Recht verweist: Ohne Austausch des *qi* mit anderen Regionen müssen, ganz in Analogie zum Kreislaufgedanken im Organismus, pathogene Elemente die Oberhand gewinnen. Die Kondensation ist verderblich.

Aus dieser Perspektive erklärt sich auch die Meinung, daß es an der unmittelbaren Meeresküste weniger Miasmen gibt als im Binnenland. In diesem Sinne argumentiert, wohl auf älteren Lehrmeinungen aufbauend, Qu Dajun 屈大均 (1630–1696) in seinem *Guangdong xinyu* 廣東新語: Die Temperaturschwankungen mögen dort noch so stark sein, vor allem zwischen Tag und Nacht, sobald sich jedoch „das üble *qi* der Miasmen" (*pianli zhi qi* 偏沴之氣) bildet, wird es auch gleich wieder aufgelöst.[26]

Schon im Gedicht des Wang Xu 王旭 (fl. 1264) heißt es in diesem Sinne über die Fujian-Küste: „Der frische Seewind vor Min hat die Miasmen hinweggefegt (*sao zhangyan* 掃瘴煙)."[27] Der Wind an der Küste läßt gar keine Kongestionen der Atmosphäre entstehen, daher gilt für die Stadt Qinzhou 欽州 im Südwesten von Guangdong: „Wind und Wellen sind in Bewegung, das verderbliche *qi* wird rasch aufgelöst, daher gibt es nur wenig Miasmen."[28]

Der Wind garantiert jedoch auch im Binnenland Zirkulation: Chen Ding 陳鼎 (1650–?) notiert in seiner Beschreibung der Gegend um Dali: „Im Westen der Provinz Yunnan sind die Miasmen besonders arg, doch sobald Wind aufkommt, lösen sie sich auf. Das ist ein Fingerzeig für die Liebe, die der Himmel den Menschen entgegenbringt."[29]

Die Stagnation der Luft gilt als eine wesentliche Voraussetzung für das Auftreten von Miasmen, doch die übrigen Komponenten sind nicht zu unterschätzen, sie wirken in unterschiedlicher Intensität mit den Vorgängen in der Atmosphäre zusammen.[30] Die üppig wuchernden und unheimlichen Bergwälder werden als idealer Nährboden angesehen, im Sinne des Zusammenhanges, den die Kompilatoren des *Song shi* in den beiden Provinzen „südlich der Pässe" annehmen: „Die Bergwälder sind dicht, es gibt viel vom ‚Gift der Miasmen'."[31] Die unberührten Wälder spielen in den vielen Erklärungen des Phänomens *zhangqi* als Brutstätten der Miasmen eine

schen beeinflußt, es stellt keine klimatische Abweichung dar."

25 T. J. Liu 1998, 171f und 196ff.

26 *Guangdong xinyu* 1.23a („Wu" 霧): 雖一日之時, 晝多燠而夜多寒, 晴甚燠而陰甚寒, 寒或多積霧, 燠或多淫霖, 而偏沴之氣, 方生即散, 故為諸瘴絕少. Siehe auch Tao Yufeng 2006, 345.

27 *Lanxuan ji* 8.13a: 閩海清風掃瘴煙.

28 *[Daoguang] Guangdong tongzhi* 89.382, 89.381 (für Huazhou 化州).

29 *Dian you ji*, 10a: 蓋滇西瘴氣特甚, 有風則散, 亦上天愛人之至, [...].

30 Mou Zhonghang und Wang Caiping (2003, 16-17) nennen zur Entstehung der Miasmen viele der relevanten Faktoren (Klima, Beschaffenheit des Geländes, Okklusion durch Gebirgszüge, extreme Temperaturunterschiede, auch Relikte verwester Tierkadaver).

31 *Song shi* 90.2248 (am Ende des Abschnitts über Guangnan, d. h. die Guang-Provinzen): *shanlin yimi, duo zhangdu* 山林毅密, 多瘴毒.

zentrale Rolle, auch in der Folgezeit. Daraus erklärt sich eine starke Motivation für die unermüdlichen Aktivitäten chinesischer Siedler, die Wälder konsequent abzuholzen und den Ackerbau voranzutreiben. Und nicht zuletzt gründet der Optimismus der Administration bei Erschließung der Randzonen auf der Annahme, daß mit dem Verschwinden der Wälder und der Kultivierung des Landes eines Tages die lästigen Miasmen von selbst verschwinden würden.

Die zerklüfteten bewaldeten Gebirge mochten als entscheidend für die Stagnation angesehen worden sein, doch konnte die Miasmen-Bildung nach einer anderen Vorstellung auch durch die tiefen und feuchten Lagen des Südens gefördert werden. Bereits am Ende der Darstellung der südlichsten Präfekturen des Sui-Reiches vermerkt der Chronist: „Was die über zwanzig Präfekturen (*jun*) südlich der Pässe betrifft, so ist das Land dort größtenteils niedrig gelegen und feucht, es gibt überall Erkrankungen an Miasmen (*zhangli*), die Menschen sterben früh.“[32]

Der Terminus „tief gelegen und feucht“ (*xiashi* 下濕), der hier verwendet wird, diente ursprünglich der Klassifizierung der Bodenqualitäten. Er charakterisiert aber auch Plätze mit ungesundem Klima, an denen ein längerer Aufenthalt zu Erkrankungen führt. Einige Fälle sind in die Beamtenbiographien eingegangen. In der Han-Zeit erkrankte Feng Li 馮立 an seinem Amtssitz am östlichen Meer (Donghai, südöstliches Shandong nahe der Küste) „wegen der Feuchtigkeit in tiefer Lage“ (*xiashi bingdan* 下濕病癉) an Gelbsucht und wurde daufhin versetzt.[33] Zur Tang-Zeit hält sich Cui Xuanliang 崔玄亮 (fl. 800) während der dreijährigen Trauerzeit in einer solchen Region auf und erkrankt so stark an einem (chronischen, möglicherweise rheumatischen?,) Leiden, daß er zunächst gar nicht an die Fortsetzung seiner Karriere denken will.[34] Auch ohne expliziten Hinweis auf die Miasmen ist das „niedrige, feuchte“ Land (*di beishi* 地卑濕) generell schädlich für die Gesundheit, weswegen seit der Song-Zeit gerade in hochpolitischen Zusammenhängen davor gewarnt wird: bei Feldzügen nach Annam, aus Anlaß kaiserlicher Reisen in den Süden (s. d.)

Das feuchte Klima des Südens mit seinen unberechenbaren Veränderungen der Atmosphäre ist ferner durch ein Phänomen gekennzeichnet, welches in hohem Maße irritierte: die vielfach stark eingeschränkten Sichtverhältnisse. Diese Faktoren stehen bei der Planung von Befriedungsaktionen des Militärs an den Binnengrenzen sogar im Mittelpunkt. Als es galt, im Jahre 1542 die kaiserliche Kontrolle am La'ershan 蠟爾山 im Grenzgebiet zwischen heute Hunan und Guizhou durchzusetzen, damals ein natürlich gesichertes Bollwerk der Miao und wegen seiner strategischen Bedeutung im Nordosten von Guizhou von einiger Bedeutung,[35] beschreibt der verantwortliche Feldherr, Wan Tang 萬鏜 (*jinshi* 1505)[36] dieses Hindernis drastisch: Auch an Sonnentagen könne man dort erst zu Mittag schärfere Konturen erkennen, und vor allem sehen die Krieger der Miao „uns“ und gebrauchen effektiv ihre Armbrust, während „wir“ sie in ihrer De-

---

32 *Sui shu* 31.887: 自嶺已南二十餘郡，大率土地下濕，皆多瘴厲，人尤夭折. Diese Stelle aus *Suishu* wird noch im 19. Jahrhundert zur Charakteristik des bekannt unangenehmen Klimas um Bose (Guangxi) bemüht. Siehe *[Guangxu] Boseting zhi* 3.8.

33 *Hanshu* 79.3305; Loewe erwähnt in seinem Handbuch nur, daß Feng Li an dem Klima seines Amtssitzes erkrankte.

34 *Xin Tang shu* 164.5051. Zum Terminus *bi bing* 痹病 schon im Alterum vgl. Harper 1998, 199 Anm. 7: „numbness“. Siehe auch Zhang und Unschuld 2015, 58.

35 Zur Lage *Guizhou sheng diming cidian*, 423. Lombard-Salmon 1972, 95.

36 Zu Wan Tangs Biographie siehe *Ming shi* 202.5339.

ckung nicht ausmachen können. „Die Emanationen der Berge, die Miasmen, die Feuchtigkeit und die Verdichtungen der Atmosphäre bewirken dies alles zusammen."[37] Im Süden könne man daher mit Feldzügen allein kaum eine Politik gegen die Barbaren durchsetzen. Solche Klagen begleiten stereotyp die Berichte über die stetige, als eine notwendige Folge von Ordnungsmaßnahmen kaschierte militärische Expansion des Imperiums im Süden und Südwesten, sie zeugen aber auch von durchaus realen Zwängen der Grenzverwaltung, die Miasmen sind nur Teil dieser Wahrnehmung.

Ein entscheidender Faktor in dem unheilvollen Geschehen ist ferner eindeutig die Hitze. Sie ist einmal ein Attribut des „Südens", der „heißen Gegend" (*yanfang* 炎方) schlechthin. Daher dichtet schon Bai Juyi 白居易 (772–846), wenn er sich in einem Bambushain bei Luoyang Kühlung verschafft: „Jedes Mal, wenn die heiße Jahreszeit unerträglich wird, denke ich in Sorge an meine vielen Verwandten und Freunde, die in einer Region der Hitze, in einem Meer von Miasmen, (in der Verbannung) schmachten."[38] Vor allem die starke Sonneneinstrahlung beschleunigt Veränderungen, die aus dem angestauten *qi* Miasmen erzeugen. Für diese Zusammenhänge hält die Lokalchronik von Zhen'an im äußersten Süden von Guangxi (1756) kurz und bündig fest: „Das *qi* des Himmels ist heiß und dampfend, dasjenige der Erde (von den Faktoren) der tiefen Lage und der Feuchtigkeit geprägt, durch ihre Verbindung entstehen die Miasmen-Krankheiten (*zhangli*)."[39]

Durch die Einbeziehung der heißen Temperaturen des Südens stellen sich die Prozesse, die in der Atmosphäre ablaufen, noch wesentlich komplexer dar als in dem bereits geschilderten Grundkonzept der Stasis. Sun Chengze 孫承澤 (1593–1675) sieht, einer weiteren gängigen Linie der Erklärung folgend, Zusammenhänge mit der südlichen Hitze, wenn er für Guangxi und die beiden Präfekturen Gaozhou und Lianzhou 廉州 in Guangdong konstatiert: „Die Emanationen der Berge und die reichlichen Wolken[40] verdichten sich zu Dämpfen und bringen Miasmen hervor. Es ist, als ob man in einem Reiskochtopf säße."[41]

Wesentlich in diesem Entstehungsprozeß ist auf jeden Fall eine „Konzentration" (*ji* 積), welch letztere gleichsam alle Ingredienzien zusammenführt, und dies in einer Landschaft mit üppiger Vegetation und voll von Schlangen und anderem Getier. „Die Sonneneinstrahlung bringt das *qi* des Wassers zur Verdampfung, und aus dem Konzentrat gehen die Miasmen hervor."[42]

Dies ist der Hintergrund des Konzepts der „hitzebedingten Miasmen (*yanzhang* 炎瘴) des Südens.[43] Zu ihren Ausprägungen zählen auch die „heißen Miasmen-Dämpfe" (*yanzhang ru*

---

37 *Zhaodai dianze* 28.18a [152] (Jiajing 21, 1542): 山嵐瘴濕氣候欝蒸之所致也.

38 *Quan Tang shi* 459. 5231 („Xiari yu xianchanshi Lin xiabi shu shi" 夏日與閑禪師林下避署詩): 每因毒署悲親故, 多在炎方瘴海中.

39 *[Qianlong] Zhen'anfu zhi* 1.5a.

40 Der Ausdruck *weihui* 蔚薈 bezieht sich auf Ode 151 im Buch der Lieder (vgl. Karlgren 1950, 94-95).

41 *Chunmingmeng yulu* 43.20b: 廣西及高廉等府, 山嵐蔚薈, 烝氣成瘴, 如坐甑中; wortgleich auch schon in *Pengchuang rilu* 1.57a. Zu Sun Chengze vgl. Hummel 1943–1944, 670; anders als dort behauptet, behandelt sein Werk jedoch nicht bloß Verhältnisse in der Hauptstadt, sondern Tatsachen der Reichsgeographie.

42 *[Yongzheng] Guangxi tongzhi* 2.9, zur Entstehung der Miasmen in Xunzhou 潯州: *rizheng shui qi, jiyiwei zhang* 日蒸水氣, 積以為瘴. Wir folgen in der Wiedergabe von *zheng* 蒸 mit „to steam" in Needham 1980 (SCC 5-4), 132.

43 *Song shi* 7.133, 270.9268; *Yuan shi* 121.2981 für das Song-Gebiet; ferner 168.3951 und 174.4060. Zu diesem

zheng 炎瘴如蒸) der dafür berüchtigten Region südlich der Stadt Tengyue im äußersten Südwesten an der Grenze zu Burma.[44] Auch Su Jun 蘇濬, der nach 1590 in Guangxi tätig war – 1594 bekam er einen einflußreichen Posten in der Provinzverwaltung,[45] später wurde er für seine Verdienste bei der Bekämpfung von Rebellen um einen Grad befördert[46] – und der die Verhältnisse in der Provinz gut gekannt haben muß, sieht im 16. Jahrhundert in seiner Schrift über das Klima, „Qihou lun" 氣候論,[47] deren Entstehung bedingt durch eine Kette von Faktoren: Hitze (*yanfang* 炎方), dazu abgeschlossene, von Gebirgen umgebenen Kessel, ferner dem Übergang des *qi* des Wassers zu Dampf (*zheng*) und dazu Stockung (*you*). Nicht zuletzt mißt Su Jun auch noch der Nähe einer Siedlung „zum niedrigen und feuchten Land" (*beishi* 卑濕) erhebliche Bedeutung für die Bildung von Miasmen bei.

Als Ergebnis dieser Analyse der Einzelfaktoren sieht er in der Provinz Guangxi Zonen unterschiedlicher Gefährlichkeit. Quanzhou 全州 im äußersten Nordosten des Landes an der Grenze zu Hunan sei wenig betroffen, es verfüge über ein Klima ähnlich wie in den zentralen Provinzen, im Winter falle dort Schnee.[48] Er begibt sich damit auf eine Ebene der regionalen Vergleiche des Klimas, wie sie auch sonst im 16. Jahrhundert angestellt wurden. Für das nördliche Guangdong bescheinigt der Abschnitt *qihou* (Klima) der Lokalchronik der Präfektur Nanxiong 南雄 ein zwar unangenehmes Klima, welches durch die Schwankungen von Hitze und Kälte in einer vergleichsweise südlichen Region „durch Miasmen verursachtes Wechselfieber" (*zhangnüe*) begünstigt.[49] Doch sei die Gefahr relativ gering, weil es in Nanxiong auch kalte Winter und sogar Schnee gebe, mithin der normale Jahresablauf nach traditioneller Vorstellung gewährleistet ist.

Die Erscheinungen in der Atmosphäre werden vielfach noch weiter spezifiziert. Als eigenes Element im multifaktoriellen Geschehen der Genese der Miasmen (*zhangqi*) gelten die „Emanationen" über den Bergen (*shanlan* 山嵐).[50] Das Zeichen weist auf die feinen Dünste, die über den Bergen liegen und deren Entstehung von den orographischen Gegebenheiten ausgeht. Als krankmachendes Agens ist das ein südliches Element: dazu ist bezeichnend, daß in *Huainan zi*, diesem Tableau südlicher chinesischer Kultur aus dem 2. Jahrhundert vor Chr., in Kap. 4 die Emanationen der Berge (*lanqi*) neben die Miasmen (*zhangqi*) gestellt werden.[51] Die Emanationen (*lan* oder *shanlan*) stehen in engem Zusammenhang mit ähnlichen atmosphärischen Erscheinungen anderer Genese, vor allem dem Dunst (*wu* 霧), der in vielen Erklärungen bemüht wird – in weiterem

Faktor auch Fan Jiawei 2010, 320f, mit Belegen aus der Tang-Dichtung.

44 *Ming shi* 315.8139 für die Verhältnisse südlich von Tengyue an der Burma-Grenze: 炎瘴如蒸. Sprachlich bietet das chinesische Begriffsfeld dazu einmal die Assoziation zu *yanli* 炎癘.

45 *Ming Shenzong shilu* 267.1690: Wanli 21/XI.Schaltmonat, 1594 wurde er *zuocanzheng* 左參政; Hucker 1985, 517: „Vice Commissioner". Zu Su Juns Biographie siehe *Benchao jingsheng (fenjun) renwukao* 71.42ab [420].

46 *Ming Shenzong shilu* 315.1998 (Wanli 25/X, 1597).

47 *Yuexi wenzai* 57.23a-24b [696-697].

48 „Qihou lun", wie vorher.

49 *[Jiajing] Nanxiongfu zhi* 1.90.

50 Zur Wortbedeutung: *Hanyu cidian*, Bd. 3, 856, suggeriert die enge Beziehung zu den Bergwäldern: 山林中的霧氣; vgl. auch die compounds *lanqi* 嵐氣, *lanzhang* 嵐瘴 und *lanwu* 嵐霧. Vgl. dazu auch Zhang und Unschuld 2015, 673.

51 Zuo Peng (2011) hat sich mit diesem Passus im *Huainan zi* ausgiebig beschäftigt.

wie im engeren Sinne: In der Ming-Zeit spricht Lei Li 雷禮 (1505–1581) von „giftigen Dünsten und Miasmen" der – nur vage umrissenen – Region der „tödlichen Verbannungsorte südlich der Pässe".[52]

In einem noch größeren Bogen sieht später Qu Dajun, der Autor des *Guangdong xinyu* (1700), weitere, zusätzlich aus den Wandlungsphasen begründete Ketten von Ursachen mit dem allgemeinen Tenor: Was mit Dunst (*wu*) beginnt, endet mit Miasmen (*zhang*):

> Im Lande südlich der Pässe ist das Element „Feuer" (*huoqi* 火氣) reichlich vertreten, und es zeigt die Tendenz, sich zu verdichten. Wenn dieser Vorgang seinen Höhepunkt erreicht, entwickelt sich Wasser. Dieses entsteht nicht sofort, sondern zuerst als Dunst (*wu* 霧). Der Dunst ist der Ursprung der Miasmen, was als Dunst beginnt, endet als Miasmen. Jedes Mal, wenn die Sonne aufgeht, ist über der Landschaft weißes *qi* zu sehen, welches kontinuierlich von unten nach oben steigt und sich nach allen Richtungen ausbreitet. Es wird wie leichter Staub wahrgenommen, selbst aus kurzer Distanz kann man keinen Menschen mehr erkennen. Dies bedeutet, daß das schmutzige (unreine) qi (*zhuoqi* 濁氣) mit der Sonne nach oben vordringt. Miasmen gehen daraus hervor, und sie sind mit dem Wind verbunden (*xiangyin* 相因), denn die Miasmen gehören zum Wind. Wenn das *qi* durchdringt, entsteht Wind, wenn es verstopft (in seiner Bewegung behindert) ist, wird daraus Miasma. Das „Buch der Wandlungen" sagt:[53] „Unten am Berg weht der Wind: Das Bild des Verderbens".[54] Wenn der Wind zum Stillstand kommt, entsteht das [giftige] *gu*: Miasmen (*zhang*) sind ein Destillat (*yunniang* 蘊釀) aus *gu* 蠱.

Die hier nur angedeuteten Vorstellungen von einem „Destillat" weisen auf eine zusätzliche, sehr wesentliche Quelle für den Ursprung der Miasmen hin: auf Elemente, die aus Flora und Fauna, gleichsam auf dem Boden entstehen:[55] „Was die Miasmen ausmacht, so verdichten sich darin die Dünste der Bergwälder, das Gift im Wasser (*shuidu* 水毒) mit den Aussonderungen der wilden Pflanzen zu einem Kondensat (*zhengxun* 蒸薰)."[56] Dieses Zusammenwirken wird betont:

> In *Dadai Li[ji]* [heißt es]: Wenn das *qi* von *yin* und *yang* in Unordnung ist (*luan*), dann entstehen Dünste (*wu*). In Lingnan (südlich der Pässe) sind viele Dünste (*wu*), denn *yin* und *yang* stehen dort nicht in Harmonie (*buhe*), sie verdampfen über dem üppigen Pflanzenwuchs, vermischen sich mit dem *qi* von Schlangen und anderem Getier und produzieren Miasmen (*zhangli*).[57]

Diese Bodenkomponente, die hier direkt angesprochen ist, liefert somit zusätzliche Bausteine zur Genese der Miasmen. In diesem Punkte sind die chinesischen Vorstellungen den westlichen sehr ähnlich.[58]

---

52 *HuangMing dazheng ji* 17.834: 嶺海毒霧瘴氣與死為伍.

53 Übersetzung hier aus Wilhelm 1956, 86, zu *Yijing*-Hexagramm 18. Dazu ebd. Kommentar, von Wilhelm wiedergegeben mit: "Wenn der Wind unten am Berg weht, so wird er zurückgeworfen und verdirbt die Pflanzen."

54 *Guangdong xinyu* 1.22b, siehe auch Tao Yufeng 2006, 344f, Nr. 915. Auch Zheng und Luo (2011, 995f) sehen ganz in diesem Sinne den Dunst (*wu*) als entscheidenden Zwischenschritt bei der Bildung von Miasmen (*zhang*). Hinrichs (2003, 155) unterscheidet die Begriffe Miasma (*zhang*), fog (*wu*), und smoke (*yan*).

55 *Guihai yuheng zhi*, 25a [3203]; zu diesem Text auch Balázs und Hervouet 1978, 241.

56 瘴者山嵐水毒與草莽沴氣鬱勃蒸薰之所為也. Praktisch identisch mit der Herleitung der Miasmen in *Yuexi congzai* 18.1a; siehe auch Tao Yufeng 2006, 348, Nr. 920. Zitiert in Zuo Peng 2002, 264.

57 *[Yongzheng] Guangxi tongzhi* 2.7, im stark kosmologisch ausgerichteten Abschnitt „Zengzi tian yuan" 曾子天圓; zur Übersetzung vgl. Grynpas 1967, 115.

58 Zur Begriffsgeschichte von „Miasma" in der galenischen Medizin bis 1500 siehe Benedictow 2010, 81.

Auf die Bedeutung von Flora und Fauna weist schon eine Passage im medizinischen Kompendium *Shengji zonglu* 聖濟總錄 von 1117:

> Die Dünste, die im 7. und 8. Monat aus den Emanationen der Berge hervorgehen, dazu aber die konzentrierten, giftigen Aussonderungen (*qi*) der Schlangen und von ähnlich verderblichem Getier sind sehr stark. Genau zu dieser Zeit machen sich Krankheiten als Folge der Miasmen bemerkbar.[59]

Nicht zuletzt erscheinen zahlreiche Tiere, denen man die Bildung von Giften zuschrieb, in den lokalen Namen der Miasmen: Kröten (*hama[zhang]* 蛤蟆[瘴]), Blutegel (*mahuang* 螞蝗), Erdwürmer (*qiuyin* 蚯蚓),Würmer (*qushan* 曲蟮), Pfauen (*kongque* 孔雀) usw.[60] Diese Bodenkomponente spielt in den summarischen Angaben von Präfekturchroniken eine große Rolle.[61] Für Wuzhou (Guangxi) konstatiert ein solcher Abschnitt:[62] In einem ausgedehnten, dünn besiedelten Gelände wuchern die Pflanzen und tummeln sich giftige Schlangen. Dazu kommen Dämpfe aus den Emanationen der Berge und das giftige *qi* als Zutaten zu einem Gemisch, aus dem die Miasmen hervorgehen. Die Bedeutung von Flora und Fauna, vor allem auch der Zerfallsprodukte, ist hier wie an vielen anderen Stellen unverkennbar angesprochen. Die Prozesse selbst bleiben dabei allerdings meist vage.[63]

Needham läßt das Konzept, daß im Morgennebel verfaulende Pflanzen und Tierkadaver ihre verderblichen Emanationen abgaben, nicht gelten und lehnt die Rolle von „decaying plants and animals" in dem ganzen Prozeß als eine zu moderne Interpretation ab.[64] Nicht nur in songzeitlichen Zeugnissen wird jedoch gerade eine solche Affinität zu den Pflanzen und Tieren der Region vielfach im Einzelnen umrissen oder wenigstens implizit vorausgesetzt.[65] Ganz auf dieser gedanklichen Linie bewegen sich auch geographische Schriften seit dem 16. Jahrhundert, so Su Jun 蘇濬: „An den Bächen der Barbarengebiete und den Höhlen der Lao wachsen die Pflanzen üppig, Schlangen und allerlei Getier (*huishe* 虺蛇) treiben sich dort herum, das Wasser der Flüsse ist giftig. Die Miasmen können leicht anstecken (*zhangqi yi ran* 瘴氣易染)."[66]

Der Geograph Wang Shixing 王士性 (1547–1598)[67] beobachtete 1591 auf seiner Reise durch Jingdong 景東 (Yunnan) an den Flußufern die hohen Pflanzen, deren Wachstum auch sonst als Zeichen für die Herausbildung von Miasmen angesehen wird. Er sieht aber dazu noch

---

59 *Shengji zonglu* 37.495: 七八月間，山嵐煙霧。蛇虺鬱毒之氣尤甚，故當是時，瘴疾大作. Zitiert auch in *Lingnan weishengfang* 3.213f. Analoge Hinweise finden sich in *[Yongzheng] Guangxi tongzhi* 128.2036.

60 Aufzählung nach Mou Zhonghang und Wang Caiping 2003, 15.

61 Auch Zhou Qiong (2007a, 203) argumentiert in diesem Sinne, wenn sie die Verbreitung der Miasmen in Zhuxiong, Yuanmou und Wuding, also im Norden bzw. Zentrum von Yunnan verfolgt: Die urtümliche Umwelt generiert Miasmen (*zhang*).

62 *Wuzhoufu zhi* von 1770, 3.41.

63 U. a. in *[Yongzheng] Guangxi tongzhi* 2.9 zur Entstehung der Miasmen in Xunzhou 潯州. Zur Bodenkomponente in der Entstehung der Miasmen (*zhangqi*) nach chinesischen Vorstellungen vgl. auch Kuriyama 2000, 9: „Noxious miasmas (*zhangqi*) emanated from the ground, or sometimes from the bodies of dead rats." In diesem Sinne aus der Sicht der heutigen TCM Zheng und Luo 2011, 996. Zu den zahlreichen Fehleinschätzungen solcher Daten in der rezenten chinesischen Sekundärliteratur vgl. Liu Xiangxue 2013, 84f.

64 Sivin 2000, 120 Anm. 21.

65 Fan Chengda siehe Hargett 2010, 134.

66 *Yuexi wenzai* 57.24a („Qihou lun"): 至若蠻漢獠洞，草木蔚脊，虺蛇出沒，江水有毒，瘴氣易染.

67 Zu Wang Shixing siehe Goodrich und Fang 1976, 1405, auch Mei Li u. a. 1997, 37.

einen anderen Zusammenhang, wenn er meint, „wo (giftige) Pflanzen wuchern, wenn die Leute eine solche Gegend durcheilen, wie könnte es da keine Miasmen geben?"[68]

Li Fu 李紱 (1675–1750),[69] der 1724 als Gouverneur von Guangxi einen lokalen Aufstand niederschlug, beginnt seinen Bericht über seine Strafexpedition in Xiuren 修仁 (in Guangxi, östlich von Liuzhou) mit allgemeinen Ausführungen zur Einwirkung des Klimas (extreme Hitze und Kälte) auf die Überlegungen der Kriegsführung und kommt dann sogleich auf die Bodenkomponente zu sprechen:

> In den tiefen Bergen und dichten Wäldern, wo kaum jemals ein Mensch hingelangt, hausen die giftigen Schlangen und wilden Tiere in Löchern, und die Fasane und andere Vögel[70] in Nestern. Übelriechende Absonderungen von Speichel und scheußlicher Kot verbreiten sich über die Berge und Täler. Wenn es lange klar ist, wird die Erde heiß. Durch den warmen Regen verdampft das und wird zu kleinen Insekten verändert. Sie sind wie winzige Fliegen. Die Leute der Gegend nennen sie *banmao* 斑蝥.[71] Wenn es danach wieder lange klar ist, dann stürzen sie in die Bergbäche und verbinden sich mit dem Wasser. Sobald Menschen und Pferde davon trinken, erkranken sie an *zhangli* 瘴癘 und können auch durch Medikationen nicht mehr gerettet werden.[72]

Li Fu erklärt weiter zur Bildung und Wirkungsweise der Miasmen: Sie entstehen in den entlegenen Bergwäldern, wo nie ein Mensch hingelangt. Ausscheidungen von wilden Tieren liefern ein wesentliches Substrat, denn sie werden am Boden abgelagert, als Partikel, gelangen von dort in die Bäche, über das Trinkwasser dann zu den Menschen, die unweigerlich erkranken. Li erinnert damit an eine Kausalitätskette, die offensichtlich ganz andere Elemente verbindet als diejenige, die Needham vorwiegend im Auge hat. Es dürfte kaum zu bestreiten sein, daß im 18. Jahrhundert sehr wohl die Ansicht verbreitet war, wonach ein stoffliches Substrat zur Entstehung der Miasmen beigetragen hat, nicht bloß die mangelnde Zirkulation in der Atmosphäre. Diese Erklärungen hat Li Fu wohl nicht selbst erdacht, noch dürften sie auf eigenen Beobachtungen basieren, sondern vielmehr aus vorhandenen Werken anderer Autoren kopiert sein, die der vielbeschäftigte Bürokrat womöglich gar nicht gelesen hat. Li Fu fügt noch zu den Konsequenzen für das praktische Vorgehen der Administration im konkreten Fall hinzu: An sich müßte man im Winter gegen die unbotmäßigen Aboriginen losschlagen, um die Miasmen zu meiden (*bizhang*). Aber es gebe eben auch Gegenden, in denen die Miasmen nicht sehr ausgeprägt seien, dann spiele bei der Planung solcher Strafaktionen die Rücksicht auf die Jahrszeit keine große Rolle. Ein solcher Platz sei Xiuren. Es unterstehe Pingle 平樂, und dort seien die Miasmen (oder die durch sie verursachten Krankheitsfälle?) als „leicht" (*qing*) einzustufen.

Allerdings ist zu bedenken: Sofern überhaupt klinische Folgen von Kontakten mit kontaminiertem Wasser im Einzelnen festgehalten werden, ist ziemlich eindeutig von Magen-Darm-

68 Mou Zhonghang und Wang Caiping 2003, 17. Nach *Bencao gangmu* 17.1017 ist *duanzhang cao* 斷腸草 ein in Guangdong üblicher Name für *gouwen* 鈎吻 (*Gelsemium elegans Benth.*)

69 Hummel 1943–1944, 456.

70 Wörtlich chiyuan 鴟鳶, hier möglicherweise gebraucht für den Milan (Milvus), dessen Aktivitäten in der Dichtung mitunter als Anzeichen für das Aufkommen der Miasmen erwähnt sind. Vgl. Schafer 1967, 139.

71 *Bencao gangmu* 40.1843 der kommentierten Ausgabe: Mylabris cichorii.

72 „Chao Xiuren Shipai Tongman ji" 勦修仁十排獞蠻記, in: *Mutang biegao* 21.12a-14b [368-369].

Erscheinungen die Rede, nicht von Wechselfieber. Für Zhaoqingfu 肇慶府 (Guangdong) bemerkt Wu Zhenfang 吳震方 (*1651, *jinshi* 1679):[73]

> Die Gewässer sind durch die Ausscheidungen von Schlangen und anderem Getier verunreinigt. Östlich der Präfekturstadt ist der Fluß so schmutzig (*zhuo* 濁) wie der Huanghe. Wer daraus trinkt, dem schwillt der Bauch an und er wird benommen (腹鍾悶脹). Das nennt man das „Gift der Miasmen" (*zhangdu* 瘴毒).

Und ganz analog wird im Abschnitt „Klima" in *Tengyuezhou zhi* (ch. 3) davor gewarnt, vom Wasser aus den verunreinigten Bergquellen zu trinken. Das habe Bauchschmerzen (*fuzhong* 腹痛) und Anschwellen des Leibes (*pengzhang* 膨脹) zur Folge. Manche verlieren dadurch auch den Verstand. Im Übrigen dieser Zusammenhang schon 1395 vom ersten Mingkaiser angesprochen, als er einen Befehlshaber für den Einsatz gegen Indigene, die „sich der Zivilsation widersetzen" (*genghua* 梗化) in Fengyi 奉議 und Nandan 南丹 (Guangxi) instruiert. Zur Sicherheit der Truppeheißt es darin: Das Gift der Pflanzen und Tiere gelangt mit dem Regen in die Bäche, und damit ins Trinkwasser. Aus den Bergbächen zu trinken sei daher dringend zu untersagen. Statdessen sind Brunnen zu graben.[74]

Der gemeinsame Nenner, der diesen Gedanken zur Herleitung der Miasmen zugrunde liegt, ist die Kontamination, die Zuordnung zum „schmutzigen *qi*" (*zhuoqi* 濁氣). Diese beruht auf einem fest etablierten Konzept der politisch-kulturellen Orientierung, denn die Fünf Pässe gelten als unverrückbare Trennungslinie zu einer durch vielerlei abstoßende Eigenarten geprägte Sphäre der Peripherie. Die südliche Landschaft mit ihrer fremdartigen Flora und Fauna ist in besonderem Maße suspekt, eine Ansicht zu bestätigen, wonach das *qi* der Erde schmutzig ist, das *qi* des Himmels hingegen rein. Der Autor des *Wenyi lun* (1642), Wu Youxing 吳有性 (1582?–1652), zieht daraus gleich diagnostische Konsequenzen und hält die Miasmen, wiewohl sie nicht sichtbar sind, immerhin für indirekt erkennbar, weil, anders als beim sonstigen krankmachenden Fluidum (*qi*), die besondere klimatische und ökologische Situation des Ortes Rückschlüsse zuläßt: „Was das *zhangqi* der Berge und die giftigen Dünste (*duwu*) südlich der Pässe anbetrifft, so haben sie das unreine, faule *qi* (*zhuoqi* 濁氣) der betreffenden Gegend aufgenommen, von daher kann man sie vielleicht doch ausmachen.[75] Sie sind (wegen dieser besonderen Konstellation ihrer Entstehung) zu erschließen (und daher berechenbar)."[76] Bei den anderen, zahlreichen *qi*, die zu den Epidemien führen, fehlen solche konkreten Anhaltspunkte. „Sie besitzen keine Gestalt, die man untersuchen könnte, noch auch keine Ansicht, die man wahrnehmen könnte, sie erzeugen weder Laute, noch auch unangenehme Gerüche."[77]

Die Bindung der Miasmen an ganz bestimmte klimatische Konstellationen des Südens tritt immer wieder in pauschalen, kontrastiven Festellungen über das Zusammenwirken von geomor-

---

73 *Lingnan zaji* 1.13: 及毒蛇、毒蟲、紅蚯蚓等，惡水由封川、德慶繞郡而東，水如黃河之濁，飲之腹腫悶脹，所謂瘴毒也.

74 *Mingshi* 319.8269.

75 至於山嵐瘴氣，嶺南毒霧，咸得地之濁氣，猶或可察. Wohl mit Blick auf die Bodenkomponente der Miasmen.

76 *Wenyi lun* 2.1 (Abschnitt über die verschiedenen Arten des *qi* als Ursache der Epidemien).

77 Ibid.

phologischen wie atmosphärischen Faktoren zutage. Lu Zuofan 陸祚蕃 (*jinshi* 1677), ein gründlicher Kenner des Südwestens, faßt zusammen:

> Das *qi* in der Atmosphäre (*tianqi*) ist heiß und dampfend (*yanzheng* 炎蒸). Das *qi* der Erde (*diqi*) ist durch die tiefe Lage und Feuchtigkeit (*beishi* 卑濕) bestimmt. Wenn (dies) zusammentrifft, entsteht die Miasmen-Krankheit (*zhangli* 瘴癘), sie richtet keinen geringen Schaden an.[78]

Zhang Jiebin (1563–1640) trifft in seinem medizinischen Opus magnum eine Einteilung, die im Kern ebenfalls eine enge Beziehung der Miasmen zu den Bodenverhältnissen einer Region suggeriert: „Miasma (*zhang*) geht aus dem *qi* der Erde hervor, Wechselfieber (*nüe*) aus dem *qi* des Himmels."[79]

Die Bedeutung der Insekten

In dem breiten Spektrum vermuteter lokaler Ursachen der Miasmen hat auch die vermehrte Anwesenheit von Insekten ihren Platz, wenn auch nicht in dem Maße wie die bisher genannten Faktoren. Insekten werden in diesem Kontext schon zur Tang-Zeit erwähnt.[80] Man wird dem kaum widersprechen, denn vage Vorahnungen dieser Art über die Bedeutung der Moskitos waren hier wie auch im alten Rom vorhanden.[81] Die Frage ist allerdings, wie solche Nachrichten aus heutiger Perspektive letztlich zu bewerten sind. Eine traditionelle Vorstellung suggeriert, so Qu Dajun (1700), daß der Wind die Insekten „beherrscht", und diese sind die Wurzel der Miasmen.[82] Zugleich werden die Insekten weniger, wenn der frische Wind bläst, und dieser Effekt wird im Kontext mit verbesserten, durchgehenden Kontakten der Peripherie zu den zenralen Regionen gesehen, als direkte Folge der Ausbreitung chinesischer Zivilisation. Konkret in der Natur bedeutet dies: Wenn vor allem der Wind nicht mehr durch die dichten Bergwälder behindert wird, dann haben die „hunderterlei Insekten keine Möglichkeit mehr, sich und ihre Stämme häuslich einzunisten, und das Gift des ‚Verdorbenen' (*gu*) wird täglich weniger".[83] Zur Untermauerung dieses Gedankengangs zitiert Qu Dajun dann auch noch das „Buch der Wandlungen", und zwar das Hexagramm *gu* 蠱,[84] welches eine allgemeine Stasis und deren Überwindung beschreibt.

Daß die Insekten als Ursache in Betracht gezogen wurden, kann angesichts des breiten Fächers von Faktoren, die man in Flora und Fauna als mögliche Ursachen der Miasmen festzumachen glaubte, nicht überraschen. Von „vectors", wie Elvin zu meinen glaubt,[85] im modernen Sinne, findet sich in den bisher gesichteten Quellen kaum eine Andeutung. Es sind, wie schon vorher angesprochen, letztlich eher die Zerfallsprodukte von Insekten wie von Lebewesen ver-

---

78 *Yuexi ouji*, 1a [1810].

79 *Jing Yue quan shu* 24.296: 瘴出地氣,瘧由天氣.

80 Dazu u. a. Ma Qiang 2007, 24.

81 Packard 2007, 114. Vgl. auch *Zhongyi dacidian*, 974, Stichwort *nüeji* 瘧疾 (Malaria): 本病發於夏秋節及山林多蚊地帶. Die Alten beobachteten, daß „die Krankheit im Wechsel der Jahreszeiten von Sommer auf Herbst enstand sowie in Landstrichen, in denen Bergwälder und viele Mosquitos waren."

82 Tao Yufeng 2006, 346 (aus *Guangdong xinyu*): 風主蟲,蟲為瘴之本.

83 Ibid: 百蟲無所孳其族,而蠱毒日以消矣.

84 Wilhelm 1956, 85ff, *Yijing*-Hexagramm 18 („Die Arbeit am Verdorbenen").

85 Mark Elvin (2004, 262f) vertrat die Ansicht, die Chinesen hätten mögliche Zusammenhänge zwischen dem Ausbruch der Krankheit und den Moskitos nicht beachtet, ganz im Gegensatz zu Angehörigen der Bai in Yunnan.

schiedenster Art, die in die Miasmen eingehen und dort als „Gift“ wirken.[86] Sallares geht sogar weiter als Elvin und vermutet, daß die Chinesen im Altertum im Gegensatz zu den Griechen und Römern schon den Zusammenhang zwischen Moskitostichen und Malaria erkannt hätten.[87] Er stützt sich dabei auf einige kurze Hinweise der Sekundärliteratur, die sich ihrerseits auf Quellen des chinesischen Alterums beziehen.[88] Gemeint ist vorrangig wohl die Krankheit des Herzogs Zhao, denn dazu konstatiert *Zuozhuan* (Herzog Zhao, 20. Jahr): „The marquis of Ts'e had a scabbiness which issued in intermittent fever, […].“[89]

Hierzu bemerkt Zhao Ximing 趙曦明 (1705–1787), ein qingzeitlicher Kommentator zum *Yanshi jiaxun* 顏氏家訓 („Familien-Instruktionen des Yan-Clans“) von Yan Zhitui 顏之推 (531–591), dies sei wohl ein Fieber, das nach zwei Tagen einmal ausbreche (*er ri yi fa* 二日一發), doch das Zeichen im *Zuozhuan* werde üblicherweise falsch wiedergegeben.[90] Es sei nicht *jie* 疥, sondern ein anderes Schriftzeichen, *jie* 痎. Von Insekten ist allerdings weder im Text, noch in den Kommentaren die Rede. Der lapidare Eintrag in *Zuozhuan* kann auch heißen: „Der Herzog von Qi erkrankte an Wechselfieber, das sich bedrohlich entwickelte (*shan* 痁) und lange andauerte.“[91] Auf jeden Fall erscheint es gewagt, eine frühe Erkenntnis von der Bedeutung des Insektenbisses aus solchen sporadischen Randnotizen zu postulieren.

Moskitos waren lästig,[92] und offenbar sind in der frühen chinesischen Literatur bereits Moskitonetze oder ähnliche Vorrichtungen beschrieben, wie auch anderswo, schon in der Bibel.[93] Palandri übersetzt eine entsprechende Zeile des Tang-Dichters Yüan Zhen 元稹 (799–831): „Only this fine gauze mosqito net has traveled with me far and near.“[94] Hsiao Fan zitiert zu diesem Thema, wohl in Anspielung auf die Bezeichnung (*jiaoxiao* 蛟綃) eines sagenhaft leichten Netzes dieser Art aus dem Besitz des reichen wie korrupten Lu Yan 路巖 am Ende der Tang-Zeit,[95] aus einem Gedicht von Mei Yaochen 梅堯臣 (1002–1060): „Ein Moskitonetz aus feiner Seide umgibt Kissen und Lager.“[96]

Schon in einer Eingabe des Cui Zusi 崔祖思 im 4. Jahrhundert findet sich der Terminus *wendao* 蚊幬, worunter wohl eine entsprechende Vorrichtung zu verstehen ist. Cui erwähnt als sichtbares Zeichen für die Sparsamkeit des Song Wu (Wudi der Liu Song, reg. 452–463), daß er im Gemach der Nebenfrauen nur smaragdgrüne rohe Seide (*bixiao*) als Schutz vor den Moskitos zuließ.[97] Die Lästigkeit der Mosquitos und ihre Affinität zu Schmutz und Feuchtigkeit werden in vielen Gedichten deutlich.

---

86 Schon Schafer (1967, 131) bezieht sich auf Hoeppli.

87 Sallares 2002, 49.

88 Bei Dong u. a. 1996, 95-96. Dort finden sich nur vage Andeutungen ohne jeglichen wissenschaftlichen Apparat.

89 Legge, *Zuozhuan*, 683 [chin. Text: 678: 齊侯疥遂痁]. Vgl. Sallares 2002, 49.

90 *Yanshi jiaxun zhu* 6.107.

91 In diese Richtung weist auch die neue Übersetzung von Durrant u. a. 2016, 1581.

92 Drastisch demonstriert in dem Gedicht von Bai Juyi aus dem Jahre 820, übersetzt in Levy 1971, Bd. 1, 124 („Mosquitoes“).

93 Das Mückennetz des Holofernes (Judit 13, Satz 9 und 16).

94 Yuan Zhen, „Zhang jiu wendao“ 張舊蚊幬; üs. Palandri 1977, 126f.

95 Über die Raffgier des Lu Yan siehe Somers 1979, 708.

96 Xiao Fan 1993, 116: 蛟綃圍枕席.

97 *Nanshi* 47.1171: 張妃房唯碧綃蚊幬, auch *NanQi shu* 28.518.

Innerhalb dieser breiten Vielfalt von Faktoren, die für die Entstehung von krankmachenden Miasmen verantwortlich gemacht wurden, bestanden bereits in den Darstellungen der Song-Zeit enge Wechselbeziehungen, die ein stets vorhandenes Kausalitätsbedürfnis bedienen konnten.[98] Fragmentarische Erklärungsversuche sind in der Folge, wie gezeigt, in den *fangzhi* häufig, doch als kohärente Zusammenschau ragt besonders das *Guangdong xinyu* des Qu Dajun (1630–1696) hervor. Dieses schon mehrfach zitierte Werk stellt das Wissen um die Eigenart der Regionen südlich der Pässe in den Jahren seiner Vollendung (1690) in enzyklopädischer Weise vor. Es stammt aus einer Zeit, in der die vorangegangene Expansion der Ming in Süd- und Südwestchina im Bewußtsein der Eliten dieser Region sehr lebendig war.[99] Als zentrales Moment sieht auch Qu Dajun eine Stagnation der Atmosphäre, eine Stasis, die in den schädlichen Bergwäldern ihren Ansatzpunkt findet. Damit verbinden sich bis in die Spätzeit des Imperiums weitere Beobachtungen der physischen Umwelt: Zu den Gegebenheiten des Geländes, den Folgen der Hitze, im besonderen Maße auch den Temperaturschwankungen im Laufe des Tages, Wettererscheinungen (Nebel, Dunst, Wolken), der Zerfallsprodukte aus Flora und Fauna, Insektenschwärme, Gewässer und deren Oberflächen und Funktion als Reservoir kontaminierten Wassers.

Jenseits der Wahrnehmung einzelner Faktoren dienten ferner grundsätzliche, aus der Sphäre des Dualismus der beiden Ur- Kräfte *yin* und *yang* hervorgegangene Denkmuster zur Erklärung des Phänomens der Miasmen.[100] Konkreter Ausgangspunkt ist vielfach die ungewohnte Abwesenheit distinktiver Jahreszeiten, denn das Fehlen eines zeitlichen Rahmens, der im agrarischen China ganz wesentlich die Organisation des Wirtschaftslebens prägte, wurde als schwerwiegende Anomalie, als prinzipielle Störung der kosmischen Balance wahrgenommen und entsprechend interpretiert: als sicheres Zeichen dafür, daß im fernen Süden, „südlich der Pässe", das Verhältnis der beiden Kräfte *yin* und *yang* aus den Fugen geraten sein mußte. Indizien in der täglichen Lebenswelt waren vielfach gegeben, schon allein darin, daß die Fünf Getreidearten, wie immer wieder moniert, im Süden keinen Geschmack mehr hatten und die Hundert Blumen keinen Duft. Ganz wesentlich scheint die gestörte jahreszeitliche Verteilung von Hitze und Kälte. Es ist die ungleiche, d. h. den traditionellen chinesischen Vorstellungen vom vertrauten Jahreszyklus zuwiderlaufende Temperaturkurve, welche die Genese der Miasmen begünstigt. Diese Zusammenhänge sind in der medizinischen Literatur der Song-Zeit mehrfach unmißverständlich ausformuliert:

Wenn im Herbst die Pflanzen und Bäume nicht welk werden, im Winter die Insekten nirgendwo Unterschlupf suchen, und das Gift von Kälte und Hitze sich verdichtet und nicht auflöst, sodaß die Dünste (*wulu* 霧露) gefährlich werden: Dann ist das die Konstellation, die Qibo (aufzeigt, wenn er sagt): Im Süden ist das Land tief, der Boden (*shuitu* 水土) schwach, und die Dünste (*wulu*) sammeln sich. Daher kommt es ausschließlich im Süden zu den ausgeprägten Miasmen.[101]

---

98 Zur Wertschätzung der wissenschaftlichen Errungenschaften der Song, insbes. von Shen Gua (1031–1095), vgl. Sivin 2000, 192ff.

99 Donald Wagner führt den Titel daher als Ming-Text (in: Vogel u. a. 2006). Er enthält zwei einschlägige Abschnitte, über *zhang* 瘴 und *wu* 霧 (Dünste, Nebel?).

100 Zur Erklärung der vielfältigen Anwendungen dieses Dualismus grundlegend Granet 1934, insbes. 119ff.

101 Bereits in *Shengji zonglu* 37.494, nicht erst, wie Ma Qiang (2007, 25) meint, im viel späteren *Shengji zonglu zuanyao*. Vgl. auch Hanson 2011, 74.

Nicht anders sieht es das Eingangskapitel des *Lingnan weisheng fang* 嶺南衛生方 (Rezepte für die Erhaltung der Gesundheit im Süden der Pässe) des 13. Jahrhunderts:

> Die Region südlich der Pässe ist als heiße Gegend bekannt, außerdem ist sie von der Meeresküste begrenzt. Das Land liegt tief und die Erde ist dünn. Wenn die Gegend heiß ist und der Boden dünn, dann strömt das heiße *qi* aus. An der Küste liegt das Land tief, daher wird das feuchte *yinqi* immer mächtiger. Wenn aber diese beiden Tendenzen aufeinandertreffen (*xiangbo*),[102] dann entsteht eine Krankheit, die Kälteanfälle und Fieberschübe aufweist.[103]

Wenn die „Vier Jahreszeiten ihre Ordnung verlieren" (*sishi shi qi xu* 四時失其序), so argumentiert später, hieran anknüpfend, Zheng Quanwang im Vorwort zu *Zhangnüe zhinan* (1609), dann sind allen weiteren Entgleisungen der Natur und damit der Ausbreitung des südlichen Wechselfiebers (*zhangnüe*) Tür und Tor geöffnet. Die gestörte Beziehung der Urkräfte *yang* und *yin* wurde einerseits als höchste Ebene der Abstraktion zur Erklärung der Frage nach dem Ursprung der Miasmen herangezogen: in welchem Maße, sei hier dahingestellt, dies bleibt ein Thema der Geschichte medizinischer Theorien. Sie stärkte dazu auch noch ein unterschwellig vorhandenes Pauschalurteil über den Süden, dem ein grundsätzlich dysfunktionaler Charakter attestiert wird. Dieses Verdikt besagte, daß unter den Bedingungen des südlichen Klimas ein derartiger Dauerzustand ein in jeder Hinsicht krankmachendes Land erzeugen mußte. Nicht nur Luft und Wasser, sondern sogar die gesamte Flora und Fauna waren im Prinzip als verdorben anzusehen, manche sahen daher selbst die Nahrungsquellen in den miasmatisch verseuchten Zonen mit großer Reserve und warnten vor dem Verzehr.[104] Dermaßen herabgesetzte Qualitäten der natürlichen Umgebung hatten zur Folge, daß die Südländer trotz gelungener Anpassung in einer Art Kümmerexistenz dahinschwächelten, während ihrerseits die aus dem Norden in die südliche Perpherie Verschlagenen unweigerlich erkrankten und zu Schaden kamen.[105] Die politische Konsequenz solcher Einschätzung war überdeutlich: Der zivilisatorische Weitblick des Kaisers mußte zu Hilfe kommen, denn nur die Ordnung des Imperiums, wo immer sie durchgesetzt wurde, war in der Lage, die verderbte Umwelt des Südens auf ein höheres Niveau zu heben. Die gelungene Verbesserung solch abnormer Lebensbedingungen bedeutet, daß in dem Maße, wie die Bevölkerung zunimmt, die Dörfer eng beinander liegen, schließlich auch „Kälte und Hitze den Jahreszeiten entsprechend eintreffen" (*hanshu yinghou* 寒暑應候).[106]

2 Die jahreszeitliche Verteilung der Miasmen

Die kaiserliche Bürokratie war in ihrem Bestreben, die südliche Peripherie unter Kontrolle zu bringen, letztlich vor allem an Informationen interessiert, die ihre Planungen und ihr Handeln erleichterten. Eine solche Orientierungsgröße waren Kenntnisse der Saisonalität von Miasmen, die deren Inzidenz an bestimmte Zeitabschnitte knüpften und damit kalkulierbar machten.

---

102 *Xiangbo* 相薄: Ursprünglich ein Begriff aus *Yijing*, „Shuogua" (Wilhelm 1956, 246: „Donner und Wind regen einander auf"). Zu den Zusammenhängen vgl. jetzt Field 2015, 53ff.

103 *Lingnan weishengfang* 1.1a.

104 Hierzu siehe Rosner 2013b.

105 Belege zahlreich und konstant, wie schon vorher *Wuzhoufu zhi* 3.39.

106 Huang Dengsong 2013, 11, in seiner Zusammenfassung für Guishunfu 歸順府, Guangxi; offensichtlich aus Präfekturchronik, ohne Belegstelle.

Dieses Wissen hatte unmittelbare praktische Konsequenzen. Der Ablauf vieler Aktionen, vorrangig der als Strafexpeditionen deklarierten Kriegszüge, aber auch der Gesandtschafts- und Inspektionsreisen, ferner die Aufrechterhaltung des Verkehrs auf den Transportwegen wie den Kurierrouten, nicht zuletzt die Regelung wichtiger Routineangelegenheiten, etwa des Dienstantritts von Beamten, dies alles hing von den saisonalen Schwankungen der Miasmen ab. Ihre Zunahme im Laufe des Frühlings wie anderseits der regelmäßige Rückgang im Herbst bedeuteten einprägsame Begrenzungsmarken des Handlungsspielraums.

Die entsprechend relevanten Zeitabschnitte werden in den Quellen in unterschiedlicher Weise abgegrenzt: Durch Nennung von Jahreszeiten, durch auffällige Erscheinungen der Vegetation, insbesondere durch die Assoziation mit bestimmten Blüten, nicht zuletzt auch durch den Hinweis auf einzelne Monate im Kalender. Alle diese Gesichtspunkte sind in der Literatur oft angesprochen worden.[107] Hier geht es vor allem um eine Frage: Welche Besonderheiten zeichnen die historischen chinesischen Daten zur zeitlichen Verteilung der Miasmen aus, vor allem im Vergleich mit Hinweisen zur Saisonalität von Seuchen überhaupt?

Jahreszeiten als Markierung:

Die Jahreszeiten bieten nur ein grobes Raster, welches jedoch, fest in der agrarstaatlichen Tradition Chinas verankert, offenbar zur ersten Orientierung als ausreichend empfunden wurde. In der Planung militärischer Aktionen dienen sie der Kennzeichnung von Zeitfenstern, die genutzt werden konnten, sowie gleichzeitig von gefährlichen Zeitabschnitten. Die Periode der größten Hitze: „Hochsommer" (*shengxia* 盛夏), ein zentraler Begriff im Kalender, war für viele Aktivitäten unbedingt zu meiden. Der „Übergang vom Frühling zum Sommer" (春夏) in Qinzhou 欽州 (Guangdong, heute Guangxi) kennt Emanationen der Berge und Miasmen (*shanlan zhangqi* 山嵐瘴氣);[108] in Südwest-Guizhou, zwischen Zhenning 鎮寧[109] und der Provinz Guangxi: Miasma (*zhangqi*) setzt ein, wenn der „kleine Regen" in der Übergangszeit zwischen Frühling und Sommer zum Stillstand gekommen ist;[110] ebenso am Lancang 瀾滄 oder Lujiang 潞江:[111] NäheYongchang 永昌; in Lin'an 臨安 (Südost-Yunnan) gilt der „Übergang vom Sommer in den Herbst" (夏秋有瘴) als besonders gefährlich;[112] durch Miasma bedingte Erkrankungen beginnen am Ende des Frühlings und klingen im Herbst ein wenig ab. In Zhaoping 昭平 (Guangxi) sind die Miasmen am Beginn des Winters heftig (*shen* 甚), weil zu dieser Zeit das *qi* trocken (*ganzao* 乾燥) ist.[113] In Guizhou wird am Ende des Jahres 1749 in der Zeit des Übergangs vom Sommer zum Herbst über stark ausgeprägte Miasmen geklagt, im äußersten Südwesten (Anlongfu 安籠府) ebenso aber auch südöstlichen Guzhou 古州; letzteres wird außerdem alljährlich von saisonalen Seuchen (*shiyi* 時疫) heimgesucht.[114]

107 B. Yang 2010, 177 mit Angaben aus der chinesischsprachigen Literatur.
108 *[Jiajing] Qinzhou zhi* 1.17, Abschnitt *qihou* 氣候, Komp. Lin Xiyuan 林希元.
109 Zur Lage von Zhenning siehe Tan VIII, 50-51, 4 4.
110 *Qian shu* 2.67f.
111 *[Yongzheng] Yunnan tongzhi* 30.27b.
112 Für Lin'an, Yunnan, siehe Zhou Qiong 2007a, 192.
113 *[Yongzheng] Guangxi tongzhi*, 9.
114 *Qianlong shilu* 352/3a-4b (Qianlong 14/XI, 1749 oder Anfang 1750).

Die kalte Jahreszeit wird vielfach als sicher bezeichnet. In Nan'anfu 南安 im äußersten Süden von Jiangxi an der Durchgangsroute nach Guangdong werden nach Einbruch des Winters die Emanationen der Berge schwächer, es gibt keine Miasmen mehr.[115] Guangnanfu 廣南 (Im Südosten von Yunnan an der Grenze zu Guangxi) kennt Erkrankungen durch Miasmen (*zhangli* 瘴癘) in drei Jahreszeiten (*sanshi*), nicht jedoch im Winter.[116] Die Formel „Im Herbst und Winter ziehen sich die Miasmen zurück" (*qiudong zhangtui* 秋冬瘴退) dient als generelle Orientierungslinie, weil sie den Handlungsspielraum des Militärs markiert. In der Planung von Strafaktionen gegenüber Insurgenten, die im Jahre 1812 von chinesischen „Verrätern" angeführt werden, in den Gebieten der „Wilden" (*yeyi* 野夷, im birmanischen Grenzgebiet) wird geltend gemacht: „Jetzt (d. h. im 5. Monat) sind außerhalb der Grenzen die Miasmen (*zhangli*) schon sehr stark bemerkbar. Es wäre nicht passend, wenn sich Truppen dort aufhielten."[117]

Man sollte die Aktion daher in die Zeit im Herbst und Winter verlegen, wenn sich die Miasmen zurückziehen. Ein häufig genannter Termin zur Orientierung hierfür ist der Tag *shuangjiang* 霜降 (wörtlich "der Reif fällt", welches im Süden nicht wörtlich zu nehmen ist, einer der 24 „solar terms" des – in Nordchina entstandenen – chinesischen Kalenders, traditionell ist damit der 23. oder 24. Oktober gemeint.[118] „Den Herbst abwarten" ist eine alte, immer wieder ins Spiel gebrachte Maxime für militärische Aktionen in den heißen Regionen des Südwestens.[119]Dies gilt auch für die Inspektionstouren hoher Beamter.[120]

Kalendermonate:

Der Beginn der Miasmen-Saison liegt, so er im Kalender mit Monatsangaben fixiert ist, meist im 3., manchmal 4. Monat, seltener schon im zweiten (Yunnan, Südwesten zwischen Yuanping und Pu'er). Eine Spitze wird meist zwischen dem 6. und 9. Monat erreicht, eine andere, seltener genannte schon früher. Das Ende der Gefahr kommt mit dem 10. Monat oder danach.

Tabelle: Zeitlicher Rahmen der Gefährung durch Miasmen; Saisonspitzen[121]

Außerhalb von Yongchang am Ufer des Lujiang (潞江): „heftige" (*sheng* 盛) Miasmen, nur kurze Pause im Winter, Wiederbeginn schon im 1. Monat (*Qianlong shilu* 809.9a, 1768)

Yuanjiang 元江 (Yunnan): Beginn schon 2.–3.Monat, Spitze 7.–9.Monat „wenn der Reis am Halm hängt" (die Rispen?) *[Jiaqing] Yitong zhi*, 25027, dazu Zhou Qiong 2007a, 188 (nach Daoguang-Chronik von Yunnan): 夏秋間瘴癘特甚,觸之傷人

Nanxiongfu (Guangdong): 2.–8. Monat; *[Jiajing] Nanxiongfu zhi* 1.90

Zwischen Yuanjiang und Pu'er an den drei Flüssen Xiaojiang 小江, Amojiang 阿墨江 und Babianjiang 把邊江: Miasmen-Gift (*zhangdu*) von der Mitte des zweiten Monats an bis zur mittleren Dekade des 9. Monats „doppelt so stark wie zu den übrigen Zeiten" (*Huangchao jingshi wenbian* 87.30a-31a).

Luzhou 瀘 (Sichuan): ab 3. Monat (im 2. Monat noch sicher) *Xu zizhi tongjian changbian* 73. 837

115 *[Wanli] Nan'anfu zhi* 1.12.

116 *[Yongzheng] Yunnan tongzhi* 2.10f.

117 *Jiaqing shilu* 257.11a-12a (Jiaqing 17/V).

118 Giles 1912, 26.

119 In diesem Sinne schon Su Shen im 11. Jahrhundert, ferner *Yingzong shilu* 79.536 [1562-1563] (1441) während der Aktionen gegen Luchuan.

120 Wie z. B. Ortais Eingabe in *Yongzheng zhupi yuzhi* 6.87a-88b (Yongzheng 7/XI/7).

121 Die Daten in der Tabelle entstammen, wenn nicht anders vermerkt, aus Zhou Qiong 2007, 176-203.

Lucang (Yunnan, Flußübergang): ab 3. Monat Südlich von Yongchang, *Taipingyulan* 3640
Lujiang 潞江: Beginn 3.–4 Monat, Spitze 9.–10.Monat *[Jiaqing] Yitong zhi*, 24861
Shunning 順寧: Beginn 4.–5 Monat, Spitze 8.–9. Monat (Zhou Qiong 2007, 179)
Shizongzhou 師宗州 (in Guangxifu,[122] Yunnan): 4.–9. Monat *[Qianlong] Guangxifu zhi* 2.1
Weiyuanzhou 威遠 (am Wendekreis, Präfektur Pu'er): im 5.–6. Monat am ärgsten (Zhou Qiong 2007, 185)
Zhennanzhou 鎮南 (Yunnan) sind im 6.–7. Monat die Miasmen ausgeprägt (Zhou Qiong 2007, 188)
Chaozhou 潮州 (Guangdong): Übergang vom Herbst zum Winter (*jiudong duo zhangnüe* 秋冬多瘴瘧) *Chaozhoufu zhi* 12.85
Guangnan 廣南 (generell): Spitze im 7.–8.Monat (*Lingnan weishengfang* 2.213-214 und *Shengji zonglu*, 498)
Guangxi (generell): 3.–9. Monat (Su Jun, *Qihou lun* 氣候論 („Über das Klima")
Im 13. Jh. gilt als Zeit besonderer Gefährdung für Emissäre der Zentralregierung nach Guangdong und Guangxi (generell) der 5. und 6. Monat (*Yuan dianzhang* 6.18ab).

Saisongipfel

In Guangxi (generell) verstärken sich Miasmen meist im 4. Monat und erreichen ihren höchsten Grad in der Zeit der drei heißen Dekaden (*san fu* 三伏), im 9.Monat werden sie allmählich schwächer. Nur im Winter sind Miasmen ganz spärlich, und „wenn sie gelegentlich auftreten, verursachen sie auch keinen allzu großen Schaden".[123]

In Xunzhou 潯州 (Guangxi) sind im 18. Jahrhundert die Miasmen „in der Präfekturstadt und im ebenen Gelände ihres Umlandes nur wenig, im Hinterland, besonders den Gebirgstälern hingegen reichlich vorhanden. Am schlimmsten ist die Zeit des Übergangs vom Frühling zum Sommer, während im Winter nichts davon zu verspüren ist."[124]

Ein anderer, früher Saisongipfel schon nach dem dritten Monat wird gelegentlich hervorgehoben. Am Lujinshui 瀘津水 (Sichuan) am Übergang von Sichuan nach Yunnan in einem Abschnitt am Goldsand-Fluß sind die Miasmen im 3. und 4. Monat tödlich, die Zeit ab 5. Monat hingegen gilt als relativ unproblematisch; daher fand der Flußübergang des Zhuge Liang im 5. Monat statt.[125] Nicht anders vermerkt das *Shuijing zhu* 水經注: „Im 3. und 4. Monat ist die Passage unbedingt tödlich. Auch außerhalb dieser Jahreszeit bewirkt (der Aufenthalt) beim Menschen Benommenheit und Übelkeit (*mentu* 悶吐), doch wer sich dort nach dem V. Monat hinbegibt, erleidet keinen ernsthaften Schaden."[126]

In Long'anxian 隆安縣 (im Nordwesten des heutigen Nanning, Guangxi) verursachen im 4.-6. Monat die Miasmen der Berge (*lanzhang* 嵐瘴) Wechselfieber (*nüe* 瘧), die Leute erkranken am Fieber (*reji* 熱疾). Der Ackerbau ist daher erst nach Sommerbeginn möglich. Nur eine Ernte pro Jahr wird eingebracht.[127] In Zhenfengzhou 真豐州 (im Südosten der Präfektur Xingyi, Guizhou) sind die Miasmen gefürchtet, am meisten zwischen 3. und 4. Monat (frühes 19. Jh.).[128]

---

122 Diese Präfektur in Südost-Yunnan wurde 1777 von *zhou* 州 zu *zhili zhou* 直隸州 herabgestuft.

123 *Mutang biegao* 21.12b.

124 *[Yongzheng] Guangxi tongzhi* 2.9.

125 *Shuzhong guangji* 16.5a. Gemeint ist wohl der „Schwarze Fluß", ein Abschnitt des Jinshajiang. Vgl. *Dian lüe* 2.15ab (Abschnitt „Jinshajiang").

126 *Shuijing zhu* 36.461 [42]: 三月、四月逕之必死, 非此時猶令人悶吐. 五月以後, 行者差得無害. Vgl. auch Fan Xingzhun 1989, 304. Zur Rezeptionsgeschichte des *Shuijing zhu* vgl. Hüsemann 2017, 95ff.

127 *[Jiajing] Long'anfu zhi* 2.18, Abschnitt über Klima (*qihou* 氣候).

128 Yang Weibing 2008, 238.

Hinweise auf die Vegetation

Viele Namen für die Miasmen enthalten eine saisonale Komponente durch den Hinweis auf den jeweiligen Zustand der Vegetation.[129] Solche Bezeichnungen sind aufs engste mit dem täglichen Leben der lokalen Bevölkerung verbunden. Sie sind dementsprechend altetabliert und stark regional gefärbt. Schon in der Jin-Zeit erklärt Ji Han 稽含 (262–306):[130] „In der Zeit, wenn das Stroh (*mangmao* 芒茅) trocken wird, wüten die *zhang*-Seuchen (*zhangyi* 瘴疫). In Jiao 交 (Annam) und Guang (dong und xi) ist dies so. Die Einheimischen (*turen* 土人) nennen sie *huangmao zhang* 黄茅瘴 oder *huangmang zhang* 黄芒瘴."[131]

Ebenfalls schon früh, in der Süd-Song-Zeit, findet sich eine Folge von vier Namen für Erkrankungen an Miasmen-Folgen, eine einschlägige Charakteristik von vier zeitlich fixierten Formen (*hou*), die grob den Vier Jahreszeiten zugeordnet werden: „Während des Jahres gab es keine Zeit ohne Miasmen. Im Frühling und Sommer nennt man sie *qingcao* 青草 und *huangmei* 黄梅 (die Regenzeit des *meiyu* 梅雨), im Herbst und Winter *xinhe* 新禾 („die Zeit, wenn der neue Reis reif wird") und *huangmao* 黄芧."[132]

Für Yongzhou 邕州 (Guangxi, heute Nanning): „An beiden Flüssen ist das Klima (*shuitu* 水土) übel, während des ganzen Jahres gibt es keine Zeit ohne (Erkrankungen durch Miasmen) *zhang*."[133] Im Frühling ist das Qingcao 青艸 (die Zeit, in der das Gras hochwächst), im Sommer Huangmei 黄梅, im 6. und 7. Monat Xinhe 新禾, im 8. und 9. Monat Huangmaozhang 黄茅. Die Ortsansässigen halten Huangmaozhang für die giftigste, d. h. gefährlichste Phase. Es existiert also doch ein Schwerpunkt der Gefährdung, es wurde eine Abstufung registriert. Obwohl in diesen Zuordnungen zu Stadien der Vegetation von den vier Jahreszeiten die Rede ist, dürfte mit dem vierten Abschnitt allenfalls der Anfang des Winters gemeint sein, denn die ganzjährigen Formen werden gesondert erwähnt und als besonders gefährlich hervorgehoben.

Nach einer anderen Einteilung im medizinischen Kompendium der Song (*Shengji zonglu*) sind zwei Bezeichnungen wegweisend, doch ist auch noch eine besondere Bodenkomponente für den Saisongipfel verantwortlich:

> Zu Beginn des Sommers heißen die Miasmen nach „duftenden Pflanzen" (*fangcao* 芳草); sie enden erst im Herbst, am Beginn des Winters heißen sie „gelbem Stroh" (*huangmang* 黄芒), die enden erst im Frühling. „Zu allen vier Jahreszeiten können sie dem Menschen schaden, doch in der Zeit des 7. und 8.Monats sind die Emanationen der Berge am stärksten, ebenso das verborgene Gift der Schlangen, deshalb treten zu dieser Zeit die Erkrankungen durch Miasmen besonders hervor. Ungeachtet ob alt oder jung, ob durch Hunger oder Völlerei geschädigt oder in seinen Abwehrkräften geschwächt, oder wer auf diese Dünste (*yanwu* 煙霧) trifft, einen Bach durchschreitet oder auch nur dieses *qi* einatmet: sie alle entwickeln die Miasmen-Krankheit (*zhangji* 瘴疾).[134]

---

129 Mou Zhonghang und Wang Caiping 2003, 14f, enthält eine Liste entsprechender Namen.

130 Zu Ji Hans Biographie siehe *Jin shu* 89.

131 *Nanfang caomu zhuang* 1.3b: 芒茅枯時,瘴疫大作,交、廣皆爾也. 土人呼曰黄茅瘴, 又曰黄芒瘴.

132 *Dianhai yuheng zhi* 12.93: 一歲無時無瘴. 春曰青草瘴; 夏曰黄梅瘴; 六七月曰新禾瘴; 八九月曰黄茅瘴.

133 *[Yongzheng] Guangxi tongzhi* 128.2035, nach *Guihai yuheng zhi*, 25a [3203]: 邕州兩江水土尤惡, 一歲無時無瘴. Nicht anders später in *Pengchuang rilu* 1.57a, dort die Abschnitte: Frühling, Sommer, Übergang zum Herbst, Mittherbst.

134 *Shengji zonglu* 37.494f; siehe auch *Shengji zonglu zuanyao* 5.24-25.

Eine spezielle saisonale Festlegung ist für Yunnan überliefert: In Yunnan sind am Ostufer des Mekong in den Bergen von Jingdong 景東 und Menghua 蒙化 die Miasmen verbreitet. Am Lancang jiang selbst sind sie besonders ausgepägt vom Frühling bis Herbstende zu erwarten, der Personen- und Güterverkehr kommt dann zum Erliegen. Die Krankheit heißt dort *jiaotou zhang* 交頭瘴, weil sie auftritt, sobald das Ufergestrüpp eine bestimmte Höhe erreicht hat.[135] In Guangxi ist von den Fünf Miasmen (*zhang*) die Rede:[136] Qingcao 青草, Huangmei 黄梅, Xinhe 新禾, und Huangmao 黄茅, außerdem eine Art, die nach den Emanationen der Berge benannt ist (Lanwu 嵐霧). Diese Namen lassen sich über lange Zeiträume hinweg verfolgen und sind an vielen Orten gebräuchlich.

Blüten als Markierungen der Miasmengefahr

Ein weiteres Charakteristikum mancher lokaler Überlieferungen ist die Signalwirkung der Blüte bestimmter Bäume: Die Baumblüte markiert den Zeitpunkt im Jahresablauf, zu dem Miasma auftritt oder gefährlicher wird.[137] In Yongzhou 邕州 (heute Nanning, Guangxi) bestand die volkstümliche Überlieferung, daß das Aufblühen eines „Goldblüten"-Baumes (*jinhuamu* 金花木)[138] außerhalb der Distriktstadt den Beginn der Malariasaison ankündigte (土俗言花開即瘴起). Ein Mandarin, Feng Shenji 馮伸己 (11. Jh.), versuchte diesen Glauben gleich in typischer Manier, ganz in der Tradition der Verachtung eines kaiserlichen Beamten für den lokalen Aberglauben, *ad absurdum* zu führen, indem er sich just an einem solchen Tag dahin begab und unter dem Baum ein Trinkgelage (*hanyan* 酣宴) veranstaltete. Wie zu erwarten, erwuchs ihm daraus keinerlei Schaden für die Gesundheit.[139]

Von besonderer Aussagekraft sind ferner die Blüten des Pfefferbaumes. Schon Bai Juyi erzählt in seinem oft zitierten, überaus sozialkritischen Gedicht über den „Alten von Xinfeng mit dem beschädigten Arm", der von seiner Teilnahme am Feldzug nach 754 gegen das südwestliche Königreich Nanzhao 南詔 berichtet: „Weit im Süden gibt es den Fluß Lu. Wenn dort die Blüten des Pfefferbaumes fallen, entstehen die Miasmen."[140]

Ein ähnliches jahreszeitliches Signal wird für Lizhou in Südwest-Sichuan zu Beginn der Song-Zeit angegeben:

> Lizhou 黎 ist eine Grenzregion, die Miasmen sind dort besonders schwer (*tezhong* 特重), jedes Jahr in der Zeit zwischen Sommer und Herbst, wenn die Blüten des Pfefferbaumes (*jiaohua* 椒花 aus

---

135 *[Yongzheng] Yunnan tongzhi* 30.27b; Zhou Qiong 2007a, 123 zu dieser und im Anschluß daran auch zu anderen Bezeichnungen, vor allem nach Tieren.

136 *[Qianlong] Wuzhoufu zhi* 3.39-40 im Abschnitt Klima.

137 Vgl. dazu Liu Xiangxue (2013), der eine gewisse Entwicklungslinie dieser Bezeichnungen beobachtet.

138 Es ist nicht geklärt, um welchen Baum es sich handelt. *Jinhua shu* ist kein Terminus in *Bencao gangmu*.

139 *Song shi* 285.9612, Biographie Feng Shen Ji, Tiansheng-Periode; überliefert auch in *[Jiaqing] Yitong zhi*, 24062.

140 Bai Juyi, „Xinfeng zhebiweng" 新豐折臂翁: 聞道雲南有瀘水, 椒花落時瘴煙起. Kubin (2002, 196ff) übersetzt (" Die Erzählung vom verdorrten Arm"): „Wildwasser donnern dort, und Fieberdünste schweben, wenn Pfefferblüten hier zu Boden sinken." Es ist ebenso möglich, daß Lushui hier im Sinne der tangzeitlichen Gewässernamen einen Abschnitt des Großen Flusses meint, der nicht allzuweit von Lizhou entfernt ist. Vgl. auch *Dian lüe* 8.18 [196].

> dieser Region ist damals Tributartikel) sich entfaltet, dann machen sich die Dünste und Miasmen (*yanzhang* 煙瘴) stark bemerkbar.[141]

Als überaus gefährlich gelten im Süden die „Miasmen der duftenden Blüten" (*xianghua zhang* 香花瘴): „Wenn diese sich öffnen, dann folgen die Emanationen der Berge (*shanlanqi*), und der Reisende nimmt einen eigenartigen Geruch wahr, der aus dem Wald dringt. Er riecht wie Zimtblüten (*gui* 桂) oder auch Crysanthemen (*ju* 菊).[142] Sein Gift trifft leicht einen Menschen."[143]

Ein „Duft-Miasma" will im 18. Jahrhundert Wang Chang (1725–1806) gleich beim Übertritt auf burmesisches Territorium von den Einheimischen geschildert bekommen haben.[144] Die Bezeichnungen *guihua zhang* 桂花瘴 und *juhua zhang* 菊花瘴 gibt es auch in Guangxi.[145] *Guihua zhang* dient zudem in Fujian als Bezeichnung für Miasmen, die im 9. Monat, also saisonal, ausbrechen, während sie im 4. Monat als *huangzhu zhang* 黄竹瘴 („Gelber Bambus"-*zhang*) bezeichnet werden. Diese Miasmen (*zhangqi*) in Fujian gelten als leichter (*qing* 輕), im Gegensatz zum Gift der Miasmen (*zhangdu*) in Yue, das einen Menschen tötet. Miasmen werden zugleich in Fujian ursächlich auch mit der Beobachtung in Zusammenhang gebracht, daß Personen, die sich barfuß in die Wildnis begeben, Schwellungen und Hauterscheinungen an den Füßen bekommen.[146]

Ganzjährig auftretende Formen galten als hochgradig irritierend, weil durch sie ein Teil der eingefahrenen Ausweichpraktiken in Frage gestellt wurde. Vage Hinweise auf ganzjährig vorhandene, saisonunabhängige Symptome gibt es für den Südwesten schon aus dem frühen 5. Jahrhundert: Das *Shanchuan ji* 山川記 verzeichnet in einer extrem kurze Notiz für die Gegend von Ningzhou 寧州[147] eine Form der Miasmen (*zhang*), die das ganze Jahr hindurch (über die vier Jahreszeiten hinweg) wirksam bleibt: „Die Miasmen und der Tau des giftigen Krautes (*wang lu* 菵露) hören während der gesamten vier Jahreszeiten nicht auf."

Gemeint ist hier allerdings eher eine universelle Feindlichkeit des südlichen Klimas. Schon Bao Zhao 鮑照 (?–466) stellt in seiner poetischen Beschreibung *Ni xing lu nan* 擬行路難, d. h. der Mühsal „in der Hitze (des Südens) zu reisen" (*ku re xing* 苦熱行), die „Dünste des *zhang*, die den Körper bei Tag berühren", neben den „Tau des giftigen Krautes *wang*, der das Kleid bei Nacht benetzt". Damit ist dieser Parallelismus als Topos fixiert. Doch notieren auch die Auflistungen klimatischer Besonderheiten einzelner Verwaltungsbezirke in den späteren Lokalmonographien die Tatsache, daß Miasmen (*zhang*, *zhangwu*) das ganze Jahr über, zu allen vier Jahreszeiten auftreten. Schon Fan Chengda 范成大 (1120–1193) hebt hervor, daß in den beiden Guang-Provinzen nur Guilin davon frei sei, am schlimmsten aber sei die Situation an den beiden

141 *Song hui yao*, 9964.

142 Zum Duft der blühenden Zimtbäume in den Wäldern im südlichen Hunan siehe Schafer 1967, 304 Anm. 304. Taxonomische Probleme botanischer Bezeichnungen im Zusammenhang mit dem Schriftzeichen *gui* 桂 siehe Schafer 1967, 195ff; Kern 1994, sehr prägnant 13 Anm. 3, außerdem ebd. 18ff.

143 Dazu und zum Folgenden *Guangdong xinyu* 1.13, ferner *[Qianlong] Chaozhoufu zhi* 2.5, *[Jiaqing] Longchuanxian zhi* 4.3b.

144 Eggert 2004, 271.

145 *[Yongzheng] Guangxi tongzhi* 2.9.

146 *Tianjian wenji* 26.502-503, Abschnitt „Min qihou ji" 閩氣候紀, über das Klima in Fujian.

147 *Yuanjian leihan* 11.25a. In der Liu-Song-Zeit die Gegend von heute Qujing shi 曲靖 in Nordost-Yunnan; *Yunnan sheng diming cidian*, 110f.

Flüssen in Yongzhou 邕州 d. h. oberhalb von Nanning am Rechten und Linken Fluß, es gibt keine Jahreszeit ohne Miasmen, und zwar alljährlich.[148] Auch später werden gerade von dort wiederholt markante Herde abgegrenzt, etwa in den beiden Kreise Guohua 果化 und Guide 歸德 im Nordwesten von Nanning 16. Jahrhundert.[149] In manchen Landstrichen waren die Miasmen nach Meinung des Chronisten nicht nur bösartiger als anderswo, sondern auch das ganze Jahr über aktiv – während in den meisten anderen Regionen die Wintermonate mit einiger Sicherheit ausgespart blieben.[150] In Guangxi sind dies nach traditionellen Angaben, die in *[Yongzheng] Guangxi tongzhi* summarisch im Abschnitt „Klima" aufgeführt sind: Zhen'anfu 鎮安府 (s. Bericht Zhao Yi), Dukang 都康, ebenso Qingyuanfu 慶遠府, Hechi 河池, auch Pinglefu. Allerdings schränkt der Text am Ende ein, daß die Miasmengefahr generell in der Provinz zurückgegangen sei.[151] Vergleichend beobachtet ferner Xie Zhaozhe 謝肇淛, 1567–1624):

> Außer den vier (bekannten) Arten (der Miasmen-Krankheit) gibt es noch (die durch Miasmen hervorgerufenen Erkrankungen) der Guihua 桂花 und der Juhua 菊花.[152] Sie hören über alle vier Jahreszeiten hinweg nie auf, am Übergang vom Winter zum Frühling (*dongchun* 冬春) sind sie am schlimmsten. Ein Sprichwort zur Tang-Zeit sagte: „Wer an *qingcao* und *huangmao zhang* nicht stirbt, wird Mönch".[153] In Dian und Min gibt es überall Miasmen (*zhang*). Wenn der Frühling zu Ende ist, beginnen sie (sich bemerkbar zu machen), wenn der Herbst seinen Höhepunkt erreicht hat (*qiugao* 秋高), hören sie auf. Ich habe noch nie vernommen, daß sie über alle vier Jahreszeiten hinweg andauern.[154]

In der Praxis ergab sich durch Beachtung dieser vielfältigen Indikatoren in den meisten Fällen ein Zeitfenster von ungefähr 100 Tagen, das für militärische Operationen genutzt werden konnte, an den südlichen Binnengrenzen wie im äußersten Grenzsaum:[155] Die Stadt Yongchang samt ihrer Umgebung sei von Miasmen verschont, aber hundert *li* weiter, am Fluß Lujiang (Salwen) seien sie sehr stark, auch in den Gebieten unter indigener Herrschaft. Im Winter lassen die Miasmen (*les vapeurs*) schrittweise nach, verstärken sich aber gleich wieder nach dem ersten Monat des nächsten Jahres.[156] Bis ins 19. Jahrhundert hinein werden, gestützt auf dieses Wissen um die

---

148 Huang Dengsong 2013, 10.

149 *[Jiajing] Nanningfu zhi* 1.18-19.

150 Tao Yufeng 2006, 346 (aus *Guangdong xinyu*).

151 *[Yongzheng] Guangxi tongzhi* 2.7-12.

152 Zu diesen letzteren auch *[Yongzheng] Guangxi tongzhi* 2.9. In Yongzhou (Guangxi) sind alle vier Jahreszeiten betroffen. Die unter der Bezeichnung *huangmao zhang* bekannte Form gilt als gefährlichste.

153 D. h.: Er verliert die Haare. Vgl. dazu eine in *Beimeng suoyan* 5.33, auch *Taiping guangji* [1886]) überlieferte Anekdote um Xu Yanre 徐彦若 (Biographie *Jiu Tang shu* 179) aus der Tang-Zeit: Dieser kontert auf der Reise in den Süden in einem Wortgefecht auf die provozierende Warnung: „Nehmt Euch vor *Huangmaozhang* in Acht", prompt: „Im Süden gibt es diese Krankheit. Wenn man nicht daran stirbt, wird man Mönch" (weil einem die Haare ausfallen). Sein Kontrahent, ein Provinzbeamter, der in seiner Jugend tatsächlich buddhistischer Mönch gewesen war, zeigte sich zutiefst beschämt.

154 *Bai Yue fengtu ji* 百粵風土記, in: *[Yongzheng] Guangxi tongzhi* 128.2036; ebenso *Yue shu*, 17b-18a [224-225]. Siehe auch Tao Yufeng 2006, 349, Nr. 923.

155 Sylvie Pasquet 1986, 217f.

156 Weitere, späte Daten über den Krankenstand der Truppe durch Malaria (*zhang*, besonders während des Sommers) finden sich in Feldzugsberichten aus dem Südwesten Yunnans: Qianlong 38 (1773), *Qianlong shilu* 933.17b, 19a; 934.10b-11b, 12b; 935.21b.

zeitliche wie örtliche Charakteristik des Übels, regelmäßig strenge Kautelen in Erinnerung gerufen. Noch im Sommer des Jahres 1846, zehn Jahre vor Ausbruch des großen und verheerenden Mohammedaneraufstandes in Yunnan, gibt He Changling 賀長齡 (1785–1848) bei der Planung einer Strafaktion gegen Insurgenten dieser Bevölkerungsgruppe in Yongchang (Südwest-Yunnan) zu bedenken, daß „bereits die Zeit der Hitze und des Regens einsetzt und die Miasmen zu wirken beginnen".[157] Daher drängt die Zeit, und der Generalgouverneur von Yunnan und Guizhou, der schon ein Jahr zuvor erfolgreich Unruhen in der Region bekämpft hatte, nutzt dieses Standard-Argument, um doch noch eine zwar riskante, jedoch seiner Meinung nach notwendige Operation zu rechtfertigen. Rechtzeitig losschlagen oder die günstige Zeit im Herbst abwarten, das ist stets die Devise.

Lassen aber diese Daten über eine offensichtliche zeitliche Prävalenz der Miasmen hinaus den Schluß zu, daß dahinter in der Hauptsache Malaria stand? Bello weist auf der Grundlage moderne Studien darauf hin, daß die Saison der Malaria in Yunnan von neun bis zwölf Monaten variiert, mit Saisonspitzen von Mai bis Juni und Oktober/November, letztere mit höheren Infektionsraten.[158] Saisongipfel im Spätsommer sind für sich allein jedoch noch nicht als Kriterien für das Vorhandensein von Wechselfieber in einer Region zu werten, denn sie gelten ebenso auch für die alljährlichen Seuchen anderer Art und Ätiologie. In den offiziellen Geschichtswerken seit der Song-Zeit liegen Daten über Dutzende von Seuchenzügen vor, die zeitlich wie örtlich zugeordnet sind, für die Hauptstadt ebenso wie für die Provinzen. Sie finden sich in den *benji*, den Biographien und den speziellen Abschnitten über Epidemien (*jiyi* 疾疫).[159] Es werden fast immer einzelne Monate des Auftretens genannt,[160] bisweilen auch längere Zeitabschnitte wie in den Berichten über eine große Seuche, die im Jahre 1643 vom 2. bis zum 6. Monat in der Hauptstadt wütete.[161]

In der Qing-Zeit sind „saisonale Seuchenzüge" (*shiyi liuxing* 時疫流行) im Norden ein Charakteristikum des Spätsommers. Ein typisches Beispiel für die Seuchen dieser Jahreszeit liefert der Bericht über die Situation in Beijing aus dem Jahre 1743 über grassierende massenhafte Erkrankungen im Spätsommer in der Stadt, nach zeitgenössischer Meinung hervorgerufen durch hohe Außentemperaturen (*bingye* 病暍).[162] Ähnlich werden für die Hauptstadtregion sommerliche Epidemien später in den Regesten vermerkt. Im Jahre 1821 breitete sich eine solche Seuche in rascher Folge im Osten der Hauptstadt wie im Westen davon aus und suchte nacheinander eine Reihe von Präfekturen heim.[163] Die Zeitgenossen brachten dieses massenhafte Auftreten von akuten Erkrankungen jeweils mit den Faktoren von großer Hitze, Trockenheit, ferner Zusam-

---

157 *Daoguang shilu* 430.4ab (Daoguang 26/V, 1846): 現屆暑雨之期，煙瘴將作. Zu den Ereignissen siehe Hummel 1943–1944, 282-292

158 Bello 2016, 204. Vgl. jetzt: Yin u. a. 2014.

159 Belegstellen allein in *Song shi:* 1.15, 5.90,5.93, 7.122, 7.141, 7.142, 7.143, 11.226, 12.236,12.245,15.292, 18.342, 28. 531, 35.675, 44. 866 u. a.

160 Asaf Goldschmidt (2007) hat die Seuchen-Daten der Song-Zeit einer gründlichen Quellenkritik unterzogen und sie quantitativ ausgewertet. Zu den medizinisch-theoretischen Konzepten der Epidemien des Südens in China und den Neuerungen seit der späten Ming-Zeit siehe Hanson 2011, 101 und 138ff.

161 *Ming shi* 24.332.

162 *Qianlong shilu* 194/1ab (Qianlong 8/VI, 1743).

163 *Daoguang shilu* 22.2b (Daoguang 1/VIII).

menballung der Bevölkerung auf engem Raum in Verbindung.[164] Auch zu anderen Jahreszeiten wird über ausgedehnte Seuchenzüge berichtet.[165] In manchen chinesischen Zeugnissen des 18. Jahrhundert aus dem Süden sind die „Epidemien der Saison" (*shiyi* 時疫) neben den Miasmenkrankheiten (*zhangli*) besonders hervorgehoben.[166] Für das Jahr 1818 wird im südlichen Yunnan eine Seuche registriert, die sich über „Jianzhou 建州 und weitere sieben *zhou* und *xian*" ausbreitet (*yiji liuxing* 疫疾流行), mithin in kurzer Zeit praktisch die gesamte Präfektur von Lin'an 臨安 in Mitleidenschaft zieht.[167]

Für die Miasmen wird die jahreszeitliche Zuordnung jedoch in einem wesentlichen Punkt in anderer Weise fixiert, als dies bei den jährlichen Seuchenzügen unterschiedlicher Genese der Fall ist. Die Verteilung der Miasmen wird fast regelmäßig in Hinblick auf das ganze Jahr verfolgt und aufgezeichnet, mit häufiger Angabe eines Saisongipfels, aber zugleich auch unter Nennung von Perioden relativer Sicherheit sowie ganzjähriger Formen. Nicht das Ereignis eines Ausbruchs steht im Mittelpunkt, sondern die unangenehme Besonderheit eines Bezirks oder Platzes. Auf diese untschiedliche Optik hat schon Carol Benedict aufmerksam gemacht, wenn sie zu Recht eine semantische Unterscheidung zwischen *zhangqi* (Miasmen) und *yi* (Epidemien) darin sieht, daß erstere, die neben Malaria auch Schistosomiasis und anderes umfaßte, in den Lokalmonographien der Qing-Zeit als Teil des lokalen Klimas galten, während die Seuchen als Ereignis gesehen wurden und daher in den Abschnitten Katastrophen, Omina und seltene Phänomene vermerkt sind.[168] Diese Charakteristika der jahreszeitlichen Fixiertheit der Miasmen fügen sich im Rückblick eher zu einer vielfach endemischen Krankheit wie der Malaria als zu den im hauptstädtischen Milieu von Peking bekannten Saisonkrankheiten oder gar einer sich entlang der Verkehrswege ausbreitenden Seuche wie der Pest. Außerdem wird der Ausbruch von Epidemien nicht selten als dynamischer Prozeß beschrieben, getreu dem locus classicus der Wendung *liuxing* 流行 schon in *Zuochuan*.[169] Es bleibt ein zeitlicher Ablauf, welcher im Wesentlichen den Winter ausspart, denn auch die ganzjährigen Arten werden für den Winter als leichter, als weniger gefährlich wahrgenommen. Diese zeitliche Charakteristik der Miasmen wird noch deutlicher, wenn man ihr geographisches Pendant genauer unter die Lupe nimmt: eine bestimmte Fixiertheit auf kleinere oder größere Areale, die oft innerhalb der Verwaltungseinheiten weiter eingegrenzt sind und die sich kaum oder nur selten explosionsartig ausdehnen.[170] Ferner läßt sich die Saisonalität der Miasmen mindestens seit der Song-Zeit in vielen Segmenten staatlichen Handelns verfolgen. Weil darin elementare Interessen der zivilen Bürokratie wie des chinesischen

164 Für Beijing auch: *Qianlong shilu* 418.7b-8b (Qianlong 17/VII, 1752).

165 *E'ertai zouyi*, 22, Eingabe Ortai Yongzheng (6/VI/12).

166 *Qianlong shilu* 352.3a-4b, zur Situation in Südost-Guizhou, Guzhou: 古州更歲有時疫.

167 *Jiaqing shilu* 348.13a (Jiaqing 23/X).

168 Benedict 1996a, 18. Auch Goldschmidt (2007, 63) argumentiert teilweise in ähnlicher Richtung: „Thus *zhang* [...] is most often a reference to a pathogen, as opposed to the notion of a widespread epidemic."

169 Legge, *Zuozhuan*, 160: „The calamities inflicted by Heaven flow abroad [...]."

170 Die mitunter verwendete Kombination (*zhangyi* 瘴疫) meint hingegen eher ein Ereignis im Sinne der Notiz über einen starken Ausbruch von Miasmen-Krankheit, etwa in Shunning, Yunnan, im Jahre 1641. *[Yongzheng] Yunnan tongzhi* 28.968-969. Der dort verzeichnete Ausbruch von *zhangyi* 瘴疫 ist der einzige neben neun Eintragungen von nicht weiter spezifizierten Epidemien (*yi* oder *dayi*) in die Liste der „Omina und merkwürdigen Ereignisse" (xiangyi 祥異), neben Katastrophen wie Erdbeben u. a.

Militärs berührt sind, können diese Daten bis zu einem gewissen Grad als Indizien gelten, welche den Kreis der zugrundeliegenden Krankheiten zumindest einengen.

3 Die Einwirkung von Miasmen auf den Menschen

Gu Yanwu 顧炎武 (1613–1682), der Verfasser einer großangelegten Wirtschaftsgeographie des Reiches (Vorwort von 1662), charakterisiert die Wirkungsweise der Miasmen in den Provinzen südlich der Pässe in kurz gefaßten, auch anderwärts häufig wiederholten kausalen Zusammenhängen, wenn er zu Beginn seines Unternehmens erklärt:

> In Yue (Guangdong und Guangxi) wechselt die Temperatur schnell zwischen Warm und Kalt. Weil die Erde dünn ist und das Wasser seicht, ist das *yangqi* 陽氣 vollkommen ausgelaufen (d. h. die Balance der natürlichen Kräfte gestört). Innerhalb kurzer Zeit kann es klar sein und wieder regnen. Den Pelz und das leichte Leinenkleid benutzt man fast nebeneinander. Dazu kommen dann auch noch (als weitere Faktoren) die üppigen Bergwälder, die Aussonderungen giftiger Tiere und die Dünste in der Atmosphäre. Wenn man davon „getroffen wird“ (*zhong* 中), spricht man von Wechselfieber als Folge der Miasmen (*zhangnüe* 瘴瘧), das ist angebracht.[171]

Gu Yanwu entwickelt im Anschluß daran sogleich scharfsinnige Überlegungen zu den Auswirkungen von Temperaturen, Seehöhe, Sonneneinstrahlung sowie zu den enormen klimatischen Unterschieden nicht nur von Nord und Süd, sondern auch der Regionen des Südens untereinander. Das von ihm benutzte „Aufeinandertreffen“ (*zhong* 中) ist ein Terminus, der bereits in der älteren medizinischen Literatur Chinas die Konfrontation mit einer äußeren Noxe meint, denn er tritt schon in *Suwen* und *Lingshu* auf, in der Übersetzung Unschulds „Symptomatik des vom-Wind-Getroffenseins“ (*zhongfeng hou* 中風候).[172]

Auch für die vielen anderen Termini, welche die Einwirkungen der Miasmen beschreiben, gilt, keineswegs überraschend: Sie stammen zum großen Teil aus der klassischen Medizin-Literatur Chinas. Dazu zählen mindestens die Begriffe *yu* 遇 („von etwas betroffen werden, auf etwas treffen“, *Lingshu*),[173] *chuyu* 觸遇 (*Suwen*, *chu* 觸 auch unabhängig davon als einzelnes Zeichen), *chong* 衝 (*Suwen*), ferner die Bezeichnungen *zao* 遭, *xun* 熏 oder 薰, nicht zuletzt „angreifen“ (*qin* 侵) und *shang* 傷, „anstecken“ bzw. angesteckt werden (*ran* 染), *li* 罹), dazu auch noch die Affektion durch eine von außen vordringende Krankheit (*gan* 感). Im Kern meinen die meisten primär eine Art der Berührung, einen Zusammenprall.

Eine zeitliche Abfolge in der Verwendung dieser Begriffe ist im vorliegenden Kontext nicht auszumachen, dies ergibt schon eine kursorische Gegenüberstellung des Sprachgebrauchs, doch haben einige von ihnen in letzter Zeit in der Medizingeschichte Chinas verstärkte Aufmerksamkeit erfahren. Der Terminus „anstecken“ bzw. „angesteckt werden“ (*ran* 染), mit dessen Geschichte sich Angela Leung (2011) gründlich auseinandergesetzt hat, ist ein sehr alter Begriff, ursprüng-

---

171 *Tianxia junguo libing shu* 1.16b, im Abschnitt „Fengtu“ 風土 (16b-18a).

172 Unschuld 1980, 236f. Diese Seiten der medizinischen Schriften sind eingehend analysiert worden, seit 2002 auch von Liang Qizi [= Angela Leung].

173 Zum Terminus im Sinne von „erkranken“ schon in *Zuozhuan*, Zhao 4. Jahr (538 v. Chr.), üs. Legge, 599: „He became ill in consequence“. Im Kontext der Miasmen des Südens in *Suishu* 74.1693: 至嶺南遇瘴癘死者十八九. „Als sie in die Region südlich der Pässe kamen, trafen sie auf die berüchtigten Miasmen. Es starben acht bis neun von zehn.“ Grundsätzliches zur Herleitung der Terminologie bereits bei Kuriyama 2000, 14.

lich eher auf den Erwerb chronischer Leiden hinweisend, in der Spätzeit nach Ming zunehmend auch auf akute Krankheiten. Im Zusammenhang mit den Miasmen gebraucht ihn schon der Tangdichter Liu Yuxi 劉禹錫 (772–842),[174] wenn er über die Reise an seinen Verbannungsort Lianzhou 連州 (heutiges Lianxian, Guangdong) berichtet, wohin er nach 815 geschickt wurde und wo er anschließend zehn Jahre in einem kaum entwickelten Randgebiet in engem Kontakt mit der lokalen nicht-chinesischen Bevölkerung verbringen sollte: Weil im Süden die (charakteristischen) Krankheiten (*liji* 厲疾) mitten im Sommer ausbrechen, verfiel er schon seit dem Aufbruch aus Liuzhou dem Wechselfieber: Er „wurde von Miasmenfieber angesteckt“ (*ran zhangnüe* 染瘴瘧) „Ansteckung durch Kontakt“ (*ran* 染) mit einem in der Landschaft vorhandenen, krankmachenden Agens ist eine der Formen der Übertragung auf den Menschen.[175] Der Terminus *ranzhang* ist in der Song-Zeit üblich,[176] er bleibt auch danach in der Diktion der Lageberichte aus den peripheren Zonen bis ins 18. Jahrhundert erhalten, nicht zuletzt in zahlreichen Vorgängen aus den Perioden Yongzheng[177] und Qianlong.[178] Ein Erlaß des Yongzheng-Kaisers resümiert die Gefahren für die Regierungstruppen in Yunnan:[179] Sie müssen in tiefe Wälder und dichten Bambus vordringen, in gefährlich steiles Gelände gehen, und sie „kommen mit den Ausdünstungen der Miasmen in Berührung“ (*ran zhangli zhi qi* 染瘴癘之氣).[180] Üblich ist schließlich auch noch der Terminus *zhanran* 霑染: Im äußersten Südwesten der Provinz Jiangxi erkrankt in der (1576) neu eingerichteten Kreisstadt Changning 長寧 der Amtsinhaber schwer nach Kontakten mit den Miasmen (*zhanran zhangqi*).[181] Und später fordert ein Antrag des Zhang Bao auf Gründung eines Militärlagers bei Cheli 車里 im südlichen Yunnan (Qianlong 38/V, 1773),[182] das Amtsgebäude und die Unterkünfte müßten an einem “hochgelegenen, kühlen Punkt“ errichtet werden, der allenfalls leichte Miasmen ausweist“ (*gao shuang zhang qing zhi di* 高爽瘴輕之地), dann sei nicht zu befürchten, daß die Leute „angesteckt werden“ (*zhanran* 霑染).

In anderen Fällen suggeriert ein politisch konnotierter Terminus das martialische „Eindringen der Miasmen in den Körper“ (瘴侵身). Wie die Termini des „Kontaktes“ usw. ist auch *qin* (Eindringen) in der allgemeinen Phraseologie des Erkrankens verbreitet.[183] Seit dem Gedicht des

174 *Mengde wenji, waiji* 9.211.

175 Weitere Belege sind schon in der politisch-historischen Literatur der Tang-Zeit vorhanden, z. B. *Man shu* 10.266-267: Yang Chuansheng 楊傳盛, der Friedensgesandte des Königs von Nanzhao, Imoxun, im Jahre 794, wird vom miasmatischen Wechselfieber befallen (*ran zhangnüe* 染瘴瘧). Vgl. auch *Quan Tang wen* 514.6a [5222]; zu den Vorgängen Dalby 1979, 611.

176 *Jianyan yilai xinian yaolu* 153.1707.

177 Ortai (1727, Yongzheng 5/IX/16) zum Vorgehen der Regierungstruppen gegen aufsässige Randvölker in Weiyuan 威遠 und 新平 (nöstlich von Pu'er, Yunnan), in *Yongzheng zhupi yuzhi*, 2683: 其時正值盛暑,瘴癘薰蒸,官兵染瘴甚至病故者.

178 Für Ära Qianlong: Omida, *Qianlong shilu* 67/22a-23b für Guangxi: *ran zhangli* 染瘴癘.

179 *Yongzheng shilu* 75.25b (Yongzheng 6/XI, 1728).

180 Auch *ranshou zhangli* 染受瘴癘 (Feldzug gegen die Miao in Südwest-Hunan, *Jiaqing shilu* 9.4ab (1796).

181 *Pan Sikong zoushu* 7.41b.

182 *Qianlong shilu* 935.25ab.

183 Vgl. die Eingabe mit der Bitte um Beendigung des aktiven Dienstes aus Altersgründen von Zhao Shiqing 趙世卿 (?–1618), *Sinong zouyi* 司農奏議 14.6a [365]: „Zou wei laobing jiaoqin shen [...]“ 奏為老病交侵身 [...]. Vgl. auch die treffenden Bemerkungen von Kuriyama (2000, bes. 21), zu den *„martial images of siege and invasion“* im Medizinischen Denken in China.

Du Xunhe 杜荀鶴 (846–907)[184] gehört es zur Imagerie der zahlreichen Gedichte über die fremde Welt des äußersten Südens, mit ihren vielen unbekannten Pflanzen und Tieren und dem unausgeglichenen Klima, in dem „das kalte und warme *qi* nicht äquilibriert sind" (*han xuan qi bu jun* 寒暄氣不均). Während seines Einsatzes in Guizhou wird Pei Ji 裴佶 (?–813) „vom Gift der Miasmen befallen" (*wei zhangdu suo qin* 為瘴毒侵), überlebt jedoch.[185] In der Sprache der offiziellen Topographie der Spätzeit dient es der Charakteristik klimatischer Besonderheiten eines Kreises, etwa Yimenxian 易門縣 (in Yunnan, relativ zentral westlich von Kunming):[186] Im Übergang vom Sommer zum Herbst ist der Platz heißer als andere Orte, aber dafür „gibt es keine Miasmen der Berge, die die Menschen behelligen".[187] Im Jahre 1734 (Yongzheng 12) fordert Dong Fang 董芳 als Kommandeur in den Grenzdistrikten Linyuan 臨元 und Chengjiang 澂江 in Yunnan mehr gegenseitige Kontrolle von zivilen und militärischen Beamten, die im Kampf gegen die Miao engagiert sind,[188] denn die Wege dort sind steil und gefährlich, „die Miasmen sind aggressiv" (瘴癘侵染)[189] und die Banditen mächtig, deshalb drücken sich viele Beamte aus purer Angst vor solchen Missionen und schicken stattdessen einen ortskundigen Vertreter, oft von zweifelhafter Loyalität. Eng verwandt damit ist in solchen Zusammenhängen ferner *shang* 傷 (verletzen), etwa in der Biographie des Yang Guozhong, über das Desaster des Feldzuges von 751 gegen Nanzhao: „[...] von Miasmen-Seuchen in Mitleidenschaft gezogen" (瘴疫之所傷).[190]

Andere Beschreibungsformen wie die „Affektion durch Miasmen" (*ganzhang* 感瘴) stellen mehr die Krankheitserfahrung in den Mittelpunkt. Nach Kämpfen mit aufsässigen Eingeborenen außerhalb der Pässe erkrankte (*gan*) der erfolgreiche Feldherr Yang Tian 楊畋 (11. Jh.) an den Folgen der Miasmen *zhangji* (感瘴疾) und kehrte zurück.[191] Nicht wesentlich anders lauten ähnliche Notizen in den Biographien von Beamten, die später in Kämpfe im Südwesten verwickelt waren.[192] Auch zur politisch folgenreichen Erkrankung des Feldherrn Fukang'an 福康安 (?–1796) am Ende der Ära Qianlong heißt es: Er wurde auf dem Rückwege aus Tibet „von Wind und Kälte getroffen und kam mit den Miasmen der Berge in Berührung, seine alte Krankheit brach wieder aus."[193] Noch im Jahre 1882 bildet diese „Affektion durch Miasmen" (*ganzhang* 感瘴) eine Barriere bei Strafexpedition gegen renitente Li 黎 auf Hainan – wie überhaupt für die Anwesenheit von Beamten auf der Insel.[194]

---

184 *Quan Tangshi* 691.7944, Titel: „Song youren you Nanhai" 送友人遊南海.

185 *Jiu Tang shu* 98.3084.

186 Zur Lage von Yimenxian siehe Tan VIII, 48-49, 5 8.

187 *[Kangxi] Yunnan fuzhi* 2.19: 然無嵐瘴侵人. Vgl. Zhu Huirong 1994, 195.

188 *HuangQing zouyi* 32.356f.

189 Dahinter steht eine alte Formel, die schon in der Tang-Zeit zur Charakteristik der gefährlichen Peripherie, etwa – in leichter Abwandlung – in einer Eingabe des Militärbefehlshabers (*jiedushi*) von Lingnan, Lu Jun 盧鈞 (840): 道途遐遠, 瘴癘交侵. Fan Jiawei 2007, 153, nach *Cefu yuangui*.

190 *Jiu Tang shu* 106.3241. Twitchett (1979a, 445) spricht in diesem Kontext nur von „disease".

191 *Song shi* 300.9964. Es handelt sich um die Verfolgung von Yao-Rebellen. Deren Aktivitäten hatten schon 1043 in Hunan begonnen und griffen dann in die Region außerhalb der Pässe über. Die Kämpfe dauerten fast zehn Jahre an.

192 *Yuan shi* 129.1425 ist charakteristisch; in Sichuan.

193 *Qianlong shilu* 1427.15a-16a (Qianlong 58/IV, 1793): 感冒風寒, 觸染嵐瘴, 舊症復發.

194 *Guangxu shilu* 148.1ab (Guangxu 8, 1882).

Die Attacken durch die Miasmen werden schließlich auch mit dem Terminus *li* 罹 („befallen werden“) bedacht: Der Feldherr Guo Kui 郭逵[195] gelangte 1076 (Xining 9. Jahr) auf seiner Expedition nach Annam bis an den Fluß Fuliangjiang 富良江, wo er siegreich blieb. Die Truppen des Kaisers litten jedoch, nachdem sie mit „den Miasmen und Dünsten in Kontakt gekommen waren“ (*li zhangwu* 罹瘴霧), und verstarben in der Mehrzahl, worauf die an sich nutzlosen Gebiete wieder aufgegeben wurden.[196] Während des Feldzugs, den Yang Sichang 楊嗣昌 (1588–1641) in den Jahren 1639–1641 gegen Rebellen in Sichuan geführt hat,[197] ist davon die Rede, daß die Truppen sich in Bergtälern aufhalten mußten: „(Dort) trafen sie auf Sommer-Hitze und Miasmen-Gift, so daß zwei bis drei unter zehn starben.“[198]

Der konkrete Charakter solcher Berührungen wird dadurch unterstrichen, daß wenigstens in den volkstümlichen Überlieferungen immer wieder auch eine regelrechte Visualisierung der Kontakte stattgefunden hat. In diesem Sinne sah man die Miasmen in Yunnan als ein in fünf Farben schillernden Gebilde, das sich im Dunst nach dem Regen bildet. „Wer damit in Berührung kommt, erkrankt oft“ (觸之多病).[199] Tian Wen (1635–1704),[200] der von 1688 bis 1691 Gouverneur von Guizhou war, bringt in seiner Beschreibung dieser Provinz einen eigenen Abschnitt über Miasmen, der beginnt:

> Miasmen (*zhangqi*) gibt es außerhalb von Zhenning 鎮寧 (nahe dem 28. Breitengrad in Südwest-Guizhou) in allen Gegenden in Richtung Yue-Provinzen. Wenn an der Grenze von Frühling und Sommer die Zeit des leichten Regens zu Ende geht, dann scheint die Abendsonne auf eine schillernde Wasserfläche.[201] Es gibt keine Regenbogen (*hong* 虹) und auch keine Dünste (*xia* 霞), das *qi* gleicht eher Dampfblasen über einem Reiskochtopf. Dann entstehen die Miasmen. Wer auf sie trifft, wirft sich gleich zu Boden oder er kaut Betel oder verstopft sich den Mund mit einem Stück lokalen Zuckerrohrs in der Hoffnung, davonzukommen. Gelingt ihm das nicht, erkrankt er sogleich in der Weise „wie an Wechselfieber“ (*ru jienüe* 如痎瘧).[202]

Solche Bilder, die den Lokalkulturen im Sinne von Wolfram Eberhard zuzuordnen sind, finden sich immer wieder in den Schriften der Beamten-Gelehrten verzeichnet, meist im Sinne eines Kuriosums, deshalb in der Biji-Tradition als mitteilenswert erachtet:

> In Jingdong 景東 und Menghua 蒙化 gibt es in den Bergen viel Miasmen. Im Westen ist es bei Yongchang 永昌 am ärgsten. Das Wasser des Lancang 瀾滄 oder Lujiang (Salwen) ist überall tiefgrün, manchmal allerdings schwebt ein rötlicher Dunst über dem Wasserspiegel. Bei Tag wagen es die Leute nie überzusetzen. Die Erkrankungen beginnen am Ende des Frühlings und klingen im Herbst ein wenig ab.[203]

---

195 Biographie in *Song shi* 290.9722. Vgl. auch McGrath 2009, 345.

196 *Song shi* 488.14069. Zum Feldzug auch schon *Song shi* 290.9725.

197 Einzelheiten: Goodrich und Fang 1976, 1540f.

198 *Ming shi* 252.6517: 罹炎暑瘴毒物故十二三.

199 *Diannan zazhi* 3.3a.

200 Zu Tian Wen siehe Hummel 1943–1944, 719.

201 Vgl. Elvin 2004, wie vorher; eine ähnliche Beschreibung bei Zhou Qiong 2007a, 182, für Jingdongfu 景東.

202 *Qian shu* 2.64b: 瘴氣自鎮寧以上, 凡地之近粵者即有. 每於春夏之交, 微雨初歇, 斜日欲晛, 丹碧彌漫, 非虹非霞, 氣如蒸沫, 則瘴起也. 遭之急伏地, 或嚼檳榔, 或含土, 庶幾可免, 否則立病如咳瘧. Über den Quellenwert dieses Berichts vgl. Herman 2006, 159f. In Dikötter u. a. 2004, 84 und 219 Anm. 23, ist diese Stelle (mit Bezug auf Elvin) gleich zweimal übersetzt.

203 *Dian lüe* 4.12b.

Dieser „rötliche Dunst", der anderwärts als schillernde (fünffarbige) verdichtete Schicht wiederkehrt, stellt eine Substanz dar, die es zu meiden gilt. In Guangxi werden Miasmen, die Gestalt haben, von solchen unterschieden, die diese Eigenschaft nicht aufweisen. Erstere sind wie Wolken (*yunxia* 雲霞) oder wie dichter Dunst (*nongwu* 濃霧), letztere kommen wie ein scharfer Wind (*xingfeng* 腥風) von allen Richtungen oder attackieren den Menschen durch Düfte (*xiangqi* 香氣).[204]

Ein Vehikel besonderer Art, in dem sich diese bildhafte Vorstellung noch steigert, liefert die bekannte und oft erwähnte „Miasmen-Mutter" (zhangmu 瘴母), die als ein großes Rad gedacht ist,[205] ein weiteres ferner die dreibeinige Schildkröte („Yü 蜮, the three-legged turtle") oder auch die „Mutter des Baches (*xi mu* 溪母)", ein anderer Name für die dreibeinige Schildkröte.[206] In Yongchang am Verbotenen Fluß (Jinshui 禁水) galten die Miasmen (*zhangqi*) als überaus verderblich.[207] Inmitten der Dünste gab es ein Gebilde, dessen Gestalt man nicht sehen konnte, dessen Ton man aber hörte. Traf es einen Baum, so brach er entzwei, traf es einen Menschen, so kam er zu Schaden. Es hieß „Geisterbombe" (guidan 鬼彈). Nur im 11. und 12. Monat war es anders, da konnte man übersetzen. Vom 1. bis zum 10. Monat kam man unweigerlich zu Schaden. Deshalb verbannte man Verbrecher aus der Präfekturstadt dorthin. Nach zehn Tagen waren sie alle tot.[208]

Auf welchen Wegen gelangen nun die schädlichen Einflüsse der Miasmen nach Kontakten gleich welcher Art in den menschlichen Körper? Besonderes Augenmerk galt in China seit der Song-Zeit zwei Eintrittspforten, einerseits den Atemwegen, auf der anderen Seite den Poren der Haut. Dementsprechend findet die Atmosphäre ebenso Beachtung wie das Wasser. Wasser wirkt in mehrfacher Weise auf den Organismus, schon die bloße Berührung mit kontaminiertem Wasser kann Miasmen-Krankheit erzeugen. Nur die Aboriginen (*turen*) baden sogar in solchen Gewässern, ohne Schaden zu nehmen.[209] Trinken von Wasser ist als Vehikel der äußeren Noxe der Miasmen in den Körper erwähnt.[210] Erklärungen dazu finden sich in medizinischen Darstellungen, werden aber wenigstens in Umrissen in die Handbücher der Bürokratie übernommen. Zu den direkten Einflüssen von Wasser faßt das große medizinische Kompendium des 16. Jahrhunderts, des *Gujin yitong daquan* 古今醫統大全 des Arztes Xu Chunfu 徐春甫 (1556), in einem konzisen Abschnitt über Krankheiten als Folge der Miasmen zusammen:

> In den beiden Guang und den acht Min (d. h. in Süd- und Südostchina) sind in den Bergen Ausdünstungen (*yanwu*) verbreitet, ferner giftige Schlangen und das verderbliche magische Gift (*gu*). In der Zeit des 7. und 8. Monats, wenn die Vegetation voll entwickelt ist, brechen die durch Miasmen verursachten Krankheiten aus: Man nennt sie *Huangmang zhang* 黄芒瘴 oder auch *Huangmao zhang*. Wenn ein Mensch nun von schlechter Verfassung (*xuqie* 虛怯) ist oder an Hunger, aber auch an Übersättigung leidet und dann entweder mit diesen Dünsten in Berührung kommt (*chong yanwu* 衝煙霧) oder einen Bach in den Bergen durchschreitet, dann bekommt er diese Krankheit. Man

204 *[Qianlong] Zhen'anfu zhi* 1.5a.

205 Eberhard 1968, 195. Neben zahlreichen anderen Belegen *Xishi'er* 4.5b, auch *DianQian zhilüe* 4.3b.

206 Eberhard 1968, 193f.

207 *Xu Yunnan tongzhi gao* 194.1ab. Ein Gewässer dieses Namens gibt es in Shaanxi (*Zhongguo lishi diming dacidian*, 2675); für Yunnan bisher nicht verifiziert.

208 Zu dieser ominösen „Geister-Bombe" auch *[Qianlong] Tengyuezhou zhi* 11.177; ferner schon *Taiping yulan* 790 und 880, dazu *Shuijing zhu* 6.42. Vgl. auch Fan Xingzhun 1989, 306.

209 Zhou Qiong 2007a, 144.

210 Zhou Qiong 2007a, 41 (Qing-Zeit), 44, 45, 107, 111 (Quelle in Luquan, Yunnan), 144, 174, 175, 194).

> nennt sie Schwarzfuß-*zhang*, Kröten-*zhang* oder auch das *zhang* der Stimmlosigkeit. Die Bezeichnungen sind nicht einheitlich, aber man kann alle Formen unter Kontrolle halten.[211]

Das songzeitliche medizinische Kompendium *Shengji zonglu* (1117) hält diesen Ansteckungsmodus durch Berührung bereits wortwörtlich fest, bemerkt aber noch zu den Atemwegen als Eintrittspforte: „Sobald jemand dieses *qi* einatmet (*huxi* 呼吸), entwickelt er auf jeden Fall die Miasmen-Krankheit (*zhangji* 瘴疾)."[212] Auch das etwa zur gleichen Zeit entstandene militärische Handbuch des Xu Dong (972–1016) mißt den Eintrittspforten von Mund und Nase große Bedeutung bei: „An den Bächen wie im niedrigen, feuchten Gebiet trifft das Gift Mund und Nase des Menschen, worauf sich durch die Miasmen der Berge (verursachtes) Wechselfieber entwickelt."[213]

Ein hochoffizieller, kaiserlicher Gebetstext von 1397 aus Anlaß einer Strafexpedition im Südwesten klagt darüber, daß die Soldaten, die sich in den Gefahrenzonen aufhalten, in die dicht wuchernde Vegetation hineingeraten und sich inmitten der Miasmen und Dünste der Berge befinden (*yanlan yunwu zhi jian* 煙嵐雲霧之間), dort „schlucken, spucken und atmen" (*tuntu huxi* 吞吐呼吸) und vielfach an Seuchen erkranken (*duo sheng jiyi* 多生疾疫).[214]

Bestimmte Spielarten der Miasmen erzeugen außerdem besondere Düfte, deren Wahrnehmung dem Menschen zum Verhängnis werden kann:

> Die *xianghua zhang* 香花瘴 (Duftblüten-*zhang*) genannte Art entwickelt sich, wenn die Cassia (*muxi* 木樨, *Olea fragrans*) in Blüte steht. Dann entwickeln sich auch die Emanationen der Berge (*shanlan*). Wer dort wandelt, nimmt den Duft aus den Wäldern wahr, der Eindruck ist wie Zimtblüten (*gui* 桂) und Chrysanthemen (*ju* 菊). Wenn sich dieser konzentrierte Geruch nicht zerstreut (*yinyun bu san* 氤氳不散), bildet sich (eine eigene Form) der Miasmen, die durch ihren Duft den Menschen anziehen. Die empfinden diesen Reiz als angenehm und nehmen ihn bereitwillig durch die Nase auf, aber gerade dadurch strömt das Gift in Herz und Milz (*xinpi* 心脾), und sie können nicht mehr geheilt werden.[215]

Diese Betonung von Mund und Nase als Eintrittspforte stimmt auffällig mit der entsprechenden Angabe für die Ansteckungswege durch Seuchen überein, wie sie das *Wenyi lun* (1642) gleich zu Beginn des Traktats annimmt.[216] In die gleiche Richtung zielt im 17. Jahrhundert Fang Yizhi 方以智 (1611–1671) im medizinischen Kapitel seines enzyklopädischen *Wuli xiaozhi* 物理小識 (1664):[217] Die Miasmen (*zhangqi*) dringen über Mund und Nase ein, das heiße Gift (*redu* 熱毒) verdichtet sich dann im Inneren und bewirkt den Ausbruch von Krankheit. Weitgehend unabhängig davon führt allerdings ein anderer Weg zur Affektion, und zwar über die Körperoberfläche, speziell über die Poren.[218] Dieser Gedanke ist naheliegend, denn das Eindringen äußerer Noxen in die Poren (*couli* 腠理) ist in der medizinischen Literatur Chinas altetabliert, wie Unschuld über-

211 *Gujin yitong daquan* 37.1138.

212 *Shengji zonglu* 37.495; auch *Shengji zonglu zuanyao* 5.25. Zitiert und weiter ausgeführt sowie ergänzt in *Lingnan weisheng fang* 3.213f.

213 *Huqian jing* 10.7b: 其濕燥毒氣襲人口鼻者，則山瘴之瘧癘生焉.

214 *Ming Taizu shilu* 255.1236 (Hongwu 30/IX) üs. in Chavannes 1910, 273.

215 Tao Yufeng 2006, 345 (Auszug aus *Guangdong xinyu* 1); ebenso *[Daoguang] Guangdong tongzhi* 89.282.

216 *Wenyi lun* 1.1. Zur Übersetzung siehe Hanson 2011, 100.

217 *Wuli xiaozhi* 4.11b-14a, insbes. 12a (Abschnitt „Miasmen").

218 Am Rande ist auch von einem „Durchtränken" der Körperoberfläche durch die Dämpfe und Feuchtigkeit" die Rede, etwa für das notorische Miasmengebiet von Huazhou 化州 in Guangdong. Siehe *[Qianlong] Huazhou zhi* 1.5b: 水土蒸濕漬人肌膚.

zeugend nicht zuletzt im Abschnitt Wechselfieber (*nüe lun* 瘧論) in der Übersetzung des *Neijing* dargetan hat.[219] Aus vergleichender Sicht ist das nicht überraschend. Die Poren fanden auch in der europäischen Theorie der Miasmen frühe Beachtung als mögliche Schwachstellen, durch die äußere Noxen aus der Luft in den Körper gelangen konnten.[220] Die unterschiedlichen Vorstellungen über die Funktionsweise der Poren bei den Bevölkerungen im Norden wie im Süden Chinas sind im Übrigen ausgiebig analysiert worden, nicht zuletzt bereits von Liang (2002), auch in anderen Studien zur Idee grundsätzlich abweichender Konstitutionen in Nord und Süd.[221]

Schon in der Song-Zeit wird die spezielle Bedeutung der Poren für die Absicherung betont. Fan Chengda (1126–1193) hebt einen entsprechenden Mechanismus hervor, wenn er in den geöffneten Poren eine wesentliche Gefahrenquelle sieht,[222] ebenso später im 13. Jahrhundert Li Qiu in *Lingnan weisheng fang*, und zwar gleich an zentraler Stelle, im ersten Abschnitt.[223] Kurz und bündig erklärt im 16. Jahrhundert die Lokalchronik von Nanxiong (Guangdong): „Wer erschöpft ist und sich auch noch (unvorsichtigerweise) seiner Kleider entledigt, dem dringt das Übel (*xie* 邪) in die Poren ein und er entwickelt Wechselfieber durch Miasmen (*zhangnüe*).“[224]

Auch Qu Dajun (1630–1696),[225] bleibt dieser Linie treu, wenn er beschreibt, wie schädliche Einflüsse der Miasmen in den menschlichen Körper gelangen:[226]

> In heißen Gegenden öffnen sich die Adern der Erde, das *qi* der Erde erschöpft sich leicht, das *qi* der hunderterlei Insekten und des Getiers tritt leicht hervor. Wenn nun die Poren (*couli* 腠理) des Menschen ebenfalls offen sind (*shu* 疏), dann nehmen zwei offene Seiten (*er shu*, wie vorher) Kontakt auf. Wenn der Schweiß fließt, zieht er (die Emanationen der Erde und Pflanzen) an und das kalte *qi* der Vegetation *cao muzhi lengqi* 草木之冷氣) dringt weiter vor.[227]

Ein wesentliches, auslösendes Moment für diese Durchlässigkeit der Poren ist die südliche Hitze, denn sie bewirkt, daß der Schweiß austritt und die Poren in der Folge „nicht mehr geschlossen“ (*bu mi*) sein können. Damit diese Wirkung allerdings zustande kommt, müssen weitere Voraussetzungen gegeben sein. Sie finden sich in den Kapriolen des südlichen Klimas.

Dieses Festhalten an der Vorstellung, daß Poren und feine Öffnungen die Eintrittspforte für die Miasmen in den Körper bilden, ist angesichts der gleich zu erörternden, überragenden Bedeutung der Temperaturen und Temperaturschwankungen verständlich, weil diese auf den Zustand der Poren wesentlichen Einfluß haben. Dennoch ist es erstaunlich, daß sich im 17. Jahrhundert gerade die Betonung der Poren so hartnäckig hält, ja sogar in Übersichtsdarstellungen wie dem *Guangdong xinyu* (1700) stark betont wird. Bereits im Jahre 1642 hatte ja Wu Youxing, der Verfasser des *Wenyi lun* (1642), dezidiert die Meinung vertreten, daß ganz allgemein, von den

---

219 *Huangdi nei jing su wen*, 535ff (sec. 35).

220 Vgl. Benedictow 2010, 81.

221 Hanson 2011, 57f (mit Rücksicht auf Diskussionen in der Ming-Zeit).

222 *Guihai yuheng zhi*, 25a [3203].

223 *Lingnan weisheng fang* 1.1a ff. Noch Zheng Quanwang (1609) folgt ihm in diesem Punkte; siehe *Zhangnüe zhinan* 1.3b [465]. Vgl. ferner Ma Qiang 2007, 25.

224 *[Jiajing] Nanxiongfu zhi* 1.90.

225 Hummel 1943–1944, 201.

226 Tao Yufeng 2006, 348, Nr. 922 (aus *Guangdong xinyu*).

227 Über Lehrmeinungen zur verschiedenen Durchlässigkeit der „Poren“ bei den Menschen in Nord und Süd, im Anschluß an die bekannte Stelle in *Neijing*, schon Liang Qizi 2002.

Miasmen abgesehen, krankmachende Agentien“ (*zaqi*, *liqi*) vorwiegend mit der Atemluft aufgenommen werden, nicht über die Poren:[228] „Sie dringen durch Mund und Nase in den menschlichen Organismus ein“, während die Kälteschäden klassischer Vorstellung (*shanghan*) über die Poren wirken. Die Miasmen nahmen mithin eine Sonderstellung ein, die im Kontext der komplizierten Wirkungsgschichte des *Wenyi lun* weiter zu verfolgen sein wird.[229]

Zentrale Bedeutung für den Erkrankungsmodus kommt den abrupten, extremen Temperaturschwankungen des südlichen Klimas zu. Beklagt wird stereotyp der plötzliche Wechsel von relativer Kälte und Hitze innerhalb eines Tages, bei zugleich hoher Feuchtigkeit und der fehlenden Abfolge der Jahreszeiten.[230] Diese zirkadianen Schwankungen, vor allem je nach Sonneneinstrahlung oder Regenwetter, erhöhen die Erkrankungsgefahr insbesondere für den Ortsfremden. Dieser unberechenbare Wechsel zwischen glühender Hitze bei Tag und ausgeprägter Kälte während der Nacht gilt weithin als wesentlicher Risikofaktor,[231] der sich leicht variiert auch in vielen *fangzhi* der Qing-Zeit wiederfindet, etwa für Conghuaxian 從化縣: „In allen Jahreszeiten ist es heiß, es gibt nicht Schnee oder Reif. Innerhalb eines Tages ist das Klima nicht ausgeglichen (*qihou buqi* 氣候不齊).“[232]

In Haiyang 海陽 (Guangzhou)[233] ist es „tagsüber plötzlich heiß und ebenso wieder kalt“ (一日內忽燠忽寒). In 平樂 ist das „Klima nicht ausgeglichen“ (*qihou bu qi* 氣候不齊), es gibt demnach starke Veränderungen der Temperatur im Tagesverlauf wie im Ablauf der Jahreszeiten.[234] Ebenso in Zhaoqingfu (Guangdong):[235] „An einem einzigen Tag kann man vier Jahreszeiten erleben“ (一日間有四時). Die Provinzchronik für Guangdong weist in ihrem knappen Überblick im Abschnitt Klima mindestens in einem Dutzend der Präfekturen und ihrer Kreise auf das Phänomen solcher Temperaturschwankungen hin.[236]

Wie neben dem Fehlen der gewohnten Jahreszeiten vor allem auch der unberechenbare Temperaturwechsel im Tagesverlauf als wesentlicher Faktor empfunden wurde, zeigt insbesondere eine Charakteristik des Klimas für Hainan in *Qiongzhoufu zhi* (1841):

> Die Zone am Meer in Lingnan ist in heißes *yangqi* getaucht, ... Aus diesem Grunde blüht es in allen vier Jahreszeiten, in den drei Wintermonanten gibt es keinen Schnee. Im Laufe des Jahres nehmen die Dämpfe (*zheng* 蒸) überhand. Auch innerhalb eines Tages ändert sich die Witterung (*qihou*) mehrfach. Bei Tag ist es heiß, in der Nacht häufig kalt. Zudem ist es bei sonnigem Wetter sehr heiß, bei trübem Himmel kalt. Durch (dieses Nebeneinander von) Kälte und Hitze werden die Miasmenkrankeiten manifest (*ci hanre zhangli suo youzuo ye* 此寒熱瘴癘所繇作也).[237]

---

228 *Wenyi lun* 1.23. Hanson (2011, 100) sieht darin eine Alternative zum Eindringen über die Poren. Vgl. Leung 2012, 42: "through the mouth and the nostrils". Vgl. *Yizong jinjian* 53.896: 邪氣從口鼻而入.

229 Siehe dazu den von Hanson (2011, 73) aus *Mingyi zazhu* (1502) zitierten Passus.

230 Zu diesen Zusammenhängen vgl. auch Mou Zhonghang und Wang Caiping 2003, 16f.

231 Leo Shin (2006, 27) bringt das Zeugnis des Geographen Wang Shixing (1547–1598).

232 *[Yongzheng] Conghuaxian xinzhi* 1.38a [308].

233 Ebenso in *[Qianlong] Chaozhoufu zhi*, 5 (Klima) Abschnitt aus *Haiyangzhi* 海陽志.

234 *[Jiaqing] Yitong zhi*, 23837 (Guangxi).

235 *[Jiaqing] Yitong zhi*, 22812.

236 *[Daoguang] Guangdong tongzhi* 89.377-81.

237 *[Daoguang] Qiongzhoufu zhi* 5.5abff. Ähnlich auch in *[Qianlong] Qiongzhoufu zhi* 1.4ab, zuvor schon in *[Wanli] Qiongzhoufu zhi* 3.7b. Der abrupte Wechsel der Temperaturen ist ein Risikofaktor, der konstant in den Beschreibungen des lokalen Klimas südlicher Provinzen wiederkehrt, typisch z. B. in *Tengyuezhou zhi*

Auch der Einleitungsteil des Abschnitts Klima (*qihou*) der Präfekturchronik von Wuzhou (Guangxi) führt in diesem Stil zu den fatalen Folgen solcher Temperaturschwankungen im Einzelnen aus:[238]

> Die Präfektur ist von hohen Bergrücken umgeben und von drei Flüssen umschlossen. Die Hitze verdichtet sich dort. In der Übergangszeit vom Frühling zum Sommer gibt es viele Tage starken Regen mit Hochwasser. In den Hundstagen (*sanfu* 三伏) ist es glühheiß. Allenfalls mitten im Winter kann es ein wenig Frost geben, sonst ist das eine heiße, wüste Grenzregion. Weil nun die Hitze so ausgeprägt ist und die Kälte so selten, strömt das *yangqi* aus und das *yinqi* wird nicht in Balance gehalten (*bushou* 不收). Die Pflanzen gedeihen früh, haben jedoch keine Kraft. Die Menschen werden davon in Mitleidenschaft gezogen, sie leiden allesamt an Wechselfieber (人感之每患瘧疾). Innerhalb eines Tages verändert sich die Witterung (*qihou*) mehrmals. Ein Sprichwort sagt: Die Vier Jahreszeiten ähneln dort alle dem Sommer, wenn es jedoch einmal regnet, ist es Winter. Außerdem heißt es: Wer sich zu rasch entkleidet oder hastig Kleider anzieht oder zu viele Arzneien nimmt oder das Maß zwischen Hunger und reichlichem Essen verliert, nicht auf den Tagesrhythmus achtet, schwer körperlich arbeitet, die Hitze nicht gewohnt ist und sich der Kleider entledigt, dann auch noch Kaltes trinkt, der wird davon betroffen.[239]

Um diesen häufig wiederholten, eher generellen Feststellungen mehr Gewicht zu verleihen, bemühen beide Chroniken das *Lingnan weisheng fang* 嶺南衛生方 (Rezepte für die Erhaltung der Gesundheit im Süden der Pässe). Dieses einflußreiche medizinische Kompendium gilt in seiner heute vorliegenden Fassung als Kompilation, vom Mönchsarzt Ji Hong 繼洪 zum Ende der Song-Zeit redigiert,[240] doch reicht seine Entstehung, wie die akribischen Untersuchungen von Zuo Peng (2006) ergeben haben, bis in die ersten beiden Jahrzehnte der Ära Shaoxing (1131–1162) zurück. Der älteste Kern stammt von dem als Mediziner bekannten Li Qiu 李璆,[241] er soll diesen Teil gemeinsam mit Zhang Zhiyuan 張致遠 (*jinshi* 1121)[242], einem hohen Beamten in Fujian, verfaßt haben.[243]

Das *Lingnan weisheng fang* enthält mehrere namentlich gekennzeichnete Abschnitte verschiedener Autoren, darunter das „Lingbiao shishuo“ 嶺表十說 (Zehn Betrachtungen über die Gebiete außerhalb der Pässe) von Zhang Jie 章桀,[244] ferner Wang Feis 王棐 „*Zhimi fang* zhangnüe lun“ 指迷方瘴瘧論 (Abhandlung zum durch Miasmen hervorgerufenen Wechselfieber).[245]

(1990), 3.35 (Abschnitt *qihou*).

238 *[Qianlong] Wuzhoufu zhi* 3.39.

239 In diesem Sinne auch in *Guangdong xinyu* 1.345; Auszug in Tao Yufeng 2006.

240 Marta Hanson: 1264, wohl nach der Datierung eines mit dem Namen Jihong gekennzeichneten Abschnitts (*Lingnan weisheng fang* 1.43); sonst 1283.

241 *Zhongyi renwu cidian*, 216f.

242 *Zhongyi renwu cidian*, 365: 1090–1147; Biographie in *Song shi* 376.11627.

243 Nach *Song shi* 207.5315 („Yiwenzhi“) hat Li Qiu mit Zhang Zhiyuan ein einschlägiges Werk geschaffen, jedoch unter einem ganz anderen Titel fertiggestellt: *Zhanglun* 瘴論 (Traktat über die Miasmen, 2 Kap.), inzwischen verloren. Zu den Autoren einzelner Abschnitte des *Lingnan weisheng fang* siehe Zuo Peng 2006, 135-136. Hanson (2011, 214) gibt als Entstehungszeit c. 1255–1264 an.

244 *Lingnan weisheng fang* 2.55ff. Diese „Betrachtungen“ finden sich auch in Zhang Jiebins *Jingyue quanshu* (1637), mit einigen Abweichungen im Wortlaut (14.306-308); die meisten dieser Differenzen sind im Text des *Lingnan weisheng fang* von 1983 durch den japanischen Kommentator des 19. Jahrhunderts vermerkt und akribisch kommentiert.

245 *Lingnan weisheng fang* 1.7a-8a [13-15]. Wang Sen bringt in *Yuexi wenzai* 58.14a-16a [708-709] eine um wesent-

Seinem Titel getreu, wirksame Mittel für die Wahrung der Gesundheit in einer gefährlichen Grenzregion möglichst umfassend vorzustellen, handelt das *Lingnan weishangfang* von einer breiteren Palette von Krankheiten. Es berührt so unterschiedliche Probleme wie den berüchtigten, mit schwarzer Magie wie mit einer Reihe von Vorstellungen verknüpften *gu*-Zauber des Südens als Krankheitsursache,[246] ferner Schlangenbisse und Rezepte dagegen sowie Vergiftungen.[247] An zentraler Stelle steht jedoch zu Anfang Li Qius 李璆 und Zhang Zhiyuans „Traktate über das durch Miasmen hervorgerufene Wechselfieber": „Li Daizhi ‚Zhangnüe lun'" 李待制瘴瘧論 und „Zhang jishi ‚Zhangnüe lun'" 張給事瘴瘧論, zum selben Thema, von „Zhang, dem Zensor".[248] Diese Abschnitte stellen den eigentlichen Ausgangspunkt der Überlegungen dar, zur Entstehung von Krankheit im so fremden südlichen Klima und die Definition zur als *zhangnüe* bezeichneten Krankheit.

Eine Zuordnung bestimmter, durch Miasmen ausgelöster Krankheiten zum Komplex des Wechselfiebers hatte schon das *Shengji zonglu* (1117) präzisiert: Als Kriterium dienten die regelmäßigen Intervalle zwischen den Fieberattacken: „Weil Kälte und Hitze ihre festen Zeichen haben, sind sie von gleicher Gattung wie das Wechselfieber (*nüe*), deshalb heißen sie *zhangnüe*, ‚durch Miasmen hervorgerufenes Wechselfieber'."[249] Diese Erklärung war bereits dezidierter gefaßt als noch in *Zhubing yuanhou lun* 諸病源侯論 (610),[250] doch sie wird nunmehr gleich zu Beginn weiter ausgeführt: „Die Fieberattacken stellen sich entweder jeden Tag einmal ein oder jeden zweiten Tag, auch nach zwei freien Tagen einmal. Man sieht klar, daß die Attacken einem festen zeitlichen Schema folgen (明見發作有時)."[251]

Über neue Kriterien zur Semiologie des „Miasmen-Wechselfiebers" (*zhangnüe*)seit der Song-Zeit wird später zu handeln sein, doch das *Lingnan weisheng fang*, dessen Anfang die Chronik von Wuzhou etwas gekürzt und paraphrasierend wiedergibt, beginnt mit Überlegungen zur Pathogenese, und zwar dem Problem der abrupten Unterschiede von Hitze und Kälte, mit den schroffen Übergängen innerhalb eines Tages.[252] Diese sind für die Herausbildung der Krankheit von wesentlicher Bedeutung, denn gerade diese unangenehmen Seiten des Klimas südlich der Pässe erhöht das Erkrankungsrisiko, indem sie das Eindringen äußerer Noxen in den Körper

---

liche Teile gekürzte Fassung dieses Abschnitts unter dem Titel *Zhangnüe shuo* 瘴瘧說 von Wang Fei 王棐. Mou Zhonghang und Wang Caiping (2003, 17) zitieren aus *[Guangxu] Yong'anzhou zhi* ein *Zhangli shuo* 瘴癘說 desselben Autors. Über Wang Fei sind keine biographischen Daten bekannt. Er bezeichnet sich selbst als Mann aus Xin'an, mithin aus einer Gegend des südlichen Anhui, aus der viele Ärzte hervorgegangen sind. Zuo Peng (2006) suggeriert auf der Grundlage von subtilen Textvergleichen, es handle sich bei ihm und dem ebenfalls als Autor im *Lingnan weishengfang* genannten Wang Nanrong 汪南容 um ein und dieselbe Person.

246 Mit zahlreichen Rezepten *Lingnan weishengfang* 2.135-14. Zum kulturellen Hintergrund vgl. Eberhard 1968, 149ff.

247 *Lingnan weishengfang* 2.131 resp. 2.145.

248 *Lingnan weishengfang* 1.1ff resp. 1.10ff.

249 *Shengji zonglu* 37.497: 以其寒熱時作，與瘧同類，故謂之瘴瘧.

250 *Zhubing yuanhou lun* 10.337ff.

251 *Lingnan weisheng fang* 1.12 („Zhang jishi Zhangnüelun" 張給事瘴瘧論, *Lingnan zhangbing* 嶺南瘴病). Zhou Qiong (2007a, 20) zitiert vier rezente chinesische Arbeiten über das *Lingnan weishengfang*, die allesamt Malaria als das Hauptproblem ansehen. Die Bedeutung der Stadt Guilin als sicherer Ausgangspunkt der Überwachung des Südens wird hervorgehoben.

252 Li Qiu, *Lingnan weishengfang* 1.1a ff.

begünstigen. Entscheidend ist dazu die Öffnung der Poren durch die Hitze: „Bei Menschen, die in solchen Breiten leben, staut sich das *qi* vielfach in der oberen Körperhälfte, die Haut bringt viel Schweiß hervor, die Poren sind nicht dicht."[253]

Liu Qiu löst sich aber sogleich von den realen Vorgängen des Wetters und zieht eine weitgespannte Analogie als wesentlichen Teil des pathogenetischen Mechanismus ins Kalkül. Von Bedeutung, so führt er aus, sei neben der Ausgesetztheit gegenüber äußeren Noxen auch noch ein zweiter Zusammenhang, dessen Erklärung der Sphäre der Spekulation entlehnt ist: eine direkte Entsprechung zwischen dem Verhalten des Organismus und der äußeren Natur (wie vorher):

> Wenn aber *yin-* und *yangqi* aufeinandertreffen, dann muß sich innerhalb eines Tages die Witterung (*qihou*) mehrmals abrupt ändern. Bei Tag ist es glühheiß, in der Nacht vielfach kalt. Wenn es aufklart, wird es sogar sehr heiß, wenn es sich eintrübt und regnet, kann es kalt werden. Nun steht das ganze *qi* des Menschen mit der äußeren Atmosphäre (*tiandi*) in Verbindung. Wenn sich das *qi* der Atmosphäre so verhält, dann muß derjenige, der dort lebt, auch Hitze- und Kälte- Krankheiten (*hanreji* 寒熱疾) entwickeln.

Weil der Organismus somit in strikter Analogie zum Makrokosmos funktioniert, wird er durch eine südliche Umwelt gleichsam verleitet, ebenfalls von der Norm abzuweichen und als Reaktion darauf wie ein Echo unvermittelt Anfälle von Hitze und Kälte zu produzieren. Die ungleiche Verteilung des *yinqi* und *yangqi* im Süden liefert die Grundlage, um diese Reaktionen zu erklären.

Eine derart geschlossene Sichtweise, wie sie im *Lingnan weishengfang* entgegentritt, sollte jedoch nicht den Blick dafür verschließen, daß unabhängig davon ganz andere Ideen über die Begegnung mit den Krankheitsgefahren des Südens verbreitet waren. Der große Su Shi (1037–1101) argumentiert weit jenseits der weitverbreiteten Angststimmung, denn er sieht diese universelle Bedrohung eher fatalistisch, wenn er schreibt: „Nun sind die südlichen Regionen zwar als Gebiet der krankmachenden Miasmen (*zhangli* 瘴癘) verschrien. Aber Tod und Leben sind schließlich vom Schicksal vorgegeben. Sie resultieren nicht aus (spezifischen Bedingungen) von Süden und Norden."[254]

Der „Süden" ist darin pauschal gemeint, ohne lokale Fixierung. Auch Zhou Qufei, der immerhin Informationen über besonders gefährliche Bezirke seiner Zeit zu bündeln versucht, hält den Ausbruch der Miasmen-Krankheit (*zhangji* 瘴疾) für schicksalhaft, vergleichbar den Epidemien des Nordens.[255] Im 18. Jahrhundert vertritt Tan Cui 檀萃 (1725–1801), ein Kenner der Situation in Yunnan,[256] eine andere Meinung, die weit neben den naturalistisch-spekulativen Erklärungsversuchen liegt. Er betont, es sei allgemein bekannt, daß es in Yunnan überall die Miasmen gebe, in der Stadt ebenso wie im letzten Winkel, nur die höhergelegenen Regionen seien davon ausgenommen. Er schränkt jedoch gleich ein, daß niemand sie bisher genau habe ausmachen können, auch die vielen Gelehrten, die inzwischen in solchen Regionen lebten, wüßten darauf keine Antwort. Tan Cui meint des Weiteren, auch in anderen heißen Gegenden (Chinas) könne man nach exzessivem Essen oder wenn man sich plötzlich in der Kühle niederlegt, Ausbrüche von Wechselfieber (*nüe*) bekommen. Wenn die Therapie versäumt wird, stirbt man daran, das

---

253 *Lingnan weishengfang* 1.1b [2].

254 Brief an den Xiucai Wu, in *[Qianlong] Chaozhoufu zhi* 40.871.

255 *Lingwai daida* 4.25.

256 Über Leben und Werk des Tan Cui vgl. Song Yongping 1996.

ist in den Inneren Gebieten (*neidi*) überall so. Wie könnte das nur in den unzivilisierten (*huang* 荒) Grenzregionen so sein? Dort hält man das für (eine Folge der) Miasmen (*zhang*) und hat mehrere Namen dafür. Er nennt dann die „Mutter der Miasmen" (*zhangmu*) am Großen Goldsandfluß, ferner Bezeichnungen wie Mahuangzhang 螞蝗 („Blutegel"-*zhang*), außer den geläufigen vier Formen Qingcao 青草, Huangmei 黄梅, Xinhe 新禾 und Huangmao 黄茅. Zu beachten sei generell: „Wer auf dem Lande plötzlich einen Kälteanfall bekommt (*han*) und fünf Tage nicht schwitzt, der stirbt. Wie könnten nur die Miasmen den Menschen töten!" Und er fügt am Ende voller zivilisatorischer Zuversicht hinzu: „Aus all diesen Gründen braucht man die vielen Berichte über die Miasmen nicht zu fürchten. Man muß vielmehr die Entschlossenheit der Leute stärken, die nach Süden gehen, damit sie sich mit allen Kräften für ihre Sache einsetzen und auf diese Weise zur Prosperität der Region beitragen."[257]

Das ist die Einschätzung eines Beobachters, der auch in seinen anderen Schriften zur Wirtschaft des Südwestens die umfassende Kolonisierung der Grenzregionen fordert. In welchem Maße in Situationsbeschreibungen des Südens ein unterschwellig vorhandener Fatalismus neben dem zivilisatorischen Gestaltungswillen steht, bedarf der Analyse im Einzelfall.

Die Wahrscheinlichkeit, in der Folge von Miasmen-Kontakten zu erkranken, werde letztlich ganz wesentlich von der inneren Verfassung eines Menschen diktiert, von seinem Kräftezustand, seiner Konditionierung. Wang Yangming (Wang Shouren, 1472–1529) erkennt darin einen wesentlichen Faktor der Gefährdung der Menschen aus dem Norden:[258]

> Sie treffen (*chongmao* 衝冒) auf Frost und schädliche Dünste, erklimmen steile Klippen, leiden an Hunger, Durst und Übermüdung, bis hin zur Erschöpfung: Wenn außerdem die Miasmen sie von außen attackieren (而又瘴癘侵其外), während sie zugleich von innen eine tiefe Depression (*youyu* 憂鬱) angreift, da müssen sie ja zugrunde gehen!

Kritisch wird die Situation, sobald ein äußeres Agens auf einen vorgeschädigten, geschwächten Menschen trifft, und nicht zuletzt ist die seelische Ausgeglichenheit entscheidend für den Grad der Resistenz, das ist ein häufig wiederholtes Argument, denn: „Die üblen Einflüsse (*xieqi*) machen sich die Leere (des Organismus) zu Nutze, um einzudringen. Wenn die Lebenskraft ausgeprägt vorhanden ist, können sie gar nicht eindringen, das ist wohl eine der ersten Regeln der Erhaltung der Gesundheit."[259]

In der heißen Region staut sich das *yin*, während das *yang* ausströmt. Die Flora wie auch die Gewässer und Quellen sind alle von üblem *qi* kontaminiert.[260] „Ein Mensch, dessen Lebenskraft nicht gefestigt ist, reagiert auf solche Einflüsse (*gan* 感) und erkrankt, das nennt man dann Wechelfieber, von Miasmen verursacht (*zhangnüe*)."[261]

Qu Dajun führt diesen Gedanken noch weiter aus:[262] Im Anschluß an seine – durch eine Interpretation des Hexagramms *gu* des „Buches der Wandlungen" untermauerte – Forderung nach

257 *Dianhai yuheng zhi* 滇海虞衡志 12.93.

258 *Yangming xiansheng daoxue chao* 3.6a [468].

259 *[Yongzheng] Guangxi tongzhi* 2.9, Abschnitt über das Klima der Provinz: 大抵皆乘虛而入故元氣盛則邪氣不能侵此養生第一義. Ähnlich schon *Guangxi tongzhi* (1599) 3.44a [263].

260 Zur Vorstellung von der giftigen Landschaft des Südens schon *Lingnan weisheng fang*, Zehn Regeln.

261 *Pengchuang rilu* 1.57a. Vgl. dazu auch *Lingnan weisheng fang* 1.8a.

262 Tao Yufeng 2006, 346f, Nr. 917 (Auszug aus *Guangdong xinyu* 1).

einer Auflösung der Stasis fügt er hinzu: Die Gefahr, zu erkranken, hängt letztlich von der „inneren Harmonie“ eines Menschen (*zhonghe* 中和)[263] ab. Sie resultiert aus einer Äquilibrierung der hauptsächlichen emotionalen Gegensätze. Und diese ist ihm Ausgangspunkt für sehr weitgehende Reflexionen über die Störung dieser Harmonie durch fehlgeleitete Verhaltensweisen und Begierden. Hier trifft sich die Reflexion über die grundlegende Bedeutung der inneren Ausgeglichenheit mit weitergehenden Überlegungen zur individuellen Vorsorge, aber auch zum Erwerb einer gewissen Resistenz.

Die in China entwickelten Vorstellungen zur Einwirkung der Miasmen auf den menschlichen Organismus lassen sich, wie in den folgenden Kapiteln zu zeigen sein wird, durch die vielfältigen Maßnahmen verfolgen, die bis in die späte Kaiserzeit zur Meidung wie Überwindung der Miasmen ergriffen wurden. Sie sind darüber hinaus im Rahmen von Veränderungen des medizinischen Denkens Chinas zu sehen, die in den letzten Jahren in Einzelheiten bekannt geworden sind. Diese betreffen vor allem die konkreten Beziehungen, die zwischen dem Klima und der Herausbildung äußerer Noxen bestehen. Nicht mehr die Idee eines schematisch-abstrakt gedachten Klimas habe seit der Ming-Zeit die Perspektive bestimmt, vielmehr sei, so Marta Hanson, eine neue Auffassung von der Noxe als Gift, eine wachsende *poison consciousness* in den Vordergrund getreten.[264] Während im *Suwen* noch eine Tendenz zur Systematisierung vorherrscht, geht das neue Konzept von äußeren Faktoren aus, die präziser, geographisch bestimmter, gefaßt sind. Anders als die *wuyun* 五運 und die „Sechs Klimaeinflußarten Wind, Trockenheit, Feuchtigkeit, Kälte, Sommerhitze und Feuer“ (*liuqi* 六氣)[265], die Fieberanfälle beim Menschen auslösen können,[266] sind sie viel unmittelbarer mit verschiedenen, greifbaren und fühlbaren Tatsachen der physischen Umwelt verbunden.[267] Die Konzepte schädlicher Einflüsse, die den Körper von außen berühren, angreifen und in ihn eindringen, mochten somit seit langem vorgegeben sein, doch inmitten der kontinuierlichen Auseinandersetzung mit der als feindlich empfundenen Lebenswelt des Südens gewinnt ihr semantischer Gehalt eine neue, zusätzliche Bestimmtheit: Die Kenntnis von der Ortsgebundenheit äußerer Noxen, des „üblen qi“ (*guaili zhi qi* 乖戾之氣),[268] tritt nun stärker hervor. Entscheidend für den persönlichen Schutz ist es daher, „die Begierden zu zügeln und die Lebensweise vorsichtig zu gestalten, um mit dem ‚korrekten qi‘ (*zhengqi* 正氣) die Miasmen und zu ‚besiegen# (*sheng* 勝): Wer dagegen verstößt, wird kaum dem Tod entkommen.“[269]

263 *Zhonghe*, siehe *Zhongyong* (Legge, *Sishu*, 351).

264 Hanson 2011, 79.

265 Unschuld 1980, 133.

266 Zur Fortwirkung dieser Tradition siehe Zuo Peng 2004, 199-200.

267 Die Beziehungen des *Neijing* zur Umwelt sind bisweilen auch ganz anders interpretiert worden: In Fu Weikang und Wu Hongzhou 2008, insbes. 157ff, wird die geographische Orientierung als große frühe Erkenntnisse herausgestellt. Die erst viel später einsetzende Präzisierung dieser Dimension wird darin nicht berührt.

268 Zu den Auswirkungen eines „abnormen, schädlichen qi“ (*guaili zhi qi* 乖戾之氣, ein Begriff der Astronomie, schon *Shiji* 27.1293, „Tianguan shu“), siehe *Zhangnüe zhinan* 1.3a [465].

269 *Tengyuezhou zhi* (1790) 3.35, Abschnitt Klima: [...] 節嗜欲，慎起居，以正氣勝之，反是鮮不死者.

II Die Folgen der Miasmen: Malaria und andere Krankheiten des chinesischen Südens

1 Die Miasmen (*zhang*) als Ursache einer Vielfalt von Krankheiten

Seit langem ist die Tatsache bekannt, daß die Miasmen (*zhang*) im Süden Chinas traditionell mit ganz verschiedenen Krankheiten und Symptomen in Verbindung gebracht wurden. Sivin hebt 1968 hervor, daß die von Miasmen verursachten Affektionen schon zur Zeit des Sun Simiao 孫思邈 (541?–582?) vieles umfaßten, vor allem andere Fieberkrankheiten.[1] „Im Süden heißt alles *zhang*" ist eine alte, pauschale Charakterisierung, auf die noch in späteren Kompendien der Medizin wie dem *Lingnan weishengfang* des 13. Jahrhunderts hingewiesen wird.[2] Dazu kommt, wie Marta Hanson zu Recht zu bedenken gibt, daß nicht nur der Begriff *zhang* (Miasmen), sondern auch das enger mit dem Fieberausbruch assoziierte *nüe* (Wechselfieber) im Laufe der Zeit vieles signalisieren konnte. Dies gelte besonders für weiter zurückliegende Perioden, doch bestehe eine vage Unbestimmtheit teilweise weiter.

Die Vorstellung vom insgesamt ungesunden Süden bringt es mit sich, daß die Miasmen neben anderen traditionellen Krankheitskonzepten standen, die mit dieser peripheren Region assoziiert wurden wie etwa dem ominösen *gu*-Zauber[3], dazu neben schweren Krankheiten wie Lepra oder Lues,[4] ferner inmitten von Seuchenzügen verschiedener Genese. Nicht zuletzt steht der Terminus *zhangyi liuxing* (grassierende Seuchen) noch in der Diktion der Kameralisten der Ming-Zeit als warnendes Beispiel für Kalamitäten, die sich einstellen, sobald die Ordnung der Natur aus dem Lot geraten ist, ganz wie Überschemmungen und Dürre.[5] Diese Vielfalt hat besonders seit dem 16. Jahrhundert das medizinische Denken in China angeregt und neue, von den Hauptlinien der Tradition abweichende Richtungen hervorgebracht, auf die ausdrücklich verwiesen sei.[6]

In der heutigen chinesischen Sekundärliteratur herrscht hinsichtlich der Krankheitsfolgen von Miasmen erhebliche Verwirrung. Entsprechende Notizen der Quellen werden teils aus der Perspektive der modernen Medizin erklärt, teils in den Bahnen der traditionellen Heilkunde interpretiert,[7] wobei eine Reihe von Termini (*zhongshu* 中暑 u. a.m.) heute ohnehin in beiden Richtungen anzutreffen ist. Mou Zhonghang und Wang Caiping unterscheiden, ausgehend von Konzepten vorwiegend der heutigen westlichen Medizin Chinas, vier Gruppen von Erkrankungen nach Kontakten mit Miasmen (*zhang*):[8] *nüeji* 瘧疾 (Malaria), *zhongshu* 中暑 (Hitzschlag),

---

1 Sivin 1968, 295f.

2 *Lingnan weishengfang* 1.13: 南人凡病皆謂之瘴. Vgl. ferner Deng Aijing und Liu Xiaobin 2013, 928.

3 Zu diesem siehe die klassische Studie von Feng und Shryock (1935).

4 Hanson 2011, 70f.

5 Liu Ji 劉基 (1311–1375), siehe *Zhaodai jingji yan* 1.3.

6 Zur Literatur vor allem Hanson, Leung.

7 Zum Verständnis und zur Übersetzung vieler traditioneller Termini sei jetzt vorrangig auf das von Zhang und Unschuld (2015) herausgegebene Wörterbuch verwiesen, weil es umfangreiche Erklärungen zu deren Affiliationen in früheren medizinischen Werken bietet.

8 Mou Zhonghang und Wang Caiping 2003, 21ff.

liuxingxing ganmao 流行性感冒 (Grippe), Störung der Verdauung und Affektionen des Darmtraktes (*xiaohua buliang he changdao chuanranbing* 消化不良和腸道傳染病). Zum Problem der Malaria merken sie lediglich an, daß in China südlich des 25. Breitengrades die *Malaria tropica* das Bild bestimmt. Unter den vielen lokalen, oft volkstümlichen Bezeichnungen der Miasmen weisen einige auf eine eher unbestimmte Symptomatik, u. a. das mit Bauchschmerzen verbundene *jiaochang zhang* 攪腸瘴 oder die mit Verwirrtheitszuständen einhergehende „Geister-Miasmen" (*guizhang* 鬼瘴), ferner Spezifizierungen wie Schwarzfuß-*zhang* (*heijiaozhang* 黑腳瘴), Krähenfuß-*zhang* (*wujiaozhang* 烏腳瘴), *bozhang* 脖瘴 (am Hals lokalisiertes *zhang*).[9]

Ma Qiang nennt als Folgen der Miasmen außer Wechselfieber noch: *liji* 痢疾 (Dysenterie), *wenbing* 温病 (Wärmekrankheiten), *jiaoqi* 脚氣 (Beinleiden), ferner *shashibing* 沙虱病 (Tsutsugamushi-Krankheit, Rickettsien-Fieber), *zhongdu* 中毒 (Vergiftungen), *houkebing* 喉科病 (Pharyngitis), *yongju* 痈疽 (Ulcera). Das sind Termini, die teils der heutigen TCM, teils der „Westlichen Medizin" Chinas angehören.[10] Auch Zhou Qiong erwähnt eben diese Liste, fügt jedoch weitere Gruppen von Krankheiten hinzu, als deren Ursache die Miasmen gelten: (u. a.) *nüeji* 瘧疾 (Malaria), *shuyi* 鼠疫 (Pest), *huoluan* 霍亂, „alle Arten von" *shanghan* 各類傷寒, *naoyan* 腦炎 (Enzephalitis), *ganmao* 感冒 (Grippe), *zhongshu* 中暑 (Hitzschlag). Darunter befinden sich in bunter Folge moderne wie herkömmliche Krankheitsbezeichnungen, die beide in retrospektiven Diagnosen höchst dubios anmuten.[11]

Blickt man in administrative wie geographische Quellen, so ist das Bild tatsächlich in hohem Maße verwirrend. Bis in die Spätzeit des Imperiums hinein ist dazu eine breite Palette von akuten ebenso wie chronischen Krankheitsbildern zu finden. Aufschlußreich sind in dieser Beziehung Berichte über den Gesundheitszustand von hohen Beamten.[12] Zhang Bao 彰寶 (?–1777) war 1769 kurze Zeit Gouverneur von Yunnan, dann 1769–1771 und, nach Unterbrechung 1772–1774, Generalgouverneur von Yunnan und Guizhou). Zhang Bao erkrankte 1773 in Pu'er, nachdem er sich mit den Miasmen „angesteckt" hatte (*zai Pu'er ran zhang huanbing* 在普洱染瘴患病).[13] Eine Eingabe des Yunnan-Gouverneurs Li Hu 李湖 (1713–1781) enthält eine Art Bulletin:

> Die Symptome des Zhang Bao sind gegenwärtig: Kopfschmerzen, geschwollener Leib, Unschärfe des Sehens und Schwellungen im Gesicht, Erbrechen und kalter Schweiß, Zittern von Armen und Beinen, Schwäche aller Gliedmaßen, geistige Abwesenheit und Verwirrtheit der Seele (頭痛腹脹目眩面腫作嘔冷汗手足顫動四肢厥逆精神恍惚心悸昏迷). Dieser Zustand ist sehr gefährlich. Es ist noch nicht abzusehen, ob Heilungschancen bestehen.[14]

9 Mou Zhonghang und Wang Caiping 2003, 15.

10 Ma Qiang 2007, 22; nach Feng Hanyong 1981.

11 Ibid., 19ff.

12 Schon Gao Gong 高拱, der Longqing 4/VI (1570) die Versetzung nach Guangdong bekommen hatte, in ein „Miasmen-Meer" (瘴海), beklagt sich, daß er seit dem 8. Monat an *zhangnüe* litt, dazu auch noch Geschwüre bekam, die erfolglos behandelt wurden, sodaß das Gift in sein linkes Bein gelangte und er erhebliche Schwierigkeiten im täglichen Leben hatte. *Bianlüe* 邊略 5.10b.

13 *Qianlong shilu* 935.21b-22a, auch schon 934.11b-13a. Nach eigenen Aussagen kam er im 4. Monat mit den Miasmen in Berührung und erkrankte. Siehe Zhang Baos Eingabe in *Qianlongchao zouzhe,* Bd. 33, 583-584(Qianlong 38/XII/1).

14 Wie vorher. Hierzu ferner Eingabe von Li Hu 李湖 in *Qianlongchao zouzhe*, Bd. 34, 23 (Qianlong 38/XII/23). Darin ist allerdings nicht von Miasmen als Ursache die Rede, nur von starken Schmerzen und gravierenden Bewegungseinschränkungen.

Von Fieberattacken ist in dem Schriftstück nicht die Rede. Im nächsten Jahr berichtet derselbe Beamte, als er den Gouverneur in Yongchang in Südwest-Yunnan wiedersehen konnte: Sein Auftreten scheint einigermaßen normal, „doch wirkt er im Vergleich zu früher matt, erschöpft, sein Gesicht ist fahl und eingefallen, an Armen und Beinen leidet er unter Krämpfen bis hin zu Lähmungserscheinungen.“[15]

In einem anderen Fall dieser Art nehmen sich die kurzen Referenzen auf die Miasma-Erkrankung kaum sehr spezifisch aus, denn zum glücklosen Feldherrn Fuheng 傅恆 (?–1770) wird berichtet: „Sein Körper wurde von Miasmen angesteckt. Es zeigten sich Bauch(-schmerzen) und Durchfälle, sein Aussehen war äußerst geschwächt.“[16]

Die Unsicherheit der Behörden bei der Erfassung der Miasmen-Folgen und deren Abgrenzung blieb über langer Zeit hinweg enorm, dies zeigt nicht zuletzt die schwankende Verwendung des Terminus „Wechselfieber und Diarroe-artige Krankheiten“ (*nüeli* 瘧痢).[17] Dieser tritt seit der Ming-Zeit nicht selten in administrativen Quellen auf. Schon im Zuge der Kritik an der geplanten Südreise des Ming-Kaisers Zhengde[18] gibt Wang Yingzhen 汪應軫 (*jinshi* 1517) zu bedenken: „Im Süden (ist das Gelände) tief und feucht (下濕), wenn Leute aus dem Norden dort ankommen, leiden sie rasch unter Wechselfieber oder Diarrhoe (*nüeli* 瘧痢).“[19]

Diese weitgefaßte Symptomatik steht später im Zentrum eines Berichts, den Ortai 鄂爾泰 (1680–1745) 1728 auf Anfrage des Kaisers Yongzheng liefert. Der Kaiser hatte auf die universell grassierenden saisonalen Krankheiten aufmerksam gemacht, er zeigt sich besorgt, weil in diesem Jahr in der Hauptstadt im IV. Monat die saisonalen Krankheiten (*shizheng* 時癥) etwa 20 Tage dauerten. Der Kaiser erklärt, als einziger nicht krank gewesen zu sein, er beruhigt Ortai. Ortai meldet daraufhin über die aktuelle Verbreitung von *shizheng* 時癥: Diese seien im IV. und V. Monat in HuGuang stark ausgeprägt: „Zu Anfang erkrankt man an *datouwen* 大頭瘟 (wörtlich: „akutes Fieber bei geschwollenem Kopf“),[20] dann kann sich dieser Zustand zu Wechselfieber (*nüe* 瘧) wandeln (*bian* 變), auch zu Diarrhoe (*li* 痢), in der Folge wird er entweder auskuriert (*quan* 痊) oder er setzt sich fort.“[21]

Von Miasmen ist dabei nicht die Rede. 1748 wird aus der Provinz Guizhou vermerkt: „In Guzhou 古州 (Südosten) und Nanlong 南籠 (westlich von Anshun, an der Ost-West-Hauptachse) stecken sich im Herbst viele Leute mit Wechselfieber und Diarrhoe an (*ran nüeli* 染瘧痢). Militär- wie Zivilpersonen kommen dadurch zu Schaden.“[22]

---

15 *Qianlong shilu* 952/2b-3b (Qianlong 39/II): 精神較前少憊面肌黃瘦手足拘攣致成風痹.

16 Zhang Yuan 2008, 68: 傅恒身染瘴癘,現患腹瀉,形頗羸弱.

17 Zu diesem Terminus und seiner Verwendung im *Wenyi lun* von 1642 vgl. Hanson 2011, 98: „Intermittent fever and diarrhea“. Zhang und Unschuld 2015, 364: „malaria-related free-flux illness“.

18 1519; die Reise wurde dann trotzdem durchgeführt, vgl. Goodrich und Fang 1976, 212 und 312.

19 Biographie *Ming shi* 208.5486/87. „Jianzhi nanxun“ 諫止南巡, in: *HuangMing jingshi wenbian* 191.1a-3b, dort: 2a [745]. In *Ming shi* (188.5021) ist die Stellungnahme eines namentlich genannten Arztes zitiert, der von der Reise abrät und auf Grund seines Fachwissens vor dem hohen Erkrankungsrisiko in den “niedrig gelegenen und feuchten Lagen” (*beishi* 卑濕) warnt.

20 Ein Terminus des *Wenyi lun*, siehe *Zhongyi dacidian*, 78.

21 *Yongzheng zhupi yuzhi*, 2745 (Eingabe Ortai, Yongzheng 6/VI/12, 1728).

22 *Qianlong shilu* 329/68a (Qianlong 13/XI). Zur Lage von Guzhou und Nanlong siehe Tan VIII, 50-51, 57 bzw. 54.

Schließlich erfährt man später in der Zeit der großen Burma-Kriege im 18. Jahrhundert aus dem Gebiet des Lujiang (Salwen) ab Yongchang (1768), daß es außerhalb der Grenzen während der kurzen Zeit im Winter bis zum 1. Monat des Neuen Jahres zwar keine Miasmen gebe und daher auch keine derartigen Krankheiten (*zhangli* 瘴癘); aber das Wasser sei kalt und die Erde feucht, die Truppe erkranke leicht an Wechselfieber und Diarrhoe (*nüeli* 瘧痢).[23] In Hunan, in den Abschnitten südlich des Großen Flusses, nördlich von Yuezhou 嶽州, erkrankten die Bewohner alljährlich in der Zeit des Übergangs zum Herbst an Diarrhoe und Wechselfieber (*linüe* 痢瘧), die kausal auf den Einfluß von großer Hitze und Feuchtigkeit bezogen werden.[24] Es bestand mithin durchaus die Überzeugung, daß auch andere Faktoren als die jahreszeitlich und örtlich gebundenen Miasmen für schwere Fieberkrankheiten in dieser unwirtlichen Außenzone verantwortlich waren.

Anderseits werden dramatisch verlaufende Magen-Darm-Erkrankungen unter den Miasmen-Folgen subsumiert, dazu noch Bewußtseinsverlust (*yundao* 暈倒) durch Hitzeeinwirkung (*zhongshu* 中暑).[25] Als Folge der Kontakte mit Miasmen wird aus Yongchang 永昌 (Yunnan) zudem schon früh über Symptome wie Beklemmungsgefühle und Verwirrung (*menluan* 悶亂) oder Beklemmungsgefühl und Erbrechen (*mentu* 悶吐) berichtet, an anderer Stelle auch, daß sich die Getroffenen ganz plötzlich dunkel verfärben (*qinglan* 青爛).[26] Diese letztere Symptomatik ist schon in Aufzeichnungen der Tang-Zeit angedeutet, sie wird den Miasmen zugeschrieben. In der Region zwischen dem Zhangjiang 瘴江 und Lianzhou 廉州 im äußersten Süden (heute Guangxi) gilt:

> Die Miasmen-Krankeiten (*zhangli*) sind besonders ausgeprägt. Wer (davon) getroffen wird, stirbt meist, und sein ganzer Körper ist (verfärbt) wie Tusche (*ru mo* 如墨). Im Frühling wie im Herbst, in beiden Jahreszeiten, ist es besonders arg. Doch die Einheimischen erkranken nicht, sofern sie mit der Situation vertraut sind (*an* 諳).[27]

Insgesamt ist in den nicht-medizinischen chinesischen Quellen zu den Gesundheitsgefahren des Südens ein breiter Fächer von Verläufen, Zuständen und Symptomenkomplexen angesprochen. Die generelle Gefährdung für Menschen aus den Inneren Gebieten (*zhongyuan*) gilt als erhöht. Die Lokalchronik für Lianzhou (Guangdong) von 1637 nennt an erster Stelle unter den Krankheiten, die Leute aus dem Norden, insbesondere die reisenden Kaufleute, in dieser Präfektur im äußersten Süden bedrohen, *huoluan* 霍亂 (Diarrhoe)und *shannüe* 痁瘧 (Wechselfieber).[28]

Noch die Provinzchronik für Guangdong von 1822 warnt: Wer sich in die südlichsten Präfekturen begibt und sorglos mit seiner Gesundheit umgeht, leidet sehr bald an *huoluan* 霍亂 und *liji* 痢疾, mithin an schweren gastrointestinalen Erkrankungen.[29] Im Hintergrund dieser in den administrativen Dokumenten nur angedeuteten Unsicherheiten steht gewiß auch die intensive Auseinandersetzung mit den Epidemien des Südens, die sich auf breiter Basis seit dem frühen 17.

---

23 *Qianlong shilu* 809/9a (Generalgouverneur E Ning, Qianlong 33/IV): 皆暑濕所致也. Vgl. auch Cang Ming 2009, 53.

24 *[Guangxu] Hunan tongzhi* 40.1362: „Sie werden alle von der Hitze und Feuchtigkeit verursacht."

25 Xu Xinmin 2015, 14 Anm.4; zum Terminus *yun* 暈 vgl. auch *Zhongyi dacidian*, 235.

26 Zuo Peng 2002, 264, mit Verweis auf *Taiping yulan*, Kap. 791.

27 *Yudi jisheng* 120.2b.

28 *[Chongzhen] Lianzhoufu zhi* 2.34a.

29 *Guangdong tongzhi* 89.380–382 (Abschnitt über Qinzhou 欽州).

Jahrhundert herausbildet und die in der Weiterwicklung der Medizin der *Wenbing* in der Spätzeit des Imperiums eine so große Rolle spielt. Auf diese ist hier nicht einzugehen, sie stellen innerhalb der Medizingeschichte Chinas ein eigenes Thema dar.

Wir teilen angesichts dieses schwer überschaubaren Flickenteppichs von Informationen die grundsätzliche Aversion von Sivin (2015) gegen gewagte historische Diagnosen und wollen hier keinen erneuten Versuch unternehmen, aus heutiger medizinischer Sicht weitere hinzuzufügen. Eine Trennungslinie läßt sich trotz aller Vorbehalte dennoch ziehen: Ganz offensichtlich werden bei der Beobachtung von Krankheitsfolgen, die auf den Kontakt des Menschen mit diesen verderblichen Dünsten zurückgeführt werden, zweierlei Arten von Verläufen unterschieden: Einerseits akute Ereignisse, vor allem Fieberschübe, teilweise mit auffälliger Periodizität, auf der anderen Seite unspezifisch chronische Zustände und Spätfolgen. Eine in diesem Sinne geradezu wegweisende Zweiteilung der beschriebenen Krankheitsfälle wird schon im 18. Jahrhundert aus Taiwan überliefert. Liu und Liu machen darauf aufmerksam, daß in der Lokalchronik von Zhuluo 諸羅 (Taiwan) aus dem Jahre 1717 zweierlei Verläufe festgehalten sind, die beide kausal mit den Miasmen in Verbindung gebracht werden: Im Süden sind es akute Formen mit der Abfolge von Schüttelfrost und Hitze, im Norden hingegen dauerhafte Schäden. „Die Leute werden dünn, verfärben sich fahl bis dunkel und ihre Milz hat Schwierigkeiten mit der Verdauung und schwillt an."[30]

Einen derartigen Dualismus des Verlaufs hat ferner Tian Wen 田雯 (1635–1704) im Auge, wenn er in seiner bereits erwähnten Beschreibung von Guizhou präzise zwei Seiten der Miasmen-Krankheit (*zhangli* 瘴癘) hervorhebt: Im akuten Stadium gleicht sie dem Wechselfieber, im längeren Verlauf nimmt sie jedoch charakteristische Formen an, die auf die Dauer eine sehr ungünstige Prognose haben:

> Die Erkrankung entwickelt akut sich wie (如) Wechselfieber (*jienüe* 痎瘧). Wenn sie über längere Zeit besteht, dann wird die Gesichtsfarbe gelb (*huangdan* 黄疸) und der Bauch schwillt an (*zhangfu* 脹腹). Wenn dieser Zustand über ein Jahr oder gar zwei bis drei Jahre fortdauert, sind (die Kranken) nicht mehr zu retten.[31]

Die Bilder von Spätfolgen und chronischer Zustände erscheinen in nicht-medizinischen Quellen (*fangzhi* vor allem) in charakteristischen Reihungen und Konstellationen:[32] Gelbsucht und Schwäche, Halbseitensymptome, Schwellungen der unteren Extremitäten, auffällige Hauterscheinungen, in zeitgenössischer Terminologie (*huanglei, zuzhong, pianku, xuanjie* 黄羸足重偏枯癣疥).[33] Diese Sequenz wirkt stereotyp, sie findet sich auch in früheren *fangzhi*, beispielsweise für Gaozhou 高州,[34] ebenso in der Provinzchronik für Guangdong von 1602.[35] Zudem gilt Miasma (*zhang*) lange Zeit auch als Ursache von Beinleiden (*jiaoqi* 脚氣).[36] Diese Krankheit

30 Liu und Liu 2001, 250.

31 *Qian shu* 2.67.

32 *[Jiaqing] Longchuanxian zhi* 4.1b [318]; Ähnliches auch in *[Qianlong] Wuzhoufu zhi* 3.40.

33 Zum Terminus *pianku* (Halbseitenlähmung) vgl. *Lingshu*, 498f (Abschnitt 75); zum Terminus *xuan* 癣 vgl. ausführlich Zhang und Unschuld 2015, 591f.

34 *[Wanli] Gaozhoufu zhi* 7.98.

35 Hierzu Mou Zhonghang und Wang Caiping 2003, 24.

36 Vgl. Liang Qizi 2002 über die südlichen Formen dieser Krankheit; ob sie in heutiger Rückschau wirklich

werde vom „Gift der Miasmen“ (*zhangdu* 瘴毒) das aus der Erde ausströmt, verursacht.[37] Auch andere Notizen weisen – mitunter drastisch – auf chronische Krankheitsbilder mit ausgeprägter Kachexie: „Zhang Zhige, der seit langem an Wechselfieber (*nüe* 瘧) litt, fühlte sich wie im Feuer,wenn es sich traf, daß das Fieber ausbrach (*zuo shi ru huo* 作時如火), nach einem Jahr war er bis auf die Knochen abgemagert (*guli* 骨立).“[38]

Die lokale Bevölkerung am Ufer des Mekong war „von fahlem Aussehen und hager“ (*huangji* 黄瘠).[39] Die Leute, die in Guangyou (Guangdong) leben, sind zur Hälfte reduziert (*lei* 羸).[40] Bemerkenswert sind auch Hinweise auf den desolaten psychischen Zustand der Bewohner in der Miasmenzone. Zhang Lücheng 章履成 (1710) hält solche Eindrücke aus seiner Präfektur, Yuanjiang 元江 im südlichen Yunnan, am Roten Fluß, unmißverständlich fest: „Das Aussehen der Menschen wirkt gedrückt und hilflos-vereinsamt.“[41]

In der Song-Zeit wird ganz in diesem Sinne zu den dauerhaften gesundheitlichen Schäden, die Beamte beim Dienst in den Gebieten südlich der Pässe erwarten, konstatiert:

> Von zehn Entsandten kehren allenfalls zwei oder drei lebendig zurück. Und selbst die glücklich Überlebenden sind bald vom Klima gezeichnet (*duo zhong fengqi* 多中風氣), ihr Gesicht wird allmählich dunkel („schwarz“, *rong se bian hei* 容色變黑). Wenn dies länger andauert, ist Heilung nur sehr schwer möglich.[42]

So eindrucksvoll diese Beobachtungen sein mögen: Für eine Geschichte der Malaria erweisen sich anderseits Schilderungen akuter Folgen von Miasmen-Kontakten als besonders aufschlußreich, denn sie zeigen einen spezifischen Entwicklungsstrang auf, der inmitten der Fülle von Symptomen eine Besonderheit des südlichen Fiebers offenlegt. Als gedankliche Brücke dient dabei die Analogie. Der Mensch, akut von den Miasmen „getroffen“, entwickelt nach diesem Ereignis Symptome „wie bei Wechselfieber“. Wenn dieser Hinweis hinzutritt, ist anzunehmen, daß die Folgen der Miasmen mit dem in China altbekannten Wechselfieber assoziiert wurden, dessen auffälligstes Element die regelmäßigen Fieberintervalle waren. Solche Vergleiche werden schon bei Fan Chengda 范成大(1120–1193) gezogen: „Wer davon getroffen wird (*zhong*), (sieht aus) wie (im Falle von) *nüe*.“[43]

Im großen Kompendium über Frauenkrankheiten von Chen Ziming, *Furen daquan liangfang* (1237), ist der Wechsel von Schüttelfrost (hier: Kälte) und Fieber (Hitze) und deren unter-

---

immer Beriberi ist, sei hier dahingestellt. Zu dieser Problematik Lai Wen und Li Yongchen 2004, 42, die vor einer generellen Gleichsetzung des traditionellen Terminus *jiaoqi* 脚氣 und Beriberi warnen.

37 Vgl. in diesem Zusammenhang M. Wong zu *Jiaoqi zhifa zongyao* („Résumé de méthodes de traitement du béribéri“, ca. 1075) in: Balázs und Hervouet 1978, 254.

38 *Tansou*, 24a [2186] (Arzt Sun Lin 孫淋): 張知閣久病瘧，遇其作時如火，年餘骨立.

39 *Dian Qian zhilüe* 4.3a: auch *Dian lüe* 4.12b. Vgl. Zhou Qiong 2007a, 123.

40 *Lingwai daida* 4.24-25.

41 *[Daoguang] Yuanjiangzhou zhi* 4.3b [204]: 人容憔悴甚伶仃.

42 *Songchao shishi leiyuan* 63.431.

43 *Guihai yuheng zhi*, 25a: 其中人如瘧狀. Hargett 2010, 134: „People who have come down with miasma look like they have malaria (*nüe*).“ Vgl. auch Zhou Qiong 2007a, 35. Zhou Qufei hat bei der späteren Redaktion seines Werkes wörtlich aus Fan Chengda zitiert, siehe Balázs und Hervouet 1978, 159.

schiedliche Intensität ein Leitsymptom,[44] dazu die Intervalle: „entweder täglich, einmal bis dreimal, (in der Abfolge) täglich, mit einem Tag dazwischen, auch nach drei bis vier Tagen Abstand."[45]

Dies gilt, wie dort eigens betont, nicht nur für die „Geister"-Malaria (*guinüe*) 鬼瘧, d. h. eine mit Angstzuständen einhergehende Form[46], ferner eine andere, die durch falsche Ernährung ausgelöst wird (*shinüe*) – mithin aus der alten medizinischen Literatur geläufige Arten des Wechselfiebers, sondern auch für Fälle, in denen Unangepaßtheit an die lokalen Verhältnisse eine Rolle spielt, im Verein mit den speziell genannten Folgen der „Emanationen der Berge und Miasmen" (*shanlan zhangqi* 山嵐瘴氣). Diese letzteren erzeugen Symtome, die „denen des Wechselfiebers ähnlich sind" (*si nüe* 似瘧). Der einfache Vergleich bot eine wesentliche Verständnisbrücke in der schlichten Feststellung, die beobachtete neue Krankheit sei „wie *nüe*".

Diese Analogie bestimmt auch später die Charakterisierung von akuten Krankheiten, als deren Ursache die Miasmen angenommen werden. Der Mandschu Aibida 愛必達 (?–1771), der 1748–1750 Gouverneur von Guizhou war, dann gleich anschließend bis 1755 Gouverneur in Yunnan, auch Generalgouverneur (1755; dann 1757–1761), hat eine Art Handbuch für Guizhou (*Qiannan zhilüe* 黔南識略) verfaßt.[47] Darin ist zwar im Gegensatz zu organisatorischen Problemen wie der Truppenverpflegung und der Verteilung militärischer Kontingente letztlich wenig von der Barriere der Miasmen die Rede, im Wesentlichen nur für eine Präfektur, Xingyifu 興義府 im südwestlichen Teil der Provinz.[48] Dort wüten in der Zeit des Übergangs vom Frühling zum Sommer, wenn die Regengüsse stark sind und das *qi* der Berge (*lanqi* 嵐氣) sich sammelt, die Miasmen-Krankheiten (*zhangli* 瘴癘) am ärgsten: „Sie treffen (*zhong* 中) einen Menschen wie Wechselfieber (如瘧).[49] Er bekommt Kopfschmerzen (頭疼), ein Völlegefühl der Brust (胸), außerdem *pixie* 脾瀉 (Diarrhoe, hervorgerufen durch den Zustand der Milz),[50] alle diese Symptome."[51]

Speziell in Zhenfeng 真豐 (*zhou* im Südosten der Präfektur Xingyi) sind die Miasmen fürchterlich, am meisten zwischen drittem und viertem Monat, wenn die gelben Knospen (*huangya* 黃芽) sprießen, die Hitze sich sammelt und die Berge und Marschen erfüllt. „Wer damit in Berührung kommt, wird auf der Stelle krank (遭之立病)."[52]

Im „Goldenen Spiegel" (*Yizong jinjian* 醫宗金鑑, 1742) des Wu Qian 吳謙 (1689–1748) ist die Referenz auf das Wechselfieber (*ru nüe* 如瘧) allerdings noch enger definiert:[53]

44 Ganz im Sinne von *Suwen* 35.

45 *Furen daquan liangfang* 14.414: 或一日一發或一日二,三發,或連日,或間日發,或三,四日一發.

46 Hierzu *Bencao gangmu* 10.409 (Kommentar).

47 Wahrscheinlich war Aibida nicht der Verfasser des Werkes; es dürfte wohl eher, wie in solchen Fällen üblich, unter seiner Patronage herausgegeben worden sein.

48 Zur Lage von Xingyifu siehe Tan VIII, 50-51, 5 4.

49 Dieser Vergleich (*zhong ren ru nüe* 中人如瘧) auch schon vorher in *Guizhou tongzhi* von 1692, dazu Mou Zhonghang und Wang Caiping 2003, 24.

50 *Nanjing*, 57; vgl. Unschuld 1986, 510: „In case of a diarrhea of the spleen, the abdomen is swollen and full. Liquid diarrhea rushes down; solid food is vomited, [...]."

51 *Qiannan zhilüe*, 222; siehe auch Yang Weibing 2008, 238.

52 Yang Weibing 2008, 233. Wie vorher, Aibida.

53 *Yizong jinjian* 37.986.

> Wenn der Wechsel von Kalt und Heiß [d. h. unabhängig von der chinesischen Terminologie wohl, der fundamentalen Erfahrung entsprechend, von Schüttelfrost und Fieber] in einem festen Rhythmus eintritt, etwa täglich ein Schub oder an jedem dritten Tag ein Schub, dann spricht man von *nüe*. Folgt dieser Wechsel von Kalt und Heiß hingegen keinem festen Rhythmus und kommt es etwa täglich drei- oder fünfmal zu Ausbrüchen, dann nennt man das „dem Wechselfieber ähnlich" (*ru nüe* 如瘧).[54]

Daß Vergleiche mit den Erscheinungsformen des Wechselfiebers eine gewisse Überzeugungskraft besaßen, ergibt sich noch aus einer ganz anderen Perspektive: Es war in mehreren Provinzen des Südens und Südwestens üblich, periodisch stattfindende Märkte in Analogie zum Rhythmus der charakteristischen Intervalle als „Fieber-Märkte" zu benennen.[55] Im malariageplagten Lianzhou 廉 (Südwest-Guangdong, heute Guangxi) nannte man die Märkte *hai* 亥, was jedoch keinen Sinn ergibt, denn schon frühe Kommentatoren waren sich darin einig, daß die Wahl dieses Schriftzeichens (des zwölften der Himmelsstämme), nur einen Euphemismus ausdrückte, denn gemeint war eigentlich *jie* 痎 (Wechselfieber).[56] Ungeachtet solcher Rücksichten scheint in Sichuan durchaus die Bezeichnung *jieshi* 痎市 mit Bezug auf *Malaria tertiana* und ihren Verlauf (an jedem dritten Tag und einem Ruhetag dazwischen) für periodisch stattfindende Märkte verbreitet gewesen zu sein. Dieses zeitliche Muster war offenbar in mehreren Südprovinzen über Sichuan hinaus geläufig, wie zahlreiche Zeugnisse belegen,[57] und es unterschied sich von den weithin üblichen Schemata regelmäßig abgehaltener Märkte, die innerhalb der Zehntages-Abschnitte des Mondkalenders praktiziert wurden.[58] Der mingzeitliche Kommentator zum *Huangdi Neijing suwen*, Wu Kun 吳崑, weist auf diesen Vergleich hin („Malaria-Märkte").[59] Der Geograph Wang Shixing 王士性 (1547–1598)[60] notiert die unverständliche Bezeichnung *chang zhou hai* 常州亥 für die regelmäßigen Märkte in Wuning 武寧 (Jiangxi):[61] Sie steht für den drastischeren Sprachgebrauch in Sichuan (*jie* 痎) „weil diese Märkte wie das Wechselfieber in regelmäßigen Intervallen stattfinden". Am Ende findet er in der Manier des aufgeklärten Gelehrten seiner Zeit die Tabuisierung, die den Krankheitsnamen umgeht, einfach „lächerlich" (*pengfu* 捧腹).

Wie tief verwurzelt die Vorstellung von den heftigen Fieberausbrüchen im allgemeinen Bewußtsein weit jenseits der medizinischen Traktate gewesen sein muß, läßt nicht zuletzt ein

---

54 Ergänzend sei noch erwähnt, daß im Norden Chinas auffällige saisonale Fieberkrankheiten ebenfalls mit Hilfe von Analogien erklärt werden: In Baodezhou 保德州 am Ostufer des Gelben Flusses in der Provinz Shanxi wird die Bevölkerung regelmäßig im Frühling, wenn das Eis bricht, von „Kälte-Krankheiten" (寒疾) heimgesucht: „Das ist wie das Auftreten der Miasmen im Süden" (如南方之瘴云), siehe *[Yongzheng] Shanxi tongzhi* 46.25a.

55 Von Glahn 1987, 192: „ague markets". Zu den Bezeichnungen der „Fieber-Märkte" im Süden schon ausgiebig Eberhard 1968, 224f.

56 *[Jiaqing] Yitong zhi*, 23025 (Glosse in M.).

57 Z. B. Xiao Fan 1993, 112. Für Hunan in einer Elegie aus der Tang-Zeit von Liu Yuxi 劉禹錫 (772–842), in *Liu Mengde wenji* 10.6a [70]: 湘南罷痎市. „Im Süden von Xiang (Hunan) hat man die ‚Malaria'- Märkte beendet." Für Sichuan in *Qingxiang zaji* 3.30: 又蜀有痎市，而間日一集，如痎瘧之一發, auch zitiert in m *Leishuo* 4.27b [65] und *Tianzhong ji* 16.24ab [517]. Zum *Leishuo* siehe Balázs und Hervouet 1978, 317ff.

58 Vgl. dazu insbes. Shiba 1977, 428f.

59 Unschuld (2011, 535) geht bei der Kommentierung der betreffenden Stelle nicht auf dieses Detail ein.

60 Goodrich und Fang 1976, 1405f.

61 *Guang zhi yi* 4.85.

Rechtsfall erahnen, der sich im Jahre 1765 im Verantwortungsbereich des Gao Jin 高晉, Generalgouverneur von 南河 zwischen 1761 und 1765, ereignete. Entgegen verbreiteten Annahmen bieten administrative Dokumente vor allem der späten Kaiserzeit bisweilen durchaus brauchbare Hinweise gerade auf ein wesentliches Element, die Fieber-Intervalle, die in der alten chinesischen medizinischen Literatur so eindrucksvoll geschildert sind.[62] Im Amt des Duan Chengdong hatte ein untergeordneter Schreiber die Zeit der Erkrankung seines Herrn ausgenützt, um finanzielle Unregelmäßigkeiten von erheblichem Ausmaß zu begehen. Zum zeitlichen Verlauf der krankheitsbedingten, eingeschränkten Handlungsfähigkeit, die solche Übergriffe möglich machte, stellt ein kaiserlicher Erlaß strafend gegenüber dem Generalgouverneur fest: „Duan war gewiß an Wechselfieber erkrankt, jedoch nicht einmal schwer. Überdies tritt *nüe* in Intervallen von einem Tag auf oder einmal am Tag, ein solcher Anfall dauert nur 1–2 Doppelstunden. Jeder weiß das: Nur Gao Jin sollte das nicht bekannt gewesen sein?“[63]

Die Kenntnis dieses Hauptsymptoms innerhalb eines akuten Geschehens wurde somit als Allgemeingut betrachtet, der Ablauf der Fieberkrankheit war Teil der kollektiven Erfahrung. Auch ein anderes Leitsymptom des Wechselfiebers, die auffällige Abfolge von „Hitze und Kälte“, wird in Berichten über Krankheiten hoher Beamter klar hervorgehoben. Als im Jahre 1790 der eben erst ernannte Gouverneur von Zhejiang, der Mandschu Haining 海寧, in Verfolgung seiner Dienstpflichten in seiner Provinz in Jiande erkrankte, hieß es kurz und bündig im Bulletin: „Dort machten sich bei ihm Hitze und Kälte wieder bemerkbar. Es hatte ganz den Anschein, als ob er Wechselfieber entwickelte.“[64] Haining starb noch im selben Jahr. Auch im Fall des Li Shengwu 李繩武, der 1749 als Kommandant (*tidu* 提督) der Truppen in Fujian plötzlich sein Amt nicht mehr ausüben konnte, wurde sogleich zielsicher die Diagnose Wechselfieber (*nüeji*) geltend gemacht, wohl auf Grund des Verlaufs.[65]

2 Wechselfieber als Folge von Miasmen (*zhangnüe*)

Trotz der unübersichtlichen Vielfalt von Krankheitsbildern, die in China im Laufe der Expansion in den Süden mit den Miasmen kausal in Verbindung gebracht wurden, läßt sich somit ein Komplex ausmachen, der erhöhte Aufmerksamkeit bei den Behörden fand. In den Augen der Administration waren konstant saisonal wiederkehrende, örtlich gebundene, akute Ausbrüche des Fiebers eine Herausforderung sui generis; anders erklärt sich nicht die fortdauernde und intensive Suche nach gezielten Gegenmaßnahmen, deren Bedeutung gleichwohl plausibel wird, sobald man aus heutiger Sicht die Ausbreitung der Malaria als Faktum zugrundelegt. Und diese Erscheinungsformen des Fiebers wurden, weit über bloße Analogien hinausgehend, pointiert abgehandelt, bald auch in medizinischen Traktaten.

---

62 Dai Yingcong (2004, 158 Anm. 39) hat darauf hingewiesen, daß die an sich gut dokumentierten chinesischen Nachrichten über die Feldzüge der Ära Qianlong gegen Burma zwar häufig über Miasmen als ernsthaftes Problem der Kriegsführung berichteten, jedoch nur wenig zur eigentlichen Symptomatik enthielten.

63 *Qianlong shilu* 751.6a-7b (Qianlong 30/XII, 1766). Zu den Weiterungen dieses Rechtsfalls auch noch *Qianlong shilu* 752.14b-18a.

64 *Qianlong shilu* 1365/18a), zur Todesnachricht ebd. 20a): *han re fuzuo, si cheng nüe ji* 寒熱復作似成瘧疾.

65 *Qianlong shilu* 349/8b).

Horrorvisionen vom bedrohlichen südlichen Fieber finden sich in China schon früh in drastischer Weise in der Gestalt des Malaria-Dämons personifiziert.[66] Han Yu hat in einem berühmten, oft kommentierten Gedicht unter dem Titel „Qian nüe gui" 譴瘧鬼 („Ich richte Worte des Tadels an den Malaria-Dämon") einige detaillierte Betrachtungen zu dieser Figur angestellt:

> Aufgelöst hat sich der Geist des Wasserkaisers Chuan-hsü,[67] untergegangen ist er, ohne irgendeinen Glanz zu hinterlassen. | Warum bist Du, sein pietätloser Sohn, doch als Malaria-Dämon in gefürchtete Erscheinung getreten? | Die Zeit des Herbstes benützend läßt Du Fieber entstehen, so daß alle Leute Dir fluchen. | Du suchst Deine Nahrung inmitten von Erbrochenem und Entleertem und kennst nicht das Widrige von Schmutz und Gestank. | Die Aerzte wenden hundert giftige Arzneien (gegen die Malaria) an und lassen den Patienten sie unaufhörlich riechen und schlucken.[68] | Jene die mit Moxa heilen, gebrauchen die Beifußpflanze zum Kauterisieren, und ihr Vorgehen ist so grausam wie das Einkreisen des Wildes durch Feuer bei der Jagd. | Die Exorzisten gebrauchen virulente Sprache, und ihre Zungen bewegen sich mit blitzartiger Geschwindigkeit. | Die mit Zauberformeln arbeiten, verfassen schriftliche Talismane, die verworrene, mit roter und schwarzer Tinte geschriebene Schriftzüge aufweisen.[69]

Der Malaria-Dämon, den HanYu hier anspricht und der „im Fluß lebt", tritt, wie Fan Xingzhun betont,[70] erst mit der zunehmenden Inkorporation des Südens seit der beginnenden Liuchao-Zeit in Erscheinung und damit in einer Phase, in der vermehrt von den krankmachenden Miasmen als Hindernis chinesischen Vordringens die Rede ist. Han Yu breitet in diesem Gedicht einen Fächer von Optionen zur Bekämpfung des Fiebers aus. Er bewegt sich dabei innerhalb seiner gewohnten Lebenswelt, denn Exorzismus wie Zauberformeln sind beide Teil der offiziell sanktionierten Hofmedizin der Tang.[71] Spätere Autoren hingegen verzeichnen die als exotisch empfundenen Praktiken der Heiler in der Peripherie eher mit interessiertem Schaudern, während andere unermüdlich den Mangel an der Medizin der großen Tradition und das fortdauernde Desinteresse daran beklagen und als Makel der Kulturlosen brandmarken: Ganz im Sinne des eingefahrenen Randvölker-Topos, daß im Krankheitsfall nicht die Hilfe der Medizin (*yi*) gesucht wird, sondern wenig vertrauenserweckende Prozeduren aller Art bis hin zu aufwendigen Tieropfern bemüht werden – ein erschreckendes Zeichen hoffnungsloser Rückständigkeit.[72]

Wie sehr volkstümliche Praktiken im Kampf gegen die Miasmen bis in die Spätzeit des Imperiums lebendig geblieben waren, zeigt ein Bericht über die exorzistische Reinigung ganzer

66 Ackerknecht (1963, 79) erwähnt „drei chinesische Fieberdämonen, die verschiedene Stadien des Malariaanfalls symbolisieren". Ausgiebig, mit Quellenangaben, Fan Jiawei 2004, 155ff. Vgl. auch Eberhard (1968, 193ff), der einzelne Kulturelemente des Südens aufzählt, die mit den Malaria-Dämonen in Beziehung stehen.

67 Der klassische Malaria-Dämon (*nüegui*) ist einer der drei Söhne des Zhuan Xu 顓頊. Er lebt im Fluß, d. h. im Yangzi. Siehe Eberhard 1968, 332. Vgl. dazu auch Fan Xingzhun 1989, 304.

68 Vgl. dazu auch Fan Jiawei 2007, 155ff.

69 Übersetzung von Zach 1952b, 188f. Ähnliche Titel: „Qian nüe gui wen" 遣瘧鬼文 in Qin Guans 秦觀 (1049–1100) *Huaihai ji* 淮海集 31.4b-6b, [590-591]: schildert die verbale Auseinandersetzung, die ein an Wechselfieber (*nüe*) Erkrankter mit fünf Gespenstern (*gui*) im Traum führt), ebenso von Pi Rixiu 皮日休 (?834–?883) ein „Zhu nüeli wen" 祝瘧癘文, *Quan Tang wen* 全唐文 798.1a-3a [8364-8365]. Vgl. auch Li Liangsong und Guo Hongtao 1990, 176 und 179. Aus der Qing-Zeit stammt eine einschlägige Schrift von Tan Cui: „Zu nüe wen" 詛瘧文 (Exorzismus gegen Wechselfieber), in: *Caotang waiji* 11.10a-11a [308-310].

70 Fan Xingzhun 1989, 304.

71 Wie übrigens auch in der Medizin der *ritsuryō* in Japan, siehe Rosner 1989.

72 Dazu die inhaltsreiche Dissertation von T. J. Hinrichs (2003).

Ortschaften während der Feste zum Jahreswechsel. Weng Fanggang 翁方綱 (1733–1818), der von 1764 bis 1771 als Erziehungskommissar in Guangdong amtierte[73] und die örtlichen Feste der Provinz wohl an einigen Orten beobachtet haben wird, beschreibt derartiges Geschehen in Hai'an (dem Brückenkopf auf dem Festland gegenüber von Hainan) und merkt dazu unter anderem an: „Die Feuerwerkskörper, mit Schwarzpulver gefüllt, platzen der Reihe nach, dadurch kann man die Miasmen (*zhangqi*) verjagen."[74] In solchem Brauchtum lebt die alte Vorstellung von der Vertreibung der Krankheitsdämonen im hauptstädtischen Nuo-Ritual (儺) der Han weiter. Als Nachhall davon wurden sogar bis vor kurzem gewisse, gegenüber den klassischen Vorbildern stark modifizierte Varianten noch in manchen chinesischen Dörfern praktiziert.[75]

Die charakteristischen Erscheinungsformen des gefürchteten alljährlichen Fiebers werden in den zahlreichen Gedichten folgender Generationen mitunter sehr einprägsam dargestellt: Die Anfälle beginnen mit heftigem Schüttelfrost („wie wenn man nackt auf Eis läge"), gefolgt von Attacken mit heftigem Fieber „wie wenn man einen Glutofen entfachte".[76] In der Dichtung der Tang verzeichnet die Schilderung des eigenen Krankheitserlebnisses in dieser Weise eher Krankheitssymptome, während ein allgemeines Unbehagen über die Hilflosigkeit und Ausgesetztheit in der fremden und feindlichen Umgebung vorrangig die Miasmen (*zhang*) der Umgebung hervorkehrt. Han Yu, der in seinen Klagen so beredt über das unerträgliche Klima und seine besonderen Gefahren im Süden berichtet, sagt in seiner Tirade gegen den Fieberdämon nichts über den krankmachenden Süden. Dennoch besteht eine enge Verbindung zwischen beiden, die den Zeitgenossen vertraut war. In einem Gedicht, welches der Tang-Poet Yuan Zhen seinem Freund Bai Juyi schickt,[77] ist in einer Art von syntaktischem Parallelismus einerseits von „Wechselfieber" (*jienüe* 痎瘧) die Rede, welches im Herbst grassiert, anderseits von den „Wolken der Miasmen" (*zhang yun* 瘴雲); der Kausalzusammenhang wird zumindest durch diese Reihung suggeriert. Yuan Zhen lebte in den Jahren 810–815 in Jiangling (Jingzhou) am mittleren Yangzi in Verbannung, sodann war er auf Posten (als „marshal" *sima*) in Tongzhou 通州 (Sichuan, nordöstlich von Chongqing), einem ungesunden Ort, wegen seines feuchten Klimas berüchtigt.[78] Auf die „Miasmen am Fluß" (*jiangzhang* 江瘴) kommt er wiederholt in seinen Gedichten zurück.[79] Im Übrigen sehen manche spätere Dichter ihre Kunst als therapeutische Kraft, denn „Gedichte können die Fieberdämonen vertreiben" (詩能驅瘧鬼).[80] Offenbar helfen sie dem Kranken, mental mit seiner prekären Situation in der Einsamkeit einer fremden Umgebung fertig zu werden.[81]

73 Hummel 1943–1944, 856.

74 *Fuchuzhai waiji* 2.24. Ältere Zeugnisse zu Austreibungsritualen von Malariadämonen erwähnt Fan Xingzhun 1989, 301.

75 Eigene Beobachtung mit R. Brandl in Wu'an, Hebei, 1992. Zum Nuo der Han-Zeit vgl. Bodde 1975, 81.

76 In der Song-Zeit etwa im Gedicht von Yu Chou 虞儔 (*jinshi* 1163 oder 1164), *Zunbaitang ji* 1.2.

77 *Quan Tang shi* 416.4593.

78 Zur Lage von Tongzhou siehe Tan V, 52-53, 5 5. Zur Malaria-Gefahr der Region siehe Palandri 1977, 100.

79 Z. B. *Quan Tang shi* 402.4496, 4497.

80 Lu You in *Jiannan shi gao* 15.9b [235], in diesem Sinne auch 19.8b [299].

81 In diese Richtung weist auch ein Gedicht von Wang Anshi (*Wang Linchuan ji* 16.8): 清談消瘴癘, 秀句起煙雲. „Das ‚reine Gespräch' löst die schädlichen Miasmen auf, die eleganten Zeilen heben die Schwaden und Wolken hinweg."

Eine eindeutige kausale Verknüpfung zwischen dem verderblichen Fieber und den Vorstellungen der Schrecken des Südens liefert über den Vergleich der Semiologie hinaus das „miasmatische Wechselfieber" (*zhangnüe* 瘴瘧), dem früh spezielles Augenmerk zuteil wurde.[82]

In der medizinischen Literatur weist die Auseinandersetzung mit diesem Krankheitsbild eine lange Geschichte auf, sie beginnt bereits bei Ge Hong (283–363) In seinem *Zhouhou beiji fang* 肘後備急方 („Rezepte, im Ärmel griffbereit für dringende Fälle") schlägt dieser Alchemist und Medizinkundige die Behandlung einer besonderen Krankheit vor:[83] Im Abschnitt „Rezepte gegen kalte und heiße Varianten von (Wechsel)fieber" (*zhi hanre zhunüe fang* 治寒熱諸瘧方) bringt er eine Medikation gegen eine spezielle, „durch ‚Miasmen' hervorgerufene" Form (*zhangnüe*).[84] Sein Rezept enthält vor allem die beiden Substanzen *chanshan* 常山 (*Dichroa febrifuga Lour.*) und *huanglian* 黃連.[85] Die erstere, erwiesenermaßen gegen Malaria wirksame Substanz[86] ist auch in den meisten anderen der über zwanzig Rezepte in diesem Teil des Textes empfohlen.

Ge Hong eröffnet kein neues Kapitel der Systematik, sondern ordnet nur eine zusätzliche Variante in eine im medizinischen Schrifttum etablierte Gruppe von Krankheiten ein und bringt zugleich als weitere Ursache die Miasmen (*zhang*) ins Spiel. Der Terminus *zhangnüe*, der nunmehr für südliche Formen des Wechselfiebers steht, übernimmt im zweiten Teil des Binoms längst Vertrautes. Die Erfahrung von schreckhaft schweren Fieberschüben (*nüe*), die in bestimmter zeitlicher Abfolge auftreten, hatte schließlich am Anfang der Auseinandersetzung chinesischer medizinischer Traktate mit den klinischen Bildern des Wechselfiebers gestanden: Eine heute meist als Malaria verstandene Krankheit (*nüe*) ist schon im *Neijing* eingehend abgehandelt.

Wenn nun aber eine zusätzliche, auf die verderblichen „Miasmen der Berge" zurückgeführte Form in die bestehende Systematik einbezogen wurde, mußte sehr bald die Frage auftauchen, welche Beziehungen zwischen den tradierten und den neu beobachteten Krankheitsbildern bestanden. Waren die unterschiedlich verursachten Phänomene in den entscheidenden Punkten wirklich so ähnlich oder gab es am Ende doch Abweichungen, die Zweifel an der Sinnhaftigkeit einer solchen Reihung aufkommen ließen? Einen Markstein in der Bewältigung dieses Problems der Zuordnung stellt – wie auch sonst in der Erfassung des Verlaufs und der Symptomatik von Krankheiten – bereits Chao Yuanfangs 巢元方 (550–630) *Zhubing yuanhou lun* 諸病源侯論 („Von den Ursachen und Symptomen sämtlicher Krankheiten") dar. Es entstand in einer Zeit, als die Erschließung von Südchina nach den Anstrengungen unter den Dynastien der Liu Song (420–478) und der Südlichen Qi (479–502) mit der Wiederherstellung der Einheit durch die Sui- Dynastie (581– 617) eine neue Stufe der Intensität erreicht hatte.[87]

---

82 Zum Terminus siehe auch Zhang und Unschuld 2015, 673. Zur Differenzierung der Miasmen-Folgen vgl. Ma Qiang 2003.

83 Zur Textgeschichte schlägt Rodo Pfister vor (persönliche Mitteilung), als Vergleichsebene die Zitate aus Ge Hong im *Ishinhō* (10. Jh.) heranzuziehen. Dort (297) wird *zhangnüe* zwar bereits als eigene Form des Wechselfiebers aufgeführt, jedoch mit einem Zitat aus *Zhubing yuanhou lun* versehen, nicht aus Ge Hongs Werk.

84 *Zhouhou beiji fang* 3.57-61 (Abschnitt 16).

85 *Huanglian*: Unschuld 1985, 249, und Index 355: rhizoma von *Coptis chinensis* Franch. *Bencao gangmu* 13.574ff.

86 Dazu Tu Youyou 1989.

87 Zur systemimmanenten Würdigung dieses grundlegenden Textes vgl. aus der Fülle der medizinhistorischen Literatur Zhang Jiafeng 2001, insbes. 42ff.

Das Thema Miasmen (*zhang*) und Wechselfieber (*nüe*) wird durch Chao Yuanfang im Wesentlichen in zwei Abschnitten berührt. Einmal geschieht dies wie schon bei Ge Hong in der aus dem *Suwen* überkommenen Systematik des Wechselfiebers (*nüebing* 瘧病, „intermittierende Fieberzustände"). Das „durch Miasmen der Berge verursachte Wechselfieber" (*shan zhangnüe hou* 山瘴瘧候) ist eine weitere, jedoch nach Ursache und Verbreitung geographisch eingrenzbare Form:

> Diese Krankheit gibt es (in den Regionen) südlich der Pässe. Sie entsteht aus den Miasmen der Bergregionen. Ihre Erscheinungsweise, Schüttelfrost und Fieber, Ruhephasen und Ausbrüche haben ihre (festen) Zeiten. Das alles rührt von dem feuchten und giftigen *qi* der Quellbäche und Gebirgszüge.[88]

Verglichen mit den Abhandlungen über *nüe* (Malaria) in *Neijing* und *Jinkui yaolüe* 金匱要略, so der Kommentar (ebd.), bedeutet dies eine Erweiterung des Ursachen-Spektrums. Zu den Symptomen notiert dieser Passus zwei wesentliche, entscheidende Elemente. Einmal heißt es zur Periodizität der Fieberschübe: „Schüttelfrost und Fieber, Ruhephasen und Ausbrüche haben ihre (festen) Zeiten." Das ist ein verbindendes Element, das den Ausschlag für die Einreihung unter die Rubriken des Wechselfiebers gegeben haben wird. Doch dann folgt zum Vergleich mit bekannten Formen des Wechselfiebers: „Diese Krankheit ist schwerer als die (intermittierenden) Fieberzustände, die durch Hitze-Exposition (*shangshu zhi nüe* 傷暑之瘧) hervorgerufen werden."[89]

Der moderne Kommentar zu diesem Abschnitt vermerkt außerdem, daß die Zusatz- Bezeichnung „miasmatisch" (zhang) zwar schon bei Ge Hong auftrete, daß aber hier erstmals in Bezug auf Krankheitsursache, Verbreitungsgebiet und Symptomatik neue Informationen präsentiert werden.[90] Beachtlich ist vor allem der Hinweis auf den Schweregrad, er kann durchaus als Reflex auf Konfrontationen mit letalen Verläufen verstanden werden, die man von nun an mit den südlichen Formen des Wechselfiebers assoziierte.

Die in Kapitel 11 („Nüebing zhuhou" 瘧病諸候) des *Zhubing yuanhou lun* entwickelte Systematik des Wechselfiebers wirkt im Übrigen konventionell, sie nennt die folgenden Formen:

> *wen nüehou* 温瘧候, *jie nüehou* 痎瘧侯,[91] *jianri nüehou* 間日瘧候, *feng nüehou* 風瘧候, *dan nüehou* 癉瘧候, *shanzhang nüehou* 山瘴瘧候, *tanshi nüehou* 痰實瘧候, *hanre nüehou* 寒熱瘧候, *wanglaihanre nüehou* 往來寒熱瘧候, *lao nüehou* 勞瘧候, *fazuowushi nüehou* 發作無時瘧候, *jiu nüehou* 久瘧候.[92]

Diese Aufzählung stützt sich in der Wahl der einzelnen Rubriken wie auch in den Inhalten der Beschreibung weitgehend auf die überkommene Liste verschiedener Varianten des Wechselfiebers in *Suwen*.[93] Andererseits bietet das *Zhubing yuanhou lun* unabhängig von dieser altbekannten Reihung noch einen weiteren Abschnitt, der speziell den Miasmen (*zhangqi hou* 瘴氣侯) gewidmet ist:

---

88 *Zhubing yuanhou lun* 11.355.

89 Zum Terminus siehe *Suwen*, Abschnitt *cizhi* 刺志論. *Zhongyi dacidian*, 564, bringt spätere Erklärungen, u. a. *Yilin shengmo* von 1584.

90 *Zhubing yuanhou lun* 11.355.

91 *Zhubing yuanhou lun* 11.352 Anm. 1: wird in den Kommentaren verschieden erklärt: als Tertiana, aber auch als lange bestehende Malaria.

92 In *Ishinhō* (295 bzw. 298) kommen als weitere Varianten *guinüe* 鬼瘧 und *liannian nüe* 連年瘧 hinzu.

93 Siehe dazu die Tabelle nach Hoeppli im Anhang.

> Nun gibt es südlich der Pässe die *qingcao-* und *huangmao*-Miasmen. Sie sind den Affektionen duch Kälte (*shanghan*) nördlich der Pässe ähnlich. Im Süden ist es warm (*nuan* 暖), deshalb verwelkt das Laub im Winter nicht und fällt auch nicht ab, die Insekten finden keinen Unterschlupf, die verschiedenen „Gifte" (*du*) gehen aus dieser Wärme hervor. Als Folge entstehen die Miasmen. Im Frühsommer heißen sie *qingcaozhang* 青草瘴, im Spätsommer *huangmang zhang* 黃芒瘴. Sie sind wie die *shanghan*-Krankheiten (Unschuld: „durch Kälte bedingte Schädigung") im Norden.[94]

Dieser zweite Abschnitt handelt sodann fast ausschließlich von Therapie und von der Notwendigkeit, Arzneien im Süden ganz anders zu dosieren. Ferner enthält er bereits Hinweise darauf, daß die Krankheit bei den Einheimischen chronische Zustände annimmt, die nicht weiter therapiert werden müssen:

> Wenn die Therapie keinen Erfolg bringt, dann entsteht aus dieser Krankheit *huangdan* 黃疸 (Gelbsucht), wenn die Gelbsucht nicht therapiert wird, entsteht daraus eine fixierte Form (*shidan* 尸疸 wörtlich: „Leichen"-*dan*, gelbe Verfärbung wie bei einem Toten). Was diese betrifft, so erleiden sie die Menschen südlich der Pässe häufig, ohne daß eine Veränderung erreicht werden kann. Wenn sich dieser Zustand erst einmal eingestellt hat, muß man ihn nicht weiter behandeln (*bu xu zhi ye*).[95]

Fremde aus der Region nördlich der Pässe hingegen können geheilt werden, sofern sie die nötige Aufmerksamkeit erfahren. Schließlich skizziert der Abschnitt auch noch stichwortartig das schrittweise Vordringen des schädlichen Agens aus den Miasmen in den Körper, ganz im Sinne der traditionellen topographischen Vorstellungen, die sich an einem System von konzentrischen Kreisen der Verteidigung orientieren.

Der Vergleich mit den Kälteschäden bzw. dem Fieber des Typus *shanghan* im Norden ist sehr bemerkenswert, denn zusammen mit der Einreihung des *zhangnüe* unter die verschiedenen Arten des Wechselfiebers, die ja ebenfalls einen Vergleich impliziert, bietet er bereits in nuce die Grundlage für eine Stufenfolge unterschiedlich schwerer Verlaufsformen, wie sie dann in der Song-Zeit ausgearbeitet wurde.

Im Übrigen werden im 7. Jahrhundert die miasmatischen Krankheiten nicht nur im *Zhubing yuanhoulun*, sondern auch im Werk des Sun Simiao (541?–682?) als eigene Gruppe hervorgehoben. Auf jeden Fall sind mit dieser Betrachtungsweise gleichsam auf zwei Ebenen Grundzüge festgelegt, an denen sich die Zuordnung des „durch Miasmen verursachten Wechselfiebers" (*zhangnüe*) in den folgenden Jahrhunderten orientierte. Die eine Linie faßt diese südliche Krankheit nur als eine weitere, neu hinzugekommene Unterart des längst bekannten Wechselfiebers auf. Die andere versucht, ihre Eigenheit als isolierte Entität zu erfassen und zu analysieren. Beide Perspektiven erwiesen sich als vorteilhaft. Während die letztere den Blick für die Komplexität des Krankheitsgeschehens im Süden öffnete, lieferte die erstere eine feste Vergleichsbasis für die Analyse einer auffälligen Symptomatik und ermöglichte es, daß problemlos auf die durch Intervalle gekennzeichneten Fieberattacken des bekannten, schon in den klassischen Schriften explizierten Wechselfiebers *nüe* rekurriert werden konnte.

Die Frage der Beziehung zwischen den beiden Begriffe *zhang* und *nüe* zueinander kehrt auch im Werk des Wang Tao 王燾 (690–756) wieder:

> *Zhang* und *nüe* sind zwar zwei (verschiedene) Namen, in Wirklichkeit meinen sie ein und dasselbe. (Erkrankungen), die zuerst Kälte und dann Hitze oder umgekehrt zuerst Hitze und dann Kälte (wahrscheinlich hier doch: Schüttelfrost und Fieber) zeigen, heißen südlich der Pässe *zhang*, nörd-

94 *Zhubing yuanhou lun* 11.336f.

95 Ibid., 337.

> lich des (Großen) Flusses hingegen *nüe*. Das rührt daher, daß die lokalen Namen (*fang yan*: „lokale Bezeichnungen") nicht einheitlich sind, es handelt sich nicht um eigene, von einander abweichende Krankheiten (*bing*).[96]

Diese Annahme zweier bloß regional differierender Bezeichnungen, die im Grunde ein und dieselbe Gruppe von Krankheiten meinen, wird in späteren Debatten über die Arten des Wechselfiebers wiederholt erwähnt, so in der gewichtigen Kompilation *Puji fang* 普濟方 des Ming-Prinzen Zhu Su 朱橚 (1361–1425),[97] danach vor allem in *Zhangnüe zhinan* (1609).[98] Die weitere Anlage der Systematik hingegen folgt seit der Ming-Zeit durchaus verschiedenen Richtungen, deren Ausdifferenzierung ein eigenes Problem der Geschichte der medizinischen Lehrmeinungen in China darstellt. Hier sei nur darauf hingewiesen, daß Wechselfieber (*nüe*) und Miasmen auch weiterhin als unterschiedliche Gruppen von Krankheiten geführt werden: Fang Yizhi (1611–1671) wählt im medizinischen Teil seines enzyklopädischen Werkes *Wuli xiaozhi* (1664) diese Sichtweise.[99] Aus der anderen Seite steht sein Zeitgenosse Zhang Jiebin 張介賓 (1563–1640): Sein Opus magnum *Jingyue quanshu* 景岳全書 (1637) bietet zuerst einen Abschnitt „Nüeji", gleich im Anschluß daran dann den Teil „Zhangqi"; das „Wechselfieber der Miasmen" (*zhangnüe*) erscheint (neben anderen) als Bindeglied zwischen beiden als eine Form von *nüe*, wird dann aber auch noch gesondert in einem eigenen Abschnitt behandelt.[100]

Diese letzgenannte Zwischenstellung des Terminus *zhangnüe* bietet nicht bloß eine Brücke des Verständnisses, sondern verleiht vor allem der Bezeichnung selbst schärfere Konturen. Ein „durch Miasmen hervorgerufenes Wechselfieber" rekurriert zwar auf zwei ursprünglich vage Begriffe, *zhang* und *nüe*, doch verbinden sich in dem nun gängigen Binom (*zhangnüe*) die beiden Gesichtspunkte der Symptomatik und der Ätiologie, und dies in der Annahme, daß die Miasmen des Südens eine regionale Form des Wechselfiebers nach sich ziehen. Der Terminus verknüpft damit gleich zwei wesentliche Seiten der chinesischen Auffassung vom Wechselfieber, auf deren Spezifika (im Kontrast zur westlichen Tradition) Marta Hanson zu Recht hinweist:

> The old English term „malaria" has to do with the perceived cause, mal aria or bad air, and refers to the results of defilement from miasmas. By contrast, Chinese nüe has to do with the corresponence between alternating symptoms (i. e. fevers and chills) and simultaneous climatic conditions (i. e. hot yang qi and damp yin qi, or the combined damp-heat qi of the subtropical climate). Zhang, on the other hand, brought together the idea of barriers – spatial frontiers, non-agrarian mountanous spaces, and spatio-temporal regimes of climatic extremes – with that of miasmatic poisons that are part of the environment.[101]

Seit der Tang-Zeit auch im allgemeinen Sprachgebrauch etabliert,[102] wird *zhangnüe* von den Eliten der Tang in Gedichten neben den allgemein gehaltenen Klagen über Miasmen und deren Folgen (*zhangqi* und *zhangli*) gezielt angesprochen. Die Einreihung in ein bestehendes Ord-

---

96 *Waitai bi yao fang* 5.84 (aus *Beiji*, einem nicht weiter bekannten Text, siehe ebd. 940f.). Vgl. auch Fan Jiawei 2004, 141.

97 *Puji fang* 199.5232.

98 *Zhangnüe zhinan* 2.35: 瘴與瘧同病而異名. Über die Auffasung der Miasmen-Krankheit als einer Form des Wechselfiebers vgl. *Puji fang* 197.5164ff.

99 *Wuli xiaozhi* 4.11b-14a.

100 *Jingyue quanshu*, 288-302 („Nüeji", darin schon auf Seite 296 *zhangnüe* erwähnt), 303-311 („Zhangqi", darin auf Seiten 305f zwei Diskurse zu *zhangnüe*).

101 Hanson 2011, 79.

102 Schon in *Quan Tangwen* 514.5b-7b [5221-5222]; 601.8b [6074].

nungsschema der Semiologie wegen frappierender Ähnlichkeiten zentraler Leitsymptome stützt sich numehr auf neue Beobachtungen. Diese fanden sogar schon im 11. Jahrhundert ein Echo im Diskurs unter Gelehrten in Nordchina. Tatsächlich müssen die Ängste der Song vor einer Bedrohung der Gesundheit durch Miasmen aus dem Süden in der Hauptstadt gravierend gewesen sein. Im *Cangshu* 藏書 des Li Zhi 李贄 (1527–1602; gedruckt 1599) findet sich die Aufzeichnung eines Gesprächs des Philosophen Shao Yong 邵雍 (1011–1077) mit einem Gast.[103] Darin weist der Meister darauf hin, daß nunmehr mit den vielen Beamten aus dem Süden nicht nur verschiedene Krankheiten nach Nordchina kämen, sondern im Speziellen auch *zhangnüe*, d. h. durch Miasmen bedingtes Wechselfieber. Auch wenn diese Furcht vielleicht übertrieben gewesen sein mag: Aus heutiger Sicht ist sie ein Indiz dafür, daß die Gesundheitsgefahren, die im Süden lauerten, im Bewußtsein der Zeitgenossen in spezifischer Weise mit dem dort grassierenden Wechselfieber (*zhangnüe*) assoziiert wurden. Es waren eben nicht mehr nur die Miasmen allgemein, die dem Menschen aus dem Norden zum Verhängnis werden konnten, sondern, viel spezieller, Formen des Wechselfiebers, durch Miasmen bedingt.

Angesichts der somit festverwurzelten Denkmuster ist es verständlich, wenn der Übergang von Miasmen (*zhangli*) in die Manifestation von Wechselfieber (*nüe*) vielfach auch im Sinne eines kausalen Zusammenhanges, eines unter bestimmten Bedingungen folgerichtig ablaufenden Prozesses gesehen wird: Kaiser Renzong äußert 1046 gegenüber den Ministern:

> Die Regierungstruppen sind schon lange in den südlichen Breiten stationiert. In der Zeit zwischen Sommer und Herbst „manifestieren sich die Miasmen als Wechselfieber" (*zhangli wei nüe* 瘴癘為瘧). Man sollte deshalb dem Groß-Arzt in der Hauptstadt befehlen, Rezepte zu erstellen und Medizinen zu mischen, und sie ihnen schicken.[104]

Ganz analog lauten die Angaben für die wegen ihrer Fieber berüchtigte Präfektur von Yuanjiang (Yunnan, am Roten Fluß):[105] „Ein Mensch, den die giftigen Miasmen treffen, entwickelt leicht Wechselfieber" (*duzheng zhong ren yi nüe* 毒瘴中人易瘧) oder „die Miasmen erzeugen Wechselfieber" (*zhangli wei nüe* 瘴癘為瘧): Das Fieber (*nüe*) geht mithin unmittelbar aus den Aktivitäten der Miasmen hervor.

In diesem Sinne interpretiert ferner Gu Yanwu (1613–1682) die Zusammenhänge zwischen klimatischen Erscheinungen in den Bergen und dem Auftreten von Wechselfieber. In Quanzhou 泉 (Fujian), dessen Klima stark durch die Ausstrahlungen der Berge (*shanlan* 山嵐) und die schwüle Hitze (*yuzheng* 鬱烝) beeinflußt wird, erkranken die Menschen im 8. und 9. Monat vielfach an Wechselfieber (*huannüe* 患瘧). Das kommt daher, daß in diesen zwei Monaten die Emanationen der Berge (*lan* 嵐) am stärksten sind.[106] Diese Saisonspitze gilt auch für Guanyi 灌邑 (Guangxi): „Im 8. und 9. Monat ist es sehr heiß, es gibt viel Wechselfieber (*duo nüe* 多瘧)."[107]

Lokalchroniken sehen eine direkte Linie vom Auftreten der Miasmen zum Wechselfieber, so in Huizhou 惠州: „In der mittleren Periode des Herbstes brechen die Miasmen aus, die Menschen erkanken vielfach an den Symptomen von Wechselfieber."[108] Für den Kreis Wuyuan 武緣

103 *Cangshu* 24.464; weitere Quellen und Literatur zu dieser Episode in: Rosner 2017, 251 Anm. 57.

104 *Song shi* 493.14184.

105 Ausführliche Quellenangaben bei Zhou Qiong 2007a, 188f.

106 *Zhaoyu zhi* 50.1677.

107 *[Yongzheng] Guangxi tongzhi* 2.8 (Klima).

108 *[Daoguang] Guangdong tongzhi* 89.380: 又於秋仲季月瘴癘發作，人多瘧癥.

im Norden von Nanning (Guangxi) galt im 16. Jahrhundert: Der – gefürchtete – abrupte Übergang von Hitze bei strahlender Sonne und Kälte nach Regengüssen ist dort ausgeprägt: „Daher sind die gefährlichen Miasmen reichlich vorhanden, und die Menschen erkanken an Wechselfieber."[109] Eine weit über bloße Analogien hinausgehende, dezidierte kausale Herleitung der charakteristischen Krankheitssymptome des Wechselfiebers, auch der Spätfolgen, aus den klimatischen Besonderheiten der Miasmen-Zone bietet schließlich das *Chunan Miao zhi* 楚南苗志 („Traktat über die Miao im südlichen Chu") von Duan Rulin 段汝霖 aus dem 18. Jahrhundert. Duan war in den Jahren 1748–1753 Subpräfekt (*tongzhi*) von Yongsuiting 永绥廳 im südwestlichen Hunan, mithin in einer Phase der schrittweisen Unterwerfung dieser vielfach von Widerständen gegen die gewaltsam aufgezwungene chinesische Herrschaft erschütterten Region.[110] Wie die Kartenskizzen in diesem Werk belegen, gilt seine besondere Aufmerksamkeit der militärgeographisch durchdachten Anlage des Kontrollnetzes in den Siedlungsräumen der Miao, begleitet von dem – nicht ungewöhnlichen – Versuch einer möglichst umfassenden Beschreibung der kulturellen Eigenarten dieser Bevölkerungsgruppe, bis hin zu umfangreichen Glossaren. Ein Abschnitt mit der Überschrift „Wechselfieber im Gebiet der Miao" (*miaonüe* 苗瘧) faßt die wesentlichen Elemente zu dieser Plage des Südens prägnant zusammen:

> Das Siedlungsgebiet der Miao ist gebirgig. Emanationen der Berge und Dünste sind überall. In den vier Jahreszeiten ist es selten klar, es regnet viel. Jedes Mal, wenn die Feuchtigkeit besonders arg ist, verdichtet sich das krankmachende *qi* der Miasmen zum Wechselfieber der Miao (*miaonüe* 苗瘧). Die Bevölkerung wird leicht von diesem angesteckt (*ran* 染), um wieviel mehr die Neuankömmlinge! Schüttelfrost und Fieber treten heftig auf, entweder in Intervallen von einem Tag, oder von 3 oder 4 Tagen. Auch starke Männer entgehen dem nicht. Viele sterben nach zwei bis drei Attacken. Wer glücklich überlebt und zunächst beschwerdefrei ist, kann über Monate und Jahre dennoch nicht geheilt werden, denn er wird immer schwächer und zeigt monströse Schwellungen, er gewinnt nicht wieder eine (normale) menschliche Gestalt.[111]

Deshalb suchen die Miao, so folgert er, eifrig nach Heilkräutern und bereiten daraus Abkochungen, um die (Einwirkungen der) Miasmen (*zhang*) auszuschalten. Menschen aus den Inneren Gebieten empfiehlt sich zur Prophylaxe Zurückhaltung beim Essen, gleichmäßig warme Kleidung sowie allgemeine Vorsicht und Gesundheitsvorsorge. Der Kausalzusammenhang zwischen den Einwirkungen der Miasmen und dem Ausbruch von Wechselfieber ist hier trotz aller Ambiguitäten der Terminologie in einfacher Form ausgesprochen.

3 Die Differenzierung des miasmenbedingten Wechselfiebers nach Gefährdungsgraden

Seit der Song-Zeit trat eine neue Orientierungshilfe zur Einschätzung des südlichen Wechselfiebers hervor, welches, ausgehend von der Semiologie, eine Gradeinteilung der Gefährlichkeit vornimmt, eine im Wesentlichen in einer dreistufigen Skala.[112] Den staatlichen Stellen mußten kurze, holzschnittartige Gegenüberstellungen von Verlaufsformen durchaus entgegenkommen, waren sie doch ganz allgemein stets bestrebt, ein verläßliches wie auch einfaches Raster zur Beurteilung von politisch relevanten Phänomenen in den einzelnen Landesteilen zu gewinnen. Als

109 *[Jiajing] Nanningfu zhi* 1.18 (Klima): 故瘴癘多，而人病瘧.
110 Biographie in: *Guochao qixian leicheng*, 234.44a.
111 *Chunan Miao zhi* 5.20a [682].
112 Dazu Quellen bei Hsiao Fan 1993, 108ff, mit Beschreibungen schwerer und schwerster Verlaufsformen.

richtungweisend kann dazu ein Abschnitt im *Lingwai daida* (1178) des Zhou Qufei gelten, denn er enthält eine Darstellung verschiedener Schweregrade der Krankheit: Zwar steht am Anfang noch die bekannte Warnung, daß man im Süden jegliche Krankheit als „durch Miasmen verursacht" (*zhang*) bezeichnete. Dann jedoch werden, in eindeutiger Abkehr von solchen Pauschalisierungen, einzelne Arten des südlichen Wechselfiebers analysiert und in Kontrast gestellt. Zur Verdeutlichung dienen ihm Krankheitsbilder, wie sie aus dem Inneren China geläufig waren: Leichtere Formen ähneln dem Wechselfieber (*nüe*) des Nordens, schwerere den Affektionen durch Kälte (*shanghan*). Schwerste Formen weisen als Symptomatik Stimmverlust und Delir auf. Die Skala kennt drei Abstufungen:

> Die leichten Formen gleichen (*lei*) dem (altbekannten) Wechselfieber (*shannüe* 痁瘧),[113] man nennt sie kalte *zhang* (*leng zhang*). Die schweren haben nur *re* (Hitze) ohne *han* (Kälte), und die ganz schweren speichern die Hitze tief (蘊熱沉), (die Kranken) kennen nicht Tag und Nacht, es ist, wie wenn man auf einem Kohlebecken läge, man nennt sie heiße *(re) zhang*. Bei einer noch schlimmeren Form verliert der Kranke die Stimme, man weiß nicht, wodurch. Sie heißt (Stimmverlust durch Miasmen) *yazhang*. An der kalten Form (*leng zhang*) stirbt man nicht unbedingt, an der heißen (*rezhang*) stirbt man, wenn sie länger andauert. Was die stimmlose Form (*yazhang*) betrifft, so kann man sie unter Umständen heilen, wenn man den richtigen Weg findet. Kalte Miasma-Krankheit (*lengzhang*) wird wie Wechselfieber (*nüe*) behandelt, heiße (*rezhang*) wie Krankheit durch Kälteschädigung (*shanghan*). Bei der mit Stimmlosigkeit einhergehenden Form kann eine Behandlung nach dem Muster der entsprechenden Krankheit durch Kälteschädigung (*shiyin shanghan* 失音傷寒) zwar keine Erfolgsaussichten garantieren, aber in über der Hälfte der Fälle gelingt sie.[114]

Zhou Qufei steht mit dieser Darstellung zu seiner Zeit nicht allein. Es scheint, daß die Einteilung des Miasmen-Wechselfiebers (*zhangnüe*) nach dem Schweregrad des Verlaufs als Errungenschaft der innovativen Song-Medizin gelten kann. Diese Skala tritt repräsentativ im *Lingnan weisheng fang*. Im Abschnitt „*Zhimi fang* zhangnüe lun" beschreibt sie ein namentlich genannter Autor, Wang Fei (12. Jh.) in kurzen Worten:

> Wenn man jetzt die Rezeptbücher ansieht, so sagen sie alle: Im Süden ist das *qi* des Himmels (*tianqi*) warm bis heiß, im *qi* der Erde verdichten sich Dämpfe. Das *yin* ist eingeschlossen, *yang* hingegen strömt vielfach aus. Die Vegetation und das Wasser sind insgesamt durch übles *qi* gezeichnet. Wenn nun ein Mensch in dieser Gegend lebt und seine Lebenskraft (*yuanqi*) nicht gefestigt ist, dann wird er davon berührt und erkrankt. Das ist die Folge der Miasmen. In leichten Fällen wechseln sich Kälte und Hitze ab (*hanre wanglai* 寒熱往來), sie ähneln dem Wechselfieber des Nordens (*zhenglei jienüe* 正類痎瘧), man nennt sie *lengzhang* (kaltes *zhang*). In schweren Fällen sitzt die angestaute Hitze tief, es ist, wie wenn der Kranke Tag und Nacht auf glühenden Kohlen läge, man nennt sie 熱瘴 (*rezhang*). „Man verliert die Stimme und ist nicht mehr orientiert"[115]

Man sieht sofort, daß diese Skala dem in *Lingwai daida* (1178) dargestellten Stufen-Schema der Malignität von *zhangnüe* teilweise sogar bis in den Wortlaut hinein sehr ähnlich ist. Dies gilt nicht zuletzt auch für den Hinweis auf Therapiemöglichkeiten. Das *Lingnan weisheng fang* ist dezidierter, denn in der Interpretation der schwersten Form löckt Wang Fei gewissermaßen

---

113 „Chronische Malaria"; *shan* 痁 ist eine sehr alte Bezeichnung für Wechselfieber, schon in *Zuozhuan*, Herzog Zhao, 20. Jahr (Legge, 683; ausführlicher Kommentar in *Jingyi zaji* 16.6a-8a).

114 *Lingwai daida* 4.25-26 (Tu Youxiang 1996, 83-84, Nr. 68). Die Stelle ist häufig strapaziert worden. Vgl. auch die Interpretation in Marks 2012, 129.

115 *Lingnan weisheng fang* 1.8a [15]. In *Jingyue quanshu* 14.305 steht unter dem Titel „Zhangnüe lun" 瘴瘧論 von Wang Fei (aus Xin'an 新安) eine etwas veränderte, insgesamt stärker kolloquial gehaltene Version dieses Textes.

gegen den Stachel, indem er vergleichend auf andere Krankheitsbilder hinweist: Ist der Stimmverlust nicht dasselbe Symptom wie Versagen der Stimme (*shi yin* 失音) bei Kälteschäden (*shang han* 傷寒) oder auch mit dem Sprachverlust bei Schlaganfall (*zhong feng* 中風) artgleich? Dann wäre sehr wohl über therapeutische Möglichkeiten nachzudenken, so meint er, der Fatalismus mithin unangebracht.

Die kühle Form (*lengzhang*) verläuft nicht tödlich, die heiße (*rezhang*) führt zum Tode, wenn sie lange andauert, aber das Wechselfieber mit Stimmverlust (*ya bing* 啞病) galt somit im Süden als die gefährlichste und innerhalb kürzester Zeit tödliche Form der durch Miasmen verursachten Krankheiten.[116] Zur Benennung ihrer Symptome erscheinen Termini, die aus den frühen medizinischen Traktaten Chinas geläufig sind: Unfähigkeit zu sprechen, Benommenheit, Fieberdelirium sind allesamt nicht sehr spezifisch. Von den Einzelsymptomen des schweren Wechselfiebes hat die Stimmlosigkeit als schreckhaftes Zeichen nicht zuletzt wegen ihrer prognostischen Bedeutung am meisten imponiert.[117] Sie wird von einem hohen Medizinalbeamten der Song, Xu Ho 許洪 (fl. 1200), als Charakteristikum der *zhangnüe* in ihrer schweren Form hervorgehoben.[118]

Wenn man die Ergebnisse von Zuo Peng (2006) zugrundelegt und die Entstehung wichtiger Teile des *Lingnan weisheng fang* für die Zeit zwischen 1139 und 1148, auf jeden Fall vor 1160 ansetzt, dann ist es sehr wahrscheinlich, daß die Fassung des Stufenschemas in medizinischen Quellen die originellere als die des Zhou Qufei sein dürfte. Wang Fei betont zudem, er habe diese Dreiteilung aus den „Rezeptbüchern" herausgelesen,[119] was eine frühere Anregung vermuten läßt, auch wenn sie bisher nicht gefunden worden ist. Der Rückgriff beider Autoren auf eine oder mehrere, dritte Vorlagen ist denkbar.[120] Die Stufenskala ist in jedem Fall eine Novität, denn im einflußreichen medizinischen Kompendium der Nord-Song, *Shengji zonglu* (1117), werden zwar sehr wohl die Miasmen abgehandelt, auch das durch Miasmen ausgelöste Wechselfieber, doch eine graduelle Einteilung der Verlaufsformen wird dort noch nicht entwickelt, es herrscht der ältere Duktus des *Zhubing yuanhou lun* vor. Dieser kommt nicht zuletzt darin zum Ausdruck, daß *Shengji zonglu* im Kapitel 37 („nüebingmen" 瘧病門) eine Zweiteilung vornimmt. Einerseits werden die „Miasmen-Krankheiten" (*zhangji* 瘴疾) geschildert.[121] Sie entstehen durch Kontakte mit den Miasmen und weisen eine vielfältige Symptomatik auf: Kopfschmerzen und Schmerzen am Körper, Beklemmungen im Brustbereich, Kommen und Gehen von Kälte und Hitze, viel Schleim und Husten, Appetitlosigkeit, starken Durst, Gelbfärbung und Schwellung des Leibes, Abfall der Augenbrauen (dies alles in gängigen medizinischen Termini der Zeit). Auf der anderen Seite folgt in diesem Kompendium sogleich ein eigener Abschnitt, „Durch Miasmen verursachtes Wechselfieber" (*zhangnüe* 瘴瘧), der als wesentliches Merkmal die regelmäßigen Intervalle der Fieberanfälle und die Gemeinsamkeit mit dem Wechselfieber betont.[122]

---

116 Siehe auch Xiao Fan 1993, 109, ferner in *Lingnan weisheng fang* 2.61: 土人以瘂瘴, 最為危急. „Die Eingeborenen halten *yazhang* für die gefährlichste Form"

117 Fan Xingzhun 1989, 305 zur frühesten Beschreibung.

118 Xiao Fan 1993, 109, zit. *Zhinan zonglun* dieses Autors, erhalten als Appendix zu *Taiping huimin hejiju fang*.

119 *Lingnan weisheng fang* 1.8a [15].

120 Ein Passus aus dem *Zhangnüe shuo* des Wang Fei ist auch in *[Yongzheng] Guangxi tongzhi* 128.2035 wiedergegeben.

121 *Shengji zonglu* 37. 494f („Zhangqi").

122 *Shengji zonglu* 37.497ff („Zhangnüe").

Die neue Unterteilung nach Schweregraden des Verlaufs wird somit in der Song-Zeit aufgekommen oder zumindest verbreitet worden sein. Sie ist mit einiger Sicherheit aus Erfahrungen entstanden, die insbesondere im Verlaufe der forcierten Süd-Expansion (vor allem in Hunan, Guangxi, Guangdong) gewonnen wurden.[123] Der Einfluß des *Lingnan weisheng fang* blieb über lange Zeit hinweg bedeutend. Li Shizhen rekurriert im Zusammenhang mit dem „miasmatischen Wechselfieber" (*zhangnüe*) auf dieses Werk.[124] Ausgiebige wörtliche Zitate daraus sind in der geographischen Literatur enthalten: Der Abschnitt „Klima" in *[Wanli] Guangxi tongzhi* [萬曆] 廣西通志 (1599) besteht fast zur Hälfte aus einer nur geringfügig variierten Wiedergabe aus dieser autoritativen Schrift.[125] Andere Kompilationen über die Besonderheiten der Lebenswelt „südlich der Pässe" bemühen dieses Werk, um eine kurze und einprägsame Erklärung der Pathogenese von Miasmen-Krankheiten im südlichen Klima zu untermauern, z. B. Min Xu 閔敍 (17. Jh.) in *Yue shu* 粵述.[126] Als medizinische Autorität führt typischerweise Zhang Jiebin (1624) eine Reihe von Krankheitsfolgen der Miasmen auf[127] und weist zur Erklärung auf das „Zhangnüe lun" 瘴瘧論 des Li Daizhi hin, einen Abschnitt des *Lingnan weisheng fang*.[128]

Die weitere Verarbeitung des neuen Konzepts in medizinischen Kompendien bildet ein eigenes Thema, das angesichts der Fülle an neuen Ansätzen zur regionalen Medizin seit der späten Ming-Zeit besondere Herausforderungen stellt. Hier seien nur einige skizzenhafte Bemerkungen zu diesem Komplex angefügt, die im vorliegenden Zusammenhang von Bedeutung sein mögen. Die abgestufte Dreiteilung der Verlaufsformen steht im Zentrum eines schon erwähnten Werkes aus der späten Ming-Zeit, im *Zhangnüe zhinan* 瘴瘧指南 (Wegweiser durch die Formen des südlichen Wechselfiebers).[129] Zheng Quanwang 鄭全望, der diesen Traktat im Jahre 1609 verfaßt, widmet sich, wie der Titel ankündigt, speziell den durch Miasmen hervorgerufenen Formen des Wechselfiebers (u. ä.). Wie im Vorwort erklärt, inspirierte ihn ein aktueller Anlaß, das Erlebnis der großen Seuchen, die im Jahre 1602 grassierten.[130] Damals waren Krankheitsbilder zu beobachten, die nicht in die gewohnten Denkschemata paßten. Manche sahen aus wie Wechselfieber, doch die übrigen Befunde widersprachen dem („Kälte und Hitze zeigten keine Intervalle", *hanre bu jianduan* 寒熱不間斷). Ähnlich war es bei Analogien zu Krankheiten der Gruppe *shanghan* 傷寒: Sie glichen zwar Kälte-Schäden, aber gegensätzliche Symptomgruppen aus dem *Shanghanlun* (*sanyangjing, shaoyin, taiyinjing* 三陽經, 少陰, 太陰經) fanden sich nebeneinander (*qi* 齊). Nicht anders die Ähnlichkeiten mit den inneren Schädigungen (*neishang* 内傷): sie glichen diesen, doch das Pulsverhalten paßte nicht dazu („Der Puls am rechten Handgelenk war nicht größer als an der linken Hand", *qikoumai buda yu renying* 氣口脉不大於人迎). Die Ärzte waren ratlos, es gab unzählige Todesfälle durch Anwendung kontraindizierter Medikationen. Zheng erkannte die Notwendigkeit einer generellen Horizonterweiterung im Umgang mit den

123 In diesem Sinne auch schon Feng Xiang 2007, allerdings mit anderen Akzenten.

124 *Bencao Gangmu* 17.958, auch 967.

125 *[Wanli] Guangxi tongzhi* 3.43a-44a [261-263].

126 *Yue shu*, 17b-18a [224-225].

127 *Jingyue quanshu* 14.304: 中濕, 肢體重倦, 又多脚氣之疾.

128 Mit gleicher Reihung wie in der Einleitung zum Abschnitt Klima (*qihou*) in *[Yongzheng] Guangxi tongzhi* 2.7.

129 In B. Yang 2010, 179, mit (irrtümlich) 1709 statt 1609.

130 Zu diesen noch immer rätselhaften Seuchenzügen vgl. Dunstan 2011.

Krankheiten des Südens. Für seine Ambitionen sah er im *Lingnan weisheng fang* – er nennt es im Vorwort, absichtlich oder durch Schreibfehler: *Zhangnüe weisheng fang* 瘴瘧衛生方 des Li Daizhi 李待制 (Li Qiu 李璆) – eine geeignete Grundlage.

Zheng war ein Mann des Südens,[131] er stammte aus Xinzhou 信州 in Jiangxi, allerdings sind die Nachrichten zu seinem Werdegang spärlich. Nach eigenen Aussagen beschäftigte er sich schon vorher mit Krankheitsbildern in Min und Guang (oder im Grenzsaum von beiden), die eine regionale Prägung aufwiesen, indem sie von der tradierten Semiologie der traditionellen „Sechs Schäden" (*liu yin* 六淫) abwichen. Er war damit gewiß ein medizinischer „Regionalist" dieser Zeit im Sinne von Marta Hanson. Allerdings scheint er den äußersten Süden Chinas nicht aus eigener Anschauung gekannt zu haben. Immerhin fand sein Text später so viel Aufmerksamkeit, daß er von Qiu Jisheng 裘吉生 (1873–1947), einem Vorkämpfer der chinesischen Bewegung für das Überleben der autochthonen Heilkunde, Mitglied der Tongmenghui und ein berühmter Sammler alter medizinischer Werksausgaben, in dessen *Zhenben yishu jicheng* 珍本醫書集成 aufgenommen (1936).[132]

Verglichen mit seinem großen Vorbild geht Zheng viel systematischer vor. Dies kommt schon im Titel zum Ausdruck, der sich auf das „durch Miasmen bedingte Wechselfieber" konzentriert, und nicht in alter Manier ein umfassendes Panorama des krankmachenden Südens bieten will. Seine Absicht ist es, die „Grundlinien klar aufzuzeigen" (此其源委, Ende des Vorworts) und dazu einige eigene Gedanken beizutragen. Das riesige Material des *Lingnan weisheng fang* ist für die Praxis aufbereitet, gestrafft und abschnittsweise mit plakativen Überschriften versehen. Auch der umfangreiche Rezept- und Arzeneimittelteil ist leichter zugänglich, einzelne Substanzen (u. a. Betel) sind besonders hervorgehoben. Die klimatischen Zusammenhänge, bei denen zirkadiane Temperaturschwankungen so große Bedeutung beigemessen wurde, faßt er in einem eigenen Abschnitt zu den „Quellen für den Erwerb der Krankheit" (*shou bing zhi yuan* 受病之源) zusammen.[133]

Seine Abgrenzungen von anderen Gruppen von Krankheiten, insbesondere durch Kälteschäden wie durch Innere Schädigungen (*neishang*), werden als subtile Differenzierungen (*bianzheng* 辨證) dementsprechend gründlich ausgeführt, sie münden aber auch in mehr pauschalen Unterscheidungen. Er erklärt etwa: durch äußere Kälte verursachtes Fieber (*shanghan*) ist ansteckend, *zhangnüe* hingegen nicht (不傳染). Ebenso beurteilt er das Fieber innerer Genese (*neishang*), so nach Exzessen im Trinken, Essen oder nach übermäßiger Anstrengung, welches ebenfalls in Phasen von maligner Kälte übergehen (*qi fare e han* 其發熱惡寒) kann und die dem Miasmen-Fieber (*zhangnüe*) sehr ähnlich ist.[134] Besonderheiten der Symptomatik und des Verlaufs dienen ihm dabei ebenso als Anhaltspunkte wie die Kenntnis der Arzneimittelwirkungen, vor allem auch der Kontraindikationen.

Auf der anderen Seite bemüht sich Zheng, das miasmatische Wechselfieber selbst innerhalb der großen Gruppe des Wechselfiebers (*nüe*) von den übrigen, altbekannten und meist ätiologisch zugeordneten Formen abzugrenzen. Er zählt dazu die lange Reihe dieser Varianten auf, und

131 *Zhongyi renwu cidian*, 414: *zi*: Lingzhu 靈渚 (keine Lebensdaten).
132 *Zhongyi renwu cidian*, 635. Zur Bedeutung von Qiu vgl. auch Andrews 2014.
133 *Zhangnüe zhinan* 1.3f [465].
134 *Zhangnüe zhinan* 1.4a-5b [465-466].

zwar nach der überkommenen Systematik, die sich seit dem *Suwen* gehalten hatte.[135] Als zentrales Kriterium der Diagnostik dienen ihm die Intervalle zwischen den Fieberschüben. Die Intervalle zwischen den fieberhaften Ausbrüchen, so stellt er fest, sind bei den übrigen Formen des Wechselfiebers regelmäßig, wenn auch ganz verschiedenen Mustern folgend:

> Sie brechen an einem Tag einmal aus, oder an zwei Tagen einmal, auch an drei Tagen einmal, oder nach einem Intervall von einem Tag, oder nach einem Intervall von zwei Tagen, auch nach Intervall von drei Tagen, oder nach Intervall von einem Tag an zwei Tagen hintereinander oder an einem Tag zweimal, oder tagsüber und nachts, auch in der ersten Tageshälfte oder in der zweiten Tageshälfte, mit Schweißausbruch oder ohne Schweiß, auf jeden Fall einer bestimmten Regelmäßgkeit folgend.[136]

Mit dieser Fokussierung auf der Regelmäßigkeit der Fieberattacken liegt er im Trend seiner Zeit, denn dieses Kriterium dient im 17. Jahrhundert und danach auch anderen zur Abgrenzung des Wechselfiebers von sonstigen Fieberkrankheiten, insbesondere der gefürchteten Epidemien. So stellt Dai Tianzhang 戴天章 noch in *Guang wenyi lun* 廣瘟疫論 (1778), einer späteren Revision des *Wenyi lun*, zur Abgrenzung von Fieberanfällen bei „Epidemien" (*yi*) und dem Wechselfieber fest: „Sie haben auch mit letzterem nichts gemein, denn bei Wechselfieber hat der Ausbruch seine bestimmte Zeit, und Hitze und Kälte haben eine genau feststehende Dauer. Bei diesen aber (den Epidemien) haben Kälte und Hitze keine feststehende Ordnung, und ihre Dauer steht nicht fest."[137]

An den bisherigen Erfahrungen mit dem südlichen, miasmatischen Wechselfieber irritiert ihn, daß erhebliche Abweichungen der Intervalle zu beobachten sind. Gerade bei schweren Fällen (*zhong*) sind die Intervalle mitunter unberechenbar: Beim südlichen Wechselfieber (*zhangnüe*) treten sie vielfach nicht regelmäßig ein. Manchmal sind sogar anfangs Intervalle zu beobachten, während sie später fehlen, auch das Umgekehrte kann eintreten. „In der Anfangsphase weist das südliche Wechselfieber (*zhangnüe*) oft sogar keinerlei Intervalle auf, diese sind erst nach dem siebten Tag zu beobachten.[138] Es ist bemerkenswert, wie hartnäckig der Autor auf dieses eine, entscheidende Merkmal zurückkommt. Li Jingwei sieht insgesamt in der Beachtung des Intervall-Verhaltens einen wesentlichen Fortschritt, denn dadurch sei es Zheng möglich gewesen, eine miasmatische Form von den übrigen, bekannten Arten des Wechselfiebers abzugrenzen.[139]

Im vorliegenden Zusammenhang ist entscheidend, wie Zheng die Symptomatik des südlichen Wechselfiebers einordnet. Entscheidend sind für ihn die Leitsymptome („Es gibt nur die drei wesentlichen Symptome Kälte, Hitze und Stimmlosigkeit"), dazu die Schwere des Verlaufs. Zheng vertritt vehement die aus der Song-Zeit überkommene Stufenfolge der Formen von Wechselfieber, sie erscheint gebündelt in den Überchriften von drei Abschnitten hervorgehoben: Die kalte Form der Malaria (lengzhang) als leichtere Variante, die heiße Form des Wechselfiebers (rezhang), sodann die Malaria mit Stimmverlust (yazhang 啞瘴). Diese letztere gilt nach wie vor als die gefährlichste Variante, der Zheng große Ausmerksamkeit widmet. Aus diesem Grunde folgen im Anschluß daran gleich Überlegungen zur infausten Prognose (*buzhi zheng* 不治證),

---

135 Siehe dazu im Anhang die Liste in ihrer späten Form nach Hoeppli.

136 *Zhangnüe zhinan* 1.7b [467].

137 *Guang wenyi lun* 3.13: 亦與瘧不同,瘧發有時,寒熱長短有定,此則寒熱無時,長短無定.

138 *Zhangnüe zhinan* 1.7b [467].

139 Li Jingwei 1963, 25.

im üblichen Stil vor allem als Rückzugslinie für den Arzt gedacht.[140] Zheng sieht sich nirgendwo veranlaßt, die Systematik zu ändern, die *zhangnüe* als eine Variante des Wechselfiebers (*nüe*) begreift, trotz aller Abweichungen in den klinischen Verläufen.

Die Einsicht, daß es erhebliche Unterschiede in den Verlaufsformen der von Miasma (*zhang*) verursachten bzw. darauf zurückgeführten Fieber-Krankheiten gab, vor allem hinsichtlich der Prognose, scheint bereits zuvor Gemeingut der Verwaltungsbeamten gewesen sein. Chen Lian 陳璉 (1370–1454), der, aus Guangdong gebürtig, von 1392 bis 1401 als Lehrer an der konfuzianischen Schule in Guilin tätig war, unterscheidet eine leichte Form, die in Symptomatik und Verlauf der bekannten Malaria (*nüeji*) entspricht, von dramatischen Fällen, die mit Stimmlosigkeit und Verlust der Orientierung einhergehen und unweigerlich zum Tode führen.[141] Auf jeden Fall bleibt diese Linie handlicher Zusammenfassungen unter Beschränkung auf wesentliche Züge des Miasmen-Fiebers auch in der Folgezeit erhalten, sie setzt sich später fort bei Qu Dajun (1630–1696),[142] welcher im 17. Jahrhundert vorherrschende Ansichten jenseits der medizinischen Spezialtraktate skizziert. Qu Dajun führt mehrere Arten von *zhang* (-Erkrankung) auf, stellt dabei aber vor allem diese Skala in den Mittelpunkt:[143]

> Die Bezeichnungen der *zhang* (-Erkrankungen) sind mehrere. Im 8. und 9. Monat, in der Zeit des Gelbstrohs (*huangmao* 黄茅), ist die Sommerhitze noch stark, wie in einem Kessel, und wenn sich die Menschen darin bewegen, so leiden sie darunter, daß sie vom Hitze-Gift (*yandu* 炎毒) betroffen werden (*xin* 焮, eigentlich „gebrannt"). In leichten Fällen wechseln Hitze und Kälte sich ab, das nennt man „kaltes" Miasmenfieber (*lengzhang* 冷瘴). Schon schwerer wiegt, wenn das angestaute Feuer auf einem lastet und man Tag und Nacht wie in einem Glutofen sitzt, das ist „heißes Wechselfieber" (*rezhang* 熱瘴). Dauert ein solcher Zustand ein bis zwei Tage, dann ist das Blut eingedickt und keine Rettung mehr möglich. Im allerschwersten Fall verliert der Kranke seine Stimme und die Orientierung, dies nennt man „stummes" Wechselfieber (*yazhang* 啞瘴). Die kalte *zhang*-Krankheit ist sehr ähnlich dem Wechselfieber (*jienüe* 痎瘧), im Herbst erkranken viele daran, sobald das Wetter kühl wird und die strenge Kälte einsetzt, gibt es sie nur noch wenig.

Die unterschiedlichen Verlaufsformen des Wechselfiebers fanden schließlich ein Echo in dem Genre der Gelegenheitsgedichte, in denen chinesische Bürokraten nach ihrer Versetzung in den Süden oder Südwesten ihre Erfahrungen und wesentlichen Eindrücke beschrieben. Repräsentativ urteilt Zhang Lücheng 張履成, der 1710 seinen Dienst als Präfekt im gefürchteten Malariabezirk von Yuanjiang 元江 in Yunnan antrat, indem er folgende Zeilen zur Situation an seinem neuen Amtssitz verfaßt:

> Obwohl in der Präfekturstadt trotz der Hitze (die Lage) noch erträglich ist, kann man das Gift in der „Barbaren"-Zone (am Rande) keinesfalls als leicht bezeichnen (*buqing* 不輕). Wenn die Rispen des Reises herunterhängen (d. h. nach dem 7. Monat) ebenso wie zur Blütezeit der Areca-Bäume (im 2. und 3. Monat) (gilt): Wer tief davon getroffen ist (*ganshen* 感深), verliert die Stimme und ist nicht mehr zu kurieren. Wer (das Gift) nur oberflächlich aufgenommen hat (*xuqian* 蓄淺), entwickelt unangenehme Symptome, er kann jedoch am Ende überleben.[144]

140 *Zhangnüe zhinan*, 12f [469]. Zur Problematik siehe Rosner 2007.

141 Siehe Shin 2006, 28f. Ähnlich auch später *Xishi'er* 2.7ab.

142 Hummel 1943–1944, 201.

143 Tao Yufeng 2006, 347, Nr. 917 (Auszug aus *Guangdong xinyu* 1).

144 *[Daoguang] Yuanjiangzhou zhi* 4.4a, Gedicht Nr. 3. Zu diesem Gedicht auch Zhou Qiong 2007a, 189.

Aus heutiger Sicht betrachtet fügt sich diese seit der Song-Zeit in China herausgebildete Erkenntnis, die unter den Verlaufsformen des südlichen Wechselfiebers (*zhangnüe*) Grade verschiedener Gefährlichkeit abgrenzt, durchaus in eine erklärbare epidemiologische Konstellation. Sie entspricht der Realität des Krankheitsgeschehens einer Klimazone, in der *Plasmodium vivax* und *Plasmodium falciparum* nebeneinander auftreten. Daß eine solche Zone noch im 20. Jh im Süden Chinas Bestand hatte, dürfte erwiesen sein,[145] die Frage ist lediglich, wie weit man sie mit Fug und Recht in die Vergangenheit extrapolieren sollte. Nimmt man diese Verhältnisse jedoch für die Jahrhunderte der stürmischen Expansion Chinas seit der Song-Zeit, vor allem aber für die Epoche nach der Konsolidierung des Qing-Reiches am Ende des 17. Jahrhunderts, einmal als gegeben an, so bestanden im chinesischen Süden – schon entlang des Yangzi, aber auch im Gebiet südlich der Pässe (Lingnan) – mehrere Formen der Malaria gleichzeitig: Es wurden Fälle der seit dem Altertum vertrauten, letzlich harmloseren *Malaria tertiana* ebenso beobachtet wie die viel dramatischere, als schreckhaft empfundene *Malaria tropica*. Diese Tatsache erklärt auch viele Mißverständnisse, die sich um die gleich zu erörternde geographische Verbreitung der Malaria Südchinas gebildet haben.

145 Vgl. dazu jetzt die Übersicht in Zhou u. a. 2014. Vgl. auch Packard 2007, 262 Anm. 33, der sich auf Lu und Needham 1993, 347-348, und Miyashita 1979, 91, bezieht.

III Die geographische Zuordnung der Miasmen

1 Die historische Verbreitung der Miasmen über das chinesische Territorium

Die Konfrontation mit der neuen Lebenswelt des Südens hat das medizinische Denken in China geprägt. Die Heilkunde, so lautete eine Forderung der Erneuerer vor allem seit dem 16. Jahrhundert, sollte in Diagnostik und Therapie stärker als bis anhin die lokalen Besonderheiten dieser Region in Rechnung stellen.[1] Die permanente Bedrohung der Gesundheit hat jedoch auch den Umgang der Bürokratie des Kaiserreiches mit geographischem Wissen über die Peripherie verändert. Das Auftreten der Miasmen wird nun nicht mehr bloß in vage umschriebene, südliche Regionen projiziert, sondern zunehmend konkret verortet wahrgenommen: Die Miasmen werden als charakteristisches Merkmal abgegrenzter politischer Einheiten des Imperiums gesehen, von Präfekturen und Kreisen, dazu gelegentlich markanten Punkten des Verkehrssystems – wie Flußübergängen, Pässen, Stapelplätzen – zugeordnet. Je intensiver die chinesische Zivilisation in den Süden und Südwesten vordringt, desto genauer werden solche Ortsangaben. Diese zunehmende Präzisierung wiederum bestimmt Art und Ablauf der Maßnahmen, die zur Eindämmung der Gefahren ergriffen werden.

Allerdings ist diese Verortung ebenso vielsschichtig wie auch widersprüchlich. Auf der einen Seite spricht eine gewisse geographische Fixierung der Gefahr bereits aus einigen frühen Ortsnamen. In Guangdong etablierte sich schon im 5. Jahrhundert ein Linzhangjun 臨瘴郡.[2] Der Ort liegt nahe einem auch später berüchtigten Malariagebiet, Qinzhou 欽.[3] Den Flußnamen Zhangjiang 瘴江 auf dem Gebiet von Lianzhou 廉州 – im Westen von Guangdong, ebenfalls notorisch für seine Malaria – übersetzt Hargett aus einem Gedicht des Tang-Poeten Shen Quanqi 沈佺期 (ca. 650–713): „Long ago men spoke of the Plague River Road (昔傳瘴江路)."[4]

In Südwest-Sichuan gibt es in Yazhou 雅州 später einen Posten mit dem sprechenden Namen Xiaozhang bao 消瘴堡 („Ort, wo die Miasmen ausgelöscht sind" oder „Ort, von dem aus die Miasmen ausgelöscht werden").[5] Auf der anderen Seite standen Miasmen weiterhin als ein eher allgemein gefaßtes Attribut der krankmachenden Umwelt in einer noch nicht oder nur teilweise erschlossenen Randzone. Ohnehin trifft dies für entfernte Länder des Südens weit außerhalb des Imperiums zu. Das Territorium der Khmer von Zhenla 真臘 gilt im 7. Jahrhun-

---

1 Hanson (2011, 25ff) hat diese Verschiebungen im Einzelnen nachgezeichnet: „The Chinese geographic imagination in medicine."

2 *Songshu* 38.1208 führt den Namen als Linzhang 臨漳, doch Fan Jiawei stützt sich auf *Tongdian* 184.4951, wo eindeutig *zhang* 瘴 notiert ist, und bringt noch eine tangzeitliche Erklärung bei, der zufolge der Ortsname auf einen in der Gegend vorgegebenen Gewässernamen, Zhangjiang 瘴江, zurückzuführen sei. Auch die Lesung Linzhang 臨障 ist überliefert (*Songshu* 38.1216, Anm. 56); heute Guangxi (CHGIS).

3 *Zhonghua renmin gongheguo diming dacidian*, 3813. Zur Herleitung des Ortsnamen aus dem Begriffsfeld um Miasmen (*zhang*) siehe ferner Zuo Peng 2002, 260.

4 Aus „Ru Guimenguan" 入鬼門關; Hargett (2000, 141) gibt keine weitere Erklärung des Namens.

5 *[Yongzheng] Sichuan tongzhi* 4.106. Zur Übersetzung sprechender (programmatischer) Ortsnamen vgl. Rosner 2013a.

dert als „reich an Wasser, überaus heiß, ohne Frost und Schnee, doch voll von Miasmen-Gift".[6] Ähnliches charakterisiert nach wie vor die Peripherie des südlichen Herrschaftsgebiets. Eine schon zur Song-Zeit gängige Formel lautet „eine Gegend, (geprägt von den) Dünsten der Man und dem Regen der Miasmen" (*manyan zhangyu zhi xiang* 蠻煙瘴雨之鄉).[7] Diese Attribute stehen für die Gefährdung, die in marginalen Regionen des Südwestens eine dort gegen Insurgenten operierende Truppe erwartete. 1623 schlug ein Feldherr der Ming namens Liu Kexun 劉可訓 den Aufstand eines rebellierenden Häuptlings der Luoluo in Yongning 永寧 (Sichuan) nieder.[8] In der Aufzählung seiner Verdienste fehlt nicht der Hinweis, Liu habe sich mit seiner Truppe viele Jahre in die „(Zone) barbarischer Dünste und des miasmatischen Regens" vorgewagt, d. h. sich außerhalb der chinesischen Zivilisation bewegt.[9]

Fraglos gewann das Wissen um eine genauere Abgrenzung von Regionen, in denen man die Einwirkung von Miasmen zu gewärtigen hatte, in den Augen kaiserlicher Bürokraten nur Schritt für Schritt an praktischer Bedeutung,[10] während die Miasmen weiterhin als Chiffre für das Unheimliche bis hin zu den fremden Menschen einer andersartigen Umgebung dienten, auch für merkwürdige Sitten, die von den Chronisten des Kaiserreiches im Kontrast zu den eigenen „korrekten" Gebräuchen und Normen wahrgenommen wurden, doch kann man daraus nicht per se folgern, das Konzept der Miasmen diente in erster Linie der Charakterisierung des Fremden. Wenn die chinesische Expansion neue Abschnitte der Peripherie des Südens erreicht hatte, mußte man sich viel engagierter mit neuen lokalen Gegebenheiten auseinandersetzen, in der Song-Zeit in Sichuan, Guangxi, Fujian, in Teilen von Guangdong, danach in der Ming-Zeit in Guangxi, in der Qing-Zeit in Yunnan und Guizhou. Das Merkwort Miasmen (*zhang*) erinnerte unter diesen veränderten Perspektiven auch und gerade an sehr konkrete Gefahren in distinkten Regionen.

Die These von der Verschiebung des Miasma-Gebiets nach Süden

Es ist naheliegend, daß mit der fortschreitenden chinesischen Expansion auch die geographische Fixierung von Informationen über Miasmen in den äußersten Süden und Südwesten wanderte. Eine Orientierung darüber ist heute auf der Grundlage von ausgedehnten, hauptsächlich in China entstandenen Studien möglich; allerdings bleibt die Deutung dieser Verteilungsmuster kontrovers.[11] Gong Shengsheng vertritt die These, daß sich die nördliche Begrenzungslinie der Miasmen im Laufe der chinesischen Geschichte markant nach Süden verschoben hat.[12] Er liefert dazu eine zeitlich wie räumlich großflächige Kartenskizze, aus der die Verteilung der Herde in drei großen

6 *Suishu* 82.1837, zum Namen siehe Schafer 1967, 175.

7 *Song shi* 424.12662, Biographie des Xu Yuanjie (*jinshi* 1241), dessen plötzlicher Tod den Verdacht einer politisch motivierten Vergiftung aufwirft. Zu den Vorgängen siehe Davis 2009, 883f. Das dort angegebene *Jinshi*-Datum von 1232 dürfte wohl ein Irrtum sein.

8 Eine 1371 an der Grenze zum heutigen Guizhou eingerichtete Einheit indirekter Herrschaft (*anfusi*), vgl. Goodrich und Fang 1976, 1077.

9 *Ming shi* 249.6448: 出入蠻煙瘴雨者多年.

10 Dazu auch Marks 2012, 218.

11 Gong Shengsheng, Mei Li, Hsiao Fan, Fan Jiawei, Liao Youhua, Zhou Qiong und andere haben diese Verschiebungen erfaßt und davon teilweise Karten gefertigt. Vgl. ferner die Listen bei Mei Li u. a. 1997.

12 Die historisch-geographische Verteilung der Nachrichten über Miasmen stellt eine Konstante vieler Studien dar, beginnend mit Liao Youhua 1998 und vor allem Gong Shengsheng 1993 (und später).

Abschnitten – im Altertum, zur Tang- und schließlich zur Ming-Zeit – deutlich wird. Die Verhältnisse zur Song-Zeit sind nicht berücksichtigt und erscheinen auch im Text nur am Rande.[13]

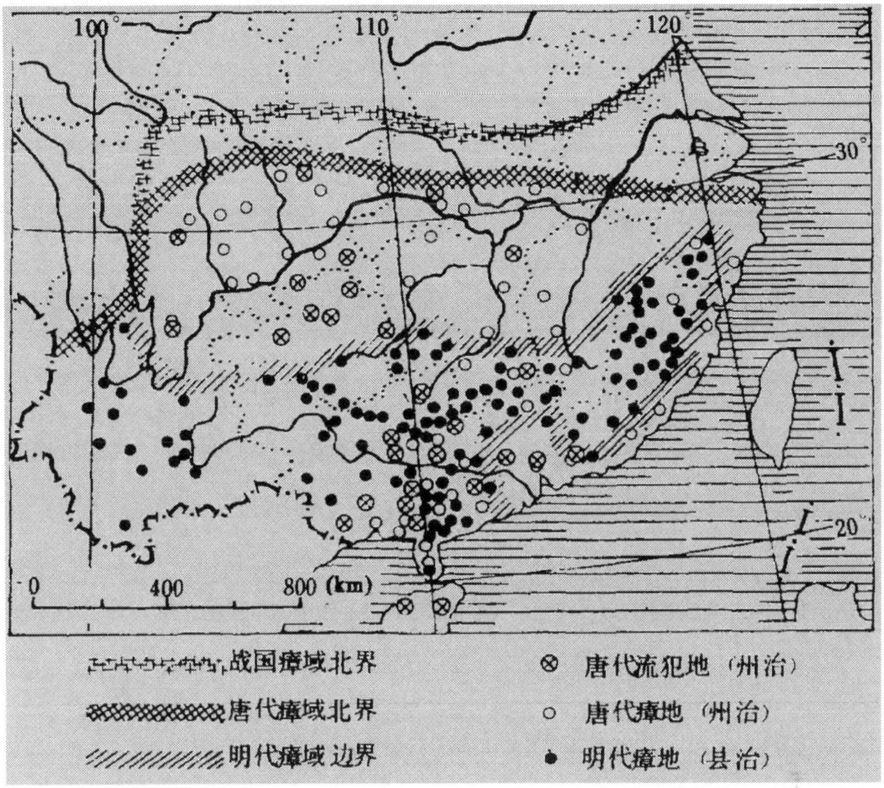

Kartenskizze 1 Zur Südverschiebung der Miasmen-Region (aus Gong Shengsheng 1993, 312)

Gong Shengsheng nimmt als zugrundliegende Krankheit eine vorwiegend maligne Form der Malaria (恶性虐疾) an, d. h. *Malaria tropica*, und argumentiert mit klimatischen Tatsachen: durch einen Rückgang der Durchschnittstemperaturen in Nordchina, später auch im Yangzigebiet, hätten sich die Bedingungen für Erreger wie *Plasmodium falciparum* signifikant verändert.

Der Kontrast in der Verteilung stellt sich wohl nicht so eindeutig dar, wie Gong es sehen möchte.[14] Die Verlagerung des Hauptinteresses in andere Provinzen bedeutete nicht, daß nördlich der von ihm 1993 vorgeschlagenen Trennungslinien keinerlei Miasmen mehr registriert worden wären. Mou Zhonghang und Wang Caiping bringen eine Verbreitungsskizze zur Ming- und Qing-Zeit, die im Großen und Ganzen der Verteilung auf Skizze 1 (Gong Shengsheng) entspricht, jedoch mit einigen Unterschieden:[15] Die Herde liegen im Wesentlichen südlich von 26°N, die gefährlichsten südlich von 25°N, doch auch nördlich dieser Zone werde danach an

13 Gong Shengsheng 1993, 309.

14 Zu dieser Kritik siehe Zuo Peng 2011, insbes. 35ff, davor schon Zhang Wen 2005 und Feng Xiang 2007.

15 Mou Zhonghang und Wang Caiping 2003, 19.

zahlreichen Orten über Miasmen (*zhang*) berichtet: In Zhejiang Pingyang 平陽, in Fujian Pucheng 浦城, Jianning 建寧, in Jiangxi Wuning 武寧, Xiushui 修水 (29°N, also weit im Norden der Provinz),[16] in Hunan Yuanling 沅陵 (28,5°N),[17] in Guizhou Shibing 施秉 (27°N, an der ost-westlichen Durchgangsroute),[18] in Sichuan Mabian 馬邊 (fast 39°N, in Xuzhou),[19] in Yunnan Qiaojia 巧家 (27°N, am Jinshajiang 金沙江).[20] Einige dieser Orte liegen innerhab der von Gong markierten Zone, andere wiederum weit nördlich davon.

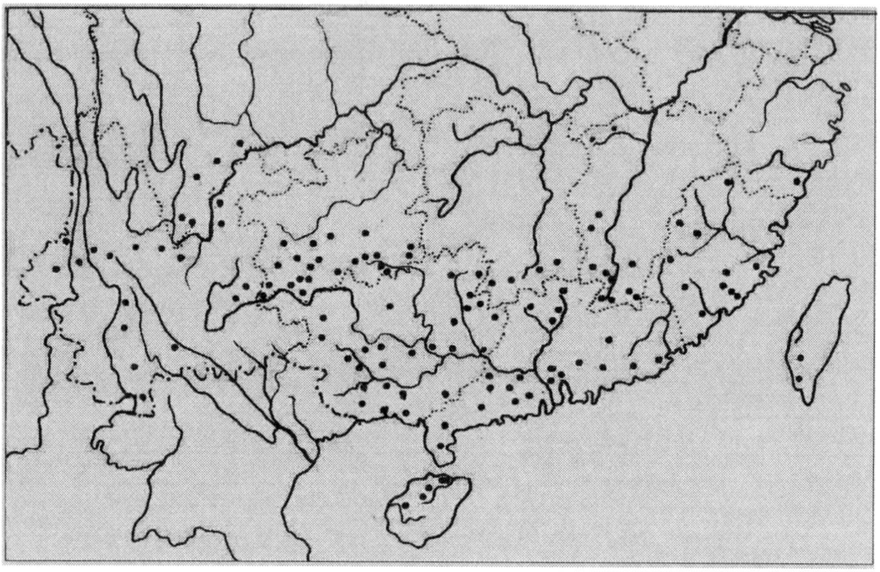

Kartenskizze 2 Zur Verteilung der Miasmen während der Ming- und Qing-Zeit südlich der Pässe (aus Mou Zhonghang und Wang Caiping 2003, 19)

Später datierte Hinweise auf Miasmen in Provinzen nördlich der Pässe widersprechen jedoch auf jeden Fall der Annahme von Gong Shengsheng (1993), wenigstens in ihrer extrem vereinfachten Form.[21] Dennoch ist sein Grundgedanke, daß das plötzliche Auftauchen von Miasmen (*zhang*) in den chinesischen Quellen etwas mit *Malaria tropica* zu tun haben könnte, durchaus berechtigt, denn es war wohl die Konfrontation mit bis dahin ungekannten, dramatischen Verlaufsformen der Malaria, die chinesische Beobachter aus dem Norden aufschreckte und sie veranlaßte, sich genauer mit deren Tatsachen zu befassen, auch wenn seine pauschale Gleichsetzung von *zhang* mit *Malaria tropica* abzulehnen wäre.[22]

16 Tan VII, 64-65, 2 2.
17 Tan VIII, 37-38, 4 3.
18 Tan VIII, 50-51, 3 7.
19 Tan VIII, 39-40, 7 8.
20 Tan VIII, 48-49, 3 9.
21 Vgl. dazu die Zusammenfassung bei Zhang Shan 2008, vor allem 63ff.
22 Zur elementaren Erfahrung, daß das Wechselfieber südlich des Yangzi schwerer verlief, vgl. auch Zhang Shan 2008, 69.

Die These von der stetigen Schrumpfung des Miasma-Gebiets

In vielen chinesischen Darstellungen der letzten Jahre steht diese These geradezu unangefochten da. Mei Li u. a. bieten für die Hauptregionen Guangxi und Guangdong eine Aufstellung häufig genannter Miasmen-Herde in der Ming- und Qing-Zeit[23] und folgern daraus: Seit der Tang- und Song-Zeit ist in vielen Provinzen ein Rückgang der Miasmen-Krankheit zu beobachten, in Zhejiang, Jiangxi, Sichuan, HuGuang, in Guangdong und Fujian in den Ebenen und entlang der Küsten.[24] Ernsthafte Gefahr bestand nach wie vor in Yunnan, Guangxi und Guizhou, doch schritt auch dort die Rückbildung voran. Für Yunnan wertet Zhou den Abschnitt „Klima" (*qihou*) in den einschlägigen Regionalbeschreibungen systematisch aus, ebenso wie literarische Quellen und kommt zu dem Ergebnis, daß im gesamten Süden und Südwesten der Provinz trotz erheblicher Verbesserungen die Gefahr bis zum Ende der Dynastie dennoch punktuell fortbesteht, insbesondere in den Regionen mit überwiegend indigener Verwaltung.[25] Immerhin vermerkt das *[Jiaqing chongxiu] Yitong zhi* [嘉慶重修]一統志, die Reichsgeographie von 1820, verbliebene Miasmen-Herde in Yunnan für Yuanjiangfu, Lin'anfu, dort besonders am Berg Heichongshan 黑沖山, in Shunningfu: die Region am Lancangjiang, ferner in Tengyue: am Berg Gaoli gongshan.[26]

Informative Skizzen zum Rückgang der Miasmen in Guangxi nach enthält die Studie von Zhang Chencheng der die Situation zur Ming-Zeit mit den Qing-Daten vergleicht.[27]

Gong Shengsheng ist für seine Interpretation der Südverschiebung des Miasmengebiets kritisiert worden, vor allem aber für seine eher unreflektierte Gleichsetzung der chinesischen Miasmen (*zhang*) mit der *Malaria tropica*, nicht zuletzt von Zuo Peng.[28] Doch auch mit der vorschnellen Annahme einer tendenziellen Schrumpfung der Miasmen-Zone durch die moderne Forschung hat sich Zuo Peng kritisch auseinandergesetzt.[29] Vor allem ist ihm die Annahme von Klimaveränderungen als wesentlicher Faktor bei Gong Shengsheng suspekt, weil die Grundlagen der Klimageschichte dazu noch viel zu wenig genau erforscht seien.[30] Im Ergebnis kommt Zuo Peng zu dem Schluß, daß das Verbreitungsgebiet der Malaria letztlich relativ stabil geblieben ist, daß sich allerdings der Grad der Sensibilität für dieses Phänomen geändert habe. Zuo Peng sieht, seinem ideologiekritischen Ansatz folgend, in den Angaben chinesischer historischer Quellen über die Gefährlichkeit von Miasmen in einer Region primär Chiffren, die markieren, wie weit die chinesische Kultur (Zivilisation) in den marginalen Zonen bereits vorgedrungen war: daher

---

23 Mei Li u. a. 1997, 38ff, mit zahlreichen Belegen aus den *Shilu*, einigen Referenzen (40-42) aus den *fangzhi*; der Schwerpunkt der Auswertung liegt allerdings bei Reise- und Inspektionsberichten der Ming-und Qing-Zeit.

24 Mou Zhonghang und Wang Caiping (2003) stützen sich in ihrer Darstellung der Verbreitung von Miasmen in der Ming- und Qing-Zeit ganz wesentlich auf Daten aus den *fangzhi* (vier Titel der Ming, darunter vor allem der Sichuan-Chronik von 1518, weiteren 25 der Qing, 9 aus der Zeit der Republik.

25 Zhou Qiong 2007, 152ff.

26 *[Jiaqing] Yitong zhi*, 25027 [Yuanjiangfu], 24505 [Lin'anfu], 24703 [Shunningfu], 25127 [Tengyue]; auch: *Dushi fangyu jiyao* 113.3692: 瘴氣最惡.

27 Zhang Chencheng 2007a, 42-43. Diese letzteren sind nach eigenen Erhebungen aus den *fangzhi* in einer Tabelle kompiliert, die Tabelle für die Ming-Daten stützt sich auf Gong Shengsheng 1997.

28 Zuo Peng 2004; Zuo Peng 2011, bes. 35ff (darin 37f mit Zitaten aus früheren Kritiken).

29 Zuo Peng 2004, 197f, vor allem Anm. 5.

30 Zu Fortschritten auf diesem Gebiet siehe jetzt Brook 2017.

die großen Unterschiede. Weil *zhang* (Miasma) und *man* (barbarisch) eng zusammenhängen, ist das eine die Extension des anderen. Verbesserungen von den schweren zu den leichten Miasmen, dann zum Verschwinden und schließlich zur Herstellung idealer Lebensbedingungen sind nur Hinweise auf den Stand des Zivilisationsprozesses: Am Ende hält das vielbesungene „reine *qi* der Inneren Gebiete" Einzug in die Peripherie.

Diese ideologiekritische Perspektive ist im Prinzip berechtigt. Die Versuche der kaiserlichen Administration, einen Rückgang der Miasmen festzuhalten, sind zwar bei aller Überlagerung durch Ideologie bis zu einem gewissen Grad sehr wohl real motiviert, mithin als Reaktion auf drohende Gefahren für Leib und Leben zu verstehen: Anders lassen sich die unermüdlichen Anstrengungen zur Umgehung der Miasmen nicht erklären. Jedoch ist der Verbesserungsgrad bis zum krönenden Endzustand ihrer völligen Eliminierung, der implizit wie auch explizit in den Quellen erscheint, nicht unbedingt Zeugnis eines erreichten oder überhaupt erreichbaren Zieles, sondern eher utopisch zu nennen: Er entspricht weniger einem Ergebnis, als vielmehr einem Idealbild: vor allem seine engen Beziehungen zum Glauben an die Allmacht der Zivilisation legen diesen Schluß nahe. Darauf wird später zurückzukommen sein.

Anderseits ist in vielen rezenten Untersuchungen namentlich in China selbst die vorherrschende Blickrichtung zu monokausal auf das unaufhaltsame Vordringen chinesischer Zivilisation und die positiven Folgen ihrer Wirtschaftsweise fixiert. Regressive Tendenzen in der Verteilung der Miasmen werden – wie auch schon in den historischen Quellen – kaum in Betracht gezogen.[31] Es ist fast durchwegs nur von positiven Veränderungen die Rede. Dabei ist zumindest nicht auszuschließen, daß sich die Malaria in manchen Regionen erst ausbreiten konnte, nachdem die chinesische Landwirtschaft dort Fuß gefaßt hatte. Wie von Packard (2007) überzeugend dargelegt, hängt die Verbreitung der Malaria ganz allgemein und überall von komplexen sozialen, ökonomischen und politischen Faktoren ab. Manchmal entstehen Epidemien von Malaria in Gebieten, die vorher schon entweder weitgehend saniert waren oder aber eine stabile Situation als Folge einer gewissen Immunität der lokalen Bevölkerung aufwiesen. Solche plötzlichen Ausbrüche können vielfältig bedingt sein: durch Wanderungen von ungeschützten Personen, anderseits Trägern von Parasiten, durch Änderungen der ökologischen Verhältnisse, neue Anopheles-Arten mit anderen Brutgewohnheiten usw.[32]

Unzweifelhaft belegen unterschiedliche Zeugnisse, daß über den langen Zeitraum von der Expansion der Song bis hin zur Spätzeit des Imperiums im 19. Jahrhundert in vielen Landstrichen des Südens eine Verkleinerung der Gefahrenzone. Diese meint in vielen Fällen allerdings vorwiegend einen Verwaltungssitz, etwa eine Präfekturstadt, samt deren näherer Umgebung, nicht die gesamte Fläche der Verwaltungseinheit; darauf wird weiter unten zurückzukommen sein. Eine Schwäche der auf solche Angaben gegründeten, rezenten These von einer fortlaufenden Schrumpfung des Miasmen-Gebiets besteht nicht zuletzt auch darin, daß sie Darstellungsformen der modernen medizinischen Topographie unreflektiert auf die Vergangenheit anzuwenden.[33] Dies dürfte kaum zulässig sein, denn die oft nur fragmentarischen Notizen in den

---

31 Nachrichten über eine Verschlechterung der Malaria-Situation in Yunnan liegen in China allerdings aus der ersten Hälfte des 20. Jahrhunderts vor, siehe Mou Zhonghang und Wang Caiping 2003, 14.

32 Dazu die Auflistung der Faktoren in Wernsdorfer und McGregor 1988, 969.

33 Ideologiekritik zur westlichen Topographie liefert der Sammelband Rupke 2000.

chinesischen Quellen sind keine systematisch gewonnenen Erhebungsdaten, sondern wurden aus ganz verschiedenen Anlässen und Perspektiven aufgezeichnet.[34] Diese gilt es gebührend zu berücksichtigen, will man ihrem Realitätsgehalt näher kommen.

2 Tendenzen in der Beschreibung von Miasmen-Zonen seit der Song-Zeit

Sowohl die These von der Südverschiebung des Miasmengebiets, als auch die Annahme seiner fortgesetzten Verkleinerung stützen sich wesentlich auf die Lokalchroniken (*fangzhi*). Die Anlage und Zielsetzung dieser Kompilationen sind wiederholt auch in der westlichen Literatur ausgeleuchtet worden.[35] Sie dienten, wenigstens sofern sie in offiziellem Auftrag erstellt wurden, vornehmlich einem durchaus praktischen Zweck, und zwar der Orientierung der Administratoren über die lokalen Besonderheiten ihres Amtsbezirks. Die Palette der Themen ist konventionell festgelegt. Informationen über die Verbreitung von Krankheiten nehmen darin zwar keinen besonderen Rang ein, wohl aber widmet sich eine spezielle Rubrik den Eigenheiten des Klimas, *qihou* 氣候, und darin kehren Hinweise zur Genese der Miasmen wie auch zur Lokalisation der Herde regelmäßig wieder:[36] Zusätzliche Angaben stehen ferner häufig in einem weiteren Abschnitt der Regionalbeschreibungen, „Sitten und Gebräuche" (*fengsu*). In Jiangxi z. B. wird in der Ming-Zeit für die Präfektur Nan'an 南安 (mit ihren vier *xian*, darunter Chongyixian 崇義縣),[37] im äußersten Südwesten der Provinz, an Hunan und Guangdong grenzend mitgeteilt: In der Präfektur von Nan'an treffen die Miasmen aus den Bergen (*lanzhang*) auf die Menschen (嵐瘴氣之擊人), und zwar in allen vier Kreisen.[38] Dieser wenig erfreuliche Befund der Rückständigkeit der Region wird sogleich durch das übliche Klischee unterstrichen, daß die Menschen im Krankheitsfalle beten, aber selten von den Möglichkeiten der Medizin Gebrauch machen oder Ärzte konsultieren. Ein niedriges kulturelles Niveau der unterentwickelten Peripherie steht gleichsam als Pendant zur noch weitgehend unerschlossenen Natur der Randgebiete.

Regionalbeschreibungen geben vielfach vor allem die Sichtweise der chinesischen Bürokraten wieder. Gefährdung durch die Miasmen bedeutete in dieser Optik vor allem die Beeinträchtigung der Funktionsfähigkeit der Organe kaiserlicher Regierung wie der Truppen des Reiches. Das heißt nicht, daß die Beamten des Kaisers blind für die Leiden der lokalen Bevölkerung gewesen wären. Deren Gesundheitszustand wird sehr wohl beachtet und immer wieder drastisch beschrieben, wie im Übrigen auch die Einsatzfähigkeit der Dienerschaft in den Residenzen der lokalen Mandarine.[39] Aber das primäre Ziel eines großen Teils der Kompilationen bleibt doch die Gewährleistung der Sicherheit und Effizienz des kaiserlichen Machtapparats, was bestimmte Konsequenzen für die Art der Krankheiten hatte, die im Fokus des Interesses standen. Auch wenn man mit Fug und Recht annehmen darf, daß andere Plagen, nicht zuletzt Begleiterscheinungen des Reisbaus (Schistosomiasis vor allem), sehr einschneidende Folgen für die Gesundheit

34 Zu einer Kritik der weit verstreuten Daten zur Verbreitung der Miasmen siehe den Forschungsbericht von Zhang Shan 2008, 70ff.

35 Vor allem von Moll-Murata 2001. Zur komplizierten Frühgeschichte der Gattung vgl. Bol 2001.

36 Und dies, wie Benedict (1996a, 18) bemerkt hat, im Unterschied zu den Nachrichten über Seuchen.

37 Zur Lage von Chongyixian siehe Tan VIII, 33-34, 6 2.

38 *[Jiajing] Nan'anfu zhi* 10.46f.

39 Vgl. dazu in den Zehn Regeln in *Lingnan weishengfang*, Rosner 2013b.

der Landbevölkerung hatten, so war dies für den Angehörigen der Elite nicht unmittelbar von Bedeutung, denn weder er selbst noch seine Standesgenossen mußten ja auf dem Reisfeld arbeiten. Miasmen (*zhang*) hingegen konnten zwar viele Krankheiten meinen, aber sie schlossen Malaria ein, und diese erregte vor allem deshalb erhöhte Wachsamkeit, weil sie sämtliche Schichten der Bevölkerung in Mitleidenschaft zog.

Miasmen-Herde und ihre geographische Fixierung

Die Registrierung dieses Phänomens in den *fangzhi* wie auch in anderen Quellen folgt in zunehmendem Maße dem Prinzip, zwei Faktoren zugleich im Auge zu behalten, die Ursachen der Miasmenkrankheit und die genaue Lokalisation der Gefahrenherde. Diese letztere Tendenz wird schon im 14. Jahrhundert in einem ganz anderen Zusammenhang deutlich, und zwar in einer denkwürdigen, in ihrem Ablauf nicht untypischen forensischen Untersuchung, über die Tao Zongyi 陶宗儀 (1316–1403) berichtet: Bei der Besichtigung eines alten Brunnens in Pingjiang 平江 im nordöstlichen Hunan waren hintereinander mehrere Menschen ums Leben gekommen, sodaß die Behörden eingeschaltet wurden. Die Todesursache bleibt weiterhin ungeklärt, doch „wenn schon die Emanationen der Berge und die Miasmen der Barbaren(gebiete) einen Menschen töten können, warum nicht auch das verdichtete *yin* in einem alten, seit Jahren ausgetrockneten (Brunnen)?[40]

Die Wirkungsweise der „Miasmen in den Barbarengebieten" (*shanfeng manzhang* 山風蠻瘴) dient in diesem Fall als geläufiges und daher plausibles Erklärungsmuster für ätiologische Vermutungen, die auf Analogie beruhten: Unbekannte, jedoch lokalisierbare Faktoren konnten, von außen auf gesunde Menschen einwirkend, unmittelbar deletäre Folgen nach sich ziehen. Die Verbindung zwischen einem regional gebundenen Agens und seiner tödlichen Wirkung ist auf diese Weise präziser erfaßt als in der früher verbreiteten Meinung vom allgemein „giftigen" Süden, die schon Han Yu vertreten hatte: „In den südlichen Regionen gibt es von jeher viel Gift, der Gast aus dem Norden fürchtet stets, diesem Gift zu erliegen."[41] Durch die Lokalisierung der Noxen in umschriebenen Herden wird auch die Entstehung der Folgekrankheiten konkreter, weil sie stets mit der Anwesenheit an einem bestimmten Ort verbunden sein muß, dessen Gefährlichkeit bekannt war. Die beharrlichen Bemühungen der Verwaltungsgeographie, Miasmen zu lokalisieren und abzugrenzen, erscheinen von hier aus betrachtet konsequent.

Einzelne Kreise und Präfekturen sind der bevorzugte Rahmen für die räumliche Kennzeichnung der Herde schon in der Song-Zeit,[42] in Jiangxi etwa die als ungesund verrufenen Kreise Longnan 龍南 und Anyuan 安遠, „wo die Miasmen schlimmer (*shen* 甚) sind als in den Gebieten außerhalb der Pässe." Li Fu 李復 (1052–1128) schildert plastisch, wie stark die Bevölkerung in seinem Amtsbezirk in Kuizhou 夔州 (östliches Sichuan, am Eingang zu den Yangzi-Schluchten, heute Fengjie 奉節)[43] an Wechselfieber (*zhangnüe*) leide:

---

40 In seinem *Nancun Chuogenglu* 南村輟耕錄 (1366) 11.139-140, Abschnitt „In einem ausgetrockneten Brunnen befindet sich Gift" (*kujing you du* 枯井有毒).

41 Han Yu, „Xianzhai du shu" 縣齋讀書: 南方本多毒, 北客恒懼侵. Übersetzung von Zach 1952b, 103, IV 14.

42 Zu geographischen Daten für die Song-Zeit siehe Xiao Fan 1993, 128ff, teilweise aus *Biji* oder ähnlichen Quellen.

43 Zur Lage von Kuizhou siehe Tan VI, 29-30 4 8.

> Es ist dort heiß, das *qi* der Erde strömt aus (wörtlich: wird ausgestoßen, „ausgepustet“: *yixie* 噫泄), während zugleich permanent Regen fällt. Die lokale Einwohnerschaft erkrankt an südlichem Wechselfieber (*zhangnüe*), leidet an Kopfschmerzen (*toutong* 頭痛) und von der Milz beeinflußter Diarrhoe (*pixie* 脾泄).[44] Dies ist in gewisser Weise (dem Krankheitsbild), wie es südlich der Pässe auftritt, sehr ähnlich.[45]

Die Leute, ob alt oder jung, trinken, um die Ausdünstungen der Bergwelt (shanqi 山氣) unter Kontrolle zu halten, alt und jung, permanent einen Aufguß aus Evodia (*zhuyu* 茱萸).[46] Li Fu zeigt sich überzeugt, daß die Medizin gegen lokale Krankheiten vorrangig in der Region selbst vorhandene Arzneien einsetzen müsse, und läßt daher eine großangelegte Bestandsaufnahme entsprechender Kräuter durchführen, ganz im Sinne des zivilisatorischen Auftrages, dem er als kaiserlicher Beamter verpflichtet ist.

Ein frühes Beispiel dafür, daß bestimmten Punkten des Verkehrsnetzes ein hoher Gefährdungsgrad zugeschrieben wurde, liefert die eher sagenumwobene, von Elementen des Erzählguts überlagerte Überquerung des Lushui 瀘水 durch Zhuge Liang 諸葛亮 (181–234) in Südwestchina im 5. Monat des Jahres 225 dar.[47] Zu überqueren war der Goldsandfluß (Jinshajiang), und zwar weit oberhalb des heutigen Luzhou. Die Route führte entlang einer Linie von heute Xichang 西昌 über Huiwu 會無 bei heute Lixi 黎溪 an den Fluß.[48] Zhuge Liang ließ, ehe er den Flußübergang an der gefährlichen Stelle überhaupt riskierte, ein Brotopfer (*mantou*, mit Fleisch gefüllt, als Ersatz für Menschenköpfe) durchführen, und war damit erfolgreich.

Flußübergänge blieben auch später im Fokus des Interesses. Der durch seinen umfassenden Bericht berühmte Reisende Xu Xiake überquert 1639 den Salwen (Nujiang) und geht anläßlich dieser Episode in seinem Bericht auf die Malaria ein. Xu wurde von den Leuten am Ort über die Gefahr unterrichtet: „Die Miasmen sind dort sehr giftig“. Man müsse vor einem Flußübergang Wein trinken, und im Sommer und Herbst sei es überhaupt unmöglich, den Fluß zu überqueren. Xu Xiake bemerkt dazu ganz nüchtern-realistisch und unbeeindruckt von den lokal kursierenden Schreckensgeschichten: „Ich habe nur Reis gegessen und keinen Wein getrunken, auch war ich im ersten Sommermonat (6. Monat, Mengxia) dort. Ich saß in meinem Boot und habe auch nicht eine Spur von der sagenhaften ‚Miasmen-Mutter‘ gesehen!“[49]

Kettenbrücken und deren Brückenköpfe galten als besonders gefährdet, vermutlich nicht zuletzt deshalb, weil sie von Reisenden häufig frequentierte, markante Punkte inmitten einer verseuchten Flußlandschaft darstellten und daher erhöhte Aufmerksamkeit auf sich zogen. Der

---

44 Zu diesem letzteren Terminus vgl. Unschuld 1986, 510.

45 „Kuizhou yao ji“ (in: *Jue shui ji* 6.20ab [64]): 雍蔽多熱, 又地氣噫洩而常雨, 士人多病瘴瘧, 頭痛脾泄, 略與嶺南相類.

46 *Evodia rutaecarpa (Juss.) Benth.* und Varietäten: *Bencao gangmu* 32.1524ff, ferner Bretschneider 1895, Bd. 3, Nr.291. Die Substanz steht im Zusammenhang mit dem Fest vom 9.IX., vgl. Eberhard 1968, 359.

47 Hierzu Eberhard 1968, 196.

48 Siehe die ausführliche Diskussion bei Fang Guyu 1987, 236ff. Schon Yang Shen, der große Kenner Yunnans in der Ming-Zeit, hat (in *Sheng'an ji* 77. 15b-16a, [642]) diese Routenführung als die „Lizhou-Strecke“ (黎州路) beschrieben und hervorgehoben, daß der Name Lujiang wegen der Färbung des Wassers für den „schwarzen“ Fluß steht, wie der Jinshajiang in diesem Abschnitt heißt.

49 Referiert in Lu Yongkang 1988, 124. *Xu Xiake youji* 8B.585. Zur Route des Xu Xiake siehe auch die Skizze im Anhang von Lombard-Salmon 1972.

Kettenbrücke über den Mekong nordöstlich von heute Baoanshi 保安 (Jihongqiao 霽虹橋, „Regenbogenbrücke") galt ein Gedicht von Yang Shen 楊慎 (1488–1559), in dem die Gefahren des Übergangs drastisch hervorgehoben sind:[50] „Tengshe (das Fabelwesen) treibt sich im Dunst herum, die Miasmen sind abscheulich" (螣蛇遊霧, 瘴氣惡). In Sichuan ist dazu die Brücke von Luding (Ludingqiao 瀘定橋) zu nennen, jene berühmte, in den Jahren 1705/06 errichtete Kettenbrücke über den Fluß Daduhe 大渡河, die ob ihrer strategischen Bedeutung mit einem sprechenden Namen („Die Gewässer Lu sind nunmehr unter Kontrolle") beschenkt und mit kaiserlichen Inschriften ausgestattet wurde. Politische Berühmtheit erhielt sie durch den am 29. Mai 1935 gelungenen Handstreich der Roten Armee während des langen Marsches.[51] In ihrem Umkreis muß es noch im 19. Jahrhundert Miasmen (*zhangqi*) gegeben haben, wie Yao Ying 姚瑩 (1755–1852) in seiner großangelegten, geradezu geopolitischen Schrift *Kang you jixing* 康輶紀行 (1845) bestätigt.[52] Die Sicherung der Flußübergänge verlangte besondere Anstrengungen der dafür abkommandierten Truppen, weil diese erhöhter Gefahr ausgesetzt waren, so bei Baoshan 保山 (Yunnan) im Jahre 1745.[53]

Die Situation an markanten Punkten jenseits des Lujiang (Salwen) und darüber hinaus im äußersten Südwesten hat Zhou Qiong (2007b) bis in die letzten Jahre des Kaiserreiches hinein verfolgt und durch Erfahrungsberichte vom Beginn des 20. Jahrhundert ergänzt.[54] Im Mittelpunkt stehen die Präfektur Yongchang 永昌 mit Tengyueting 騰越廳, insbesondere dessen Randgebiete. Viele der darin erfaßten Orte (z. B. Mengmao anfusi 猛卯 und andere Einheiten der indirekten Verwaltung) liegen an den traditionellen Aufmarschrouten nach Burma.[55] Es ist im Übrigen bemerkenswert, wie sehr gerade diese unwirtliche Zone noch lange nach den Kriegen des Qianlong-Kaisers das geostrategische Denken in China noch in der ersten Hälfte des 19. Jahrhunderts beschäftigte. Dies bezeugt Yü Zhengxie (1833) in einem Kapitel seines *Guisi leigao* zu aktuellen Themen der Grenze, worin er neben der umkämpften Randzone Yunnans auch Taiwan, Macao, ferner das in solchen Betrachtungen in dieser Zeit häufig gegenwärtige Rußland behandelt.[56]

Neben den Beschreibungen einzelner Bezirke gibt es auch die großflächige Zusammenschau mehrerer Areale. Eine solche wurde schon im 18. Jahrhundert in Südwest-Guizhou versucht, und zwar südlich der Hauptdurchgangsroute nach Yunnan, südlich von Zhenning 鎮寧,[57] vor allem in den Bezirken Nanlong 南籠 (heute Anlong 安龍), Zhenfeng 真豐.[58] Dort waren im 5. Jahre Yongzheng (1727) viele Nong Miao 儂苗 aus Guangxi eingewandert.[59] Sie tragen den

50 *Diannan zazhi* 7.17b. Zur „Regenbogenbrücke" auch *[Jiaqing] Yitong zhi*, 24874.

51 *Sichuan sheng diming cidian*, 1209; über Kettenbrücken in Sichuan sowie an Mekong und Salwen vgl. die Übersichtskarte in Needham 1971 (SCC 4-3), 209.

52 *Kang you jixing* 1.14b-15a. Das Werk stellt einen Versuch der umfassenden Orientierung mit dem Ziel der effizienteren Landesverteidigung dar, inspiriert vom Schock der Opiumkriege.

53 Hierzu im Einzelnen Zhou Qiong 2007a, 87f.

54 Zhou Qiong 2007b.

55 Karten bei Yang Yuda 2014, 98, 104 und 107.

56 *Guisi leigao* 9.322-354.

57 Mark Elvin 2004, 262ff. weist in seiner Analyse der Kolonisation von Guizhou auf diese Zone hin und zitiert dazu *Qian shu* 黔書 (1690).

58 Letzteres hieß von 1727–1797 Yongfengzhou 永豐, siehe Lombard-Salmon 1972, 81f.

59 Zur Bezeichnung dieser Volksgruppe und zur Problematik ihrer Zuordnung vgl. Lombard-Salmon 1972, 114ff.

Zopf und ähneln sehr den Chinesen. Innerhalb ihres Siedlungsgebiets gibt es Miasmen in Luohu 羅斛 und, weiter östlich, am Fluß Mengjiang 蒙江 in Ceheng 冊亨.[60] Als gefährdet gelten in der Qing-Zeit in dieser fernen Region auch Annanxian 安南縣 im südlichen Guizhou, dazu besonders die Präfekturstadt Xingyifu 興義府 und ihr Gebiet weit im Süden nahe der Provinzgrenze.[61]

In Schilderungen der Insel Hainan finden sich punktuelle Hinweise auf die Situation in einzelnen Verwaltungsbezirken, darüber hinaus besteht aber auch eine Tendenz, größere Räume kontrastiv zu klassifizieren. Die Gefahr auf Hainan konzentriert sich nach weit verbreiteter Meinung im Inneren der Insel, während die Küstenstreifen wenigstens zeit- und stellenweise ihren Schrecken verloren hatten.[62] Schafer verweist auf die schon im 10. Jahrhundert vertretene Einschätzung, daß Hainan, wiewohl weit entfernt inmitten des Meeres gelegen, gutes Wasser und gute Böden besitze, während in Chunzhou 春州 in Guangdong auf dem Festland die Miasmen sehr giftig seien, so daß alle, die dort hingehen, unausweichlich sterben.[63] Zhao Rugua 趙汝适 (1170–1228) betont in seinem *Zhu Fan zhi* 諸蕃志, daß Changhua 昌化 im Nordwesten der Insel keine Miasmen kennt und auch nicht das Übel von schweren Regenfällen (*shui lao* 水潦).[64] Der Sitz der Präfektur Qiongzhou galt auch in der Folge als kaum gefährdet. Dort befand sich seit 1738 der Sitz des „Intendanten für Leizhou und Qiongzhou" (Leiqiongdao 雷瓊道). Als im Jahre 1811 nach zwei Todesfällen eine lokale Besetzung dieses Beamtenpostens erwogen wurde, und zwar mit einem Kandidaten, der mit den Problemen der Seegrenze aufs engste vertraut sein sollte, zugleich aber auch „die Miasmen ertragen konnte" (*neng nai yanzhang* 能耐煙瘴) – im Gespräch war ein Präfekt aus Guangzhou –, lehnte die Zentrale in Peking brüsk ab: Miasmen hätten dort noch nie eine besondere Bedeutung gehabt.[65]

Auf der anderen Seite steht das Bild vom Inneren Hainans. Deren Besonderheiten werden 1684 dem Kangxi-Kaiser in einer Unterredung nahegebracht, die er mit Xi Zhu 席柱[66] führt, als

60 *[Qianlong] Guizhou tongzhi* 7.24ab. Deckt sich mit den Angaben in Yao u. a. 1936, 728, dazu dort Karte mit Nennung von Dörfern in Anlongxian, nahe der Grenze zu Guangxi (732); Luohu (heute Luodian 羅甸) kommt dort nicht vor.

61 *DianQian ji you*, 8; vgl. Yang Weibing 2008, 238.

62 Schafer 1970, 91 (*Shore of Pearls*) über die unbestimmte Angst des Su Dongpo, der 1097 im Exil von Changhua im Nordwesten der Insel ankam.

63 Ibid, 32.

64 *Zhu Fan zhi* 2.21a [38]: 地無煙瘴水潦之患, [...]. Auch zit. bei Xiao Fan 1993, 130. In der Präfekturchronik von Qiongzhou ist jedoch der Platz im frühen 19. Jahrhundert noch als gefährdet eingestuft.

65 *Jiaqing shilu* 247.2ab (Jiaqing 16/VIII).

66 Über dessen Person bestehen einige Unklarheiten. Die Kaisertagebücher der Periode Kangxi sprechen zu dieser Episode durchgehend von Shi Zhu 石柱, siehe *Kangxi qiju zhu*, 1200 (Kangxi 23/VII = 1684). Die Vorgänge um die Mission einer Person dieses Namens nach Guangdong und Fujian sind auch in der Biographie des Wu Xingzuo 吳興祚 (1632–1698) in *Qing shi gao* 260.9864 erwähnt, als *Neige xueshi* Shi Zhu 內閣學士石柱. Andererseits vermerkt Hummel (1943–1944, 777) eine Kooperation von Wu Xingzuo, damals Generalgouverneur von Guangdong, einem Befürworter des Außenhandels, genau in dieser Angelegenheit mit zwei Abgesandten des Kaisers, von denen einer Hsi-chu 席柱 heißt. Zudem wird ein *neige xueshi* dieses letzteren Namens in den Tabellen in *Qingdai zhiguan nianbiao* (910ff) geführt, für die Jahre Kangxi 21–24 (1682–1685) in dieser Funktion, während ein Shi Zhu in dieser Funktion dort nicht registriert ist. Ein weiterer Xizhu der Kangxi-Zeit wird in den *Shilu* häufig erwähnt, jedoch in ganz anderen, militärischen Ämtern. Die Biographie des Shi

dieser gerade von einer Inspektionstour in die südlichen und südöstlichen Küstenprovinzen (von Fujian bis nach Guangdong) zurückkehrt:

> „Die früheren Abgesandten waren nie bis Hainan gelangt. Jetzt bist du in dieses Gebiet gekommen. Wie sind dort die Zustände?" lautet die Frage. Xi Zhu berichtet: „[...] Das Land ist extrem heiß. Es gibt die ‚rohen' und die ‚gekochten' Li. [...] Die Bevölkerung der Gegend um die Präfekturstadt wirkt wohlhabend, (daher) gut gekleidet, [...] aber das Aussehen der Leute aus den entfernteren Landkreisen ist fürchterlich. Das Land produziert Aloe-Holz (*chenxiang* 沉香),[67] Betel und Blüten-Pfeffer (*huajiao* 花椒).[68] Die ‚rohen' Li gewinnen diese Güter im Inneren des Landes und veräußern sie an die ‚gekochten', die sie dann an die Händler weiterverkaufen. In den Bergen gibt es die miasmatischen Dünste (*zhangqi*), deshalb wagen es die ‚gekochten' nicht, sich dort hineinzubegeben, weil sie sonst unweigerlich erkranken."[69]

Im Übrigen galten zu Beginn des 18. Jahrhundert Danzhou 儋 im Westen, Yazhou 崖 im Süden und Wanzhou 萬 an der Ostküste, „weil sich die Miasmen noch nicht aufgelöst hatten" (*wei xiao* 未消), als unangenehme Dienstorte für Militärs. Für diese drei Posten wurde daher 1727 eine auf fünf Jahre beschränkte Verwendung der Kommandeure beantragt und auch genehmigt.[70] Es werden im 18. Jahrhundert weiterhin auch verdächtige Todesfälle unter den Beamten aus Küstenstädten Hainans berichtet: Kurz nach Amtsantritt verstarben auf diese Weise die Magistrate in Yazhou 崖 und Gan'enxian 感恩 im Süden bzw. Südwesten der Insel.[71]

Für die Einschätzung der Entwicklungsmöglichkeiten von Hainan insgesamt mag bedeutsam sein, daß bereits im Jahre 1550 Hai Rui 海瑞 (1513–1587) einen Plan vorlegte, der den Bau von Militärstraßen quer durch die Insel vorsah.[72] Die Vorschläge von Hai Rui wurden zu seiner Zeit verworfen, jedoch seit dem frühen 18. Jahrhundert von verschiedener Seite aufgegriffen, in der Spätzeit des Imperiums noch von Zhang Zhidong 張之洞 (1837–1909). Dieser letztere war 1883–1889 Generalgouverneur von Guangdong und Guangxi.[73]

Kriterien zur Beurteilung der Miasmen-Herde: Stufen des Risikos

Die chinesische Topographie, die in den Lokalmonographien (*fangzhi*), aber keineswegs nur dort ihren Niederschlag findet, charakterisiert des Weiteren das Auftreten der Miasmen nach einer besonderen Qualität, nach dem Grad seiner Gefährlichkeit; sie tritt zu den Informationen über die räumliche Ausdehnung der zu meidenden Zone, beide ergänzen sich am ehesten im kleinkammerigen Vergleich, vor allem im Kontrast von Verwaltungsort und Hinterland. Ziel dieser

---

Zhu 石柱 in *Guochao qixian leizheng* 354.21a bezieht sich auf einen Militär der Qianlong-Zeit (fl. 1740). Wir nehmen daher an, daß Xizhu gemeint ist und gehen der offensichtlichen Verwechslung nicht weiter nach.

67 Zur chinesischen Bezeichnung vgl. Schafer 1967, 197; Schafer 1970, 42.

68 *Zanthoxylum bungeanum Maxim*. Siehe *Bencao gangmu* 32.1515ff.

69 Zum kulinarischen Code in der traditionellen chinesischen Ethnographie siehe Rosner 2004.

70 *Yongzheng shilu* 61.23ab (1727); Vorschlag von Kong Yuxun 孔毓洵 als Generalgouverneur von Guangdong.

71 *Qianlong shilu* 67.22a-23b (Qianlong 3/IV, 1738).

72 „Shen Hainan dao chen shuangshan wen" 申海南道陳雙山文, in: *Hai Rui ji*, Bd. 1, 22-24; dort nichts über Miasmen, nur über Schwierigkeiten des Geländes, obwohl Hai Rui von der Insel Hainan stammte und mit der Miasmen-Gefahr durchaus vertraut gewesen sein mußte.

73 Goodrich und Fang 1976, 474. Zu Erschließungsplänen und zur Malariagefahr im Inneren von Hainan seit der Ära Yongzheng vgl. Csete 2006, 236ff. Zum gescheiterten Straßenbauprojekt durch das Gebiet der Li von 1886 vgl. Ibid., 239.

abwägenden Darstellungsform ist es in jedem Fall, die Lokalisation der Gefahr in bestimmten Arealen weiter zu präzisieren. Schon zur Song-Zeit entwickelt, wird sie in den späteren Phasen der Kolonisation des Südens in zunehmendem Maße verfeinert und ergänzt.

Zunächst seien zwei Extremfälle betrachtet. Einmal begegnet man der Feststellung, die lapidar verkündet, ein Ort sei „frei von Miasmen", obwohl er mitten in einer nach wie vor gefährdeten Region lag oder vielleicht zu einem früheren Zeitpunkt verseucht war. Für die Stadt Guilin wird diese Besonderheit schon früh hervorgehoben, wie eine Gedichtzeile von Bai Juyi (772 – 846) bezeugt: „In Guilin gibt es keine Miasmen."[74] Dieser Vorzug war demnach bereits in der Tang-Zeit fast sprichwörtlich.[75] Darüber hinaus wird über einen langen Zeitraum hinweg allenfalls eine Handvoll ähnlicher Fälle genannt: In Guangxi das unweit von Guilin gelegene Lingchuanxian 靈川縣,[76] auf einer Inschriftstele von 1101 am Junshan 軍山 in Nanfengxian 南豐縣 im Südosten von Jiangxi („Das Klima ist harmonisch, es gibt keine miasmatische Atmosphäre oder giftige Dünste.")[77] ferner in Yunnan Yimenxian 易門縣:[78] Zu diesem ist im Abschnitt Klima (*qihou*) der Provinzchronik vermerkt, daß trotz der Hitze im Spätsommer nicht von Miasmen geplagt werde.[79] An der kantonesischen Küste wird Leizhou 雷州, der bedeutende Brückenkopf für den Übergang nach Hainan, als „frei von Miasmen" (*wu lanzhang* 無嵐瘴) beschrieben (zumindest Ende des 16. oder Anfang des 17. Jhs.): „Die Berge in Lei (zhou) bilden langezogene Formationen, es gibt keinerlei Miasmen."[80] Für die Präfekturen Shiqian 石阡, Sinan 思南 und Zunyi 遵義 im Norden von Guizhou galt im frühen 19. Jahrhundert: „In den Bergen gibt es kein Miasmen-Gift."[81]

Wird diese Qualität einem Ort ausdrücklich bescheinigt, so bedeutet das vor allem größeren Handlungsspielraum für die kaiserlichen Behörden. Als im Jahre 1821 (Daoguang 1/II) in Yongbeiting 永北廳 (Yunnan, nordöstlich von Lijiang)[82] Unruhen bei den Randvölker im Grenzsaum zur Provinz Sichuan ausbrechen, hervorgerufen durch die aggressive, von chinesischen Siedlern betriebene Landnahme, wird sogleich reflexarig die Warnung laut, daß in dieser Provinz sämtliche Befriedungsaktionen mühsam seien, sobald mit dem frühen Eintritt der heißen Saison die Miasmen entstehen.[83] Wenig später folgt jedoch der Hinweis, in Yongbei gebe es nichts davon, jedoch erhebliche Schwierigkeiten des bergigen Geländes.[84]

---

74 *Baishi Changqing ji* 19.18ab („Song Yan dafu fu Guizhou" 送嚴大夫赴桂州): 桂林無瘴氣.

75 Wiewohl später gelegentlich angezweifelt, findet sich im Militärkapitel des *Song shi* (196.4900) aus den Jahren 1068–1077 ein Hinweis auf temporäre Truppenverlegungen von Guilin nach Quanzhou 全州 und Yongzhou 永州 „wegen Miasmenkrankheiten". S. a. Xiao Fan 1993, 130.

76 Mei Li u. a. 1997, 36.

77 *Qufu ji* 3.435: 然其風氣和平, 無瘴氛毒癘之虞. Nanfengxian, schon 257 gegründet, mehrfach verlegt, 837 am heutigen Platz. Mei Li u. a. 1997, 36.

78 Zur Lage von Yimenxian siehe Tan VIII, 48-49, 5 8.

79 *[Kangxi] Yunnan tongzhi* 2.19 (1691?).

80 *[Wanli] Leizhoufu zhi* 2.8: 雷山勢夷衍無嵐瘴. Zu Beginn des 16. Jahrhunderts noch gefährdet, siehe unter Eingabe von 1512.

81 *[Daoguang] Zunyifu zhi* 16.322.

82 Zur Lage von Yongbeiting siehe Tan VIII, 48-49, 3 6.

83 *Daoguang shilu* 13.13b-14b.

84 *Daoguang shilu* 15.25b-27a (1821).

Auf der anderen Seite werden einzelne Orte als hochgradig gefährlich eingeschätzt, gekennzeichnet durch „schwere" (*nong* 濃) Ausprägungen der Miasmen, schon seit der Song-Zeit:[85] In Zhaozhou 昭州 (Guangxi) ist die Bedrohung prekär (*zhangdai* 瘴殆), es gilt als der „große Exekutionsplatz".[86] Gefährlich ist auch die Lage in Heng 横, Yong 邕, Qin 欽 und Gui 貴 (Guangxi). In Guangdong wird im Osten Xinzhou 新州 als der „große Exekutionsplatz" bezeichnet, Yingzhou 英州 als der kleinere, d. h. der weniger gefährliche Bezirk.[87] Zur Einschätzung von Xinzhou 新州 (Guangdong, nahe dem heutigen Xinxing 新興),[88] schrieb Li Desi 厲德斯 (fl. 1100) die Gedichtzeile: „Achttausend *li* Weges von der Hauptstadt entfernt erfahre ich das ungünstige Klima in Xinzhou."[89]

Diese „Schwere" der Miasmengefahr ist naturgemäß relativ zu sehen, und sie präzisiert sich in dem Maße, wie Vergleiche angestellt werden. In Pinglefu 平樂府 (Nähe Guilin, Nordost-Guangxi)[90] besteht eine kontaminierte Region am Fluß unterhalb von Guilin, und zwar zwischen Yangshuo 陽朔 und Zhaoping 昭平.[91] In Hinblick darauf wird Guilin als frei von Miasmen herausgestellt, wie so oft in Zeugnissen durchgehend bis ins 19. Jahrhundert, dafür seien die Zone von Pingle 平樂 nach Wuzhou 梧州 und Gebiete am Linken und Rechten Fluß (Zuoyoujiang 左右江) reichlich davon betroffen (*misheng* 彌盛), und zwar in allen vier Jahreszeiten.[92] Für Cangwu 蒼梧 (das heutige Wuzhou) wird ein schwerer Ausbruch der Miasmenkrankheit für den Beginn der Ära Shaoxing (1130) vermerkt (*zhangli da zuo* 瘴癘大作), die Diktion der Notiz deutet auf eine epidemieartige Ausbreitung von der Art hin, wie sie seit dem frühen 20. Jahrhundert dokumentiert sind.[93]

Der Militärstützpunkt von Tongdaozhen 通道鎮 in Luochengxian 羅城縣 (Guangxi) gilt im 17. Jahrhundert als problematisch, die Gefahr des *zhangli* sei dort „um ein Mehrfaches erhöht".[94] Als im Jahre 1661 Yu Chenglong 于成龍 (1617–1684) seinen Posten als Magistrat von Luocheng antrat,[95] war der Platz praktisch verlassen, von Angehörigen der Yao und Tong bedroht und so ungesund („miasmatisch"), daß vier seiner neun Diener gleich starben, vier weitere ergriffen die Flucht; die Dienerschaft war generell wegen ihrer erbärmlichen Lebensverhältnisse ohnehin sehr viel stärker gefährdet. Yu hatte durchaus ein Auge für die feindliche Umwelt, wenn er in üblicher Weise dramatisierend schreibt:[96] In den abgeschlossenen Bergen und tosenden

---

85 Für die Song-Zeit hat Xiao Fan (1993, 130f) entsprechende Reihen zusammengestellt, für Guangdong und Guangxi. Mit Quellennachweis: „Exekutionsplatz" in Lingwaidaida u. a.

86 *Lingwai daida* 4.25.

87 Zur Lage von Xingzhou und Yingzhou siehe Tan VI, 65-66.

88 Zur Lage von Xinzhou siehe Tan VIII, 44-45, 4,7.

89 Zitiert in *Tansou*,19b [2176]: 八千里路新州瘴.

90 Zur Lage von Pinglefu siehe Tan VII, 74-75, 3 7.

91 Mei Li u. a. 1997, 37.

92 *Yue shu*, 17b-18a [224-225].

93 *Lingnan weishengfang* 1.2b [4], das Datum wird mit Shaoxing *gengxu* 庚戌 angegeben, doch entsprechen diese Zykluszeichen dem letzten Jahr der vorangegangenen Devise.

94 *[Yongzheng] Guangxi tongzhi* 19.265. Zur Lage beider im Norden von Liuzhou gelegener Orte siehe Tan VIII, 46-47, 3 5.

95 Hummel 1943–1944, 937, auch zum Folgenden.

96 *Huangchao jingshi wenbian* 21.62a: Brief an einen Freund über die Zustände in Luocheng.

Gewässern drohen die "miasmenreichen Regengüsse der Man" (*manyan zhangyu* 蠻煙瘴雨). Wenn Leute aus dem Norden sich dorthin begeben, kehren von zehn nur ein oder zwei zurück. In sechs Jahren Amtszeit sei es Yu jedoch gelungen, den Platz wieder zu besiedeln und die Lebensbedingungen zu verbessern. Zu einem Teil allerdings dürfte diese Erfolgsbilanz der Biographie zu relativieren sein, denn solche Lobeshymnen erinnern nur allzusehr an den Topos der zivilisatorischen Verdienste eines fähigen Administrators.

Die Unterscheidung von Plätzen nach dem Gefährdungsgrad war für die kaiserliche Bürokratie von einiger praktischer Bedeutung, weil eine geordnete Besitzergreifung des Südens naturgemäß von der Verläßlichkeit solcher Lageberichte abhing. Als Kriterien dienen zunehmend präzisere Aussagen über das Erkrankungsrisiko, letztlich aber auch zu dem am Ort zu erwartenden Krankheitsverlauf.[97] Weniger problematische Abschnitte werden mit verschiedenen Attributen bedacht: „geringgradig" (*xi* 稀), auch „wenig" (*wei* 微, *shao* 少) und *qing* 輕 („leicht") sind in administrativen Dokumenten in Gebrauch, ferner „nicht sehr" (*bushen* 不甚), wenn bereits Gu Yun 顧雲 (9. Jh.) über die Vorzüge von Huiji 會稽 (Shaoxing), Zhejiang ausführt: „Obwohl es nahe am Fluß und am Meer liegt, sind dort die Miasmen nicht sehr spürbar."[98]

Gu Yanwu (1613–1682)[99] verwendet für die Charakterisierung der von ihm beschriebenen Distrikte des Südens eine Skala: Sie beginnt mit der Stufe „wenig" (*wei* 微), die er fast überall im südwestlichen Fujian konstatiert, auch in Hunan, Guangdong, weniger konsequent in Yunnan. Sodann vermerkt er als nächste Stufe und Kontrast dazu er „es gibt Miasmen" (*youzhang* 有瘴) oder „viele Miasmen" (*duozhang* 多瘴), etwa in einer von Norden nach Süden verlaufenden Zone in Tingzhou 汀州 (Südwest-Fujian), zwischen Changting 長汀 und Shanghang 上杭. In wenigen Fällen geht er darüber hinaus, z. B. im Falle von Lianzhou 廉 (Guangdong): „Zwischen dem (Fluß) Zhangjiang 瘴江 und hier sind sie besonders ausgeprägt (尤甚)."[100]

Zusätzlich werden ungünstige Faktoren sporadisch und knapp notiert: Für das im Nordwesten am Fluß Richtung Wuzhou gelegene Deqingzhou 德慶州 das „niedrig-feuchte Land und die Emanationen der Berge (begünstigen) die Miasmen".[101]

Bereits das *Lingwai daida* (1178) unterscheidet zwischen berüchtigten Herden und weniger betroffenen Zonen des Südens.[102] Der Autor gibt seiner Verwunderung darüber Ausdruck, daß Qiongguan 瓊管 auf Hainan und Lian 廉 (Hepu 合浦 in Guangxi) sowie die Präfekturen Lei 雷 und Hua 化, wiewohl sehr peripher, nur wenige, leichte Miasmen kennen, während Zhaozhou 昭州 (das spätere Pinglefu 平樂府, im Südosten von Guilin) dafür berüchtigt und unter den Gelehrten als „großer Exekutionsplatz" verschien ist. Anderseits sind weit entfernte Plätze wie Heng 橫, Yong 邕 (das heutige Nanning), Qin 欽 und Guixian 貴 allesamt genau so

97 Vgl. auch Mou Zhonghang und Wang Caiping 2003, 18, aus *[Jiaqing] Guiyangxian zhi* (1817): 亦有淺深.

98 *Quan Tang wen* 815.31a [8567]: 雖枕江海而不甚瘴疫.

99 Der Titel (*zhaoyu* 肇域 als „Herrschaftgebiet") spielt auf Ode Nr. 303 des *Shijing* an. Zur Textgeschichte Hummel 1943–1944, 424.

100 *Zhaoyu zhi* 47.1582. LuoYuanyuan (2008, 21) erwähnt einen Fluß dieses Namens (*zhangjiang*) in einem Gedicht von Li Shen (780–846, „Der Pavillon am Fluß"), doch ist nicht zu ersehen, ob damit der bekannte Gewässernamen gemeint ist oder nur ein von Miasmen durchseuchtes, beliebiges Flußufer im Süden.

101 *Zhaoyu zhi* 47.1576: 土地下濕, 山嵐瘴癘.

102 *Lingwai daida* 4.25, Abschnitt *zhangdi* 瘴地.

schlimm wie Zhaozhou.[103] Diese zwischen mehreren Orten abwägende Betrachtungsweise des Risikos ist jedoch älter. Schon im 5. Jahrhundert wird Yuezhou 越州 (nach 478), welches ebenfalls im Südwesten der Provinz Guangdong liegt, etwas westlich der Halbinsel, die nach Hainan weist,[104] als sehr gefährlich eingestuft; es dient in dieser frühen Phase daher vorwiegend als Stützpunkt für Strafexpeditionen gegen die „Wildvölker", während Jiaozhou 交州 (nach damaliger Lesart westliches Guangdong) bereits als „harmonisiert" (*tiaohe* 調和) geführt wird, d. h. durch die Ausbreitung chinesischer Zivilisation und Gesittung von der Last der Miasmen befreit war.[105]

Von hier ist es nur ein Schritt zu noch genaueren Abstufungen. Für die Präfektur Nan'an 南安 (südliches Jiangxi nahe der Provinzgrenze) aus der Ära Jiajing (1522–1567) bietet der Abschnitt Klima (*qihou*) der *fangzhi* eine sehr pauschale, aber doch wesentliche Beurteilung der orographischen Verhältnisse: In der Stadt gibt es sie nicht, aber in der Tiefe der Bergtäler muß es sie noch geben, meint der Chronist.[106] Er bewegt sich damit in eingefahrenen Geleisen. Daß die Präfekturstadt, schon allein begünstigt durch ihre Lage meist in einer offenen Ebene, von Miasmen im Wesentlichen frei bleibt, während die Täler des Hinterlandes noch davon betroffen sind, gehört zu den wesentlichen siedlungspolitischen Erkenntnissen im Süden und wird daher immer wieder bestätigt, wie etwa für Xunzhou 潯州 (Guangxi): „Das ebene Gelände der Stadt und ihrer unmittelbaren Umgebung (*chengxiang* 城廂) zeigt wenig, die Orte in den Hügeln, an Klippen und in den Tälern jedoch viel davon."[107]

Noch genauer geht eine geographische Einteilung im 16. Jh vor:[108] In Xunzhou 潯州 sind die Miasmen sehr arg, im Osten der Präfektur hingegen, in Pingnanxian 平南縣 in der Nähe zu Wuzhou 梧州, ist es erträglicher. Vorrangig ist jedoch der Kontrast zwischen Präfekturstadt und Hinterland betont. Nicht anders in dem zur Song-Zeit noch gefürchteten Pinglefu 平樂府, Guangxi:[109] In den entlegenen Bergen sind sie zu Beginn des 18. Jahrhunderts „ausgeprägt" (*sheng* 盛), in der Stadt und dem Umland hingegen nur „leicht" (*qing* 輕)." Ganz ähnlich für die Ära Tianqi (1621–1627) in Ganzhou 贛州 (Jiangxi):[110] Die Präfekturstadt selbst ist weitgehend frei, doch in den peripheren Kreisen Xinfeng 信豐, Anyuan 安遠, Longnan 龍南 und Shicheng 石城 kommen zu bestimmten Jahreszeiten Miasmen auf, die im Winter verschwinden.

Dieses Verteilungsmuster wirkt etwas stereotyp, ist jedoch in Grenzen als realistisch anzusehen, weil es die schrittweise, nur punktuell erfolgreiche Eingliederung der Randzonen widerspiegelt: Der in den Quellen immer wieder behauptete, teilweise enthusiastisch gefeierte Rückgang kann als Indiz dafür gesehen werden, daß in den lokalen Zentren der Verwaltung im Laufe des 18. Jhs. eine relative Verbesserung der Malaria-Situation wahrgenommen wurde. In Zhaoqingfu 肇慶府[111] ist die Präfekturstadt im frühen 19. Jahrhundert frei davon, während es sie in den Kreisen von

103 Xiao Fan 1993, 130. Nördlich von Kanton, an der Durchgangsroute zu den Pässen. In Guangdong ist Xinzhou 新州 der große Exekutionsplatz, Yingzhou 英州 (heute Yingde 英德 in Guangdong) der kleinere.

104 Karte CHGIS, mit ausführlicher Dokumentation.

105 *NanQi shu* 14.267.

106 *[Jiajing] Nan'anfu zhi* 7.11-12.

107 *[Yongzheng] Guangxi tongzhi* 2.9. Ähnlich auch ebd. 2.11 Si'enfu 思恩府.

108 *Peng chuang rilu* 1.55b.

109 *[Yongzheng] Guangxi tongzhi* 2.8.

110 *[Tianqi] Ganzhoufu zhi* 1.10ab.

111 *[Daoguang] Guangdong tongzhi* 89.381. Die drei erstgenannten Kreise liegen im Nordwesten der Präfektur.

Deqing, Fengchuan, Kaijian sowie Xinxing und Enping noch gibt. Die Städte, insbesondere die Präfekturstädte samt ihrem landwirtschaftlichen Umland in der offenen Ebene boten eine gewisse Sicherheit, hingegen bestand in den Bergwäldern der weiteren Umgebung und in den entfernteren, kleinen Kreisstädten die latente Gefährdung auch weiterhin.

Im 16. Jahrhundert liegt für das Gebiet der Präfektur Nanning (Guangxi) eine genaue Staffelung der Gefahren vor. In der gesamten Präfektur wechselt Hitze (bei klarem Wetter) abrupt mit Kälte (nach plötzlich einsetzenden Regenfällen), „weswegen die Miasmen in hohem Maße vorhanden sind und die Menschen an Wechselfieber erkranken".[112] Doch die einzelnen bedrohten Kreise werden am Ende des Abschnitts „Klima" nach einer regelrechten Skala gereiht: In der Stadt Nanning selbst bleibt (zur Zeit der Redaktion in der Ära Jiajing der Ming, 1522–1566) wegen der Besonderheiten des offenen Geländes und seiner Vorteile der freien Luftzirkulation die Gefährdung gering. Dieser Vorzug der Präfekturstadt wird dann fast zweihundert Jahre später präzisiert: „Die Berge öffnen sich von allen vier Seiten, die Flüsse umgeben die Stadt. Die Emanationen der Berge können sich frei verteilen (*lanqi faxie* 嵐氣發洩), sie verursachen keine Miasmen-Krankheiten (*bu wei zhangli*)."[113] Leute aus dem Norden, die sich dort niederlassen, werden kaum auf Schwierigkeiten stoßen. Problematischer sind schon die Bezirke Hengzhou 橫州 sowie Yongchun 永淳 (beide im Osten der Präfektur), gefolgt von Wuyuan 武緣 und Long'an 隆安. Am Ende stehen die peripheren Kreise Shangsi 上思, Guohua 果化 und Guide 歸德: Sie haben den Ruf von Miasmen-Bezirken (*zhangxiang* 瘴鄉): „Wenn ein Mensch aus den Inneren Gebieten dorthin gelangt, wird er sogleich krank."[114]

Jenseits der zahlreichen Einzeldaten aus weit auseinanderliegenden Perioden sind somit immer wieder (hier wie in anderen Provinzen) zusammenhängende Situationsskizzen zu beobachten, die Abstufungen des Risikos nach einer Skala mitteilen. Überarbeitet wurden sie permanent, in kleinen wie in großen räumlichen Dimensionen: innerhalb eines Kreises, einer Präfektur, einer Provinz, aber auch noch größerer Territorien des Reiches. Und sie wurden zur Lösung akuter Probleme herangezogen, nicht zuletzt, wenn das leidige Problem der regionalen Besetzung kleiner Beamtenstellen zur Diskussion stand. In Guangxi moniert 1512 ein Zensor, daß besonders häufig neu ernannte Beamte sterben, weil sie an das Klima nicht gewöhnt sind und leicht von den Miasmen (*zhangli*) befallen werden. Sie erleben bald ihre letzten Stunden und sind oft am Morgen schon so reduziert, daß sie nicht mehr wissen, wie die Zukunft sein wird. Es stellt sich die Frage: Wie weit sollten Beamtenposten in den gefährdeten Regionen mit lokalen Kräften besetzt werden, die nicht so anfällig gegen die Miasmen waren?[115] Der Zensor wägt ab: Sichuan sei bereits ein „bedeutendes Territorium des Reiches" (*dafan* 大藩), Guangdong grenze ans Meer und sei vielfach „als voll entwickeltes Gebiet" (*letu* 樂土) einzustufen,[116] in Yunnan und Guizhou seien die Bergwälder zwar

112 *[Jiajing] Nanningfu zhi* 2.19: 故瘴癘多，而人病瘧.

113 *[Yongzheng] Guangxi tongzhi* 2.9f.

114 Ibid., 2.10.

115 *HuangMing jingshi wenbian* 10 [647ff].

116 Als „glückliches Land" (*letu* 樂土, entlehnt aus Ode 113 im *Buch der Lieder*) bezeichnet, in der administrativen Diktion ein Gebiet, welches einen hohen Stand in der Skala der positiven Umgestaltung – nach chinesischen Vorstellungen – erreicht hat. Über Quanzhou in Guangxi an der Grenze zu Hunan heißt es in *Yongzheng Guangxi tongzhi* 2.8 in diesem Sinne kurz und bündig: „Es gibt dort keine Miasmen, man kann es ein angenehmes Land nennen" (瘴癘不作，號樂土云). Der Terminus wird nicht nur im Süden angewandt. Qianlong

dicht, die Siedlungen mit „Barbaren“ durchmischt, es gebe stellenweise Miasmen (*zhangli*), diese seien jedoch letztlich nicht so gravierend (*shen* 甚) wie in Guangxi. Als Konsequenz müssen für die ganze Provinz Sichuan, in Guangdong mindestens für die Präfekturen von Guangzhou, Shaozhou 韶州, Nanxiong 南雄, Huizhou 惠州 und Zhaoqing 肇慶 die Beamten nach den regulären Bestimmungen ausgewählt werden. Sonderregelungen sollte Guangxi behalten, hingegen seien sie in Guangdong nur noch für Leizhou 雷州, Lianzhou 廉州, Gaozhou 高州 und Qiongzhou 瓊州 angebracht, dazu in Yunnan und Guizhou von Fall zu Fall für niedrige Posten. Es wird mithin für das frühe 16. Jahrhundert aus der Sicht der zentralen Verwaltung eine deutliche Abstufung der Gefährdungssituation großer Territorien wie auch einzelner Präfekturen ins Kalkül gezogen.

Viel später, in der Ära Yongzheng im 18. Jahrhundert, beschäftigt sich in Yunnan der Generalgouverneur Ortai (1680–1745) mit dieser Problematik. Ortai ist eine treibende Kraft hinter der großen Erschließungswelle der Provinz Yunnan zu seiner Zeit. Gegen die weitverbreitete, pauschalisierende Einschätzung der Malariagefahr in der Region am Mekong wendet er ein:

> Das Gebiet von Cheli 車里 ist üblicherweise als miasmenverseucht verschrien. Ich habe jedoch vernommen: Wo sich die Miasmen ansammeln, ist die Zone der tiefen Wälder und feuchten Regionen. Auf den Höhen und Plateaus gibt es keine Miasmen (*yanzhang*) oder sie sind wenigstens (in ihren Auswirkungen) sehr leicht (*qing*). In Simao 思茅, Meng Wang 勐旺, Zhengdong 整董, Xiao Mengyang 小猛養, Xiao Meng Lun 小猛崙 (= Cheli), Liu da chashan 六大茶山,[117] und Ganlanba 橄欖壩, Jiulongjiang 九龍江 (östlich des Mekong)[118] gibt es nur wenig Miasmen (*zhang*).[119] Es ist überhaupt nicht so schlimm wie in Yuanjiangfu 元江. Der Handelsverkehr der Chinesen verläuft jetzt ungehindert. Man sollte Militärposten und Verwaltungsbeamte einsetzen.[120]

Die differentielle Betrachtungsweise der Herde stützt sich auf wesentliche Elemente der Entstehung von Miasmen, die schon diskutiert wurden (in Kap. I). Zu den orographischen Gegebenheiten kommt in einigen Regionen auch noch die vertikale Situation, d. h. die Seehöhe der betroffenen Plätze.[121] Tan Cui (1725–1801) betont diesen letzteren Gesichtspunkt:[122] Miasma (*zhangqi*) sei in Yunnan überall verbreitet, in den Städten wie auf dem Lande. Nur die höher gelegenen Regionen seien davon weniger betroffen. In Guangxi, Sicheng 泗城, Xilong 西隆 (im äußersten Nordwesten dieser Provinz), einem Gebiet mit sehr intensiven Miasmen (*dushen* 獨甚), siedeln die Einwohner daher vielfach auf Anhöhen (*jumin duo zhu shanding* 居民多住山頂). Die Emanationen des Gebirges (*lanwu* 嵐霧) bleiben dann tiefer unten, und den *yin*-Dünsten könne man auf diese Weise ein wenig entgehen.[123]

38/II (1773) stellt ein Erlaß des Qianlong-Kaisers (in *Qianlong shilu* 926.6b-9a,)fest, wie sehr das Gebiet von Balikun 巴里坤 (im Nordwesten von Hami) allmählich zu einem solchen Landstrich werde: Ackerbau und Handel nehmen zu, die Lage ist seit langem ruhig, alles strebt der höheren Veränderung entgegen (d. h. der Sinisierung, *xianghua* 向化), Musik und Rezitation (弦誦) sind zu hören.

117 Zu den Sechs Teebergen vgl. *Zhongguo lishi diming dacidian*, 488.

118 Zur Lage dieser acht Orte siehe Tan VIII, 48-49, 7 8.

119 Ganz anders beurteilt hingegen Zhou Yuli 1766 die Situation genau entlang dieser Route.

120 *Yongzheng zhupi yuzhi*, 2746 (Yongzheng 6/VI/12, 1728); Stelle auch zitiert in Zhou Qiong 2007a, 217. Zur politischen Situation in Cheli im 18. Jahrhundert jetzt Yang Yuda 2014.

121 Siehe dazu auch Xiao Fan 1993, 129; zu Graden der Gefährdung durch Miasmen: Zhou Qiong 2007a, 158.

122 *Dianhai yuheng zhi* 12.93.

123 *[Yongzheng] Guangxi tongzhi* 2.11 („Klima“). Vgl. auch namentlich bekannte Fluchtberge.

Wie nicht anders zu erwarten, ist ein Urteil über den Grad der Gefährdung nicht zuletzt von den jeweiligen Interessen der Akteure bestimmt. Ortai war während seiner Amtszeit als Generalgouverneur in Yunnan (1726–1732) sehr auf die Einverleibung neuer Gebiete in die direkte Verwaltung wie auch auf die Ausbeutung der Ressourcen im Bergbau bedacht, daher spielt er in seinen Meldungen nach Peking die Gefahr bei vielen Gelegenheiten herunter. In diesem Sinne rechtfertigt er seine Reisepläne nach Guangxi, die dem Kaiser zunächst als unangemessen gefährlich erschienen waren:[124] Zwar ist der Westen der Provinz Guangxi dafür berüchtigt, daß es voll von Miasmen ist, und Bose 百色 sowie Xilong 西隆 (weiter im Nordwesten, an der Grenze zu Guizhou) sind am ärgsten betroffen. Nur nach Eintritt des Winters und vor Beginn des Frühlings kann der Reisende einigermaßen sicher sein. In den übrigen Monaten ist es schwer, einer Ansteckung zu entgehen (*nanmian qinran* 難免侵染). Entscheidend bleibt: die Reisezeit ist nicht die Saison dieses Übels.

Ortais Bericht über die Reise, die ihn am Ende des 7. Jahres Yongzheng (1729) von Guangnan (Yunnan) nach Guilin führte,[125] notiert die folgende Route:[126] Von Guangnan 廣南 nach Fuzhou 富州, in Bo'ai 剝隘 auf das Gebiet von Guangxi, nach Bose 百色, dann zu Schiff über Tianzhou 田州 (ein *tuzhou* 土州) bis Nanning, von dort zu Land nach Liuzhou 柳州, dann weiter zu Schiff nach Guilin. Auf der ganzen Strecke waren die Miasmen vollständig verschwunden (瘴氣全消), das Wetter war angenehm mild, die Ernte gut.[127] Ortai würdigt des Weiteren die Bedeutung von Bose als Handelsplatz und Verkehrsknotenpunkt. Die 1729 entschiedene Verlegung des Militärkommandos für Youjiangzhen 右江鎮 hierher hält er für richtig, nicht zuletzt wegen der Wahl eines hochgelegenen, kühlen (*gaoshuang* 高爽) Platzes für das Amtsgebäude. Die durchwegs positive Lagebeurteilung mag auch als Plädoyer dafür gemeint sein, die Dienstreisen der Beamten in die richtige Jahreszeit zu verlegen und so sicherer zu machen. In der frühen Ming-Zeit hatte Guangnan noch als problematischer Platz gegolten, weil es „von Miasmen verseucht war".[128] Aber die Situation gilt weiterhin mindestens als instabil, denn Ortai selbst bezeichnet an anderer Stelle die Militärlager von Guangnan 廣南 und Puwei 普威 durchaus als „gefährliche Plätze".[129]

Das unter der Schirmherrschaft von Ortai entstandene, 1736 gedruckte *[Yongzheng] Yunnan tongzhi* gibt einen grobschematischen, gleichwohl einzelne Charakteristika hervorhebenden Überblick über die Verteilung der Miasmen in dieser Provinz.[130] Sie sind darin erwähnt für die Präfekturen: Lin'anfu 臨安府, Präfekturstadt am Fluß Lujiang 瀘江 nahe dem Wendekreis: Hitze wie

---

124 *Yongzheng zhupi yuzhi* 6.87b-88a (Yongzheng 7/XI/7).

125 *Yongzheng zhupi yuzhi*, 2901-2905. Der Aufbruch zu dieser Reise fand in den letzten Tagen des Jahres 1729 (Yongzheng 7/XI/8) statt, die Ankunft in Gulin 1730 (Yongzheng 7/XII/19). Vgl. Guy 2010, 340f. und 417, Anm. 38; dazu auch Smith 1970, 133.

126 Vgl. die Kartenskizze über die Handelsrouten von Yunnan in die Lingnan-Region (um 1840) in Benedict 1996a, 54.

127 Yongzheng 7. Jahr, XI/8 bis XII/19, d. h. bis in das Jahr 1730 hinein; *Yongzheng zhupi yuzhi*, 2901, datiert Yongzheng 8/I/13).

128 *Ming Taizong shilu* 22.143 (Yongle 1/IX): 廣南瘴癘之地.

129 *Yongzheng shilu* 61/31a (Yongzheng 5/IX). Zum raschen Wandel der Bedrohungslage im frühen 19. Jahrhundert hingegen vgl. Ma Ruheng und Cheng Chongde (1998: 483f.): Die drei im Süden bzw. Südosten Yunnans gelegenen Präfekturen Guangnan 廣南, Kaihua 開化 und Pu'er 普爾 galten im frühen 18. Jahrhundert als Malariagebiete (*yanzhang zhi di*) mit wenigen Siedlern aus den Inneren Provinzen.

130 *[Yongzheng] Yunnan tongzhi* 2. 10f (Rubrik *qihou*).

Dampf (*yan re ru zheng* 炎熱如蒸), im Sommer und Herbst); Wudingfu 武定府, dort der Kreis Yuanmou 元謀; Guangnanfu 廣南府 (über drei Jahreszeiten (*sanshi* 三時), nur im Winter nicht), Yuanjiang 元江 (sehr stark betroffen), Zhenyuan 鎮沅 (*shan lan zhangli shi you zhi* 山嵐瘴癘時有之), Dongchuan 東川, Pu'er 普洱 und Shunning 順寧, in diesen beiden letzteren zu bestimmten Jahreszeiten. De facto – außer Dongchuan und Wuding – ist das der gesamte Süden der Provinz, im Südosten kommen nicht saisonal gebundene und daher auffällige Formen des Wechselfiebers dazu. Angesichts dieser kaum bestreitbaren Fakten bedurfte es wohl großer Überredungskünste, um in der Hauptstadt eine rücksichtslose Expansionspolitik zu verteidigen.

Die Geographie der Miasmen in den chinesischen Quellen läßt somit deutlich verschiedene Perspektiven erkennen. Die oft konstatierte Verschiebung in den Süden und Südwesten entspricht in erster Linie der Optik reichspolitischer Orientierungen. Indem die chinesische Expansion in neue Räume vordrang, mußte über die Situation an den jeweiligen Brennpunkten berichtet werden. Standen noch in der Song-Zeit innere Provinzen wie Fujian oder Hunan, ferner auch Sichuan im Zentrum des Interesses, so waren es seit dem 15. Jahrhundert Wachstumszonen vor allem in Guangxi, später dann in Yunnan und schließlich in Guizhou, aus denen Maßnahmen zur Bewältigung dieses Hindernisses registriert wurden, an den Binnen – wie an den Außengrenzen.

Im Einzelnen schlägt sich diese permanente Auseinandersetzung in der präziseren geographischen Eingrenzung der Herde nieder. Es zeigt sich eine allmähliche Abkehr von der diffusen Klage über den unwirtlichen Süden mit seinen unzumutbaren Lebensbedingungen hin zu einer zunehmenden Verortung der Gefahr. Entscheidend dürfte die in China seit der Song-Zeit erhärtete Erkenntnis gewesen sein, daß sich geographisch umschriebene Areale abgrenzen ließen, in denen zu mehr oder weniger fixen Zeiten im Jahresverlauf mit einer bestimmten Krankheit gerechnet werden mußte. Im Kontext dieser weitgehenden Neuorientierung, die vor allem seit dem 16. Jahrhundert an Dynamik gewinnt, sind letztlich die Bestrebungen zu bewerten, die Miasmen exakter zu lokalisieren und ihre Auswirkungen zu beschreiben. Dahinter steht auch eine Tendenz der Konkretisierung äußerer Noxen, die in letzter Zeit wiederholt als Charakteristikum medizinischen Denkens dieser Periode beleuchtet worden ist.[131] Sie ist Resultat eines langdauernden Prozesses, den Liang in der medizinischen Literatur Chinas seit der Yuan-Zeit verfolgt. Zur Einordnung der Miasmen in diese Strömung weist sie darauf hin, daß bereits im frühen 17. Jahrhundert Wu Youxing auf dieser Grundlage die Miasmen von den Epidemien trennt.[132] Vergleichend merkt Liang zu Recht an, daß die europäischen Miasmen des 17. und 18. Jahrhunderts nicht an eine bestimmte Geographie gebunden gedacht wurden, während *zhang* (Miasma) in China vor allem als Phänomen der Regionen südlich der Pässe galt.[133]

Mit dieser starken Betonung der Ortsgebundenheit folgen die Beobachter des chinesischen Südens über lange Zeit einer Richtung, die entfernt an die „landscape epidemology" der älteren Malariologen in Europa erinnert. Wernsdorfer hat zu dieser letzteren wesentliche Gesichtspunkte zusammengefaßt: „The approach can be summarized as follows: malaria is a focal disease, foci being defined as realatively selfcontained units of transmission."[134]

---

131 Liang Qizi 2002; Hanson 2011 u. a.

132 Liang Qizi 2002, 186, Anm. 71: Siehe *Wenyi lun* 1.42, 2.9.

133 Liang Qizi 2002, 203 Anm. 132.

134 Wernsdorfer 1988, 987.

Offenbar aus diesem Blickwinkel sieht auch Ackerknecht die Entwicklung: „Die Malaria ist ortsgebunden, eine Herdkrankheit, d. h. sie tritt nur an gewissen Stellen auf. Allgemeine Statistiken sind darum wenig aufschlußreich und lokale Bestandsaufnahmen notwendig."[135]

Hinzu kommt in China ein weiterer Gesichtspunkt. Die topographischen Hinweise der Quellen präsentieren sich häufig als Versuche, ein abgestuftes, graduelles Schema der Miasmenbedrohung aufzustellen. Es findet geradezu eine systematische Reihung der kleineren wie größeren Areale nach deren Gefährlichkeit und der Schwere der dort beobachteten Erkrankungsfälle statt. Diese sorgfältig abwägende Bewertung der Lebensumstände an einzelnen exponierten Plätzen verdankt ihre Attraktivität nicht zuletzt einem auch sonst feststellbaren Denkmuster, denn sie folgt einer ausgeprägten Vorliebe der Qing-Bürokratie für eine regelrechte Hierarchisierung der Verwaltungssitze:[136] Skinner hat die Kriterien, die bei derartigen Ranglisten zur Geltung kamen, samt ihren Bezeichnungen, den vier Gruppen „schwierig" (*nan* 難), „mühsam" (*fan* 繁), „Handelszentrum, stark frequentiert" (*chong* 衝), „wenig ertragreicher, unangenehmerer Posten" (*pi* 疲), systematisch untersucht.[137] Diese starre Klassifizierung erfolgt nicht leichthin, sondern nach eingehenden Überlegungen und Rücksprachen zwischen Zentrale und Peripherie. Sie wird auch immer wieder angepaßt und modifiziert; sie stützt sich dabei, wie die Kasuistik zeigt, auf eingehende Beobachtungen und Erfahrungen. Ganz analog verlief das Vorgehen im Falle der „Miasmen-Vakanzen". Die beiden Skalen werden dabei auch nebeneinander angewandt. 1779 wird die strategisch bedeutende „Miasmen-Vakanz" von Ningmingzhou 寧明州 nahe der Grenze zu Annam zugleich als „stark frequentierter Handelsplatz" (*chong* 衝) und als „schwierig" (*nan* 難) charakterisiert.[138] 1840 erhält in Yunnan der Posten des Studienbeauftragten in Zhenyuanting 鎮沅廳 die Charakteristik „Miasmenvakanz" (*yanzhang yaoque*), zugleich wird – im Zuge dieser Neubewertungen – der Posten des Subpräfekten (*tongzhi* 同知) in Amizhou 阿迷州 als „stark frequentiert, mühsam und schwierig" gekennzeichnet.[139] Solche Präzisierungen wie überhaupt das Konzept der Härteposten erleichterten zweifellos den Umgang mit den Herausforderungen in klimatisch ungewohnten Wachstumszonen des Südens.

Die Strafe der Verbannung in den Süden: Berühmte Exilierte und ihre Aufzeichnungen

Daß die Hierarchisierung der Gefahrenzonen jedoch nicht bloß von verwaltungstechnischem Schematismus diktiert war, sondern durchaus eine reale Grundlage hatte, läßt sich nicht zuletzt daran erkennen, inwieweit ein bestimmter Platz als Verbannungsort vorgesehen war. Die Verbannung bzw. die Verschickung in ungesunde Gebiete der äußersten Peripherie des Reiches sind in China wohl so alt wie die chinesische Bürokratie selbst, und ihre oft tödlichen Folgen für die Betroffenen sind in Bezug auf das südliche Klima geradezu sprichwörtlich. Im 13. Jahrhundert erregte der ungeklärte, plötzliche Tod eines hohen Beamten, des Direktors im Arbeitsministerium

135 Ackerknecht 1963, 79.

136 Im Grunde steht dahinter eine althergebrachte Vorliebe für wertende Reihungen, wie sie bereits in *Shujing*, Yugong, in der Aufstellung einer Skala der Bodenqualitäten entgegentritt (Karlgren 1950, 12ff.).

137 Skinner 1977a, insbes. 314ff. Zu den vier Kriterien („schwierig" usw.) dieser Klassifizierung auch Guy 2010, ferner schon Ch'ü 1962, 15.

138 Eingabe in *Qianlongchao zouzhe*, Bd. 34, 799 (Qianlong 39/III/8).

139 *Daoguang shilu* 335.16a-17b.

(*gongbu shilang* 工部侍郎) Xu Yuanlie 徐元杰 (*jinshi* 1232), Argwohn beim Kaiser, inspirierte dazu sogleich die Kritiker der brutalen Machtkämpfe bei Hof zu weit ausholender Metaphorik:

> Wenn früher Menschen mit niedriger Gesinnung einem Edlen schaden wollten, veranlaßten sie, daß er in die regnerischen Miasmengebiete der südlichen Barbaren geschickt wurde, damit er dort von selbst stirbt (*zisi* 自死). Jetzt sind solche Miasmen mitten am Kaiserhof anzutreffen.[140]

Wo immer einzelne Verbannungsorte für Beamte wie auch Plätze, in denen Verurteilte unter schwierigen klimatischen Bedingungen des Südens Militärdienst leisten mußten, konkret genannt sind, bestätigen sie die aktuelle Gefährdungssituation zu einer bestimmten Zeit. Von Han Yu war schon eingangs die Rede. Ein weiterer prominenter Verbannter ist der Minister Li Deyu 李德裕 (787–850) der Tang, der, in der Hauptstadt in Ungnade gefallen, auf Hainan im Jahre 850 verstarb, wo er am Ende sein Dasein als Verwaltungsbeamter in einem Distrikt fristen sollte.[141] Chunzhou 春州 in Guangdong galt lange Zeit als besonders gefährlich, das Strafrechtskapitel des *Song shi* konstatiert:

> Chunzhou ist ein Gebiet von Miasmen (*zhangli*). Von denen, die dorthin in die Verbannung geschickt werden, sterben acht bis neun von zehn.[142]

Li Fu 李符 starb dort (988?) nach einem Jahr des Aufenthalts in Verbannung,[143] aber seit Wang Anshi (1021–1086) den Ort zum *xian* erheben ließ,[144] wurde niemand mehr dorthin verbannt: nach Ansicht von Zhou Mi (1232–1298) ein Akt der Menschenfreundlichkeit (此仁人之用心).[145] Für Gaozhou 高州 sind illustre Verbannte bekannt:[146] Wollte man einen Menschen in ein Gebiet bringen, wo er mit Sicherheit zugrunde gehen mußte, dann schickte man ihn hierher. Dieses Los traf Liang Tao 梁燾 (11. Jh.) und Fan Zuyu 范祖禹 (1041–1098), sie konnten nicht entkommen.[147] Liu Anshi 劉安世 (1048–1125) hingegen war glücklicher und konnte von Gaozhou zurückkehren.[148] Su Shi hielt ihn daher für einen „eisernen Kerl" (*tie han* 鐵漢).[149]

Der Aufenthalt des Su Shi 1097 auf Hainan (vorher lebte er 1094 im Exil in Huizhou auf dem Festland) ist in literarischen Zeugnissen vielfach verfolgt worden.[150] Neuerdings hat sich Liu Xiangxue mit der zeitlichen Verteilung des Miasmen-Topos in seinen Gedichten auseinandergesetzt und dabei festgestellt, daß auf der Rückreise entstandene Verszeilen von Su Shi die Miasmen kaum noch erwähnen, was Liu psychologisch im Sinne eines Verdrängungsprozes-

---

140 *Song shi* 424.12662. Zum Topos der Miasmengefahr in der Dichtung der Exilierten siehe Zuo Peng 2002. Zum unerwarteten Tod des Xu Yuanjie siehe *Song shi* 43.833.

141 Dalby 1979, 671.

142 *Song shi* 201.5018.

143 *Song shi* 270.9276.

144 Chunzhou wird 1073 aufgelöst, ein Yangchunxian besteht bis heute; siehe *Guangdong sheng diming cidian*, 433. Zur Datierung siehe den Kommentar in *Guixin zazhi, qianji* 1.3.

145 *Guixin zazhi, qianji* 1.3. Vgl. zur Entwicklung von Chunzhou in der Song-Zeit auch Mostern (2011, 172), wonach zeitweilig wegen des schlechten Klimas sogar Personal abgezogen wurde.

146 *[Wanli] Gaozhoufu zhi* 7.98.

147 *Song shi* 342.10887 bzw. 337.10800. Die beiden sind auch in *[Jiaqing] Yitong zhi*, 22999 genannt und kurz beschrieben.

148 *Song shi* 345.10951.

149 Zu dieser Einschätzung siehe auch *[Qianlong] Huazhou zhi* 1.5b.

150 Schafer 1970, 90ff. Vgl. zum Thema auch Hargett 2000.

ses deutet.[151] Leider folgt Su Shi den literarischen Gewohnheiten anderer Exilierter, diese Gefahr zwar mit Vorliebe anzuprangern, auch die vielen Todesfälle, aber selten Konkretes über das Krankheitsbild im Einzelnen berichten.

Auch später galt insbesondere Yingde 英德 in Guangdong unter Guangzong (1189–1194) von allen Präfekturen (*lu* 路) der Provinz als derjenige Punkt, an dem die gefürchtete Krankheiten (*zhangli*) am schlimmsten waren, die „Hölle für die Menschen, die dort leben mußten", daher war es Verbannungsort.[152]

Wang Shouren (1472–1529) wurde 1507 zur Strafe nach Guizhou beordert, wo er in der damaligen Relaisstation von Longchang 龍場 Dienst tun sollte (im heutigen Xiuwenxian 修文縣 im Nordwesten von Guiyang).[153] Der berühmte Gelehrte berichtet im Exil (1509) über die Beerdigung von drei Männern, eines frisch aus der Hauptstadt angereisten Beamten, dessen Sohn und eines Dieners, die alle faktisch innerhalb eines Tages an Krankheiten verstarben. Als Ursache nahm man die Einwirkungen der Miasmen (*zhangqi*) an.[154] Wang Shouren zeigte sich betroffen vom plötzlichen Tod der drei Neuankömmlinge in dem unwirtlichen Gebiet, er sieht, wie schon gezeigt, die innere Verfassung, die tiefe Niedergeschlagenheit, als wesentlich für die Anfälligkeit gegen eine „von außen attackierende" Krankheit.

In weiteren Überlegungen zur Gesundheitsgefährdung an seinem Verbannungsort zeigte er sich jedoch fatalistisch und gleichzeitig philosophisch-gelassen:

> Ich weiß genau, daß Leben und Tod durch das Schicksal bestimmt sind. [...]. Ob ich durch die Miasmen-Krankheit, das Gift des *gu* 蠱 oder die Fieberdämonen (*chimei wangliang* 魑魅魍魎) befallen werde, wie könnte das mein Herz bewegen?[155]

Einer der bekanntesten Exilierten der Ming-Zeit ist Yang Shen 楊慎 (1488–1559), der im Jahre 1524 nach Yongchang im äußersten Südwesten von Yunnan geschickt wurde und der 35 Jahre in der Provinz verbrachte, sein offizieller Verbannungsort war Yongchangwei.[156] Yang galt wegen dieser langen Aufenthaltsdauer und seiner scharfen Beobachtungsgabe als Autorität für die Verhältnisse in dieser Provinz. In seinen Schriften geht er speziell auf das Klima ein, er hat sogar eine Abhandlung über dieses Thema abgefaßt (*Dian hou ji* 滇候記), die jedoch nicht erhalten ist.[157] Die Miasmen waren für ihn von unmittelbarer praktischer Relevanz. Gelegentliche, eher stereotype Hinweise in seinen literarischen Texten im Stile der üblichen Reihung – *yan shu tu cao zhang li* 炎署毒草瘴癘, „Sengende Hitze, giftige Pflanzen und miasmatische Krankheiten" – beklagen ein unerträgliches Klima, die verderbliche Flora akzentuiert nur die generelle Gefährdung, die von den Miasmen ausgeht.[158] Für eine geographische Präzisierung der Herde sind sie allerdings kaum zu verwerten.

---

151 Liu Xiangxue 2013, 81f.

152 *Songshi* 200. 4995 (Strafrechtskapitel).

153 Zu dieser Strafversetzung auf einen unbedeutenden Posten siehe Harris 2015, 290. Xiuwen wurde erst in der Qing-Zeit gegründet, der Name taucht dort zuvor 1630 als Bezeichnung eines Militärpostens auf.

154 *Yangming xiansheng daoxue chao* 3.3a-6a [468]. Erwähnt auch in Yao u. a. 1936, 729.

155 *Yangming xiansheng daoxue chao* 3.6b [33-34].

156 Goodrich und Fang 1976, 1531ff.

157 Ibid., 1533, außerdem Fang Guoyu 1984, 446ff.

158 In einer von ihm verfaßten Opferadresse in *Sheng'an ji* 9.8b [75] für einen im Südosten von Yunnan, sonst nicht weiter bekannten Verstorbenen, Xu yue 徐越, „Ji Boshi Xu gong wen" 祭波石徐公文.

Die Verschickung zum Militärdienst ins Malariagebiet

Aus der Süd-Song-Zeit ist eine Liste von Zielorten für die Verbannung wie für den Militärdienst in peripheren Regionen des Südens unter der Bezeichnung „üble Distrikte“ (*ezhou* 惡州) überliefert:[159] In Guangdong sind dies Nan‘en 南恩, Xin 新, Xun 循, Mei 梅, Gao 高, Lei 雷, Hua 化, in Guangxi Bin 賓, Rong 容, in Hainan Qiong 瓊, Changhua 昌化, Wan'an 萬安, Jiyang 吉陽, insgesamt 13 Bezirke (*zhou* und *jun*). Einige dieser gefährlichsten Malarianester von Guangdong und Guangxi kehren später als „miasmenverseuchte Vakanzen“ (*yanzhangque*), d. h. als Amtsposten mit besonderen Besetzungs- und Beförderungskonditionen, noch in den Stellenplänen der Qing-Zeit wieder. Vielfach sind in der Folgezeit allerdings die Angaben über den Zielort für die Verschickung einfacher Personen nur sehr pauschal gehalten, etwa nach dem Muster „Man beorderte ihn zum Militärdienst in die Zone der Miasmen an der äußersten Grenze“.[160] Die Regesten (*shilu*) der Ming- und Qing erwähnen zwar laufend konkrete Fälle, in denen diese Strafe wegen unterschiedlicher Delikte verhängt wird.[161] Ortsnamen sind selten genannt.

1732 attestiert der Yongzheng-Kaiser den beiden Plätzen Yazhou 崖州 und Lingshui 陵水 im äußersten Süden der Insel Hainan ein besonders schädliches Habitat (*shuitu zui e* 水土最惡), das den Ausbruch von Krankheit fördert. Für Chinesen aus dem Nordosten, die illegal Ginseng gegraben hatten und deswegen verschickt wurden, sei diese Strafe allerdings zu hart, sie müßten – als Gnadenerweis – in erträglichere Garnisonen unmittelbar an der Küste verbracht werden.[162] Neben dem Militärdienst in der südlichen Gefahrenzone wurde auch die Deportation in den äußersten Süden immer wieder angewandt. Nach der Niederschlagung eines Aufstandes 1781 in Hezhou 河州 (Gansu), den eine islamische Sekte angezettelt hatte, werden drei namentlich genannte Rädelsführer zwangsweise nach Bose in Guangxi bzw. in den Süden nach Hainan umgesiedelt.[163] Beide gelten zu dieser Zeit als Regionen mit äußerst schädlichem Klima. Bose wird daher 1781 zugleich neben Pu'er 普洱 in Yunnan als bevorzugtes Zielgebiet für den als Strafe verhängten Militärdienst in ungesunden Gegenden genannt.[164] Dieser letztere Gesichtspunkt, die gezielte Verschickung in eine nach wie vor unwirtliche Peripherie, bleibt weiterhin bestimmend: Der mandschurische Gouverneur von Zhejiang, Fu Song 福崧 (dort im Amt von 1782–1786), will im Jahre 1784 über 300 auf Taiwan gefangene „Banditen“, die als Sklaven nach Xinjiang gehen sollten, in die Miasmenzone des Südwestens schicken: einerseits sollen sie dort in kleine Gruppen verteilt werden, um gefährlichen Zusammenrottungen vorzubeugen, anderseits sollen sie in Yunnan und den anderen Provinzen des Südwestens ein äußerst unangenehmes Dasein führen. Wie weit allerdings zusätzlich die Überlegung, die im südlichen Klima erwiesene

---

159 Xiao Fan 1993, 130.

160 *Qianlong shilu* 1330.6a: 發極邊煙瘴充軍. Zu Deportationen ins Malariagebiet des Südwestens auch ferner kurz bei Pasquet 1986, 144.

161 Zur Verschickung zum Militärdienst ins Malariagebiet der Grenze mit Daten aus dem Ming-Code siehe B. Yang 2010, 173f. Zum rechtlichen Rahmen und zu den Grundsätzen für Exil, Verbannung und Militärdienst an der Grenze in der Qing-Zeit vgl. Waley- Cohen 1991, bes. 54ff.

162 *Yongzheng shilu* 122/3a-4a (Yongzheng 10/VIII, 1732).

163 *Qianlong shilu* 1202.14b-15b (Qianlong 49/III, Schaltmonat). Zu den Ereignissen Hummel 1943–1944, 481.

164 *Qianlong shilu* 1139.34a (Qianlong 46/VIII).

Kampfkraft solch unruhiger Elemente eines Tages zu nutzen, als weiteres Motiv hinter diesem Vorschlag stand, läßt der Petent offen.[165]

Sofern daher lediglich Provinzen oder große Regionen genannt sind: Yunnan und Guizhou sowie Guangxi und Guangdong, gelegentlich Hainan,[166] sind solche Daten für die Lokalisation von Malariaherden nur begrenzt verwertbar. Immerhin erleichtert ein anderes Kriterium bisweilen die Orientierung. Im Jahre 1795 ist die Rede von Abstufungen: Eine abgewandelte, mildere Form der Strafe bestand in der Verschickung in ein Gebiet, das „nur leicht miasmenverseucht" ist (*yanzhang shaoqing difang* 煙瘴少輕地方), was genauere Informationen beim Empfänger der Befehle voraussetzt.[167]

Die Strafe wurde bis weit ins 19. Jahrhundert hinein häufig angewandt, allein in der Ära Daoguang (1821–1850) sind Dutzende von Fällen vermerkt.[168] Ruan Yuan 阮元 (1764–1849) stellt als Generalgouverneur von Yunnan und Guizhou zudem fest,[169] daß zu viele Personen zu diesem Strafdienst kommandiert wurden. Es sei schwierig, sie alle zu verproviantieren.[170] Eine Stirntätowierung der vier Schriftzeichen *yanzhang gaifa* 煙瘴改發 („Für die Miasmenzone bestimmt") war in der Ära Daoguang ausdrücklich für die Verurteilten vorgesehen.[171] Nähere Charakteristika einer Malaria sind aus der schablonenhaften Diktion der Kameralistik nicht zu erkennen, die Miasmen stehen für eine äußerst einschneidende Form der Verbannung in die ferne Peripherie mit ganz ungewohnten Lebensumständen, das damit verbundene, sehr reale Erkrankungsrisiko blieb fest im Bewußtsein der Zeitgenossen verankert.

3 Die Miasmenherde im diachronen Kontrast von „einst" und „jetzt"

Wie weit gehen nun chinesische Autoren der Kaiserzeit dazu über, aus ihren regelmäßigen Aufzeichnungen, die neben der geographischen Lage der Herde auch dem Grad der Virulenz der Miasmen so große Bedeutung beimessen, längerfristige Entwicklungstendenzen abzulesen? Tatsächlich ist die zeitliche Dimension, und zwar ganz wesentlich die Langzeitperspektive, ein häufig gebrauchtes Instrument der Lagebeschreibung. Und während darin die ferne Vergangenheit der Tang und Song regelmäßig in düsterem Licht gesehen wird, ist die viel günstigere Umweltsituation der Gegenwart oft reichlich übertrieben geschildert. Allerdings erweist sich bei näherer Betrachtung die gängige schematische Gegenüberstellung von „einst" und „jetzt" als trügerisch, denn sie führt weit über die praktischen Informationsbedürfnisse der Administration hinaus in die Sphäre imperialer Zielsetzungen.[172] Die Vision von der Ausbreitung der Zivilisation schloß im Prinzip aus, daß in den „veränderten" Zonen, d. h. in den nach chinesischen Gepflo-

---

165 *MingQing gongcang Taiwan dang'an huibian*, Bd. 69, 275-277, Qianlong 49/VII, 8.

166 *Qianlong shilu* 903.2ab. Fujian ist noch 1792 nach dem Krieg gegen die Gurkas in Tibet als „miasmenverseuchtes" Zielgebiet für die zwangsweise Umsiedlung (嵐瘴地方安插) versprengter Familien genannt. Siehe *Qianlong shilu* 1445/12b (Qianlong 57/X).

167 *Qianlong shilu* 1469.12b-13a. Zu einschlägigen Abschnitten der Gesetzbücher siehe Marta Hanson 2010: 72f.

168 In den *Shilu* der Periode, passim.

169 In dieser Position von 1826 bis 1835; siehe Hummel 1943–1944, 401.

170 *Daoguang shilu* 205.20ab (Daoguang 12/II, 1832).

171 *Daoguang shilu* 312.29ab (Daoguang 18).

172 Dazu der kurze Kommentar in Yu Gengzhe 2014.

genheiten verwalteten und bewirtschafteten Neuland-Bezirken, negative Daseinsbedingungen weiter fortbestehen konnten. Dies ist zweifellos eine ideologische Perspektive, die vielfach die amtliche Berichterstattung der Kaiserzeit zu den realen Zuständen in den Regionen überlagert.

Die zeitliche Kontrastierung der Miasmen-Situation von „einst" gegenüber der besseren Gegenwart („jetzt") ist eine eher späte Praxis, die erst im Laufe der Ming-Zeit einsetzt. Kurz und bündig nennt das Kapitel „Klima" (*qihou*) der Lokalchronik von Gaozhou 高州 (Südwest-Guangdong, nahe dem lange Zeit als Malariaherd verschrienen Chunzhou)[173] die entscheidenen Kräfte, die diesen Übergang von der tristen Vergangenheit in die verklärte Gegenwart bewirken:[174]

> Jetzt breitet sich die kaiserliche Tugend überall aus, und die Gesittung des Kaisers wirkt bis in die Ferne. Wenn heute Menschen aus den Inneren Gebieten hierher gelangen, halten sie es für ein liebenswertes Land (*letu* 樂土). Wie könnte es daher noch vorkommen, daß jemand durch die Berührung der Miasmen erkrankte? Früher war dies ein Verbannungsgebiet für Kriminelle, jetzt ist es ein Ort, an dem sich berühmte Persönlichkeiten ergehen.[175]

Es ist wenig überraschend, wenn diese von doktrinärem Optimismus geprägte Sichtweise dann am Ende des 17. Jhs. im Zentrum des Abschnitts über Miasmen im repräsentativen *Guangdong xinyu* (1700) wiederkehrt.[176] Qu Dajun kontrastiert darin in einer von heutigen chinesischen Autoren gerne zitierten Passage die düstere Vergangenheit mit der glänzenden Gegenwart:[177]

> In der Tang- und Song-Zeit waren die Präfekturen von Xin 新, Chun 春, Dan 儋 und Yai 崖 Miasmengebiete (*zhangxiang* 瘴鄉). Verbannte starben dort häufig. Ein Mann von rechter und vornehmer Gesinnung wollte sich nicht hinbegeben. Jetzt ist die Region südlich der Pässe (Lingnan) ein Landesteil, in dem auch „herausragende Männer Dienst tun" (*shiguo* 仕國).[178] Die gefährlichen Stellen sind alle eingeebnet, die Landschaft (*shanchuan* 山川) liegt offen da, das reine *qi* der Inneren Gebiete gelangt auf allen Wegen hierher. Nachdem nun alles durchgängig ist, weht ein frischer Wind und die Insekten sind nur noch wenige. In dem Maße wie die Insekten weniger werden, nehmen auch die Miasmen (*yanzhang* 煙瘴) auf ein Minimum ab. Die Balance (der Aufstieg und Abstieg) von *yin* und *yang* wird nicht mehr behindert.

Die Offenheit der Wachstumszone für die Zirkulation des *qi* löst die Okklusion ab, verhindert die Stasis und entzieht damit den Voraussetzungen zur Entstehung der Miasmen den Boden.

Die Idee einer kontinuierlichen Verbesserung der Situation wie eines qualitativen Übergangs in eine ganz andere, viel günstigere Phase bestimmt auch viel später, im 19. Jahrhundert, die Argumentation im Abschnitt „Klima" der Präfektur-Chronik des westlich von Kanton gelegenen Zhaoqing 肇慶 in Guangdong:[179] Im *Suishu* sind sämtliche über zwanzig Bezirke (*jun*) südlich der Pässe, weil das Land tief gelegen und feucht ist, als miasmatisch beschrieben. In einer

173 Zur Lage von Gaozhou siehe Tan VII, 72-73, 5 5.

174 *[Wanli] Gaozhoufu zhi* 7.98.

175 Eine günstigere Einschätzung der Situation in Gaozhou gibt *[Jiaqing] Yitong zhi*, 22955: „Die Miasmen sind nicht sehr ausgeprägt" (然亦無甚瘴癘). *[Jiaqing chongxiu] Yitong zhi* ist im 19. Jahrhundert kompiliert, doch der Passus ist als Zitat aus dem songzeitlichen *Yudi jisheng* ausgezeichnet.

176 Tao Yufeng 2006, 346, Nr. 917 (aus *Guangdong xinyu* 1).

177 Ibid. Vgl. auch Mei Li u. a. 1997, 43, ferner Zhang Chencheng 2007b, 2, auch Lai Wen und Li Yongchen 2004, 29f, die diese optimistische Lagebeurteilung ohne weitere Diskussion übernehmen.

178 Aus *Mencius* (Legge, *Sishu*, 655).

179 *[Daoguang] Zhaoqingfu zhi* 3.11a.

alten Präfekturchronik wird unterschieden: Im Umkreis der Städte und Dörfer und in den Ebenen gibt es keine Miasmen, nur in den Bergwäldern mit ihrer üppigen Vegetation sind sie noch vorhanden, in Distrikten wie Deqing 德慶, Fengchuan 封川, Kaijian 開建, Xin(xing) 新興 und En(ping) 恩平 gibt es sie. In Yangchun 陽春 ist es am schlimmsten.[180] Daher galten En 恩 und Chun 春 früher als Verbannungsorte. Doch in der Provinzchronik des Ruan [Yuan, 1822 vollendet] steht: „Was nun die Miasmen betrifft, so sind sie nur noch im Süden von Qiongzhou (d. h. auf Hainan) häufig. Alle übrigen Bezirke (*jun*) sind harmonisch (*qinghe xianli* 清和咸理), die schädlichen Dünste sind verflogen (*fenjin yixiao* 氛祲已消)."

Diese positive Tendenz war somit in den Klima-Abschnitten der *fangzhi* bereits im 18. Jahrhundert gang und gäbe, in den beiden Guang-Provinzen ebenso wie in Yunnan.[181] Im Einzelnen sind solche Aussagen schwer zu datieren, weil die Regionalbeschreibungen vielfach ältere Notizen aufnehmen. Auf jeden Fall scheint bereits der Kangxi-Kaiser selbst zum Gefangenen der vorherrschenden Ideologie geworden zu sein, wenn er sich pauschal zur „Harmonisierung" der natürlichen Lebenswelt äußert. Er läßt sich im Jahre 1717 zu einer eher unkritisch anmutenden, gleichwohl charakteristischen Beurteilung des Klimas im äußersten Süden hinreißen:[182] Der Kaiser spricht zunächst allgemein über Veränderungen des Jahresablaufs und der Erntedaten, dann grundsätzlicher über den Wandel des Klimas. Nicht nur falle die Weizenernte später an (nicht schon am 8. Tag des 4. Monats). In Heilongjiang sei das Eis früher bis zu acht *zhi* dick gewesen, jetzt sei (das Klima) eben wärmer, nicht mehr so wie früher. Anderseits habe es in Fujian früher nie Schnee gegeben, doch „seit die Truppen unserer Dynastie dorthin kamen, gibt es Schnee", d. h. seit der zweiten Hälfte des 17. Jahrhunderts.[183] Früher waren sie in Yunnan, Guizhou und den beiden Guang-Provinzen verbreitet. Als General Laita 賴塔 (?–1685) seinen Feldzug gegen Yunnan durchführte (1681), ließ er ein Kontingent von 800 Mann in Guangxi zurück; sie alle wurden von den Miasmen in Mitleidenschaft gezogen (*shang* 傷): „Wir haben jetzt vernommen: In Yunnan gibt es nur noch in Yuanjiang 元江 (im Süden, beidseits des Roten Flusses) leichte (*wei* 微) Miasmen. Alles Übrige ist ‚rein und harmonisch' (*qinghe* 清和), ohne Unterschiede zu den Inneren Gebieten."[184] In dieser Meinung bestärkte ihn sogleich der Groß-Sekretär Xiao Yongzao 蕭永藻[185] schmeichlerisch:

> Auch in Guangxi gibt es jetzt nur noch in der Region südlich von Xunzho 浔州 (110 Grad östlich, nur unwesentlich im Süden des Wendekreises) geringfügige (*wei*) „Emanationen der Berge" (*yanlan* 煙嵐), aber was Guilin und die anderen Präfekturen betrifft, verhält es sich genauso, wie Eure Majestät es darlegten.

180 Alle diese Orte sind in Tan VIII, 44-45, verzeichnet, die ersten drei im Norden der Präfektur.

181 In Guangdong *[Qianlong] Chaozhoufu zhi* 2.5, in Guangxi *[Qianlong] Wuzhoufu zhi* 3.39-41, ebenso für Yunnan Zhou Qiong 2007a, passim.

182 *Kangxi shilu* 272.10a (Kangxi 56/IV = 1717), überliefert auch in *Kangxi qiju zhu*, 2383; vgl. ferner Gong Shengsheng 1993. Diese Diskussionen sind auch im Kontext dessen zu sehen, was Elvin (2004, 414ff) „Moral meteorology" genannt hat.

183 Eine Veränderung des Klimas in Fujian hin zu mehr Kälte und Schneefall ist für diese Zeit auch in *Tianjian wenji* 26.502 notiert.

184 Zu den Ereignissen siehe Hummel 1943–1944, 271.

185 Hummel 1943–1944, 305: gest. 1729.

Das ist, von der ohnehin seit langem als Faktum tradierten Ausnahmestellung der Stadt Guilin abgesehen, eine grobe Verzeichnung der Lage. Die späteren Ereignisse unter Qianlong sprechen eine ganz andere Sprache, auch schon die Schilderung der Situation in der Provinzchronik von Guangxi,[186] die, ohne vollständig zu sein, noch viel mehr Herde kennt. Gerade in ihrer Abgehobenheit von der Realität dokumentiert die Episode, in welch hohem Maße solche Einschätzungen zusätzlich von einer ideologisch motivierten Verklärung der Gegenwart bestimmt sind. Sie dienen dem Lob der herrschenden Dynastie und, sofern vom Kaiser selbst verkündet, der Rechtfertigung des Monarchen.[187]

Das Attribut „rein (klar) und harmonisch" (*qinghe* 清和), das den mühsam erreichten Idealzustand einer vollständigen Ausschaltung der Miasmen signalisiert, ist von hochgradig soziokosmischer Symbolkraft. Es ist einerseits ein Ausdruck zur Beschreibung des gesunden Klimas, anderseits weist es auf die ausgeglichenen politischen Verhältnisse im chinesischen Reich hin, so schon in der Biographie des Jia Yi 賈誼 (201–169 v.Chr.), in einer seiner Denkschriften): „[...] die Welt ist geordnet, das *qi* innerhalb der Meere ist rein, harmonisch und in Regeln gefaßt."[188]

Die Formel *qinghe* wird auch danach gebraucht, und zwar zur Charakteristik eines Zustandes allgemeiner Harmonie in Natur und Gesellschaft. Eine Ergebenheitsadresse (*biao*) aus Anlaß der Unterwerfung des Shabolüe-Khan (?– 587) der nördlichen Tuque im Jahr 585 an den chinesischen Kaiser zeigt, wie sich die beiden Gesichtspunkte in der Sprache der Diplomatie verbinden: „Jetzt ist das Klima klar und harmonisch, die atmosphärischen Erscheinungen sind von Gesetzmäßigkeiten geleitet. Dahinter steht, daß in China ein großer heiliger (Herrscher) seinen Aufstieg erlebt."[189] Die günstigen klimatischen Verhältnisse werden mithin als Omen für den Großen Aufschwung im chinesischen Reich gedeutet.

Mit der vom Kaiser hergestellten Harmonie und deren Ausstrahlung in die entfernte Peripherie, die hier als wichtigste Faktoren der Verbesserung auch der Natur erscheinen, kommt ein herrschaftsrelevantes Element ins Spiel. Es gehört einer anderen Sphäre an als die Klassifizierung von unterschiedlich akzeptablen Umweltsbedingungen. Hier bricht eine mächtige Idee der Weltgestaltung durch, die regelrechte Besessenheit von einer „Veränderung" (*hua* 化, *wanghua* 王化). Sie steht im Kern des Sendungsbewußtseins auch der großen Qing-Kaiser des 17. und 18. Jahrhunderts. Damit sind positive Veränderungen der Miasmen-Situation fest in einer übergeordneten Reflexionsebene verankert, ihre routinemäßige Hervorhebung wird zur Staatsaffäre. Für realistische Einschätzungen der konkreten Gefahr im Einzelfall blieb zwar durchaus Platz, sie waren sogar unentbehrlich für die Aufrechterhaltung der Kontrolle über die riesigen Neulandgebiete an der Peripherie des Südens. Doch die Nachrichten über Maßnahmen, die zur wesentlichen Verbesserung der Lage durch die Ausschaltung der Malaria führen, haben vorrangig Symbolwert, sie bestätigen vor allem den Erfolg des Herrschers und seiner Dynastie.

---

186 *[Yongzheng] Guangxi tongzhi* (1733) 2.7-12.

187 Bello (2016, 204f) vermutet, daß hinter dieser unrealistischen Beurteilung der Lage ein zeitweiser, klimatisch bedingter Rückgang der Gefahr um 1717 gestanden haben könnte. Das ist durchaus erwägenswert, schließt jedoch die ideologisch motivierte Zuversicht des Kaisers und seiner Umgebung nicht aus.

188 *Hanshu* 48.2231: 天下順治,海内之氣清和咸理. Daten nach Loewe 2000, 187.

189 *Suishu* 84.1869: 頃者氣候清和,風雲順序,意以華夏其有大聖興焉. Wahrscheinlich nur ein Auszug. Vgl. O. Franke 1930, Bd. 2, 248.

Im Ergebnis läßt sich festhalten: Die Versuche, die aktuelle Verteilung der Miasmen-Herde in eine zeitliche Perspektive einzuordnen, nehmen in China seit dem 17. Jahrhundert zwar erheblichen Raum ein. Frühere, unhaltbare Zustände in verseuchten Plätzen dienen jedoch vielfach als Hintergrund, um die blühenden Landschaften einer glücklicheren Gegenwart umso wirkungsvoller zu preisen. Diese Kontrastierungen sind vor allem dort unglaubwürdig, wo sie eine pauschale Verbesserung für ganze Präfekturen verkünden. Damit befinden sie sich nicht selten in Widerspruch zu anderen Daten über die Entwicklung der betroffenen Verwaltungseinheiten. Dennoch repräsentieren sie bis zu einem gewissen Grad eine neue Art der Wahrnehmung von Gefahren der südlichen Umwelt. In den relativ friedlichen Phasen des 18. Jahrhunderts konnte eine optimistische Grundstimmung an Boden gewinnen, die den Fortschritt in greifbarer Nähe sah und regressive Erscheinungen tunlichst nicht zur Kenntnis nahm. Gewiß hatte teilweise ein Wandel zum Positiven stattgefunden, nicht zuletzt durch Veränderungen der Landschaft als Folge menschlicher Tätigkeit. Vielerorts ist auf diese Weise ein *Modus vivendi* erreicht worden, doch in den schematisierend vereinfachten Zeugnissen zum Rückgang der Miasmen vermischen sich immer wieder Wunsch und Wirklichkeit. Auf diesen sehr grundsätzlichen Zwiespalt wird später zurückzukommen sein.[190]

190 Am Rande wären hier noch Nachrichten zu Miasmen erwähnen, die aus Innerasien und aus Hochlandregionen Chinas stammen. Die Bedeutung des Begriffs *zhang* in den einschlägigen Dokumenten ist umstritten. Die Frage der Verbreitung von Malaria in diesen Zonen stellt ein eigenes Thema dar, welches hier nicht verfolgt werden soll.

IV Der breite Fächer reaktiver Maßnahmen gegen die Miasmen

1 Das Dilemma der Feldzüge im Miasmen-Gebiet

In den Feldzugsberichten aus dem Süden des heutigen China und seinen Grenzzonen bildete die latente Gefährdung durch Krankheiten und Seuchen aller Art ein konstantes, geradezu leitmotivisches Element. Bereits im Jahre 135 v. Chr., lange vor dem eingangs erwähnten, legendären Feldzug des Ma Yuan (43 n. Chr.), befahl Kaiser Wudi der Han eine militärische Expedition in die Region südlich der Pässe mit dem Ziel, den Vasallen Nan Yue gegen akute Bedrohung durch dessen militanten Nachbarn Min Yue zu unterstützen, doch Liu An 劉安 (?–122 v. Chr.), der König von Huainan, machte in einer ausführlichen Denkschrift erhebliche Einwände geltend: „In der heißen Jahreszeit des Sommers drohen allenthalben Erkrankungen, die mit Erbrechen (*ouxie* 歐洩) und Diarrhoe (*huoluan* 霍亂) einhergehen. Noch bevor es zu Kampfhandlungen kommt, sind die Ausfälle durch Krankheit und Tod bedeutend.“[1] Weiterhin führt er zum Risiko aus:[2]

> Die feuchte Hitze im Süden bewirkt im Sommer Fieberkrankheiten mit Gelbsucht (*dan* 癉). Wenn man sich im Freien exponiert (*baolu* 暴露) und am Wasser aufhält, kommen giftige Schlangen, Epidemien (*jiyi* 疾疫) brechen aus. Von den Soldaten sterben, noch ehe überhaupt eine Waffe blutig geworden ist, allein an Krankheiten 20 bis 30 Prozent.

Tatsächlich verliefen viele militärische Ausgriffe in den Süden in der Weise wie hier prognostiziert. Die Biographie des Wang Mang berichtet für das Jahr 16 von Kämpfen um das entfernte Gouting 句町 im Südwesten.[3] Von der anfänglichen Erfolglosigkeit des Heerführers Feng Mao 馮茂, dessen Truppen zu 60 bis 70 Prozent Seuchen (*jiyi* 疾疫) erlagen, und von der generell hohen Sterblichkeit unter den Beamten und Soldaten ist in einer polemischen Denkschrift zu diesem Unternehmen die Rede.[4] Wer immer vor Feldzügen in den Süden abrät, warnt in der Folgezeit regelmäßig vor der erhöhten Seuchengefahr im Sommer. Als Cui Hao 崔浩 (?– 450), der einflußreiche Minister des Nordstaates Wei, seinem Kaiser eine Strategie erörterte, die im Jahre 430 gegenüber den rivalisierenden, militanten Liu Song zum Erfolg führte, unterließ er es nicht, drastisch auf die Gefahren einer Expedition in das feindliche Gebiet hinzuweisen:

> Das Land im Süden ist tief und feucht, im Sommer kommt die dampfende Hitze (*zheng shu* 烝暑) hinzu, es gibt viele Wasserflächen und die Vegetation ist üppig, es entstehen zwangsläufig Seuchen (*jiyibiqi* 疾疫必起): Dies ist nicht die Jahreszeit, Feldzüge durchzuführen.[5]

Diese Gefahren werden in frühen Berichten häufig nicht weiter spezifiziert, doch war im Gefolge des spektakulären Vorstoßes des Ma Yuan im Jahr 43 in den äußersten Süden mit den Miasmen (*zhang*) immerhin eine neue Bezeichnung in Gebrauch gekommen: zunächst in der Verbindung

---

1 *Hanshu* 64.2777, verkürzte Fassung in *Tongdian* 188.5081f; zu Inhalt und Entstehung Loewe 2000, 243.

2 *Tongdian* 188.5082.

3 Als *xian* schon 111 v. Chr. in der Gegend des heutigen Guangnan im südöstlichen Yunnan, an einer Durchgangsroute von Sichuan nach Yue (Viet), d. h. in die Regionen westlich von heute Kanton, daher bezeichnenderweise von Wang Mang umbenannt; vgl. auch Pirazzoli-t'Serstevens 1974, 327, Karte Nr. 7.

4 *Hanshu* 99.4145 (Eingabe Feng Ying 馮英): 吏士離毒氣死者什七; zum Inhalt vgl. Loewe 2000, 103.

5 *Weishu* 35.819.Die Textstelle ist wörtlich wiedergegeben in O. Franke 1930, Bd. 2, 149.

zhangyi 瘴疫, wohl eher von „Epidemien, durch Miasmen (ausgelöst)". Deren Saisongebundenheit kehrt schon bald in den Feldzugsberichten stereotyp wieder. Als im Jahr 541 eine Strafaktion gegen Li Ben 李賁, einen lokalen Machthaber (*tuhao*) in Jiaozhou,[6] unvermeidlich wird, geben Militärs am Ort zu bedenken, die Vegetation des Frühlings sei bereits fortgeschritten (時春已生) und die Miasmen-Krankheiten machen sich bemerkbar (*zhangli fang qi* 瘴癘方起), sie raten daher, die Sache in den Herbst zu verschieben:[7] Der Oberbefehlshaber hat kein Verständnis dafür, worauf der militärische Vorstoß in ein Desaster mit hohen Ausfällen durch Krankheit führt. Der spätere Ausgriff des Liu Fang 劉方 auf Champa (Linyi) und seinen sagenhaften Reichtümern im Jahre 604 ist nur ein weiteres Beispiel katastrophaler Fehleinschätzung der klimatischen Situation, denn er endete mit einer fürchterlichen Epidemie, die auch den Feldherrn dahinraffte.[8] Aber selbst ohne solche Katastrophenszenarien, die möglicherweise vom Historiographen noch aufgebauscht sind, müssen viele derartige Unternehmungen nach unrealistischen Einschätzungen der klimatischen Verhältnisse abgebrochen worden sein. Im Feldzug, den Li Mi 李密 in der Tang-Zeit gegen Nanzhao vorantrieb (749), erwiesen sich Miasmen (*zhangyi* 瘴疫) als unüberwindliches Hindernis. „Die Elitetruppen Chinas stürzen sich in die feuchten Unwägbarkeiten des Geländes, werden von den Miasmen angegriffen, leiden unter Mangel an Verpflegung und Nachschub, so daß acht bis neun von zehn sterben."[9]

Auch der Rebell Huang Chao 黄巢, der die Stadt Kanton im Jahre 879 plünderte und ganze Landstriche verwüstete, verlor große Teile seiner Truppe unter ähnlichen Umständen, was ihn veranlaßte, sich wieder nach Norden zu wenden. Otto Franke resümiert den chinesischen Chronisten: „Huang Tsch'aos Soldaten, die, wie er selbst, aus dem Norden stammten, litten schwer in dem feuchtheißen Klima des Südens und starben scharenweise an Epidemien."[10]

Die Bezeichnung *zhangyi* 瘴疫 bleibt auch in späteren Hinweisen durchaus vieldeutig. Im Jahre 1080 erscheint ein Komet als ungünstiges Omen, worauf Xing Shu 邢恕 (fl. vor 1090) bei der Aufzählung der Versäumnisse und Fehlentscheidungen, die der Regierung anzulasten waren, vehement anprangert, daß man während einer ebenfalls in diesem Jahre stattgehabten Militäraktion im Süden von Luzhou 瀘 (Sichuan, an der Grenze zu Yunnan) die Truppen solchen Gefahren ausgesetzt hat. Ein einmaliges Ereignis kann im Mittelpunkt stehen, wie im Jahre 1628 in Shunning (Yunnan), als die „Seuche der Miasmen" (*zhangyi*) besonders heftig ausfiel.[11] Letztere stehen in sehr allgemeiner Weise für akute Krankheiten, die den nach Süden in undurchdringliches Gelände vorrückenden Truppen drohen: „Das Operationsgebiet ist reich an miasmatischen Seuchen (*zhangyi* 地饒瘴疫). Diese verursachen bei den Menschen Kopfschmerzen (*toutong* 頭

6 *Liangshu* 3.87.

7 *Chenshu* 8.135.

8 Wright 1979, 109. Vgl. zur Problematik der Expansion des Sui-Imperiums Xiong 2006, 199; dort allerdings nichts zu den Miasmen. *Suishu* 53.1358 berichtet nur von der Symptomatik der „Schwellungen an den Beinen" (*jiaozhong* 脚腫), an denen vier bis fünf von zehn Soldaten verstarben. Miasmen sind dort nicht erwähnt.

9 *Jiu Tangshu* 106.3243: 中國利兵,然於土風不便,沮洳之所陷,瘴疫之所傷,饋餉之所乏,物故者十八九.

10 O. Franke 1930, Bd. 2, 510. Robert Somers (1979, 740) spricht von "malaria." *Jiu Tang shu* 200B.5392: „In diesem Jahr vom Frühling bis zum Sommer waren viele von einer großen Seuche befallen, es starben drei bis vier von zehn." In *[Guangxu] Guangzhou tongzhi* 76.1846 ist von Miasmen-Seuche unter den Truppen die Rede (黄 巢在嶺南士卒罹瘴疫死者什三四), eine Version, die sich auch sonst in der Erinnerung an diese Katastrophe der Stadt Kanton hartnäckig gehalten hat.

11 He Bin 1988, 3.

痛), Fieber (*shenre* 身熱), Erbrechen und Durchfall (*ouxie* 嘔泄, *huoluan* 霍亂).“[12] Das sind weitgehend stereotype Reihungen von Beschwerden und Symptomen, und doch gewinnen sie in dem Maße, wie die militärische Präsenz Chinas im Süden über Jahrhunderte ausgebaut wird, zunehmend an Konturen: in den charakteristischen Krankheitsbildern, in ihrer saisonalen Bindung wie auch in ihrer territorialen Fixiertheit.

Wie wurde diesen Herausforderungen im militärischen Bereich begegnet? Die eingeschlagenen Strategien folgen zwei diametral entgegengesetzten Linien, rücksichtsloses Vorpreschen auf der einen Seite, anderseits in der überwiegenden Zahl der Fälle eher ein kontrolliertes Ausweichen vor den Gefahren der Miasmen. Die geographischen Schwerpunkte, an denen – beschönigend „Befriedungen“ genannte – Feldzüge durchgeführt wurden, sind unschwer den großen Expansionswellen chinesischen Vordringens in den Süden zuzuordnen: Hunan (schon Song); Guangxi (Song, Ming); Guizhou (Ende Ming); Miao-Feldzüge der Qing; dazu unzählige weitere, kleinere wie größere Kampagnen. In Hinblick auf die Geschichte der Malaria sind dabei vor allem die Maßnahmen der Meidung von Interesse, doch bieten auch entgegengesetzte Optionen, die Gefahr geflissentlich zu ignorieren und Schäden bewußt in Kauf zu nehmen, wertvolle Hinweise auf den Umgang mit einem Phänomen, hinter dem sich letztlich die Malaria verbarg.

Die letztere dieser Möglichkeiten, der rücksichslose (*mao* 冒) Einsatz unter Inkaufnahme aller Nachteile und Schäden, läßt sich in der Militärgeschichte des Südens verfolgen. Schon im Krieg der Song gegen Annam von 1076 wird eine forsche Gangart dafür verantwortlich gemacht, daß die Ausfälle immens waren: „Zu Anfang erreichte die Truppenstärke 300.000 Mann. Weil sie ohne Rücksicht auf die Hitze in das Miasmengebiet vorgestoßen waren, kam über die Hälfte davon um.“[13]

Solches Vorgehen bestimmte danach im Südwesten unter ganz neuer Konstellation klar die Eroberung Yunnans durch die Mongolen, vor allem wegen der von dort aus noch weiter vorangetriebenen Unternehmungen in die Zone außerhalb der heutigen Grenzen dieser Provinz. Im Jahre 1300 wagten die Yuan auf Anraten von Liu Shen 劉深 (?–1303), der auch das Kommando führte, einen Ausfall gegen militante lokale Machthaber im Gebiet von Babai xifu 八百媳婦 im Norden des heutigen Thailand:[14] Die Truppen marschierten weit und „ohne Rücksicht auf die Miasmen“ (*yuanmao yanzhang* 遠冒煙瘴) im 4. Monat aus Shunyuanlu 順元路 (heutiges Guiyang, Guizhou) ab. Schon vor Beginn der Kampfhandlungen starben 7 bis 8 von 10 Soldaten; das bedeutet eine noch höhere Mortalität als sonst meist angegeben. Liu Shen wurde nach dem katastrophalen Ausgang des Unternehmens zur Verantwortung gezogen und hingerichtet, doch Kritiker am Hof machen für das Scheitern noch ganz andere Gründe geltend: Die lokale Bevölkerung war mit den logistischen Problemen des Nachschubs und der Proviantierung gewaltig überlastet, und außerdem sei es unannehmbar, Leute einzusetzen, um „unbrauchbares Land“ (*wuyong zhi di* 無用之地) zu erwerben.[15]

12 *Lidai mingchen zouyi* 303.9b [6104].

13 *Song shi* 290.9725 (Feldzug des Guo Kui 郭逵): 時兵夫三十萬人, 冒暑涉瘴地, 死者過半. Siehe im Abschnitt über Annam.

14 Zum Namen der Herrschaft, zur Lage und den machtpolitischen Hintergründen siehe Liew 1996; Liew 1998; Grabowski 2010.

15 *Yuan shi* 156.3678. Zu diesem Feldzug vgl. auch Cang Ming 2004, 54, ferner *Yuan shi cidian*, 13f.

Angesichts dieser sehr weitgehenden Implikationen wird verständlich, wenn solche ausgreifende Aktionen, die später in den Grenzzonen immer wieder vorkamen, von den Initiatoren als unausweichlich hingestellt wurden. Im Jahre 1727 erklärt Ortai daher in seinem Bericht über eine Strafexpedition im Gebiet zwischen Xinping 新平 und Weiyuan 威遠 (südwestliches Yunnan), er sei sich der gesundheitlichen Risiken für die Truppe voll bewußt, man könne aber nun einmal nicht zurückweichen, dies würde die Insurgenten nur ermuntern. Er befiehlt daher trotz der Miasmen-Gefahr den Angriff (*chufeng maozhang* 触鋒冒瘴).[16] Solche Entscheidungen wurden mitunter sogar durchaus positiv beurteilt, wie militärische Unternehmungen in den Jahren nach 1621 in Guizhou zeigen.[17] Damals bedrohte ein von An Bangyan 安邦彦 (?–1629) geführter Aufstand der autochthonen, pauschal als Miao bezeichneten Randvölker einen lebenswichtigen Abschnitt der Durchgangsroute im Osten der Provinz, zwischen Xinglongwei 興隆衛 und Qingpingwei 清平衛 (östlich von Pingyuewei 平越衛, mithin an der Hauptdurchgangsader in den Südwesten).[18] Dem Oberkommandierenden Lu Qin 魯欽 gelang es erst unter großem Aufwand, die lokalen Anführer allmählich niederzuringen. Der Chronist bemerkt zu den Operationen: „Inmitten der größten Sommer(hitze) begann man mit dem Feldzug. Die Soldaten trotzten dem heißen Wetter und den Regengüssen, sie schlugen sich durch verseuchtes Gelände. Die lästigen Räuber wurden vollständig eliminiert."[19]

Diese Demonstration von Entschlossenheit angesichts widriger äußerer Umstände klingt wie ein bekanntes Klischee der Historiographie, das sich in Berichten zu den Strafexpeditionen im Südwesten wiederholt. Die furchtlose Inkaufnahme der Miasmen (*maozhang*) ist in der Tat auch ein Topos der Beamtenbiographien, noch Zhang Zhidong macht 1887 in seiner Würdigung eines auf Hainan zu Tode gekommenen Beamten davon Gebrauch,[20] zugleich aber ist die Formel fester Bestandteil der Schilderung verlustreicher Kriegszüge im Süden.[21] Hierfür steht exemplarisch Chen Gui (fl. 1550), der sich bei der Bekämpfung von aufständischen Li auf Hainan ausgezeichnet hatte:[22] Er teilte sämtliche Strapazen und gefährlichen Einsätze mit seinen Soldaten und begab sich mitten in das Gebiet der giftigen Miasmen hinein, „ohne jemals auszuweichen" (*wu suo bi* 無所避). Konsequentes Durchhalten in diesem Stil unter Mißachtung der naturgegebenen Hindernisse erregte Aufsehen und brachte Anerkennung für den Einzelnen, besonders in einer kaum befriedeten Provinz mit fast auswegloser Sicherheitslage.

Derartiger bedingungslose Einsatz wird immer wieder auch belohnt. Nach der Eroberung von Yunnan spricht der Hongwu-Kaiser Belobigungen aus und meint anerkennend (1384):

---

16 *Yongzheng zhupi yuzhi*, 2683 (Yongzheng 5/IX/16).

17 Zu den Hintergründen Lombard-Salmon 1972, 53f.

18 Zur Lage von Xinglongwei und Qingpingwei siehe Tan VII, 80-81, 4 6. Zum Gründungsdatum dieser Posten vgl. Liew 1998, Bd. 2, 102f.

19 *Ming shi* 270.6943: 盛夏興師，將士冒暑雨衝嵐瘴，劇冦盡除. Zu den Ereignissen des Jahres 1626 (Tianqi 6) auch *Ming Tianqi shilu* 72.1248: blutige Kämpfe in Guizhou gegen die Yunha-Miao (Yun 匀 und Ha 哈, beide in Ortsnamen im Osten Guizhous); ferner *Ming shi* 249.6462.

20 Er benutzt die Sequenz „den Miasmen trotzen und gefährliche Wege beschreiten" (*maozhang yuexian* 冒瘴越險). *Zhang Wenxianggong zouyi* 21.372f.

21 Repräsentativ noch bei Wei Yuan (1842, *Shengwu ji* 7.180) zu riskanten Vorstößen in die Region von Weiyuan 威遠 und Xinping 新平 im frühen 18. Jahrhundert, Yunnan).

22 Über ihn *Ming shi* 153.4210; zu den Ereignissen *Ming shi* 319.8276.

„Die Truppe hat den Miasmen widerstanden (*mao zhangli*), schwierige Wegstrecken überwunden und Nebel wie Regen durchschritten, schweißbedeckt schwere Waffen und Rüstungen getragen [...].“[23]

Hinweise auf eine letztlich positive Bewertung der forscheren Reaktionen liefern speziell die Dienst-Anweisungen in militärischen Handbüchern. Eine Regelung von 1450 sah die (posthume) Beförderung von Militärbeamten um einen Grad vor, wenn sie beim „Einsatz unter Gefahr der Miasmen“ (*maozhangdu* 冒瘴毒) zu Tode gekommen waren.[24] Nicht wenige Beamte müssen bei solchen Operationen dieses Schicksal erlitten haben. Wu Ji 伍驥 kämpfte nach 1463 erfolgreich gegen Aufständische im Südwesten von Fujian, im Raum um Shanghang 上杭.[25] Doch „er wagte sich zu unvorsichtig in die Region der Miasmen vor und erkrankte“, was seinen Tod zur Folge hatte.[26]

Darüber hinaus wird diese Formel auch bildhaft gebraucht, um die Unzugänglichkeit eines ganz anders gestalteten Operationsgeländes zu charakterisieren. Eine Inschrift zur Errichtung des Huiyuanmiao 惠遠廟 nach den kriegerischen Ereignissen des Jahres 1720, die zur Unterwerfung Tibets führten, konstatiert:[27] Eine Heereskolonne der Qing rückte damals von Chengdu aus über Dajianlu 打箭路 nach Osttibet vor und hatte dabei schwieriges und gefährliches Gelände im Gebirge zu überwinden. Das sei so gewesen, wie wenn man in ebenem Gelände „im 4. Monat mit Gewalt eine Zone von Dünsten und Regen der Miasmen hätte durchmessen müssen“.[28] Und nicht zuletzt hatte die Einsicht, daß in dem mörderischen Klima allenfalls plötzliche, energische Vorstöße von Erfolg gekrönt sein konnten und jegliches Zögern schädlich war, auch direkte Folgen für skrupelhaft agierende Kommandeure. Ein Erlaß von 1441 zum Vorgehen gegen Luchuan bedrohte solches Verhalten sogar mit dem Tode, weil dadurch die elementaren Interessen imperialer Grenzpolitik gefährdet wurden.[29]

Auf der anderen Seite brachte die periodisch drohende Gefährdung durch Miasmen (*zhangqi*) allerdings eher entgegengesetzten Überlegungen hervor: Die Schonung der Truppe wurde zur beherrschenden Leitidee beim Einsatz militärischer Kräfte im Süden. Die vorsichtige Abschätzung des Risikos, das rechtzeitige Ausweichen vor der Gefahr, um einem vorhersehbaren Fiasko vorzubeugen, bestimmten recht eigentlich die Planungen. Die einzelnen Manöver, die bei dieser Option versucht wurden, sind im Prinzip längst bekannt,[30] doch bleibt die Frage, welches Gewicht der begründende Hinweis auf Miasmen im konkreten Fall hatte. Bei genauerer Prüfung erweist sich,

23 *Ming Taizu shilu* 161.845 (Hongwu 17/IV).

24 *Wu bei zhi* (1628) 75.18ab [312]. Ähnliche Belohnungen auch schon 1446, siehe *Ming Yingzong shilu* 143.962.

25 Zur Lage von Shanghang siehe *Fujian sheng diming cidian*, 334.

26 *Ming shi* 165.4471.

27 *[Qianlong] Yazhoufu zhi* 14.311 (südwestliches Sichuan). Zur Lage des Tempels und zur politischen Konstellation, die zu seiner Errichtung führte, vgl. X. Y. Wang 2000.

28 冒蠻煙瘴雨. Zum bildhaften Gebrauch der Wendung ferner *Song shi* 424.12662: Die „Dünste der Man und der Regen des *zhang*“ sind jetzt nicht nur in den Regionen südlich der Pässe anzutreffen, sondern bereits am kaiserlichen Hof.

29 *Ming Yingzong shilu* 76.513 (Zhengtong 6/II, 1441).

30 Vgl. B. Yang 2010, 23 (Einleitung).

daß in vielen Kriegszügen bis in die Spätphase des Kaiserreiches ganz andere als gesundheitliche Gesichtspunkte die Entscheidungen für den Rückzug oder Verzicht bestimmt haben.

Das Argument, die Truppen in den peripheren Zonen seien durch Kontakte mit den Miasmen gefährdet, gewinnt einen veränderten Unterton, sobald die Zentralregierung sich an einem Abschnitt der Peripherie für eine gewaltlose Linie der Konsolidierung entschieden hatte. Der Erlaß des Yongzheng-Kaisers von 1728 zum Vorgehen an der Miao-Grenze liefert ein Paradebeispiel hierfür.[31] Er zeugt von unbedingter Entschlossenheit, gegenüber dieser Ethnie in Yunnan, Guizhou und Sichuan eine Politik des friedlichen Wandels zu versuchen: Die Lage in den Zonen permanenter Auseinandersetzungen habe sich generell beruhigt, weil viele Angehörige der Miao inzwischen ihre Unterwerfung erklärten. Blutvergießen sei daher nach Möglichkeit zu vermeiden, und die wesentliche Aufgabe sei nunmehr „die Belehrung und die Überzeugung durch verändernde Anleitung". Am Ende fügt er hinzu: Wo dennoch die patroullierenden Regierungstruppen in die Wälder und unwegsamen Bergregionen vordringen müßten, „werden sie von den Miasmen angesteckt" (染瘴癘之氣). Sie verdienten für diesen Einsatz besondere Vergünstigungen. Dahinter steht zwar vordergründig eine Drohgebärde: Man sei notfalls auch zum Äußersten entschlossen, doch der unvermeidliche Hinweis auf die Gefahr für die Truppe erscheint eher unwirklich, in weite Ferne gerückt.

Ein probates Mittel zur Senkung des Risikos bestand traditionell darin, die saisonalen Schwankungen der Gefährdung durch Miasmen (*zhangqi*) – wie überhaupt durch Krankheiten jeglicher Art – gebührend in Rechnung zu stellen. Diese prinzipielle Rücksicht bildete eine wesentliche Konstante der strategischen Planung in einer langen Kette von Strafaktionen an den Binnen- wie Außengrenzen. Unbedingt war der Zeitpunkt zu meiden, zu dem sich die Banditen „in ihre Höhlen" zurückziehen und das „Gift der Miasmen" gerade aufkommt, so bereits in den Kämpfen gegen den Insurgenten Nong Zhigao 儂智高 (Nungz Ciqgau, 1025–1055), in Guangxi im Grenzgebiet zu Vietnam.[32] Die Übergangszeit vom Herbst zum Winter anderseits, „wenn die miasmatischen Aktivitäten der Berge zur Ruhe gekommen sind" (*lanqi yi xi* 嵐氣已息) empfiehlt Su Shen 蘇紳 (fl. 1040) für den Beginn einer Strafexpedition gegen aufsässige Randvölker in Yizhou 宜州, die Man von Anhua 安化, im nordwestlichen Guangxi an der Grenze zu Guizhou.[33] Der bis in alle Einzelheiten ausgeklügelte Plan, der in üblicher Manier unter Niederbrennen der Dörfer auf brutale Vertreibung von Grund und Boden abzielt, sieht vor, die Truppen in Stellung zu bringen, solange das Wetter günstig bleibt, und das fragliche Gebiet einzuschließen. Erst später solle der Sturm auf die „Höhlen" der Barbaren einsetzen. Am Ende sei das Gebiet neu durch chinesische Kolonisten zu besiedeln.[34]

Auch Erfolgsmeldungen gehen explizit auf diese saisonalen Bedingungen ein. Über den seit dem 3. Monat 1234 geführten Vernichtungsfeldzug gegen den Rebellen Chen Sanqiang

---

31 Yongzheng 6/XI/*yihai*, *Yongzhengchao qijuzhu ce*, 2443-2444; auch: *Yongzheng shilu* 75/25a.

32 Vgl. Anderson 2007; *Song shi* 262.9076.

33 *Song shi* 294.9808-9810.

34 Seine Schrift „Über die Bekämpfung und Vernichtung aufrührerischer Barbaren" auch in *[Wanli] Guangxi tongzhi* von 1599, ch.38/3a-4b, dort im Abschnitt Literatur neben den ausführlichen späteren Darlegungen des Wang Shouren zur Befriedung des äußersten Südens; ebenso in *[Yongzheng] Guangxi tongzhi* 99.1515.

陳三槍[35] in Jiangxi wird berichtet, man habe die „Zeit im Frühling genutzt, als die Miasmen noch nicht ausgeprägt waren" (*chun zhang wei sheng* 春瘴未生), um den Berg Songzi 松梓, das Bollwerk der Insurgenten in der Nähe von Ganzhou im südlichen Jiangxi, einzukesseln.[36] Die Truppen waren zu schonen, weil sie nur in beschränkten Kontingenten zur Verfügung standen und selbst bei umsichtiger Führung dem Unbill des wenig einladenden Klimas ausgeliefert blieben.

Fast resignierend klingt das Zeugnis des gelehrten Qiu Jun 邱濬 (1421–1495), der, aus Kanton stammend, gewiß unmittelbare Erfahrungen mit den Klimaschwierigkeiten der Nordchinesen hatte.[37] In seiner Denkschrift über Maßnahmen zur Unterwerfung der Yao in Guangxi sieht er bei aller Rücksicht auf klimatische Besonderheiten das militärische Vorgehen letztlich in einem unlösbaren Dilemma:

> In den Gegenden, (in denen die Eingeborenen ihre Guerillataktik erfolgreich praktizieren), sind auch die Miasmen (*zhangli*) weit verbreitet. Wenn die Leute aus der Nordchinesischen Ebene in dieses Land gehen sollen, haben sie schon Bedenken, sich hineinzubegeben, diese Furcht ist bereits vorher sehr ausgeprägt. Wenn sie aber einmal in der Gegend angekommen sind, treffen sie auf ein Klima, das nicht ausgeglichen ist (*bu qi* 不齊): zudem sind die Dämpfe (*zheng* 烝) und die Feuchtigkeit (*shi* 濕) stark ausgeprägt. Als Folge davon sterben sie schon, bevor überhaupt gekämpft wurde. Man kann nicht rasch vorrücken, anderseits sich auch nicht lange dort aufhalten, daher gilt: Wenn von alters her Krieg geführt wurde, gab es wohl niemanden, der (in der Konfrontation mit den) Süd-Barbaren herausragende Erfolge errungen hätte.[38]

Dennoch ließ sich unter Beachtung der Kautelen, d. h. durch reaktive Vorsichtsmaßnahmen, einiges erreichen. Ein fundamentaler Gesichtspunkt blieb die Wahl der günstigsten Jahrszeit. Man mußte in erster Linie vermeiden, Militär in die entlegenen Berge und Täler zu schicken, sobald die Miasmen (*zhangli*) aufgekommen waren: der Einbruch des Herbstes blieb abzuwarten. Zahlreich sind entsprechende Warnungen schon während der Eroberungsfeldzüge der Ming in Guangxi und Yunnan,[39] doch kehren sie auch später unverändert wieder, nicht zuletzt in den Planungen der zahlreichen „Befriedungsmaßnahmen" im Süden. Li Fu 李紱, der in den Jahren 1724 und 1725 Gouverneur von Guangxi war, nahm Überlegungen zur optimalen Jahreszeit für militärisches Vorgehen im Kreis Xiuren 修仁 im Süden von Guilin routinemäßig in seine Kalkulationen auf.[40] Noch im 19. Jahrhundert monierten viele Verantwortliche diese Vorsichtsmaßregeln, vor allem in Yunnan.[41] Mitunter führten die altbekannten Zwänge des zeitlichen Rahmens in ein regelrechtes Dilemma: Im Verlauf einer 1551 unternommenen Strafexpedition zur Niederschlagung des lokalen Aufstands eines indigenen Beamten, der im Gebiet von Yuanjiang 元江 (Süd-Yunnan), damals noch unter gemischter Verwaltung stehend und wegen seiner Malariage-

35 In Longxing 隆興 (Nanchang) 1234 hingerichtet.

36 *Songshi* 419.12563.

37 Goodrich und Fang 1976, 249ff. Über seine Schriften und seinen politischen Einfluß Shin, 206, 161ff.

38 „Yu Yao Tong yi" 馭猺獞議, in: *Yuexi wenzai* 粵西文載 56.15b-19a [673-675].

39 Für Guangxi Warnung des Militärs von 1449, *Ming Yingzong shilu* 177.1166 (Zhengtong 14/IV). In ähnlichem Kontext für Yunnan später *Ming Shenzong shilu* 143.905 (Wanli 11/XI, Ende 1583, Anfang 1584): „Sich (den Zeitpunkt) zunutze machen, wenn in der Kühle des Herbstes sich die Miasmen aufgelöst haben".

40 Tang VIII 46-47 3 7, Präfektur Pingle. *Mutang biegao*, 21.12a-14b.

41 Z. B. in Lin'an: *Jiaqing shilu* 328.12-13a (Jiaqing 22/III) und 340.20b-21b (23/III), ferner außerhalb von Gengma: *Jiaqing shilu* 265.15ab (Jiaqing 18/I).

fahr bis ins 20. Jahrhundert hinein berüchtigt, die Macht usurpiert hatte. Die Truppen mußten zurückzogen werden, obwohl die belagerte Stadt bereits kurz vor dem Fall stand, „weil die Miasmen sich bemerkbar machten".[42]

Wo diese elementaren Regeln nicht beachtet wurden, kam es rasch zur Katastrophe. Ein spätes, gut dokumentiertes Lehrstück für den Widerstreit unterschiedlicher Auffassungen zu den optimalen Methoden, der Herausforderung der Miasmen durch Meidung zu begegnen, bildet der große, letztlich erfolglose Feldzug nach Burma unter Qianlong.[43] Qianlong selbst hat ihn am Ende seines Lebens beschönigend unter die „Zehn großen militärischen Erfolge" seiner Ära eingestuft. Schon während der Planung hatten verfälschte Angaben über Ausmaß und Grad der Gefährdung bei Hof Aufsehen erregt,[44] was wieder zeigt, wie gravierend die Manipulation von Daten im Schriftverkehr – wie bei anderen Naturereignissen auch – die Kommunikation zwischen Peripherie und Zentralregierung erschwerte. Die Burma-Feldzüge des 18. Jahrhunderts waren Gegenstand ausgiebiger Analysen,[45] weswegen hier lediglich einige Perspektiven zur Einschätzung der Malaria-Gefahr zu erwähnen sind.

Die Qing betraten in der Ära Qianlong in ihrer Auseinandersetzung im burmesischen Grenzgebiet keineswegs Neuland: Es hatte schon vorher wiederholt große Ausgriffe nach Burma gegeben, nicht zuletzt der Mongolen zu Beginn des 14. Jahrhunderts. Im Jahre 1301 (Dade 5. Jahr) wurde Gao Qing 高慶 hingerichtet, weil er sich, mit einer Militäroperation in Burma beauftragt, kurz vor der erfolgreichen Eroberung einer belagerten Stadt von der Gegenseite bestechen ließ und hinterher behauptete, er habe wegen glühender Hitze und des Ausbruchs von Miasmen-Krankheiten (*yanshu zhangyi* 炎暑瘴疫) den plötzlichen Rückzug antreten müssen. Diese Tatsachen Miasmen wurden hier wie so oft als eine wohlfeile Ausrede für eklatante Fehlleistungen eingestuft.[46] Auch in den wiederholten Manövern der Ming zur Gewinnung der Kontrolle über die zahlreichen kleinen Herrschaften in der Randzone von West-Yunnan, die Ward so einprägsam schildert,[47] spielen Miasmen eine Rolle. Im Kontext von Unternehmungen der Ming gegen Luchuan 麓川 im chinesisch-burmesischen Grenzgebiet nach 1440 wird als Kernproblem der Kriegsführung wie der permanenten Truppenpräsenz hervorgehoben, daß „man dort nicht lange verweilen konnte".[48] Wenige Jahre später bekräftigt 1448 ein kaiserlicher Erlaß für das weit jenseits der Grenze zu Burma gelegene *tusi* von Mengyang 孟養, das Klima in der südwestlichen Peripherie sei dort so miasmatisch und heiß, daß Regierungstruppen (*guanjun*) sich „nicht lange aufhalten könnten" (不可久居).[49] Im Zuge des 1582 begonnen Feldzugs gegen eine „Insurrektion" in

42 *Ming shi* 126.3764: Jiajing 30 (1551). Zu den Ereignissen auch *Ming shi* 314.8101-8102.

43 Vgl. dazu Dai 2003. Vgl. auch Zhang Yuan 2008.

44 Rosner 1984, Hummel 1943–1944, 252b (Fu-heng).

45 Zhang Yuan 2008, Cang Ming 2009, Bello 2016.

46 Zu den Ausfällen der Mongolen nach Burma und zu diesen Ereignissen *Yuan shi* 210.4660, Abschnitt über Miandian.

47 Ward 2006, 89ff.

48 *Ming Yingzong shilu* 86.592 (Zhengtong 6, 1441): *buke jiuju* 不可久居. Zur Lage: Im Gebiet des heutigen Ruili shi 瑞麗市 unmittelbar an der Grenze zu Myanmar.

49 *Ming Yingzong shilu* 164.1080. Mengyang liegt weit jenseits des Irrawady; wurde von Fuheng 1769 berührt. Yang Yuda 2014, 104 und 107 (Skizzen zur Lage).

Longchuan 龍川 (im äußersten Südwesten jenseits des Salwen), in die ein chinesischer Renegat, ein Kaufmann aus Jiangxi, verwickelt war,[50] mußte 1583 „wegen der „Sommer-Hitze-Miasmen" der Rückzug eingeleitet werden.[51] Zwar war das Unternehmen teilweise erfolgreich, nicht zuletzt deswegen, weil die eingesetzten lokalen Hilfstruppen aus den *tusi* „nicht die Schwierigkeiten hatten, den Miasmen auszuweichen",[52] doch wurde im Jahr darauf (Wanli 12 =1584) ein abschließender Vorstoß weiter in Richtung Burma bis zum Fluß Namojiang 那莫江[53] abgebrochen, „als die Miasmen manifest wurden" (*zhang zuo* 瘴作).[54] Zur Situation an diesem Grenzabschnitt vermerkt You Pu 游朴 (fl. 1592) in seinem Bild der Barbaren des Südwestens abschließend:

> Oberhalb von Mengmi 孟密 liegen in den Bergen beträchtliche Kostbarkeiten (an Bodenschätzen), unterhalb von Manmu 蠻 steht reichlich Land für die Fünf Getreidesorten zur Verfügung. Zu Anfang der Dynastie hätte man die Möglichkeit gehabt, gestützt auf die gewaltige militärische Macht alle (politischen) Widrigkeiten auszuschalten und dort geradezu ein Paradies (*letu* 樂土) zu schaffen, die Zivilisation anheben und die Besiedlung fördern können, aber das Gift der Miasmen war fürchterlich (*zhangli du e* 瘴癘毒惡). Chinesen (Hanren 漢人) konnten sich dort schwerlich niederlassen.[55] Hier hat fürwahr der Himmel eine Trennungslinie zwischen China und dem Gebiet der Barbaren gezogen (*xian Huayi* 限華夷).[56]

Diese Einschätzung scheint zunächst all jenen Recht zu geben, die eine natürliche, klimatisch bedingte Grenze Chinas im Südwesten postulieren, wie dies vor allem Bello vertritt. Es ist zudem anzunehmen, daß die Erinnerung an dieses und ähnliche Urteile in der Region im 18. Jahrhundert noch lebendig war, wie auch sonst Reminiszenzen aus der Ming-Zeit im politischen Diskurs der Qing-Administration argumentativ gebraucht wurden. Es zeigt sich jedoch, daß die Vorstellung von einer unüberwindlichen Trennwand nur unter ganz bestimmten Umständen zur Leitlinie erhoben wurde, während meist ganz andere Überlegungen vorherrschten.

Besonderes Licht auf diese Zusammenhänge wirft das Zeugnis des Zhao Yi 趙翼 (1727–1814). Dieser fähige Administrator, der gerade wegen seiner Kenntnis der klimatischen Verhältnisse des äußersten Südwestens aus seiner Präfektur von Zhen'an in Guangxi nach Yunnan beordert worden war, hält sich im 34. Jahre Qianlong (1769) ein Jahr dort auf, er galt in dieser Zeit in Tengyue nach heutigen Begriffen als eine Art Sachverständiger für Fragen der Miasmen. Zhao Yi hatte sich sowohl mit der Veränderung solcher Herde befaßt wie auch mit deren Saisonalität. Er erklärt, gerade die Zeit des 7. und 8. Monat sei gefährlich, weil sich das *qi* durch die starken Temperaturschwankungen im Laufe der Nacht (die Kälte, *leng* 冷, nimmt bis zur Fünften Nachtwache, d. h. 4 Uhr morgens, zu) und des Tages (die Hitze, *re* 熱, ist am frühen Morgen

---

50 Goodrich und Fang 1976, 964f unter Liu Ting 劉綎, vgl. auch Zhou Qiong 2007a, 464, auch Yang Yuda 2014, 20ff.

51 *Ming shi* 126.3765, auch *Ming Shenzong shilu* 143.905 (Wanli 11, 1583).

52 *Wanli wugong lu*, 692 („Miandian liezhuan").

53 Linker Nebenfluß des Da jinshajiang (Irrawady); *Ming shi* 46.1195, Geographie-Kapitel.

54 *Ming shi*, wie vorher 126.3765.

55 Zu diesem Argument kritisch auch schon Wu Zongyao 吳宗堯 (*juren* 1543) in seiner Schrift zur Situation chinesischer Siedler in den Räumen zwischen Yongchang 永昌 und Tengyue 騰越, *Tengyuezhou zhi* 9.125: 或曰其地多瘴非可以華人居也.

56 *Zhu yi kao* 3.17b-18a.

noch nicht vorhanden, steigt aber rapide am Nachmittag an) immer wieder verdichtet. Erst „wenn der Reif fällt“ (*shuangjiang* 霜降), lösten sich die Miasmen von selbst auf.[57] Die starken Temperaturschwankungen innerhalb eines Tages gelten als Risiko, dem durch eine maßvolle Lebensführung begegnet werden kann.

Zhao Yi beklagt sich gerade in Hinblick auf diese elementare Erfahrung über die Grenzen seines beratenden Einflusses in Yunnan.[58] Alle Feldherren befürworteten im Jahre 1769 eine Offensive in Richtung Awa ohne Rücksicht auf die Hitze und ohne jegliche Ausweichmanöver (*maoshu xingshi bubi bizhang* 冒暑興師不必避瘴): „Ich war nun schon ein Jahr in Yunnan, schreibt Zhao Yi, und wußte sehr wohl, daß man die Miasmen in der heißen Jahreszeit (*shuzhang*) unbedingt meiden mußte, um abzuwarten, bis sich Ende Oktober (bis der Reif sich senkte) die Miasmen sich zurückzögen“. Dann würde, so meint er zuversichtlich, die Truppe keine Krankheit erleiden und man könnte die Kraft (des Heeres) entfalten). „Ich habe das mit aller Entschiedenheit vertreten, aber die Herren hatten ihren Entschluß bereits gefaßt, ich fand kein Gehör.“

Zhao Yi belastet namentlich Fuheng, zu dessen Stab er zuletzt gehörte, in erheblichem Maße. Tatsächlich müssen die Verluste vor allem der Truppenteile, die den Irrawady bei Jiajiu 戛鳩 überschritten hatten,[59] durch Krankheiten (hier wohl hauptsächlich Malaria) exorbitant gewesen sein, wie Yang Bin (2004) auf Grund akribischer Studien der Archivalien verfolgen konnte. Immerhin hält sich Zhao Yi zugute, den Feldherrn wenigstens zu einem realistischen Einsatz der Unterstützungstruppen überredet zu haben, die in der Nähe des chinesischen Herrschaftsgebiets operierten. Durch diese Wendung sei am Ende ein geordneter Rückzug möglich geworden, der schließlich zum – vorläufigen – Ende der Feindseligkeiten und zum Vertragsschluß in Laoguan tun 老官屯 führte.

Kaiserliche Edikte an Fuheng während dieser Kampagne bezeugen außerdem, daß man in Peking in großen Zügen sehr wohl über die klimatischen Hürden informiert war und über geeignete Vorkehrungen nachdachte, um ihnen aus dem Wege zu gehen.[60] Der Monarch warnt im Einzelnen vor allzu forschem Vorrücken und verlangt stattdessen die genaue Erkundung des Geländes und die Suche nach sicheren Korridoren zur Meidung der ärgsten Gefahrenherde. Die Vorteile von höherem Gelände seien zu nutzen, weil Höhenlagen generell als weniger kontaminiert galten: Auf diese Weise könne man in bewährter Manier den Miasmen ausweichen. Der Tenor dieser Anweisungen ist wie auch bei Zhao Yi keineswegs der vollständige Verzicht, sondern eher die Überzeugung von der Machbarkeit eines solchen Unternehmens selbst im gefürchteten Grenzgebiet zu Burma.

Eine ganz andere Argumentationsebene betritt der Monarch indessen, wenn er im Rückblick die Gründe für das offenkundige Debakel verkünden mußte. Diese wurden am Ende zwar auch in den Unzulänglichkeiten des Militärs, vor allem in eklatanten Fehlentscheidungen einzelner Heerführer gesehen, daher setzte sogleich eine hektische Suche nach Sündenböcken ein, es wurden teilweise drakonische Strafen verhängt. Generell rechtfertigte Qianlong seinen Rückzugsbefehl jedoch aus den unentrinnbaren Zwängen der äußeren Natur (*di shi suo xian* 地勢所限), so in

57 *Oubei xiansheng nianpu*, 13.

58 In *Yanpuzaji* (*Zhao Yi quanji* Bd. 3), 45f. Zum Kommando in Yunnan vgl. Hummel 1943–1944, 7.

59 Vgl. im Einzelnen die Skizze zum Feldzug bei Yang Yuda 2014, 107.

60 *Qianlong shilu* 838/26b.

einem kaiserlichen Erlaß), ausgehend von der immer wiederholten, elementaren Tatsache, daß „im Land von Burma Wasser und Erde giftig und verderblich seien und die Regierungstruppen die Malaria nicht ertragen. Daher muss der Befehl zur Rücknahme der Truppen gegeben werden."[61]

Und doch mischen sich auch hier sogleich wieder imperiale Töne ein: Burma sei, so charakterisiert es der Kaiser, ein abgelegender Winkel in einer „heißen, unkultivierten Landschaft", bisher nicht der besonderen Aufmerksamkeit wert. Verborgen hinter Felsen und Dschungel, habe es nie gewagt, unvermittelt die Grenzzone Chinas zu überschreiten, und das Reich der Mitte (*zhongzhao* 中朝) habe es als „außerhalb der zivilisierten Welt stehend" (*huawai* 化外) eingeordnet.

Dieser letzte Teil der Rechtfertigung ist verräterisch, denn er läßt, vor allem im diachronen Vergleich mit vielen ähnlichen Äußerungen zu den Grenzen der chinesischen Zivilisation im Süden und Südwesten, klar erkennen, daß neben den schockierenden Verlusten eines verunglückten Feldzuges und der Einsicht in den Unbill der Natur noch ganz andere Überlegungen im Spiel waren. Die Abgrenzung von Burma, die Qianlong vertrat, war zugleich auch politisch gewollt, was die naturalistische Seite erheblich relativiert. Es besteht Grund anzunehmen, daß die Konstellation der klimatischen wie ökologischen Einzelfaktoren in der äußersten Peripherie des Südwestens an vielen Orten wohl kaum anders gewesen sein wird als an vielen anderen, ebenfalls gefürchteten Abschnitten vor allem der Binnengrenzen des Südens. Für die Grenzzone zu Burma eine außergewöhnliche, natürlich gegebene Barriere vorwiegend aus klimatischen oder sogar seuchengeographischen Konstanten zu postulieren, wie dies Bello vertritt, scheint daher problematisch. Mindestens ebenso entscheidend für die Gestaltung der Grenze auch nach dem Desaster im Burmakrieg werden politisch motivierte Leitbilder gewesen sein, darauf hat Yang Yuda mit Nachdruck hingewiesen.[62] Die in der chinesischen Geschichte oft beschworene „Grenzlinie zwischen Chinesen und Barbaren" ist in ihrer Realisierung vielfach von Vorgaben der imperialen Politik diktiert, vom latenten Gegensatz zwischen expansionistischen und mehr auf eine Konsolidierung des Erreichtern bedachten Kräften, dies tritt gegen Ende der Ära Qianlong sogar wieder stärker hervor. Solche weit jenseits der natürlichen Gegebenheiten motivierten Konflikte bewirken, daß der Realitätsgehalt von historischen Nachrichten über ernsthafte Beeinträchtigung der Gesundheit gerade in der äußersten Peripherie des Reiches stark schwankt. Solche Verzerrungen werden im diachronen Vergleich klarer faßbar.

Das politische Spiel mit der Miasmen-Gefahr: Annam als Paradigma

Imperiale Ausgriffe sind über einen viel längeren Zeitraum als an der Burma- Grenze in der Übergangszone zu Annam zu beobachten. Eigentlich waren sie dort wenigstens teilweise nur die Fortsetzung kriegerischen Auftretens in Territorien, die mehrfach China direkt unterstanden, denn zeitweise bildete der nördliche Teil Annams einen Teil des Reichsgebiets und war chinesischen Usancen gemäß in Verwaltungseinheiten gegliedert: mindestens in der Sui- und Tang-Periode, danach im frühen 15. Jahrhundert unter Yongle.[63] Man könnte daher annehmen, daß

61 *Qianlong shilu* 847/23b-24a (Qianlong 34/XI/*jiawu*, 1769): 前因緬地水土毒惡，官兵不耐瘴氣，曾経降旨撤兵.

62 Yang Yuda 2014, 173.

63 Holmgren 1980, Woodside 1963, u. a.

im Fall von Annam die Miasmengefahr eher in der Weise gesehen und dargestellt wurde, wie dies für die Guang-Provinzen oder den Südwesten in Yunnan und im südlichen Guizhou dokumentiert ist, d. h. als eine ernsthafte Hürde, die im Prinzip keineswegs von vornherein und dauerhaft als unüberwindlich betrachtet wurde. Dies ist jedoch nicht der Fall, denn Miasmen in chinesischen Quellen über die Beziehungen zu Annam stehen nicht zuletzt für eine eine angebliche Unwirtlichkeit, ja prinzipielle Nutzlosigkeit dieses Landes. Sie dienen nicht zuletzt als Argument, um den Verzicht auf direkte Herrschaft über das Nachbarland ohne Gesichtsverlust zu vertreten. Entscheidungen darüber, wann und wo sie zu berücksichtigen waren, sind daher oft in der Sphäre der imperialen Außendarstellung motiviert, nicht primär in der Rücksicht auf eine sicherlich weithin reale Verbreitung von Malaria.

Eroberungsfeldzüge nach Annam wurden traditionell mit einer gewissen Monotonie als besonders gefahrvoll hingestellt: Das beginnt schon mit Ma Yuan, und für das weit im Süden gelegene Rinan 日南 galt gleichsam die Ur-Angst:[64] „Man fürchtet, von dort nicht mehr zurückzukehren". In der Tang-Zeit ist ein Engpaß an der Straße nach Annam in der Nähe des heutigen Yulin 玉林 in Guangxi beschrieben. Dort befindet sich ein enger Durchlaß zwischen zwei Felsen, nur etwa 30 Schritt breit, der landesüblich Guimen guan 鬼門關 (Geistertor-Paß) heißt. Als in der Han-Zeit Ma Yuan seine Expedition gegen Linyi durchführte, kam er an dieser Stelle vorbei und ließ eine Inschriftenstele auf einer Steinschildkröte errichten, die zur Tang-Zeit „noch vorhanden ist".[65] Wer immer in früheren Zeiten nach Jiaozhi zog, mußte hier passieren. Südlich davon sind die fiebrigen Miasmen (*zhangli*) überreichlich, von denen, die auszogen, kehren nur wenige heim, daher sagt das Sprichwort: „Am Guimen-Tor (*guan*) kommen von zehn Leuten neun nicht zurück."[66] Um den Zug des Ma Yuan und seinen Kampf gegen das unerträgliche Klima hat sich im Laufe der Zeit eine üppige Folklore gebildet, auch um seine Medikationen zur Prophylaxe der Miasmen, die hier nicht weiter verfolgt werden soll.

Die ganze Zwiespältigkeit des Vordringens Chinas in die als gefährlich geltenden Zonen Annams trat indessen im 11. Jahrhundert hervor. Diesen imperialen Ausgriff gegen den renitenten Nachbarn unter Shenzong 神宗 (reg. 1067–1085) hat Anderson (2007) im Detail analysiert.[67] Der Feldzug gegen Annam von 1075/1076 war teilweise erfolgreich, wenn auch unter gewaltigen Opfern wegen Mißachtung der Gefahr, die von den Miasmen ausging. Anderson meint zum Rückzug trotz einiger Erfolge nur: „However, logistical problems, the tropical climate, and disease had decimated the Song army, which had lost more than half of its effectiveness."[68]

Mit Sicherheit waren die Gesundheitsgefahren in dem Lande ein Hauptthema in den Debatten über die Sinnhaftigkeit solcher Anstrengungen.[69] 1076 verlangte Zhang Fangping 張方

---

64 *HouHan shu* 73.2358 (Biogr. Gongsun Zan 公孫瓚).

65 *Jiu Tang shu* 41.1743.

66 Vgl. dazu Schafer 1967, 31. Der Platz gilt heute als Naturschönheit. Hierzu *Zhonghua renmin gongheguo diming dacidian*, 6285, unter Hinweis auf die früheren Miasmen. Zur Geschichte vgl. Liao Youhua 1998.

67 Anderson 2007, 141, Karte; vgl. ferner Anderson 2006; Anderson 2008. Zu den Verlusten durch Krankheiten vgl. Xiao Fan 1993, 167f.

68 Anderson 2007, 143f. Dort auch zum Rückzug der Song nach Quang Nguyen, welches jetzt Shun'anzhou 順安州 hieß, und der Stationierung eines Truppenkontingents dortselbst (*Song shi* 334.10736). Eine Karte zur Ausdehnung des Einfluß des Insurgenten Nong fehlt leider.

69 *Song shi* 290.9725, vgl. auch P. J. Smith 2009, 468. Der dort wiedergegebe Krankheitsname „swamp-fever" (*she-*

平 (1007–1091) schon für die Phase des Aufmarsches, den Saisongipfel gebührend zu berücksichtigen. Diese seien außerhalb der Pässe im 8. und 9. Monat am intensivsten, weshalb es unrealistisch sei, schon in der zweiten Dekade des 8. Monats Truppen in Tanzhou (heute Zhangsha) zu versammeln, denn der Weiterzug nach Guizhou (heute Gulin) erfordere nur 14 Tagesmärsche. Bei einem Aufschub um einen Monat sei man zur richtigen Zeit, im 10. Monat, am Ort. Zur Schonung der Truppe sei der richtige Zeitplan des Aufmarsches einzuhalten, um den Miasmen (*zhangqi*) zu entgehen.[70]

Als Gegner militärischer Übergriffe nach Annam trat 1077 Su Dongpo auf, der vor allem vor unüberlegtem Aktionismus warnte und der die Entscheidung kritisierte, ein Riesenheer von mehr als 100.000 Mann dem Gift der Miasmen ausgesetzt zu haben, so daß 5 bis 6 von 10 starben.[71] Wang Anshi, der den Vorstoß von 1075 zunächst befürwortet hatte, scheint die Dauerbedrohung durch Malaria lange unterschätzt zu haben.[72] Doch im Chor der Kritiker wurden auch noch weitergehende, gewichtige Einwände geäußert. 1078 meint Sun Gu 孫固, daß dieses Land aus prinzipiellen Erwägungen nicht leicht zu halten sein würde, und bat daher, es wieder aufzugeben.[73]

In dieses Horn stößt auch Han Qi 韓琦 (1008–1075) als Premierminister (*zaixiang*), wenn er die Miasmen als Grund dafür geltend macht, daß die Idee einer Expansion nach Jiaozhou 交州 überhaupt fallen gelassen werden sollte: „Die Wege in den Bergen sind dort steil und entlegen, das Klima ist bestimmt von Regengüssen, Nebel und giftigen Miasmen; deshalb wäre es, selbst wenn man dieses Land bekäme, nicht möglich, es zu behaupten."[74]

Dieser letztere Gesichtspunkt wurde immer mehr zum Hauptargument. Der generelle Verzicht wird zwar sehr wohl durch gefährliche, gebirgige Zugangswege, zugleich durch das „Gift der Miasmen" begründet.[75] In dieser Phase der chinesischen Außenpolitik im 11. Jahrhundert ist darin jedoch eher eine Geste der Gesichtswahrung zu sehen als das Resultat neuer Erkenntnisse über die tatsächliche Gefährdung durch – konkret – Malaria. Die Miasmengefahr dient in diesem Resümee vor allem dazu, die selbstgewählten Grenzen des Imperiums durch die Beschwörung einer pauschalen, im Süden naturgegebenen Gefahr zu rechtfertigen, während in Wirklichkeit logistische Überlegungen, nicht zuletzt auch Rücksichten auf die strategische Gesamtsituation den Verzicht hinreichend motivierten. In höchsten Kreisen am Hof der Song hatte sich inzwischen die Einsicht durchgesetzt, daß eine forcierte Expansion in den Süden vor allem wegen der gleichzeitigen, unvermindert ernsten Dauerbedrohung durch militante nördliche Nachbarn nicht zu leisten war.

Bezeichnendes Licht auf diesen Wandel grenzpolitischer Richtungsentscheidungen gegenüber Annam wirft schon zu Beginn der Song-Herrschaft das eigenwillige Vorgehen von Xu

zhang 涉瘴) scheint auf einem Irrtum zu beruhen.

70 Zhuchen zouyi 諸臣奏議 143.1481. Zur Einschätzung der politischen Lage schon im Jahre 1047 durch Zhang Fangping siehe Anderson 2007, 94f. Vgl. auch Fang Tie 2003, 412.

71 „Dai Zhang Fangping jian yongbing shu" 代張方平諫用兵書, Denkschrift von 1077 (*Su Wenzhonggong quanji* 15.983-986 bzw. *Su Shi wenji* 3.1048-1052), dort 985 bzw. 1050: 使十餘萬人暴露瘴毒, 死者十而五六.

72 Ges. Werke Wang Jingwen zhu 王荊文注 3.61.

73 *Song shi* 341.10875: 其地瘴癘不堪守, 請棄之.

74 *Song shi* 488.14068-14069: 交州山路嶮僻, 多潦霧瘴毒之氣, 雖得其地, 恐不能守也. Wohl 1065 oder kurz danach. In seiner Biographie in *Song shi* 312.10221 ist nicht davon die Rede.

75 *Song shi* 488.14057.

Zhongxuan 許仲宣, der im Jahre 981 einen bereits begonnenen, jedoch wegen der Hitze und den lokalenKrankheiten nach ersten Niederlagen festgefahrenen Vorstoß nach Jiaozhou eigenmächtig stoppt, am Ende aber durch Diplomatie die Unterwerfung (*neifu*) des Landes erreicht und daher vom Kaiser nicht bestraft, sondern im Gegenteil belobigt wird.[76] Fast ein Jahrhundert später gewinnt die sanfte Form der Grenzpolitik hier fast den Charakter eines Dogmas: Eine entsprechende Stellungsnahme zur Begründung einer begradigten Grenzlinie, unter Aufgabe einiger bereits bezogener Grenzposten, führt als Standardargument an:[77]

> Shunzhou [or Quảng Nguyên] is located in the extreme southern region, and this region was used to defend [the Song empire's] frontier. Due to the dense fog and pestilent conditions, many of the region's inhabitants died of illness. Tao Bi actually died while posted here. The court knew that this area was *of no use* [meine Hervorhebung], so the Chinese negotiator returned a total of four prefectures and one county.[78]

Die hier ausdrücklich hervorgekehrte „Nutzlosigkeit" weiteren peripheren Landes als möglicher Teil des chinesischen Staatsgebiets hat indessen eine lange Geschichte. Schon Liu An hatte im Jahre 135 v. Chr. gegen eine Expansion im äußersten Süden eingewandt, solche Gebiete seien weder für Chinesen bewohnbar, noch auch als Kreise und Bezirke (*xianjun* 縣郡) zu organisieren, außerdem seien sie höchst ungesund. Was Annam betrifft, so kommt der Einwand von einer prinzipiellen Entbehrlichkeit wie Wertlosigkeit des Landes nicht überraschend, er zieht sich bei näherer Betrachtung durch die Auseinandersetzungen über Krieg und Frieden an diesem Teil der südlichen Grenze seit dem späten 10. Jahrhundert. Tian Xi 田錫 (*jinshi* 978) memoriert (981) mit großer Emphase gegen jegliche kriegerische Erweiterung des Territoriums und damit gegen ein dauerhaftes Engagement in Annam: „Jiaozhou 交州 ist ein „Miasmen-Meer (*zhang hai* 瘴海), es zu gewinnen wäre wie „ein steiniges Feld zu erhalten".[79] Er appelliert stattdessen an die Tugend des Herrschers, deren Pflege und Entfaltung bewirke, daß die Tributbringer von weither kommen.

1077 gibt der Zensor Cai Chengxi 蔡承禧 (1035–1084) erneut sehr drastisch zu bedenken, wenn er sich wiederum gegen den Erwerb dieses „Meeres von Miasmen" (*zhanghai*) ausspricht: „Selbst wenn man es vollständig bekäme: welchen Gewinn brächte es für das Reich?"[80]

Daß Annam wegen seines unerträglichen Klimas, aber auch aus ökonomischen Überlegungen und Gründen der Logistik kein Ziel einer dauerhaften chinesischen Eroberung sein konnte, betont dann ganz in diesem Tenor Zhao Rukua 趙汝适 (1165?–nach 1225) gleich zu Anfang seiner Schrift über die südlichen Barbaren:

---

76 *Song shi* 270.9268, auch *Annan zhilüe* 16.5ab [700]. Anderson (2007, 48f) spricht nur davon, daß 981 eine Strafexpedition gegen Le Hoan in Vietnam stattfand, die in einem Desaster endete.

77 *Song shi* 488.14069; in der Wiedergabe von Anderson 2007, 147.

78 Die Übersetzung ist nicht ganz korrekt. Von „Einwohnern" ist nicht die Rede, sondern von den dort stationierten Grenztruppen, die von den Miasmen betroffen waren und an Krankheit starben (置戍鎮守被罹瘴霧多病没). Die angebliche Nutzlosigkeit des besagten Territoriums ist ein gängiges Argument der diplomatischen Gesichtswahrung.

79 *Song shi* 293.9787-9788: 交州瘴海,得之如獲石田.

80 *Zhuchen zouyi* 143.1489 („Shang Shenzong lun zai zheng Jiaozhi" 上神宗論再征交趾): 夫瘴海窮山,蛟虺霧毒之淵藪,飛鳶墮於上温風泊.其間殆非人境.雖盡得之,顧何補於天下!

> (Dieses Land) wurde über viele Epochen hinweg ohne Unterbrechung von der kaiserlichen Verwaltung gesichert. Die Steuereinnahmen waren dürftig, aber die Aufrechterhaltung der Macht dort sehr mühsam. Die jetzige kaiserliche Herrschaft achtet (auf den Zustand) des Militärs und nimmt Rücksicht auf die Menschen. Sie will keine Truppen in einem Miasmengebiet stationieren, um unbrauchbares Land zu sichern. Weil jene sich als loyale Untertanen verhielten, hat man es in der Folge als einen ‚an langer Leine kontrollierten' Vasallenstaat betrachtet.[81]

Die Einstufung als „nutzloses" Land trifft somit zu Anfang der Songherrschaft das Grenzgebiet zwischen Yongzhou und Annam,[82] doch ist eine derartige Vorstellung nicht an den Süden gebunden. Fast im gleichen Atemzug werden damals an den Nordgrenzen die Gebiete der Gobi (*shamo*) als „nutzlose" (*wuyong*) Wildnis hingestellt, nicht des Aufwands militärischer Eroberungen wert.[83] Was wiederum Annam betrifft, fällt ins Gewicht, daß solche Warnungen keineswegs auf die als isolationistisch bekannte Song-Periode beschränkt blieben. Gegner einer unüberlegten Expansion traten in der Folge selbst unter der von Ideen der Welteroberung geleiteten Mongolenherrschaft auf. Der unglückliche Liu Xuan 劉宣 (1233–1288) – er endete durch Selbstmord, um der drohenden Hinrichtung zu entgehen – wandte sich gegen überseeische Abenteuer in Japan wie auch gegen die Eroberung Annams. Zu den Risiken eines Feldzuges nach Annam meint er:[84]

> Jiao (zhi) und Guang (die beiden Provinzen) sind heiße und miasmenreiche Gebiete (*yan zhang zhi di* 炎瘴之地), das giftige *qi* schade dort dem Menschen (*du qi hai ren* 毒氣害人) mehr als die Verletzung durch Waffen. Jetzt ist bereits der 7. Monat (des 23. Jahres Zhiyuan, 1286) angebrochen. Truppen aus allen Gegenden befinden sich in Jingjiang 靜江 (heute Guilin). Ehe sie überhaupt nach Annam gelangen, werden viele sterben. Wenn sie dann endlich dem Feind gegenüberstehen, wie sollen sie ihm begegnen?[85]

Außerdem sieht Liu Xuan die Belastungen durch den Nachschub an Verpflegung für die Truppe als zu aufwendig an. Die schlichte Tatsache, daß die Truppen aus dem Norden das südliche Klima nicht gewohnt waren, beeinflußte die Planung wie die Durchführung der Ausgriffe Khubilais nach Annam, aber sie war nicht das einzige Hindernis, das es zu meistern galt.[86]

In der Ära Yongle wurde der Norden des heutigen Vietnam nach 1407 unter chinesischer Verwaltung gestellt, er war für kurze Zeit tatsächlich in Kreise und Präfekturen mit chinesischen, weitgehend programmatischen Ortsnamen eingeteilt.[87] Die Miasmen blieben auch in dieser Phase ein ernsthaftes Problem vor allem der Logistik, dem in bewährter Weise begegnet wurde.

---

81 *Zhu Fan zhi* 諸蕃志 1.1a [2]: 歷代置守不絕, 賦入至薄, 守禦甚勞. 皇朝重武愛人, 不欲宿兵瘴癘之區, 以守無用之土, 因其獻款, 從而羈縻之. Übersetzung modifiziert nach Hirth und Rockhill 1911, 45. „Nutzloses Land" als Topos auch in den Dokumenten über andere Fälle, in denen eilfertig eingerichtete Vorposten der Expansion zurückgenommen werden mußten, z. B. auf Hainan.

82 *Song shi* 7.131 (Jingde 3, 1006).

83 *Song shi* 293. 9789 (Denkschrift Tian Xi, 981).

84 *Yuan shi* 168.3951f.

85 Denkschrift von Liu Xuan 劉宣 in *Lidai mingchen zouyi* 235.24a [4818]: 交廣炎瘴之地, 毒氣害人, 甚於兵刃. 今以七月, 會諸道兵于靜江, 比至安南病死必衆, 緩急遇敵何以應之.

86 Entsprechendes in: *Qiujian xiansheng daquanji* 55.3a-6a, Inschrift mit Vorwort für den Feldherrn Tang Cong 唐琮, der allerdings im Kampf fiel.

87 Die Begründung der Strafexpedition in Normenverletzungen der Tributbeziehungen ist sehr klar in *Pingding Jiaonan lu*, Qiu Juns konziser Beschreibung dieses Feldzuges (1406–1407) gegen Annam, dargestellt. Zur Herrschaft der Ming über annamitisches Gebiet vgl. Baldanza 2016.

Dies trifft für den Eroberungsfeldzug selbst ebenso zu wie auch für spätere Operationen in den neu erworbenen Zonen. Schon im Angriffsbefehl des Kaisers wird gefordert, man müsse die Wintermonate nutzen, in denen „die Miasmen eliminiert sind" (*zhangli suqing* 瘴癘肅清).[88] Trotz dieser generellen Vorsicht werden für den Feldzug von 1406–1407 gravierende Schwierigkeiten der chinesischen Invasoren als Folge der Malaria in Annam in dieser Periode geltend gemacht. Eine von Chavannes übersetzte Inschrift auf dem Taishan aus dem 5. Jahre Yongle (1407) hält fest: „[...] en ce moment, la temperature est ardente; je crains que les émanations pestilentielles ne se multiplient et ne deviennet brûlantes, que la santé de mes troupes n'en soit altérée et qu'elles ne tombent facilement malades."[89]

Dies betrifft vor allem auch die neuen Garnisonen. Der Dienst in Annam war unbeliebt und gefährlich. Vielfach mußte auf einheimische, lokale Truppenkontingente zurückgegriffen werden, deren Loyalität nicht über alle Zweifel erhaben war. Das Land galt daher als schwieriges Terrain für die chinesischen Besatzungstruppen gleich welcher Provenienz.[90] Auf der anderen Seite ist im Siegesbericht (1407) bei der triumphalen Rückkehr des Heeres als wesentliches Resultat gerade die Ausschaltung der Miasmen erwähnt. Nach einer Darstellung der Heldentaten während der Expedition werden die segensreichen Folgen chinesischer Herrschaft für Annam aufgezählt. Sie umfassen in der Tradition der chinesischen Panegyrik nicht zuletzt Verbesserungen in der Beschaffenheit der natürlichen Umwelt, denn: „Die abnorme Situation ist nun beseitigt. Die Miasmen sind bereinigt."[91] Mit der Herstellung der imperialen Ordnung in der äußersten Peripherie verschwinden nach dieser Logik zwangsläufig auch klimatische Anomalien. Dies demonstriert einmal mehr, wie sehr pauschale Aussagen chinesischer historischer Quellen über die Lebensverhältnisse in der marginalen Zone vielfach ideologisch motiviert oder zumindest überlagert sind.

Im Jahre 1410 wird die Gefährdung der Route nach Annam ausgiebig erörtert. Eine Streckenführung über Qinzhou 欽州 (Guangdong) und dem weiter landeinwärts gelegenen Lingshanxian 靈山縣 (Guangdong) weiter nach Hengzhou 横 (Guangxi) wird der üblichen Route entlang der Plätze Pingxiangzhou 凭祥州 – Longzhou 龍州 – Taiping 太平 vorgezogen, weil letztere als Miasmen-Zone galt (*zhangli zhi di*).[92] Einige Grenzpässe wurden aus diesen Gründen schon zwei Jahre zuvor als ungeeignet für den längeren Aufenthalt chinesischer Truppen eingestuft.[93] Die Furcht vor Krankheiten der Sommersaison beeinflußte auf chinesischer Seite auch noch die Kämpfe, die schließlich im Jahre 1427 mit dem Abbruch der Mingherrschaft in Annam endeten. Dennoch ist bei aller Bedeutung, die der Rücksichtnahme auf das Klima bei derartigen Unternehmungen an der äußersten Peripherie des Reiches zukommt, stets auch eine unterschwellig vorhandene, vorsichtigere Linie der Expansionspolitik zu berücksichtigen, die vor allzu ausgreifenden Unternehmungen eher zurückschreckte. Wenn später (1537) in Debatten um neuerliche

88 *Ming Taizong shilu* 46.294 (Yongle 4/X).

89 Chavannes 1910, 274. Zu diesem fast entschuldigenden Ton vgl. ebenso einige Opfertexte bereits der Ära Hongwu, auch in *Dai shi* 7.14b-15a [25-26].

90 Hierzu Wade (2006, 84f), der in den Ausgriffen des Yongle-Kaisers nach Annam einen gescheiterten Kolonisierungsversuch sieht.

91 *Ming Taizong shilu* 52.330 (Yongle 5/IX, 1407): 妖氛開豁, 瘴癘肅清.

92 *Ming Taizong shilu* (Yongle 8, 69.445): Vorschläge von Huang Fu 黄福 (1363–1440) zu den logistischen Problemen des Engagements in Annam, vgl. Goodrich und Fang 1976, 654f; siehe auch Mei Li u. a. 1997, 39.

93 Hierzu vgl. Ward 2006, 85.

militärische Abenteuer in Annam die Kriegsgegner davor warnen, „die Kraft Chinas in einer weit entfernten miasmatischen Region zu vergeuden", so werden nur in üblicher Manier bekannte Register gezogen.[94]

Dieser Zwiespalt, der die Wahrnehmungen der Miasmengefahr bestimmt, ist gerade in den Auseinandersetzungen mit Annam auch noch im 18. Jahrhundert zu erkennen. Weiterhin galten kleine Übergänge nach Annam, die neben dem offiziellen Übergang, Zhennanguan 鎮南關, genutzt wurden, als gefährlich.[95] Doch in dieses Bewußtsein einer klimabedingten Barriere mischten sich oft sehr rasch andere, reichspolitische Töne. Als 1743 der unmittelbar in der Grenzzone außerhalb von Kaihua 開化 (Yunnan) gelegene Bergbaubezirk von Dulong 都龍 bedroht war, in dem sich viele Chinesen befanden, riet die zentrale Militärbehörde in Beijing davon ab einzumarschieren, und zwar unter ausdrücklichem Hinweis auf das feuchtheiße Land und die Heftigkeit der Fieberkrankheiten in Annam. Ganz offenbar war dies jedoch nicht der Hauptgrund,[96] denn mindestens ebenso schwer wog die permanente Sorge um die politische Stabilisierung der Grenze: Wegen unkalkulierbarer psychologischer Folgen eines größeren Aufmarsches in dieser sensiblen Zone schien Zurückhaltung geboten. Die Truppe, bestehend aus regionalen Einheiten der Inneren Gebiete (*neidi tubing* 内地土兵), sollte daher nur aus sicherer Entfernung Macht demonstrieren: ein nicht ungewöhnliches Vorgehen.[97]

Ernsthafte Bedenken gegen die Expansion an diesem Grenzabschnitt verdichten sich gegen Ende der Ära Qianlong. Während des Feldzugs von 1788–1789 in Annam gingen zahlreiche Berichte über die Gefahr durch Miasmen (*zhangqi*) ein.[98] Gefährdet waren nicht nur die Operationen, weil sich die Soldaten leicht in diesem Gebiet ansteckten und erkrankten. Die Kritik ging vielmehr in einem wesentlichen Punkte darüber hinaus, indem er feststellte: Annam sei winzig, in der äußersten Peripherie gelegen und überaus miasmatisch. An einen Erwerb sei von vornherein nicht gedacht gewesen, auch lohne er den Aufwand in keiner Weise. Die Verzichtsrhetorik, die der Qianlong-Kaiser immer wieder mit Hinweisen auf seine eigenen riesigen Verdienste bei der Vergrößerung des Territoriums hinweist – in Innerasien, im Goldstromland und an anderen Grenzabschnitten, gipfelt in einem richtungweisenden Erlaß (1789):[99] Nicht zu verantworten sei die Stationierung von Truppen, denn wegen des kaum erträglichen Klimas könnten sie sich nicht einmal an strategischen Punkten länger aufhalten. Generell sei das kein Land für chinesische Siedler: Menschen aus den Inneren Gebieten könnten dort nicht leben. Der Kaiser macht zudem die staatliche Eigenständigkeit des Nachbarlandes als Grund für den Verzicht auf Annam geltend, ebenso wie die ernste Sorge, daß sehr bald wieder Unruhen unter der indigenen Bevölkerung

94 *Ming Shizong shilu* 199.1462 (Jiajing 16/IV); siehe auch Baldanza 2016, 95ff. zu den Argumenten der Expansionsgegner in China (dort auch Übersetzung dieser Stelle). Im 15. Jahrhundert schon die in *Pengchuang rilu* 2.64ab genannten Motionen. Die gegenteilige Position vertrat Lin Xiyuan 林希元 (?–ca. 1560), der den möglichen Erwerb annamitischen Territoriums befürwortete, siehe Baldanza 2015, 179.

95 *Qianlong shilu* 219.23a: *you xiao jing zhang shen wu du* 有小径瘴深霧毒.

96 So führt etwa Cang Ming (2009, 51) nahezu sämtliche zögerlichen Reaktionen in der Grenzpolitik im äußersten Südwesten monokausal auf die Furcht vor Malaria zurück.

97 *Qianlong shilu* 196/6b-8a (Qianlong 8/VII). Zu Einzelheiten siehe auch Zhou Qiong 2007a, 199f.

98 Über diesen in Hummel 1943–1944, 680f. Über Miasmen als Grund für den Verzicht auf Annam in den Regesten dieser Zeit insbes. *Qianlong shilu* 1319.16a, 1321.17b, 1326.22a, 1327.15b.

99 *Qianlong shilu* 1327.15a-18a (Qianlong 54/IV),

ausbrechen könnten, selbst wenn man es in Präfekturen und Kreise einteilte. An all diesen Problemen seien schon frühere chinesische Dynastien in ihren Versuchen einer Eingliederung Annams gescheitert. An sich sei Annam ein winziges, unbedeutendes Land. Wenn die geballte Macht der himmlischen Dynastie entlang mehrerer Routen einmarschierte, wäre es wohl kaum schwierig, es zur Räson zu bringen. Wie ein befreiender Ausweg aus diesem Dilemma zwischen Anspruch und Verzicht klingt schließlich der Hinweis auf das unerträgliche Klima:[100] „Was die Unwirtlichkeit des Klimas angeht (其水土惡劣), ist es (Annam) Burma ähnlich. Gesetzt den Fall, man würde das ganze Territorium befrieden (*dangping* 蕩平) und ihr Land in Präfekturen und Kreise gliedern, so könnten Leute aus den inneren Gebieten dennoch dort nicht für lange Zeit wohnen.[101]

Auch noch im Jahre 1833 griff die kaiserliche Administration im Umgang mit Annam eilfertig auf die altbewährte Konstruktion vom ungesunden, für Chinesen faktisch unbewohnbaren Land zurück. Als der annamitische König, in Bedrängnis durch einen Insurgenten in Grenznähe, um die Hilfe des Qing-Imperiums bat, konstatierte die interne Lagebeurteilungen eine zu geringe Ausstattung der Grenztruppen, nach außen hin jedoch berief man sich mit allerhöchster Billigung auf die Tatsache, daß die Miasmengefahr für die chinesischen Truppen auf der vietnamesischen Seite des Grenzsaumes jenseits von Taipingfu 太平 (Guangxi) viel zu groß sei.[102] Der letztere, beharrlich wiederholte Hinweis diente dabei wie schon davor ganz offensichtlich vor allem der Gesichtswahrung.

Die Ähnlichkeit der Argumentation mit der Verzichtsrhetorik der Song ist trotz der inzwischen ganz anderen Machtverhältnisse bemerkenswert. In dem Pauschalurteil über Annam ist jedoch zusätzlich ein altes Klischee der Abschließung wiederzuerkennen: die Vorstellung vom letztlich nutzlosen Land der Barbaren an der Peripherie. Diese Assoziation mit der Zivilisationsgrenze steht schon zur Song-Zeit im „historischen Urteil" (*lun* 論) am Ende eines Kapitels, das gegen die Politik des Expansionismus argumentiert:[103] Die Bäche und Höhlen der Barbaren des Südens in undurchdringlichen Wäldern liegen außerhalb der Oikumene, „sie sind keine Gegenden für (zivilisierte) Menschen" (*mao zhang fei renyu* 茅瘴非人域). Es geht dabei gewiß um die Furcht vor unheimlichen, lebensbedrohlichen Krankheiten, doch dahinter steht mindestens ebenso die Einsicht in machtpolitische Grenzen der imperialen Expansion.

Gewiß, das „unwirtliche Land, in dem kein Chinese wohnen kann", gehört auch an den Binnengrenzen zum argumentativen Rüstzeug der Expansions-Gegner, eindeutig ausgesprochen etwa in Guangxi, dem Brennpunkt der gewaltsamen Ausbreitung Chinas in der Ming-Zeit,[104] ebenso später im Falle von Taiwan in der Debatte um die Eingliederung um 1695,[105] auch in den schier

100 *Qianlong shilu* 1324.29b (Erlaß Qianlong 54/III, 1789).

101 Ganz ähnlich, vor allem, in der pauschalen Gleichsetzung der Miasmen von Annam und Burma, schon im Erlaß *Qianlong shilu* 1321.1b (Qianlong 54/I). Zur kategorischen Ablehnung weiterer Feldzüge nach Annam durch Qianlong bereits Suzuki Chūsei 1967, vor allem Lam 1968.

102 *Daoguang shilu* 245.19a (Daoguang 13/XI, Ende 1833 oder Anfang 1834); zum Hilfsersuchen des vietnamesischen Königs siehe auch *Hanyu dacidian*, Bd. 3, 74, Stichwort *kouguan* 叩關.

103 *Song shi* 348.11046.

104 In der Schrift „Tusi yongbing" 土司用兵 („In den *tusi* Krieg führen"), von Su Jun 蘇濬, in *Yuexi wenzai* 56.34a-37a [683-684].

105 Emma J. Teng (2004) zeigt, daß diese pauschale Abqualifizierung von Gebieten jenseits des eigenen Aktionsradius der Verwaltung auch in den Debatten um die Eingliederung Taiwans um 1695 gebraucht wurde. Sie erklärt dies im Sinne einer klischeehaften Konstruktion der Außenwelt. Solche Schematisierungen mochten

endlosen Kontroversen um den Ausbau einer adäquaten Präsenz auf Hainan.[106] Doch es gibt einen entscheidenden Unterschied zur äußersten Peripherie. Sobald ein Abschnitt der Binnengrenzen des Südens erst einmal in die vom Imperium abgesteckte Wachstumszone einbezogen wurde, sah man die Miasmen plötzlich in ganz anderen Perspektiven. Auf kurz oder lang wurde eine solche Gegend ungeachtet der realen Malariagefahr nach einem zunehmend ausgefeilten Stufenschema der Verwaltungsgeographie klassifiziert, auch mit konkreten Verbesserungsvorschlägen bedacht, je nach aktueller Situation und nach den unterschiedlichen Ambitionen des Herrschers. Seine langfristigen Chancen wurden letztlich in viel günstigeren Licht gesehen. Daraus erklären sich letztlich auch die vielen pointierten Stellungnahmen von Provinzgouverneuren zu demographischen Veränderungen, in denen die Miasmen einfach ausgeblendet werden, so z. B. für die Region Yongchang (Yunnan) im 15. und 16. Jahrhundert.[107] Daraus erklärt sich anderseits auch die Tendenz, im frühen 17. Jahrhundert die Zugangswege nach Yunnan, insbesondere die problematische Route von Bose über Fuzhou 富州 nach Guangnan 廣南, trotz der erhöhten Malariagefahr gleichsam auf Biegen und Brechen auszubauen und zu festigen.[108]

An der äußersten Peripherie hingegen galt es, eine Grenze der Expansion festzulegen und zu behaupten. Und in diesem Punkte zeigt sich eine auffällige Parallele zwischen der Einschätzung Annams und Burmas. Auch Burma wird von Wang Chang 王昶 (1725–1806), der als Begleiter des Generalgouverneurs von Yunnan, Agui 阿桂 (1717–1797), am Großen Feldzug unter Qianlong (1769–1770) beteiligt war, pauschal als schlechthin unbewohnbar hingestellt,[109] daher auch ein Erlaß des Qianlong-Kaisers, in dem den Planern einer erneuten Invasion Burmas im Jahre 1778 apodiktisch entgegengehalten wird: „Klima und Umwelt in Burma sind abscheulich. Es ist nicht angebracht, daß wir dort Krieg führen."[110]

Hinweise auf das ungesunde Klima dienen in solchen Fällen als eine Art Generalklausel zur Rechtfertigung für den abschließenden Verzicht. Es fehlen daher die sonst verbreiteten, durchaus subtilen Überlegungen zur Situation im Miasmen-Gebiet im Einzelnen, differenziert nach Jahreszeit, orographischen Verhältnissen, Seehöhe, Siedlungsdichte, Fauna usw. Wenn konstant die prinzipielle Unwirtlichkeit noch dazu in sehr durchsichtigen politischen Zusammenhängen behauptet wird, hat das mit der aktuellen Seuchenlage wohl nur wenig zu tun. Gewiß gilt noch heute die Burma-Grenze Chinas als malariagefährdet, nicht zuletzt wegen der noch immer hochgradigen Prävalenz der Krankheit in den Nachbarländern wie Laos.[111] Dies berechtigt jedoch nicht, ein derartiges Gefälle auch für historische Zeiten anzunehmen, denn noch in der Qing-Zeit dürfte dort die faktische Gefährdung, soweit meßbar, kaum anders gewesen sein als in vielen

---

zusätzlich eine Rolle gespielt haben, doch im Kern geht es um eine grundsätzliche Richtungsbestimmung, welche die Kontroversen zwischen Expansionisten und Isolationisten schon während der Han-Zeit prägt.

106 Die Vorstellung, daß das Innere von Hainan für Chinesen nutzlos und nur von den Angehörigen der Li-Ethnie bewohnbar sei, findet sich noch im Essay eines Gegners der Expansion von 1751, vgl. dazu Csete 2006, 238f.

107 *[Yongzheng] Yunnan tongzhi* 293.

108 Ibid., 293.1008, Denkschrift von Min Hongxue 閔洪學 als Provinzgouverneur.

109 Siehe dazu die ausgewählte Textpassage aus seinem Tagebuch bei Eggert 2004, 271f; siehe auch Marks 2012, 217, zu entsprechenden Äußerungen des Qianlongkaisers zum endgültigen Verzicht auf Burma. Zum Feldzug siehe jetzt vor allem Yang Yuda 2014.

110 Erlaß wiedergegeben in einer Eingabe des Li Shiyao (Qianlong 43/I/27, 1778), siehe *Shiliao xunkan*, 416-417.

111 Siehe hierzu Zhou u. a. 2014.

Randzonen von Guangxi oder Yunnan. Dies spricht gegen eine weithin dominante, natürliche Barriere für chinesische Besiedlung im Südwesten, wie sie Bello postuliert.

Es ergibt sich somit ein bemerkenswertes geographisches Muster der Verteilung, sobald man das Verdikt über „nutzloses Land" in den Kontext der langfristigen Expansionspolitik stellt. In China wurden in Phasen starker Expansion regelmäßig Stimmen laut, die sich gegen eine Überdehnung der Horizonte und gegen entsprechend riskante militärische Unternehmungen und die damit verbundenen wirtschaftlichen Belastungen wandten: nicht nur im Süden, sondern paradigmatisch bereits zur Han-Zeit in Innerasien.[112] In Einklang mit dieser Denkweise wurden ganze Landschaften wie politische Gebilde der äußersten Peripherie des Südens, die jenseits der vom Imperium gesetzten Markierungen lagen, mit den Attributen der Miasmen belegt. Wenn der Expansionismus an die Grenzen seiner Möglichkeiten stieß, diente ein bewährtes Klischee dazu, den Verzicht als naturnotwendig und daher unausweichlich hinzustellen und so das nationale Gesicht Chinas zu wahren, das gerade auch den Mandschukaisern so teuer war.[113] Man muß sich daher hüten, in solchen Fällen die Malaria als einzigen oder gar als ausschlaggebenden Beweggrund zu sehen.[114] Mindestens ebenso zu berücksichtigen ist die Einsicht vor allem der Zentralregierung in die Unmöglichkeit, das Territorium der direkten Administration über Gebühr auszudehnen.

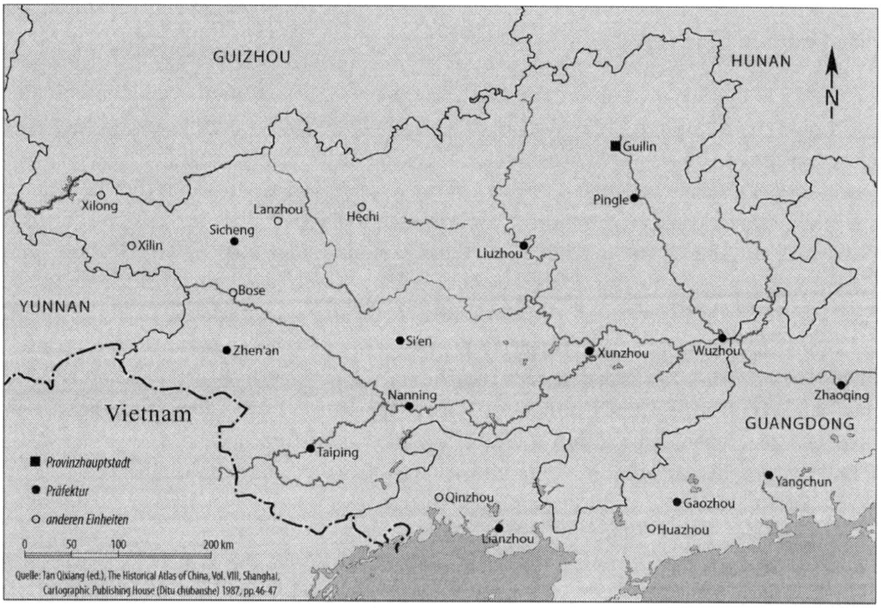

Kartenskizze 3 Guangxi

112 Zum chinesischen Topos der Unwirtlichkeit in den Ländern der Barbaren gerade auch in Innerasien aus komparatistischer Sicht vgl. Meserve 1982, insbes. 61ff.

113 Siehe zu diesem Komplex Rosner 2006.

114 In diesem Sinne auch schon grundsätzlich Yang Yuda 2014, 116 und 172f. zur Beendigung der Burma-Feldzüge und zum frühen Einschwenken des Qianlong-Kaisers in eine Politik des Verzichts und der Abgrenzung im äußersten Südwesten.

Gegen Ende der langen Ära Qianlong machte sich ein diffuses Unbehagen bemerkbar, verursacht durch die dumpfe Ahnung, daß eine immer weitgespanntere Peripherie die Möglichkeiten des Imperiums überforderte.[115] In den Reihen der geschichtskundigen Berater am Kaiserhof stellte sich folgerichtig ein älterer Abwehrreflex ein, der schon früher periodisch in Phasen allzu forscher Expansionspolitik mobilisiert wurde: die brüske Ablehnung jeglichen Gebietserwerbes in einer als „nutzlos" erklärten Erweiterungszone. Diese Logik lastete nicht minder über der Registrierung ungesunder Lebensbedingungen im Grenzland zu Annam. Das Ausmaß der realen Gefährdung durch Malaria in diesem vielschichtigen Tableau reichspolitischer Ambitionen ist schwer abzuschätzen, darüber muß von Fall zu Fall entschieden werden.

2 Probleme der Truppenstationierung in klimatisch gefährdeten Zonen

Sobald für einen Abschnitt der südlichen Wachstumszone die allmähliche Inkorporation in das chinesische Territorium als erfolgversprechende Perspektive ins Auge gefaßt wurde, sahen sich die kaiserlichen Behörden vor die Notwendigkeit gestellt, dort dauerhaft Truppenkontingente zu stationieren. Das Netz der Kontrolle mußte – gleichsam innerhalb einer unsichtbaren Linie – zwangsläufig auf strategisch bedeutsame Punkte ausgedehnt werden, deren Klima teilweise durch Miasmen gekennzeichnet war. Der Zwiespalt, dem sich die Zentralregierung gegenübersah, war im Grunde der gleiche wie im Falle der Feldzüge: Er bestand in der fortdauernden Diskrepanz zwischen der bekannten Unangepaßtheit der aus den Inneren Gebieten herangeführten Soldaten und der Notwendigkeit, auch an neuralgischen Punkten der Peripherie mit verläßlichen Kräften vertreten zu sein. Doch die Feldzüge bedeuteten rasche Vorstöße und begrenzte Aktionen; der Ausbau des Kontrollnetzes hingegen verlangte dauerhafte, tragfähigen Strukturen.

Wo immer die Stationierung von Truppen der Zentralregierung über einen längeren Zeitraum als notwendig erachtet wurde, standen die Behörden vor einer Reihe von Problemen: Die Auswahl geeigneter Plätze für größere wie kleine Garnisonen; die eventuelle Verlagerung an günstigere Orte; der Modus der Ablösung für den Kommandanten wie für die Truppe (kürzere Amtsperioden, Rotation); die Instandhaltung der Zugangswege und Verkehrsverbindungen; die Institution von Militärkolonien.[116] All dies ist Gegenstand der Militärgeschichte Chinas, vor allem die Herausbildung der Institutionen seit der Song-Zeit. Im vorliegenden Kontext geht es dabei lediglich um die Frage, wie mit gezielten Schritten der Meidung den Miasmen begegnet wurde.

Eine einfache Vorsichtsmaßnahme bestand in der Wahl des geeigneten Zeitpunktes für den Dienstantritt, in gleicher Weise für Zivilbeamten wie für Militärs. In Sichuan galten zur Zeit der Nord- Song zwei Stützpunkte am Großen Fluß, Rongzhou 戎州 und Luzhou 瀘州, als hochgradig durch Miasmen gefährdet, daraus erklärt sich die permanente Sorge der Zentralregierung um die Gesundheit der Truppen wie der chinesischen Siedler: Luzhou litt alljährlich schon im 3. Monat unter dem „Gift" der Miasmen, deshalb befiehlt der Kaiser im Jahre 1009 Sun Zhengci

115 Man ist versucht, hier vom latent vorhandenen Bewußtsein eines *„imperial overstretch"* im Sinne von Paul Kennedy (1987, insbes. 488ff) zu sprechen, wie es Alexander Woodside (2007, 20f) mit Blick auf die Herausbildung politischer Theorie in der Ming-Zeit getan hat. Allerdings ist dieser Begriff seit seiner Prägung speziell mit den Kontroversen um die rezente Politik der USA verknüpft, weswegen sein heuristischer Wert teilweise wieder in Frage gestellt wurde.

116 Zhou Qiong 2007a, 467.

孫証辭 und einem anderen Militär, sie mögen mit Rücksicht auf die saisonale Bedingtheit der Gefahr bereits vorher, im 2. Monat eintreffen und ihre Truppen vorbereiten.[117]

Ein nicht minder probates, wenn auch aufwendigeres Mittel, um im Frühling „dem Gift der Miasmen auszuweichen" (*yi bi zhangdu* 以避瘴毒) und die Kampfkraft der Truppe zu erhalten, ist im Gebiet von Guangnan 廣南, d. h. südlich der Pässe, die Verlegung von Garnisonstruppen (*shubing* 戍兵) „in eine angenehme Gegend" (*shandi* 善地) schon in der Song-Zeit (Qingli 慶曆 6. Jahr, 1046).[118] Es handelt sich in diesem Fall um eine „temporäre Maßnahme zur Regeneration" (*quanxiu* 權休), die in der Militärgeschichte ganz allgemein an vielen Kriegsschauplätzen schon früh unter dem Stichwort *yangrui* 養銳 (die „Stärke pflegen", für *yangweixurui* 養威蓄銳) als Konzept geläufig war,[119] so auch im 13. Jahrhundert als Forderung für die im Gebiet des nordwestlichen Guangxi, Yongzhou 邕州 und Yizhou 宜州, exponierten Regierungs-Soldaten.[120] Im 10. Jahrhundert wurde für Guangxi zudem bereits eine Regelung diskutiert, die eine Rotation der Kontingente vorsah. Bemerkenswert daran ist, daß Abkommandierungen innerhalb der Provinz als mehr oder weniger ungefährlich galten, weil eine „Gewöhnung an die Miasmen-Krankheit" (*xizhangli* 習瘴癘) vorausgesetzt werden konnte. Personal aus dem benachbarten HuGuang indessen war vorsichtshalber regelmäßig abzulösen.[121] Darüber hinaus kam, noch weitergehend, die Räumung und Verschiebung des Garnisonssitzes als Reaktion auf die permanente Bedrohung vor: 1025 wird in Guangxi verfügt, den Hauptstützpunkt des Militärbezirks von Huaiyuanjun 懷遠軍 an die nordwestlich von Yizhou 宜州 gelegene Flußmündung zu verlagern, weil von dort aus der Zugang in das Gebiet der Barbaren von Anhua 安化 am besten zu kontrollieren war und „[...] weil außerdem die alte Stadt (der bisherige Standort) vielfach an Miasmen (*zhangli*) zu leiden hatte."[122]

Für den Zeitraum nach 1400 lassen sich solche Ausweichmanöver wie Schutzmaßnahmen im Einzelnen verfolgen. Die räumliche Verteilung der Stützpunkte war zu Beginn der Ming-Herrschaft in hohem Maße elaboriert,[123] doch in Südwestchina wurde die Aufrechterhaltung der Garnisonen (*wei*) wie ihrer Untereinheiten (*suo*) sehr bald durch die altbekannte Problematik in Frage gestellt, wie Leo Shin hervorhebt, der die Entwicklung in der Provinz Guangxi analysiert hat.[124] De facto versuchte man schon nach der Ära Yongle, diesem schleichenden Niedergang in vielfältiger Weise entgegenzuwirken und die notwendige Präsenz von Regierungstruppen in Guangxi zu behaupten. In der Garnison von Wuxuan 武宣 (Liuzhou) galt 1430 die Lokalisation an einem tiefgelegenen Platz mit starker Gefährdung durch Miasmen als Grund für den horrenden Schwund der Mannschaft. Die Ergänzung durch Personen, die strafweise Militärdienst in HuGuang zu

117 *Xu zizhi tongjian changbian* 73.837. Beide Plätze werden zudem in diesem Jahr mit Medikamentensendungen bedacht.

118 *Song shi* 11.221. Erlaß zu ebendieser Maßnahme in *Song shi* 196.4896.

119 Schon *Jin shu* 75.1962, ferner *Song shu* 49.1439.

120 *Ke zhai xugao*, 5.134.

121 Pei Yipu und Zhang Wen 2014, 112.

122 Xiao Fan 1993, 125 (nach *Xu zizhi tonjian changbian* 103); zur Lage siehe *Zhongguo lishi diming dacidian*, 1312; Tan VI, 34-35, 3 5; Tan VIII, 46-47, 3 5. Vgl. auch *[Jiaqing] Yitong zhi*, 23719.

123 Zur Übersicht Liew 1998, Bd. 2; Kuhn 1970, 22f.

124 Shin 2006, 37. Zur Verteilung der Stützpunkte in Guangxi zu Ende des 16. Jh vgl. Shin 2006, 35.

leisten hatten, wird vorgeschlagen und auch prompt genehmigt.[125] Die Verlegung von Garnisonen galt weiterhin als gangbarer Weg zur Herstellung eines *Modus vivendi*.[126] 1441 sollen die Stützpunkte von Nandanwei 南丹衛. und von Fengyiwei 奉議衛[127] sowie dessen untergeordneter Einheit von Xiangwu *qianhusuo* 向武 entfernt werden, weil dort das „Klima nicht in Ordnung ist" (*qihou buzheng* 氣候不正) und viele Soldaten der Regierungstruppen (*guanjun* 官軍) an Wechselfieber sterben oder doch erkranken. Der Petent, ein Militär, mahnt ausdrücklich an, es seien „höher gelegene" (*gao kang* 高亢), d. h. klimatisch günstige Plätze zu suchen, um diesem Übel auszuweichen.[128] Fengyi erhielt schließlich in Guixian 貴縣, Xunzhoufu 潯州府 (im Südosten der Provinz), einen neuen Standort, samt Xiangwu. Nandan 南丹 in Guangxi kam zuerst nach Binzhou 賓州 (1442), später nach Sanli 三里.[129] Dabei ist nicht restlos klar, wann und in welchen Schritten diese Verlagerungen stattfanden, doch dürften kaum Zweifel bestehen, daß die immer wieder angesprochene Umstrukturierung der Garnisonen in Guangxi während des 15. Jahrhundert als Reaktion auf eine reale Gefährdung zu verstehen ist, und zwar im Wesentlichen durch Malaria. Im Falle des Militärpostens von Hechi wird zwar als Grund der Verlagerung im frühen 15. Jahrhundert angeführt, es sei eine allgemein bekannte Eigenheit des unangenehmen Klimas südlicher Pässe, alljährlich von „Seuchen" (*yili* 疫癘) bedroht zu werden. Besonders in Hechi hätten nur zwei von zehn Mann überlebt. Daher sei nur in einigen li Entfernung ein neuer Platz mit viel besseren Lebensbedingungen ausgewählt worden. Von Miasmen ist in dem Bericht nicht die Rede, doch deutet die enge geographische Fixierung einer agreablen Alternative (eines *letu* 樂土) darauf hin, daß in Hechi letztlich die Malaria die Regierungsarbeit „so schwierig machte".[130]

Daß solche Außenposten ursprünglich in einer durch Miasmen beeinträchtigten Randzone lagen, ist kaum zu leugnen, zumal die gesamte Region des westlichen Guangxi bis in die Spätzeit der Qing als verseucht galt. Dennoch ist die Rücknahme der Garnisonen weiter in die Kernzone der Provinz bemerkenswert, denn in Nandan und Fengyi standen große Interessen des chinesischen Staates auf dem Spiel, die eine dauerhafte militärische Sicherung rechtfertigten. Die Präfektur Qingyuanfu 慶遠府[131] war bekannt für ihre mineralischen Ressourcen: Silber, Zinn und Zinnober. Nandan war traditionell, so auch noch unter der Ming- und Qingdynastie, ein Bergbaudistrikt, dessen soziales Unruhepotential, ausgelöst durch den Zustrom von Arbeitskräften,

125 *Ming Xuanzong shilu* 72.563. Vgl. auch Shin 2006, 37.

126 Vgl. Liew 1998, Bd. 2: in Guangxi z. B. Wuyuan 武緣 (258), Guixian 貴縣 (260), Wuxuan 武宣 (274), Xiangwu 向武 (275).

127 Nach *Zhongguo lishi diming dacidian*, 1418, lagen die beiden Stützpunkte im Gebiet des heutigen Tianyangxian 田陽縣, am Rechten Fluß.

128 *Ming Yingzong shilu* 79.540 (Zhengtong 6/V = 1441).

129 *Ming shi* 161.4386, Biographie Huang Runyu 黄潤玉: Dieser hatte um die Verlegung in „ebenes und weites Gelände" gebeten. Nach *[Yongzheng] Guangxi tongzhi* 61.1010 wird Nandanwei in Guangxi, weil „dort schädliche Miasmen" (地多瘴癘) bekannt waren, schon in der Yuan-Zeit nach Binzhou verlegt, nach CHGIS wurde die Ortsveränderung aus ebendiesen Gründen im Jahre 1404 eingeleitet. Wir folgen hier Liew 1998, Bd. 2, 83f.

130 *Yuexi wenzai* 23.1a-2b; siehe auch Shin 2007, 37.

131 *[Jiaqing] Yitong zhi*, 23608: Name zuerst 1119 als Qingyuan *junjiedu*, 1205 Qingyuanfu, weil zuvor das Lehen des Duzong) war bekannt für ihre mineralischen Ressourcen: Silber, Zinn und Zinnober. Nandan 南丹 war *zhou* 974, wiederhergestellt 1404, danach *tuzhou*, *xian* erst 1919.

kaum jemand unterschätzt haben dürfte.[132] Silber wurde dort bereits in der Song-Zeit gewonnen,[133] Zinnober (*dan* 丹) schon zuvor unter den Tang. Die Region um Fengyi wiederum war von großer strategischer Bedeutung für die Stabilität des südwestlichen Guangxi. Die Verlagerung der Garnisonen wird daher auch im Kontext der Probleme zu sehen sein, die sich in der ersten Hälfte des 15. Jahrhunderts aus der Zuspitzung um einen weiteren, besorgniserregenden Konfliktherd im südöstlichen Guangxi ergaben, in der Bastion der Yao im Gebiet um Datengxia.

Postenverlagerungen waren auf jeden Fall ein Mittel der reaktiven Anpassung, auf das auch in anderen Provinzen zurückgegriffen wurde. In Süd-Hunan wird im Jahre 1404 (Yongle 2/IX) in Yuanzhouwei 沅州衛 die Poststation von Lingshui 泠水 nach Bianxi 便溪 verlegt, zur Meidung der Miasmen-Erkrankungen (*zhangli* 瘴癘).[134] Aus eben diesem Grunde wird 1403 auch der Posten Guangnanwei 廣南衛 nach Kunming zurückgezogen: Die drei Garnisonen Yuezhouwei 越州衛, Pingyiwei 平夷衛 und Guangnanwei sollten wiedererrichtet werden, aber „[...] weil Guangnan eine Gegend voll von Miasmen ist, sollte man sie in der Provinzhauptstadt stationieren."[135]

Trotz solcher Umstrukturierungen blieb die bedrückende Erkenntnis, daß in Guangxi im 15. Jahrhundert die Folgen der Miasmen die Handlungsfreiheit des Militärs ganz wesentlich einschränkten. Die regulären Außenposten erwiesen sich meist als nicht sehr effektiv. In diesem Sinne wird 1443 ohne weitere Angabe von Plätzen konstatiert:

> Unter der Einwirkung der Dünste aus den Bergen und deren Gifte (*lanzhang duli* 嵐瘴毒沴) erkranken die Soldaten in den Stützpunkten, unzählige sterben. Militär und (chinesisches) Zivil wird täglich weniger, die Banditen der Man jedoch werden täglich gewalttätiger.[136]

Dies ist allerdings, wie Leo Shin gezeigt hat,[137] eine eher stereotype Klage, die mehr einer veränderten Wahrnehmung der chinesischen Bevölkerung (*min*) in der Grenzzone entspricht als einer meßbaren, radikalen Verschiebung der Bevölkerungszahlen.

Als Alternative bot sich der Einsatz lokaler Kräfte an, von denen expressis verbis oder stillschweigend angenommen wurde, sie seien resistenter. Doch sah man im Prinzip die politische Notwendigkeit, an bestimmten Punkten in einem gewissen Umfang Regierungstruppen bereitzuhalten, denn indigene Kräfte galten bei aller Anerkennung ihrer Vorzüge letztlich als unzuverlässig. Nach 1450, als Aufstände der Randvölker in Hunan (damals Teil von HuGuang) und im benachbarten Teil von Guangxi ausbrachen, beschäftigt die Stationierungsfrage sogleich die Zentrale in Beijing. Der damalige Rechte Vize-Kriegsminister Yu Qian 于謙 (1398–1457), der mit der Neuorganisation des Heeres besonders im Norden betraut war, aber auch den Süden im Auge haben mußte, weist auf einen wunden Punkt des gesamten militärischen Dispositivs in Guangxi hin: „Die geringe Ist-Stärke durch Abwesenheit wegen Krankheit und die Aufgaben der Grenzsi-

132 Zum sozialen Unruhepotential der Bergbauzonen vgl. Eberstein 1974, 74ff, insbes. in Hinblick auf Präzedenzfälle in Fujian und Zhejiang.

133 *[Jiaqing] Yitong zhi*, 23702; zur Mine von Mengyingshan 孟英山 siehe *Yitong zhi*, 23732.

134 *Ming Taizong shilu* 31.207.

135 *Zhongguo lishi diming dacidian*, 227. *Ming Taizong shilu* 22.143. Liew 1998, Bd. 2, 92f. Lu Ren und Ling Yongzhong 2013, 236; siehe auch Yue Jingzhu 2005, 101.

136 *Ming Yingzong shilu* 108.748 (Zhengtong 8/IX, 1443).

137 Shin 2006, 108ff.

cherung"; gemeint sind die Binnengrenzen. Er beklagt die Tatsache, daß Guangxi nun einmal ein Land von Miasmen (*yanzhang*) sei. Selbst Einheimische kommen dadurch zu Tode (本土人民尚有死亡). Daher seien hohe Ausfälle durch Krankheit unter den Kontingenten faktisch an sämtlichen peripheren Standorten nicht überraschend.[138] Viele von ihnen sterben daran, wer überlebte, werde zum Krüppel (*fengtan* 瘋癱). Der Bericht, der offenbar von dem auch namentlich in der Eingabe genannten Gouverneur Li Shi 李實 (1413–1485) stammte,[139] sieht eine Ursache auch hier in der konstant wiederholten Tatsache, daß die entsandten Truppen nicht aus der Gegend gebürtig und daher nicht an ‚Erde und Wasser' gewöhnt seien. Es werden jährliche Verluste durch Krankheit – an manchen Plätzen in dreistelliger Höhe – registriert, doch wird an nach einem Rotationsverfahren und der Praxis festgehalten, Truppen von außen vorzugsweise aus HuGuang zur Unterstützung heranzuführen.

Als besonders beeinträchtigt durch die Miasmen gelten in Guangxi die Distrikte von Xun 潯 und Wu 梧, ferner die Gegend um die zerklüftete Schlucht Datengxia 大藤峽: Diese Region stellte ein Bollwerk der Yao dar.[140] Sie war Ziel einer von Han Yong 韓雍 (1422–1478) 1465/66 unternommenen, großen Strafexpedition, durchgeführt mit einem Riesenheer aus 160.000 Regierungssoldaten (*guanbing*) und 40.000 Mann lokaler Truppen;[141] unmittelbar davor unterwarf er brutal die Miao in Xiuren 修仁 (nordöstlich davon, in Pinglefu 平樂府). Die lokale Bevölkerung der Yao wurde wie üblich von ihren Feldern vertrieben und diese an chinesische Siedler, meist Soldaten der neuen Militärkolonien, vergeben.

Auch danach müssen die Ausfälle der Truppenkontingente in bestimmten Abschnitten der Binnengrenzen in Guangxi als Folge der Miasmen gravierend gewesen sein: Eine Denkschrift des Kriegsministeriums[142] vermerkt 1489 für Xunzhou 潯州, Liuzhou 柳州 und Duantengxia 斷藤峽[143] unter den von außen herangeführten Truppenkontingenten weiterhin erhebliche Einbußen durch entsprechende Erkrankungen. Sogar eine Reduktion wird erwogen. Dennoch bestand das lokale Kommando angesichts der nach wie vor prekären Sicherheitslage, geschürt durch örtliche Insurgenten wie auch renitente Randvölker, die sich vor allem auch untereinander bekriegten, auch jetzt auf die Verfügbarkeit von Regierungstruppen. Erleichtert werden sollte dies durch die gleichzeitige Beachtung mehrerer Tatsachen. Die Rotation sollte bleiben, wesentlich gestützt durch die Erkenntnis, daß es innerhalb der Provinz erhebliche Unterschiede im Schweregrad des *zhangqi* gebe: „Was die Miasmen(-gefahr) anbetrifft, so ist sie entweder vorhanden oder auch nicht, sie differiert außerdem graduell, von leichten bis hin zu schweren Formen (瘴氣有無輕重不同)." Außerdem war die Herkunft der neuen Truppen aus HuGuang, die wegen akuter Unruhen nach Guangxi verlegt wurden, im einzelnen in Rechnung zu stellen: Kontingente der Regierungstruppen wurden aus nächster Nachbarschaft in Hunan entsandt (aus Baoqing

138 *Que jun fangshou shi* 缺軍防守事 (1451). *HuangMing jingji wenlu* 22.608-609 (1554, Eingaben der Ming, Goodrich und Fang 1976, 1339).

139 Li Shi war 1450–1454 Gouveneur von HuGuang; siehe Goodrich und Fang 1976, 854ff.

140 Zur Lage von Xun und Wu siehe Tan VII, 74-75, 4 6-7; Kartenskizze in Shin 2006, 118.

141 Goodrich und Fang 1976, 498, vgl. ferner Faure 2006, 171ff; Fang Tie 2003, 626, mit Quellenangaben; Shin (2006, 117ff) beziffert den Anteil von Soldaten aus den halbautonomen Gebieten (*tusi*) wesentlich höher.

142 *Ming Xiaozong shilu* 24.194 (Hongzhi 2/III, 1489), Text auch in *Wubian dianze* 20.61b-62b [570].

143 Zur Umbenennung siehe Goodrich und Fang 1976, 500.

寶慶, Ningyuan 寧遠 und Yongzhou 永州), sie kamen aber auch aus weiter nördlich gelegenen Stützpunkten: aus Changsha 長沙, Hengzhou 衡州, Yuezhou 嶽州, sogar aus Yiling 夷陵, dem heutigen Yichang 宜昌 am Großen Fluß. Truppen aus diesen vier Garnisonen waren in Guangxi zunächst in der Provinzhauptstadt zu stationieren. Die Provinzhauptstadt Guilin (Guangxicheng 廣西城) bildete die Basis für den weiteren Einsatz in Zonen unterschiedlicher Gefährdung.[144] Man setzte offensichtlich auf einen gewissen Gewöhnungseffekt. Die Bedeutung dieses Faktors ergibt sich aus einer in diesem Zusammenhang erlassenen Verfügung zu den Personalverschiebungen innerhalb von Guangxi aus dem Jahre 1489, welche die Rolle der „bereits am Ort stationierten (Regierungs-) Soldaten" herausstreicht. Diese kennen die Wege und seien mit dem Klima vertraut.[145] Im Übrigen taucht in diesem Kontext der bemerkenswerte Vorschlag auf, Militärärzte sollten verläßliche Angaben über den Krankenstand der Truppe liefern.

Eine Maßnahme der Rotation war auch hier die zeitweise Rückführung exponierter Truppen nach Guilin. Sie wurde 1444 für Kontingente beantragt, die vom 9. Monat bis zum 3. Monat des nächsten Jahres in Liuzhou eingesetzt waren, für die heiße Jahreszeit vom 4. bis zum 8. Monat, und auch prompt genehmigt.[146] Doch ungeachtet solch wohldosierter Vorsicht bleibt noch im 16. Jahrhundert die Verlegung von Truppenkontingenten aus den inneren Gebieten nach Guangxi ein Schreckgespenst der Militärverwaltung, wie eine Kontroverse aus dem Jahre 1522 um die Entsendung von Truppen aus Anlu 安陸 (Hubei) deutlich macht: In Guangxi sterben solche Kontingente sehr bald an den Folgen der Miasmen (*zhangsi* 瘴死), so lautete der bekannte Einwand.[147]

Um eine vertretbare Aufrechterhaltung als unverzichtbar erachteter Stützpunkte von Regierungstruppen wurde selbst in der äußersten Grenzregion gerungen, dies zeigt ein späterer Bericht, den der Kriegsminister Li Hualong 李化龍 (?– 1612) im Jahre 1611 für den strategisch zentralen Abschnitt im Verteidigungsplan gegen Burma vorlegen ließ. Für die Stationierung eines verbleibenden Kontingents (*ying*) in Longchuan 龍川, dem äußersten Vorposten im Südwesten, wurde im Nordosten dieses Platzes in 1900 Metern Seehöhe in Shanmulong 杉木隴 ein passender Ort gefunden, „der nur wenige Miasmen kannte" (*shao zhang* 少瘴).[148] Eine solche Plazierung lag ganz im Sinne der damals vorherrschenden Verteidigungsdoktrin, die um die Einfallspforte nach Yunnan eine gestaffelte Abfolge von Sicherheitseinrichtungen vorsah: „Im Inneren soll man den Grenzzaun (*fanli* 藩籬) von Teng und Yong stark machen, im Äußeren soll dieser zusätzlich durch Longchuan gefestigt sein".[149] Es scheint somit erkennbar, daß gerade für Verbesserungen an neuralgischen Punkten im Dispositiv zwar sehr genau auf den Grad der Gefährdung eines Ortes geachtet wurde, ebenso aber die Stationierung – unter Kautelen – zielstrebig durchgesetzt wurde.

144 Warum allerdings in diesem Kontext Verstärkungen selbst aus dem äußersten Südwesten von Hunan als besonders gefährdet betrachtet wurden (*Quanbian lüeji* 8/250), ist nicht ohne weiteres ersichtlich.

145 *DaMing huidian* 154.33ab [606] (Hongzhi 2, 1489): *benchu junren shu zhi xiangdao fuxi shuitu* 本處軍人,熟知鄉導,服習水土.

146 *Ming Yingzong shilu* 114.787 (Zhengtong 9/III, 1444).

147 *Ming Shizong shilu* 16.183 (Jiajing 1. Jahr, 1522).

148 Zur Lage Zhu Huirong 1994, 429.

149 *Ming Shenzong shilu* 482.3075.

In der Qing-Zeit läßt sich nicht nur in Yunnan, sondern faktisch gleichzeitig in einer Reihe von anderen Regionen verfolgen, wie die aktuelle Miasmen-Situation in Entscheidungen um den Ausbau des militärischen Kontrollnetzes im Süden und Südwesten einbezogen wird. An der sensiblen Miao-Grenze in Guizhou wurde im 18. Jahrhundert eine ganze Reihe von Subpräfekturen (*ting* 廳) erst nach längeren Debatten von einem vorläufigen an einen dauerhaften Standort verlegt.[150] Ganz in diesem Sinne wird 1729 eine Ortsverschiebung des Militärpostens von Changba 長霸 nach Minqiu 珉球 (West-Guizhou) empfohlen, erfahrene Unwirtlichkeit als Folge der Miasmen gab den Ausschlag, doch der Posten blieb im Prinzip bestehen.[151]

Wie sehr ferner in der Stationierungsfrage neben militärischen und logistischen Überlegungen auch Rivalitäten unter den Generalgouverneuren eine Rolle gespielt haben, unterstreicht eine Kontroverse um den Ausbau von Militärposten im Südwesten Hunans nach 1741. Nach der Niederschlagung eines Miao-Aufstandes[152] drängt Zhang Guangsi 張廣泗 (Generalgouverneur und Gouverneur von Guizhou 1737, gest. 1749) darauf, die Region südlich der an und für sich schon instabilen Kreise Suining 遂寧 und Chengbu 城步 im unmittelbar benachbarten Hunan durch Befestigungen der Posten zu verstärken.[153] Er kann sich aber nicht durchsetzen, denn die bereits befriedeten fünf Grenzstationen (*wusai* 五塞) von Chang'an 長安, so macht der damalige Generalgouverneur von HuGuang, Nasutu 那蘇圖 (?–1749), geltend, seien „voll von Miasmen-Gift, man könne sich dort nicht lange aufhalten".[154] Er favorisiert einen anderen Platz in der Zone, Maotian 毛田, den er als logistisch günstiger einschätzte. Kurz danach wurde Sun Jiagan 孫嘉淦 (1683–1753)[155] Generalgouverneur von HuGuang und griff sogleich den alten Vorschlag wieder auf: Nach der kürzlich erfolgten Wiederherstellung der Ordnung in den beiden peripheren Kreisen von Cheng(bu) 城步 und Sui(ning) 綏寧[156] sei Chang'an 長安 bestens als Standort für ein Militärlager geeignet,[157] denn Sun preist die strategische Bedeutung von Chang'an für die Kontrolle der Aktivitäten der unruhigen Miao und konstatiert schließlich auch noch: „Chang'an liegt an einer Stelle, an der das Quellwasser gut (süß) ist, der Boden fruchtbar, auch gibt es keine Miasmen (*zhangli*). Man kann dort Truppen stationieren."[158]

Sun hatte seine Ernennung im VIII. Monat Qianlong 6 (1741) erhalten und auf einer Inspektionsreise im X. Monat die in Frage stehende Zone erreicht, in der er beide Plätze inspizierte. Es ist daher gut möglich, daß er in der relativ kühlen Jahreszeit keine Auswirkungen von Malaria bemerken konnte. In den *Shilu* ist dieses Argument allerdings nicht erwähnt, dort überwiegen Pläne, die darauf abzielten, den Zustrom chinesischer Siedler zu regeln,[159] die lokale Bevölkerung

---

150 Daten bei Lu Ren und Ling Yongzhong 2012, 277ff, mit Kartenskizze (265); zum historischen Hintergrund, ebenso zur Anlage und Verteilung der Städte in Guizhou, auch schon Lombard-Salmon 1972, 250ff.

151 *Yongzheng shilu* 87.8b (Yongzheng 7/X).

152 Vgl. die informative Kartenskizze Nr. XIII in Lombard-Salmon 1972.

153 *Qianlong shilu* 152.4a-6a (Qianlong 6/X, 1741).

154 Nasutu war von Qianlong 5/V bis Qianlong 6/VIII (1740–1741) Generalgouverneur von HuGuang.

155 Hummel 1943–1944, 672.

156 Zur Lage von Chengbu und Suining siehe Tan VIII, 37-38, 6 2-3.

157 Als solches (*ying*) *Zhongguo lishi diming dacidian*, 428; auch eingezeichnet in Tan, wie vorher, ferner *Hunan sheng diming cidian*, 160.

158 *Sun Wendinggong zoushu* 孫文定公奏疏 10.21a [873]: 長安地方泉甘土厚並無瘴癘可以駐兵.

159 *Qianlong shilu* 167/6a-7a. Dazu auch Sun Jiagan in *Qianlong shilu* 155.25a-26a (Qianlong 6/XI).

in die Grenzsicherung einzubinden und die knappen Kräfte des Militärs sinnvoll zu verteilen. Jenseits aller Rücksichtnahme auf die Gesundheitsrisiken bleibt der vorherrschende Gedanke, die Kontrollmöglichkeiten effizient auszubauen, um die Expansion Chinas voranzutreiben.

In Fujian wird die Anpassung der Truppenstationierung an die örtliche Bedrohungslage im 18. Jahrhundert eindrucksvoll demonstriert, und zwar an kleinen Außenposten, die de facto nicht mehr als vorgeschobene Polizeistationen im Gebirge sein konnten, gleichwohl unentbehrlich für die Kontrolle von potentiellen Unruheherden im Hinterland von Quanzhou. Zwei dieser Stützpunkte, Xuzhouxu 徐州墟 und Taozhou'ai 桃州隘 in den Bergen weit nordwestlich von Quanzhou,[160] lagen in einer Region, „in der sich die Dünste der Miasmen verdichten" (瘴氣薰蒸). Es gibt als Folge davon zahlreiche Todesfälle unter den Soldaten durch Krankheit. Als Reaktion werden die Truppen aus Xuzhouxu in die Präfekturstadt verlegt,[161] Taozhou wird an einen neuen Platz, Changkeng 長坑, verlagert. Die beiden alten Plätze werden durch kleine Kontingente von je zehn Mann gesichert, die monatlich rotierend von Changkeng aus bereitgestellt werden.[162] Daß die Miasmengefahr in Fujian in dieser Spätzeit stellenweise durchaus ernstgenommen wurde, zeigt sich nicht zuletzt in der Biographie des Feldherrn Yang Jie 楊捷 (?–1690).[163] Im Jahre 1680, nach zwei Jahren als verantwortlicher Kommandeur der Region in den Kämpfen gegen Zheng Jing 鄭經 (?–1681), den Sohn des Koxinga, bat er um die Versetzung in den Ruhestand.[164] In der entsprechenden Throneingabe macht er unter anderem geltend, er sei in dieser Zeit „durch die Miasmen der Berge beeinträchtigt gewesen" (*shou shanlan zhangqi* 受山嵐瘴氣).[165] In seinem Gesuch ist allerdings von einem allgemeinen Kräfteverfall die Rede, der von zahlreichen Symptomen begleitet war, die keinesfalls primär durch Malaria bedingt gewesen sein mußten.

Für den erst 1727 eingerichteten Posten eines Militärkommandanten von Youjiang zhen 右江鎮 (Guangxi, im Norden von Bose), der ohnehin wegen des häßlichen Klimas (*dichu bianzhang, fengtu elie* 地處邊瘴風土惡劣) als äußerst unattraktiv galt und dessen Inhaber nach drei Jahren abgelöst werden mußte, wird 1742 (Qianlong 7/VI) nach zwei Todesfällen von Kommandeuren in Folge erwogen, entweder die Stelle im Rang herunterzustufen (zum Vize-Kommandeur, *fujiang* 副將) und an einen nicht allzuweit entfernten, neuen Platz zu verlegen, um künftig die Gefahr der Miasma-Erkrankung zu meiden, oder aber, als bequeme Lösung, einen „Ortskundigen und Angepaßten" aus einem benachbarten Kommando zu finden, der den Posten übernehmen könnte. Im Falle des Ortswechsels sollte „dessen neuer Sitz jedoch weit genug vom ursprünglichen Platz entfernt sein. Darüber ist im Ministerium zu beraten."[166] Daß die Miasmen in bestimmten, mehr oder weniger stationären, herdartigen Arealen auftraten, blieb somit ein Leitgedanke zur Bedrohung durch das südliche Wechselfieber.

Die Notwendigkeit einer Stationierung von Regierungtruppen in notorischen Miasmengebieten trat im 18. Jahrhundert auch in Yunnan hervor. Symptomatisch sind Maßnahmen im

160 CHGIS für 1911 notiert.

161 Welche, ist nicht gesagt, wohl Quanzhou?

162 *Yongzheng shilu* 94.27b-28a (Yongzheng 8/V, 1727).

163 Gest. 1690 im Alter von 74 *sui*, Hummel 1943–1944, 883f.

164 Zu den Ereignissen siehe Hummel 1943–1944, 111.

165 *Ping Min ji* 3.50 suggeriert Malaria als Ursache.

166 *Qianlong shilu* 168.17b.

Gebiet um den schon erwähnten Bergbaubezirk von Dulong 都龍 unmittelbar an der Grenze zu Vietnam (Annam). In dieser erzreichen Region bestanden schon seit der Ära Yongzheng erhebliche Spannungen, hervorgerufen durch chinesische Interessen an den Kupferminen im Grenzbereich, durch die permanente Konfrontation mit dem unbequemen Nachbarstaat, ferner durch schwer kontrollierbare Wanderbewegungen größerer Bevölkerungsteile sowie immer wieder aufflackernde lokale Unruhen.[167]

Um dieser komplexen Lage Herr zu werden, erörtert der Generalgouverneur Zhang Yunsui 張允随 (1693–1751, in Yunnan 1741–1750) wiederholt, so auch 1745 (Qianlong 10/II) die Bedeutung militärischer Präsenz speziell in diesem Abschnitt im Grenzsaum östlich des Roten Flusses. Eine Lösung sieht er in der wohldurchdachten Verteilung der Kräfte auf kleine Kontingente an den einzelnen Stützpunkten; Erfahrungen aus Guangxi dienen ihm als Vorbild. Nur an besonders exponierten Posten wie Basixun 壩洒汛 oder Bazhaixun 八寨汛, wo die Miasmen am schlimmsten seien, könne man schwerlich reguläreTruppen für längere Zeit stationieren. Erforderlich ist daher der gezielte Einsatz von ausgewählten Personen, die „an das Klima gewöhnt waren" (*fuxi shuitu zhe* 服習水土者), ebenso die Rekrutierung von Ortsansässigen (*tuzhu zhi bing* 土著之兵), letztere besonders für die Posten direkt am Fluß, denn nur sie könnten dort lange ausharren.[168]

Besonders akut wurde die Frage der Truppenstationierung in den Problemzonen Yunnans im Verlaufe der späteren Qianlong-Ära, als es darum ging, nach dem Scheitern der großen Ausgriffe gegen Burma (1770) die militärische Präsenz in der Region jenseits des Mekongs aufrechtzuerhalten.[169] Wie Bello dargetan hat, versuchte man der Gefahr mit der routinemäßigen Rückverlegung in relativ sichere Basen zu begegnen, außerdem sollten sämtliche Aktivitäten tunlichst in den Wintermonaten stattfinden.[170]Es sollte in kleinen, schachbrettartig verteilten, jedoch in enger Verbindung stehenden Gruppen vorgegangen werden.[171] Zur weiteren Sicherung dieses sensiblen Grenzabschnitts wird in Longling 龍陵 ein zusätzlicher Platz gegründet und ausgebaut (zur Sub-Präfektur, *ting*), weil dieser Abschnitt „keine Miasmen kennt" (*wu zhangqi* 無瘴氣), vor allem wegen seiner relativ hohen Lage in den Bergen Schutz bietet.[172] Nach der Rückführung der Truppen aus Burma sollen dort zwei Offiziere (*youji* und *shoubei*) stationiert sein und über 600 Mann in einem neuen Militärlager verfügen. Eine ähnliche Bedeutung kam dem weiter im Nordwesten gelegen Nangsong 曩宋 zu.[173]Die Rücknahme der patroullierenden Truppen zu Beginn der Miasmen-Saison vollzog sich gerade an diesen beiden Hauptstützpunkten gestaffelt: 2500 Mann sollten in Longling und Nansong verbleiben, die übrigen 2000 Mann an ihre Garnisonen weiter im Inneren der Provinz zurückkehren. Im Jahre 1775 wurde dieses Verteilungs-

167 Siehe dazu u. a. schon Deloustal 1923–1925.

168 *Qianlong shilu* 234.3b-5a.

169 Dai 2004, 173, zur grundsätzlichen Entscheidung.

170 Bello 2005, 304. Zur Rotation von Grenzsoldaten auch Ma Yahui 2012, mit Zitaten aus Archivmaterial (Anm. 43).

171 *Qianlong shilu* 853.11b (Qianlong 35/II): 星羅碁布.

172 *Qianlong shilu* 851.14b. Dazu bereits Bello 2005, 304, wie vorher, Skizze ebd.p. 297.

173 Eingabe von Zhang Bao in *Qianlongchao zouzhe*, Bd. 34, 709-710 (Qianlong 39/II/29). Zur Lage *Yunnan sheng diming cidian*, 421.

system weiter verfeinert.[174] Als sicher galten die beiden Posten (*changguansi*) unweit von Longchuan 龍川, Husasi 户撒司 und Lasasi 臘撒司: dort sei das Klima „harmonisch und ausgeglichen" (*heping* 和平).[175]

Doch der Plan, den Fuheng (1770) nach den Burma-Feldzügen vorlegt,[176] enthält neben allen Rücksichten auf klimatische Besonderheiten noch ein sehr grundsätzliches, reichspolitisches Element, das man nicht übersehen sollte. Die von den Unruhen nicht betroffenen, jedoch verarmten Territorien des Sipsongpanna sollen inspiziert werden, sobald sich „im Herbst die Miasmen zurückgezogen haben", denn die Stützpunkte westlich des Mekong (Yongchangfu 永昌府, Shunningfu 順寧府) und jenseits des Salwen Tengyueting 騰越廳 seien „das südwestliche Tor (*menhu*) der gesamten Provinz." Damit wurde an die ältere Vorstellung einer gestaffelten Folge von Verteidigungslinien appelliert, die sich in einer Imagerie von Hecken, Zäunen und kontrollierter Zugänge präsentiert und die schon im frühen 17. Jahrhundert in Schriften zur Grenzsicherung sehr plastisch ausgemalt wurde.[177] Dieses Leitbild blieb weiterhin bestimmend, trotz der Schranken, die einer „Militarisierung der Landschaft"[178] durch die Malaria gesetzt waren.

Als prekär wird die Miasmen-Situation außerdem im fernen Süden Yünnans, in Cheli 車里, beschrieben. Dort hatte man 1773 (VII.18) die indirekte Herrschaft der Familie Dao für beendet erklärt und ein Militärlager, Pu'an ying 普安營, zur Kontrolle der Region errichtet. Der Name, ein kaiserliches Geschenk, ist programmatisch, denn er verkündet eine Botschaft „In der Region möge Frieden herrschen". Trotz der immer wieder auf allen Ebenen der kaiserlichen Bürokratie mit Nachdruck vertretenen Meinung, daß der Aufenthalt in diesem Grenzsaum für Chinesen nur in kurzen Abschnitten möglich war, verfügten die Qing die Anlage einer Garnison an diesem strategischen Punkt am Mekong. Sämtliche Vorsichtsmaßnahmen der Meidung sollten garantiert sein: Soldaten nur aus der Provinz, ein Amtsgebäude an einem sicheren, höher gelegenen Punkt, an dem nur „leichte" Miasmen vorkamen, die Wahl eines versierten Befehlshabers, der die Miasmen „ertragen" konnte. Eine reguläre Zivilverwaltung war zunächst nicht vorgesehen. Dennoch dauerte das Experiment nur kurze Zeit. In Pu'an ying waren innerhalb eines Jahres über hundert Tote der Truppen allein durch Krankheit zu beklagen. Als sich auch weitere Schwierigkeiten mit Angehörigen der lokal dominierenden Familie Dao einstellten, plädiert Agui (1717–1797) dafür, dieses Lager aufzugeben und die alten Herrschaftsverhältnisse wiederherzustellen.[179] Die Begründung ist bemerkenswert. Die exorbitanten Ausfälle durch Krankheit sind Agui nur ein Argument, denn zugleich macht er strategische wie auch politisch plausible Gesichtspunkte geltend: Der exponierte Platz am Mekong sei gar nicht so geeignet, um all die kleinen lokalen Herrschaften (*meng*) in Schach zu halten. Hinzu komme, daß die Loyalität der lokalen Bevölkerung gegenüber ihrer alteingesessenen Fürstenfamilie („seit 24 Generationen") ungebrochen sei. Der Kaiser genehmigt das

---

174 Qianlong 40/VI, *Qianlong shilu* ch. 985.

175 *Tengyue CC* 1790, 3.35.

176 *Qianlong shilu* 851/13a-17a; der Feldherr stirbt noch in diesem Jahr an einer in Burma erworbenen Krankheit; Hummel 1943–1944, 252. Vgl. auch Yang Yuda 2014, 117f.

177 Vgl. dazu Denkschriften von Zhen Yongbin (1547–1617), der seit 1593 als Gouverneur von Yunnan amtierte (Goodrich und Fang 1976, 192f), ferner die Dissertation von Diana Kott (2003).

178 Zu diesem Konzept Waley-Cohen 2003, 324ff.

179 *Qianlong shilu* 1034/15b-16b (Qianlong 42/VI/*yiji*). Zum gescheiterten Versuch der Qing-Administration, die Region von Cheli unter direkte Kontrolle zu bringen, siehe Yang Yuda 2014, 138ff.

Ende dieses Versuches, der nur vier Jahre währte, pardoniert kleinere Übergriffe der Familie Dao und läßt das Amt des Befriedungskommissars (*xuanweisi*) von Cheli 1777 wieder zu. Die verbliebenen Truppen werden teilweise nach Simao beordert, wo ein neues Lager entstehen soll.

Der Stützpunkt von Youyue 攸樂 in Yunnan (ganz im Süden, am linken Ufer des Mekong, unweit Cheli) mußte in der Qing-Zeit wegen zu großer Gefährdung durch Miasmen verlagert werden,[180] doch ist dies in erheblichem Maße auch als Folge der von Qianlong eingeleiteten Abkehr von der Expansionspolitik im Südwesten zu sehen. Der Schwerpunkt liegt immer mehr auf Wahrung des Erreichten. Noch in der Spätzeit (1822) zeigen sich die Folgen dieser vorsichtig taktierenden Stationierungspolitik.[181] Als aus dem Gebiet von Menggen 孟艮 jenseits des Mekong Nachrichten über militärische Verwicklungen kommen, ergeht der Befehl, die Regierungstruppen, die innerhalb des Neun-Drachen-Flusses patrouillieren, sollten sich in Distanz an einem Platz von vergleichsweise geringer Gefährdung sammeln und von dort aus „die Autorität des Reiches zur Geltung bringen" (*yao zhuang sheng wei* 遥壯聲威), um auf diese Weise die Grenze zu beruhigen.[182] Menggen liegt zu dieser Zeit nicht mehr im Reichsgebiet Chinas, sondern in einem Grenzsaum, in dem das Imperium dem Prinzip der Nicht-Einmischung folgte. Daß die Barbaren ständig untereinander Streit haben, sei bekannt, lautet auch hier die – reichlich apodiktisch anmutende – Begründung aus der Hauptstadt.

Als Präzedenz für den Verzicht auf exponierte Stützpunkte des Südwestens sieht Zhou Qiong zu Recht einen sehr viel früheren, historischen Fall.[183] Der Minister Zhang Jianzhi 張柬之 (Tang-Zeit, in der Verbannung in Yunnan vor 704) macht die Miasmen als einen der Gründe für seinen Vorschlag geltend, die vorgeschobene Garnison von Yaozhou 姚 aufzulassen;[184] der Hof der Kaiserin Wu Zetian verweigerte allerdings die Zustimmung.[185] Aufgegeben wurde der südlich des Goldsandflusses gelegene Platz dann wohl erst nach 742, also in der Zeit, als der Aufstieg von Nanzhao einsetzte und das Verteidigungsdispositiv in der südlichen Grenzzone von Sichuan neu durchdacht werden mußte. Der Schritt war somit eher Teil einer Flurbereinigung der Südwestgrenze. Der Bericht des *Jiu Tang shu* stellt die Miasmengefahr zwar als Faktum der Region um Yaozhou hin, jedoch in der Eingabe von Zhang Jianzhi selbst wird sie nicht erwähnt.[186] Der Petent bedient sich vielmehr ganz anderer, im Streit um den Expansionismus Chinas nicht unbekannter, weil immer wieder ins Feld geführter Argumente, die aus der aus der Sphäre der Wirtschaftsethik stammen. Er wettert gegen den Luxusbedarf des Hofes als Motiv für die ungehemmten Ausgriffe in die Peripherie und fordert stattdessen Sparsamkeit, und diese verlange vor allem den Verzicht auf die begehrten und nur unter unendlichen Mühen und Gefahren auch für Leib und Leben erreichbaren Kostbarkeiten aus dem Südwesten. Die Miasmen sind in Streitschriften dieses Zuschnitts in erster Linie Versatzstücke aus dem Arsenal der Maß-

180 Zhou Qiong (2007, 467) zitiert Quellen, aber ohne Datierung.

181 *Daoguang shilu* 39.15b (Daoguang 2/VIII).

182 Menggen ist als Präfektur (*fu*) in Tan VII, 76-77, 5 4, in der Position südwestlich der Kreuzung der Koordinaten 22/100 eingezeichnet.

183 Zhou Qiong 2007a, 467.

184 Zur Lage *Yunnan sheng diming cidian*, 159, zwischen Kunming und Dali.

185 Xiao Fan 1993, 125.

186 Jedenfalls nicht im Auszug in *Jiu Tang shu* 91.2939 und *Xin Tang shu* 120.4321.

halte-Appelle von Zensoren, mithin aus einer ganz anderen gedanklichen Linie. Mit der tatsächlichen Seuchensituation haben sie nur indirekt zu tun.

Welche Erkenntnisse lassen sich aus den in breit gestreuten Daten enthaltenen Kautelen zur Truppenstationierung für eine Geschichte der Malaria in Südchina gewinnen? In den Grenzzonen des Imperiums wurden Garnisonen von Regierungstruppen eingerichtet, wo es vor allem aus militärstrategischen Erwägungen heraus geboten schien. Dabei wurden punktuell durchaus bewußt Risiken in Kauf genommen, die pauschal mit der Bezeichnung Miasmen umschrieben werden. Die Nachteile, die daraus entstanden, versuchte man durch elaborierte Praktiken auszugleichen oder wenigstens zu minimalisieren. Die Staatsräson verlangte das schier Unmögliche. Seit der Song-Zeit haben sich aus solchen Situationen viele Spielarten von Ausweichmanövern entwickelt, um den Gefahren zu begegnen, von der Rotation der Anwesenheit bis hin zur Verlegung ganzer Stützpunkte, wenn sich dieses absolut nicht umgehen ließ. Der alternative oder ergänzende Einsatz lokaler Kräfte, auch die Rekrutierung indigener Truppen dienten im Süden und Südwesten als notwendige und willkommene, im Grunde aber temporäre Option. Das langfristige Ziel hingegen, die Errichtung der direkten Herrschaft über neue, einmal dafür ausersehene Territorien, wurde niemals aus dem Auge verloren oder gar aufgegeben.

Schwerer zu überschauen ist das tatsächliche Gewicht der Miasmen im Einzelfall. Im komplizierten Prozeß der Erschließung von Grenzräumen waren sie meist nur ein Thema neben anderen, wie die periodisch wiederkehrenden Unstimmigkeiten mit der lokalen Bevölkerung und deren ganz anderen Traditionen, logistische Probleme, Zweifel an der Verteidigungsfähigkeit eines Platzes nach Änderung der Kräfteverhältnisse in der Grenzregion, Überlegungen über die notwendige Truppenstärke und zu möglichen Syneregieeffekten im System der Außenposten usw.[187] Außerdem gibt es gerade im 18. Jahrhundert viele Vorgänge, in denen durchaus angenommen werden darf, daß die geplanten Stützpunkte in bekannt gefährdeten Abschnitten lagen, ohne daß dieser Umstand in den Quellen ausgiebig diskutiert wird. Als 1731 der indigene Bezirk (*tuzhou* 土州) der Familie Cen 岑 von Guishun 歸順 im äußersten Südwesten von Guangxi in die reguläre Verwaltung übernommen und dementsprechend die Stationierung von Truppen ins Auge gefaßt wurde, läßt sich der Gouverneur von Guangxi, Jin Hong 金鉷 (?–1740), sehr detailliert zur Verteilung der Kontingente aus, ohne die Miasmengefahr eigens zu erwähnen.[188] Tatsächlich werden Zhen'an 鎮安 und Guizhun im Jahre 1739, als es um die vorzeitige Ablösung der Militärbeamten schon nach drei Jahren geht, nicht in der Reihe der begünstigten Plätze dieser breiten Grenzzone geführt, die sich wie ein Bogen um die westliche Hälfte der Provinz Guangxi zieht.[189] Doch bleiben die Angaben bis ins 19. Jahrhundert hinein schwankend und widersprüchlich.

Gerade in ihrer punktuell faßbaren Einbindung in konkrete, aus den Stationierungsfragen erwachsene Entscheidungen treten die Miasmen jedoch immer wieder aus ihrer Unbestimmtheit heraus. Ihre Folgen werden dort als reale Krankheiten, als Bedrohung für Leib und Leben gesehen, sie sind keineswegs nur Projektion eines politisch motivierten, negativen Urteils über die Bewohnbarkeit des Landes jenseits der Grenze oder eines allgemeinen Unbehagens über die „Fremde".

---

187 Leo Shin (2006) und viele andere in letzter Zeit, auch Di Cosmo usw.

188 Zumindest nicht in der Fassung des Dokuments in *[Yongzheng] Guangxi tongzhi* 113.1781 (Yongzheng 9. Jahr = 1731).

189 *Qianlong shilu* 91,3b-5a (Qianlong 4/IV).

3 Die „gefährlichen" Beamtenposten und die Kontrolle der Peripherie

Sorgen um die eingeschränkten Aktionsmöglichkeiten der kaiserlichen Bürokraten überschatteten in erheblichem Maße auch den Aufbau der zivilen Administration im Süden. Beamte der Präfekturen und Kreise, so sie aus dem Norden stammten, fühlten sich permanent bedroht und in ihrer Routinearbeit beeinträchtigt. Lang ist die Liste verdienter Amtsinhaber, deren Biographien ausdrücklich den Tod nach Kontakt mit Miasmen (*zhangqi*) erwähnen. Schon in der Yuan-Zeit veranlaßte daher der unerwartete Tod von Beamten, die aus dem Norden in das gefürchtete Guangdong versetzt worden, die Administration, Mittel für die Versorgung der Angehörigen bereitzustellen. Die in solchen Fällen hilflosen Witwen suchten, wie ein Fall von 1299 an den Tag brachte, nicht selten Zuflucht in einer raschen Wiederverheiratung am Ort, was jedoch ausdrücklich verboten und unter Strafe gestellt wurde. Stattdessen war den Hinterbliebenen für ihre Rückkehr in die Heimat Unterstützung von Amts wegen zu gewähren.[190] Die Kasuistik solcher Todesfälle ist noch in der Spätzeit des Imperiums sehr umfangreich. Besonders die leidigen Themen der Begräbniskosten wie auch der Rückführung von Familienangehörigen beschäftigten regelmäßig die Verwaltung.[191] Noch im Jahre 1834 (Daoguang 14) stirbt auf der Insel Hainan ein Subdistrikt-Magistrat (*xunjian*), der sich bei der Verfolgung von „Li-Banditen" mit Miasmen angesteckt hatte (*ran zhang bing gu*); die Zahlung von Begräbniskosten wird zuerkannt.[192] Im Jahre 1886 werden Zuwendungen (*youxu* 優恤) an die Familien von Beamten genehmigt, insgesamt 18 Namen, die als Militärs in Yünnan oder in der Exploration der Grenzzone an „Miasma" (*zhang*) verstorben waren.[193]

Im Grunde war das Leben eines kaiserlichen Beamten in den verseuchten Gebieten des Südens und Südwestens permanent gefährdet, in besonderem Maße während der Hitzeperiode des Sommers und zur Zeit der Saison-Gipfel der Malaria. Entsprechend heftig fielen daher individuelle Reaktionen schon allein gegen Versetzungen in solche Regionen aus. Beispiele von frischernannten Amtsanwärtern, die sich sträubten, in den äußersten Süden, nach Annam, auf Posten zu gehen, sind bereits aus der Tang-Zeit bekannt.[194] Lu Zushang 盧祖尚 wurde damals wegen genau dieser Weigerung sogar hingerichtet.[195] Ruth Mostern erwähnt außerdem, daß seit Beginn der Song-Herrschaft die Furcht vor den Folgen der Miasmen viele Amtsanwärter generell davon abhielt, eine der kleinen Präfekturen im Süden zu übernehmen. Dennoch galt damals Zhuyajun 珠崖郡 auf Hainan als sicher, vermutlich wegen seiner Lage an der Küste, während auf dem Festland das als Verbannungsort berüchtigte Chunzhou 春 samt seiner Umgebung so verschrien war, daß von weiterer Zuwanderung und vom Ausbau der Landwirtschaft abgeraten wurde. In dieser Phase der nördlichen Songdynastie wurde sogar Personal aus Chunzhou abgezogen und

190 *Yuan dianzhang* 18.24ab [290].

191 Zhou Qiong 2007a, 452f. Entsprechendes schon in *HuangMing dazheng ji* 皇明大政紀 6.260 (Yongle 2/XI).

192 *Daoguang shilu* 255.40a. Zu einem ähnlich gelagerten Fall auf Hainan Zhang Zhidong, 1887: *Zhang Wenxianggong zouyi* 21.372.

193 *Guangxu shilu* 233/2a (Guangxu 12/X). Vgl. Zhou Qiong 2007a, 452f, mit langen Namenslisten.

194 B. Yang 2010, 173f.168f.

195 *Jiu Tangshu* 69.2521-2522.

nach Hainan verlegt.[196] In Guangxi waren im 15. Jh manche Plätze wie Xunzhou 潯 wegen ihrer Miasmen dermaßen berüchtigt, daß im Jahre 1474 die Frau eines frischernannten Präfekten sich nicht dazu bewegen ließ, ihrem Mann an diesen Dienstort zu folgen, wo er dann auch prompt nach zwei Jahren verstarb.[197]

Unter solchen Umständen ist es erklärlich, daß eigenmächtige Schritte, die darauf abzielten, den Gefahren der Malaria zu entgehen, offenbar lange Zeit an der Tagesordnung waren. In Guangnanfu (Yunnan) erschienen in der Ming-Zeit viele der Frischernannten gar nicht erst an ihrem Amtssitz, sondern überließen die laufenden Dienstaufgaben von vornherein lokalen Kräften. Dort kam es am Ende der Ära Wanli (1573–1619) zum Skandal, als unter dem Präfekten Liao Xuan 廖鉉 das Dienstsiegel verschwand, das er zuvor in fahrlässiger Weise einem Angehörigen der lokal tonangebenden Herrscherfamilie namens Nong Shiying 儂士英 ausgehändigt hatte; er selbst blieb „um die Miasmen zu meiden" (*bizhang* 避瘴) im zentraler gelegenen Lin'anfu.[198]

Andere beliebte Ausweichmanöver im verseuchten Gebiet werden schon sehr viel früher vermerkt:

> In der Han-Zeit begab sich der Gouverneur von Jiaozhou 交州 (heute Kanton) während der heißen Monate jedes Mal an einen höhergelegenen Ort, um dem auszuweichen (*bichugao* 避處高). Jetzt ist das Land von Jiao „harmonisch" (*tiaohe* 調和, eine für das 5. Jahrhundert wohl eher kühne Behauptung), nur die Miasmen im (weiter im Westen gelegenen) Yuezhou 越州[199] sind außergewöhnlich stark (*dushen* 獨甚).[200]

Die Vertreter der Bürokratie folgten damit nicht bloß den allgemeinen Gewohnheiten, eine Sommerresidenz zu beziehen, wie sie auch aus China geläufig sind, man denke nur an den Pekinger Hof zur Qing-Zeit, sondern sie orientierten sich zusätzlich am Lebensrhythmus lokaler Populationen im Südwesten. Daß an manchen Orten die Einwohnerschaft in den heißen Sommermonaten regelmäßig auf höher gelegene und andere, gesündere Plätze auszuweichen pflegte, ist ein bekanntes Faktum. In Xundianfu 尋甸府 (Nordost-Yunnan) wird mindestens schon im 16. Jahrhundert ein Berg im Westen der Präfekturstadt genannt, mit Namen Yindu 隱毒 (sich vor dem Gift zurückziehen):[201] Dorthin begeben sich die Menschen in den Sommermonaten, um der Hitze zu entgehen; dort allein drohten keine Miasmen (*lanzhang*).[202] Ein anderer „Fluchtberg zur Meidung der Miasmen" (*Bizhangshan* 避瘴山) ist ebenfalls lokalisiert, und zwar im Süden von heute Hanyuanxian 漢源縣 (Sichuan).[203] Überhaupt herrschte die Meinung, daß eine gewisse Höhenlage Sicherheit bot. In Sichengfu 泗城 (Nordwest-Guangxi) siedeln die Bewohner auf den Anhöhen (*shanding* 山頂), denn die Dünste der Berge (*lanwu* 嵐霧) befin-

---

196 Chunzhou bleibt bis ins 19. Jahrhundert hinein ein berüchtigtes Malarianest. Mostern (2011, 143f, mit Belegstellen) beschreibt ferner diesbezügliche Bedenken von Shao Ye 邵曄 (952-1014), Militärkommissar von Guangxi, gegenüber der forcierten Expansion in Guangxi im 11. Jahrhundert

197 Einzelheiten bei Shin 2006, 20f.

198 *Ming shi* 313.8076; zu dieser Episode, die für erhebliche Unruhe unter den lokalen *tusi* sorgte, Zhou Qiong 2007a, 201, ferner B. Yang 2010, 173f.

199 Zum Ortsnamen siehe schon Schafer 1967, 62.

200 *NanQi shu* 14.267 („Zhoujun zhi" 2): 漢世交州刺史每暑月輒避處高, 今交土調和, 越瘴獨甚.

201 *[Jiajing] Xundianfu zhi*, 1.5. Xu Xiake, Reisebericht, 450. Auch in *[Jiaqing chongxiu] Yitong zhi* 484.9730.

202 Gu Yanwu erwähnt diese besondere Funktion des Berges. Siehe *Zhaoyu zhi* 45.1484f.

203 *Zhongguo lishi diming dacidian*, 2929.

den sich tiefer, und auf diese Weise ist ein Ausweichen vor den (alles verhüllenden) *yin*-Dünsten (*yinyi* 陰翳) wenigstens in geringem Maße möglich.[204]

In der Republikzeit wird über Wandian 灣甸 (Yunnan, östlich des Salwen)[205] berichtet, daß nach dem Qingming-Fest (*qingmingjie* 清明節) die Han-Bevölkerung in die Berge flieht und erst zum Zeitpunkt, „wenn der Reif fällt" (d.h. in der zweiten Oktoberhälfte), wieder in die flachen Agrarregionen (*ba* 壩) zurückkehrt.[206]

Darüber hinaus werden die Auswirkungen eines bloßen Ortswechsels für den Verlauf der Krankheit mitunter vorteilhaft gesehen.[207] Es gab die Ansicht, man könne einer einmal manifesten Malaria-Erkrankung dadurch entgehen, daß man nicht mehr mit den bisherigen Nachbarn in Kontakt kommt (*binüe* 避瘧).[208] Diese Meinung wird von Zhao Yushi 趙與時 (1175–1231) in seinem *Bintui lu* 賓退錄 (1224)[209] als konfuses Geschwätz abgetan, jedoch mit dem Hinweis versehen, daß sie bereits zur Tang-Zeit in den höchsten Kreisen verbreitet war. Er liefert dazu sogleich ein bekanntes Beispiel aus der politischen Geschichte,[210] und zwar eine Episode aus dem Leben des Eunuchen Gao Lishi 高力士 (683–762), der sehr einflußreich war, aber im Jahre 760 nach Wuzhou 巫州 in West-Hunan verbannt wurde, während sein Rivale Li Fuguo 李輔國 die Nachfolge antrat: Gao, der gerade Anfälle von Malaria (*nüe*) hat, begibt sich auf kaiserlichen Befehl zu dieser Zeit in den Pavillon der verdienten Minister (Gongchen'ge 功臣閣, der Qilin-Pavillon), um der Malaria zu entkommen.[211] Es folgt gleichsam zur Illustration eine Zeile aus einem Gedicht des Du Fu. Dieser dichtete über die Qualen, die ihm die Malaria seit drei Jahren bereitet, und gesteht:

> Vergebens verberge ich mich an schwer zugänglichen Orten (wo der Dämon mich nicht vermutet) und schäme mich, mein Gesicht schon so oft durch immer neue Farben entstellt zu haben (um vom Dämon nicht erkannt zu werden).[212]

Die Meidung umfaßt ferner frühe Nachrichten über die Flucht ganzer Bevölkerungsgruppen, nicht nur der Männer: In Cangwu 蒼梧 (Guangxi) und Gaoyaoxian 高要縣 (Guangdong, beide am Westfluß) treffen jedes Jahr Leute auf einem Floß (*fa* 筏) ein. Um den Miasmen zu entfliehen, kommen sie im 6. und gehen wieder im 10. Monat.[213]

Aus der Kenntnis dieser sehr realen Gefahr heraus wird spätestens in der Song-Zeit (wahrscheinlich aber schon lange davor) für die Besetzung der zivilen Beamtenposten in den malariagefährdeten Distrikten eine ganze Palette von Vorsichtsmaßregeln entwickelt. Die Ansatzpunkte sind vielfältig: Neben der Wahl der richtigen Zeit für den Dienstantritt und der Verkürzung der Verweildauer am Ort durch frühe Ablösung stehen die Einstufung der Gefährdung der einzelnen

204 *[Yongzheng] Guangxi tongzhi* 2.11. Weitere Beispiele in Zhou Qiong 2007a, 164ff.

205 Zur Lage von Wandian siehe Tan VIII, 48-49, 5 5.

206 Zhou Qiong 2007b, 87.

207 Als Kommentar zu Punkt 8 der „Verhaltensregeln" in *Lingnan weisheng fang.*

208 *Bintui lu* 7.76.

209 Zum *Bintui lu* siehe Balázs und Hervouet 1978, 315f.

210 Zur Idee der Isolierung Kranker in China vgl. C. F. Chang 1996.

211 *Bintui lu* 7.76-77.

212 *Bintui lu* 7.76-77: 徒然潛隙地,有靦屢鮮妝. Übersetzung von Zach 1952a, 191, VI,2.

213 *[Daoguang] Guangdong tongzhi* 93.437, Zitat aus *Wulu dilizhi* 吳錄地理志 (auch in *Taiping yulan* 770.4546). Die Datierung ist ungewiß.

Plätze sowie, damit verbunden, Entscheidungen über Prioritäten der Erschließungspolitik aus Rücksicht auf die Verteilung der Miasmen. Im Grunde kehren hier Überlegungen wieder, die zum großen Teil schon bei der Planung militärischer Präsenz in der Peripherie bestimmend waren. Entscheidend ist im vorliegenden Kontext die Art und Weise ihrer Durchsetzung, sind die geographischen und zeitlichen Schwerpunkte.

Eine Facette, die als aktive Maßnahme über die bloße Meidung hinaus speziell den Schutz der Beamten im Süden berührt, sei vorweg noch kurz erwähnt: der Einsatz staatlicher Institutionen zur besseren medizinischen Versorgung in den Problemgebieten des Südens, mithin ein Weg, der Miasmengefahr nicht bloß durch Ausweichen, sonderen aktiv mit Hilfe einer Errungenschaft der chinesischen Kultur entgegenzutreten. Gerade die Song-Zeit kannte eine Hochblüte der institutionalisierten Medizin in China. In der Ära Huizong (reg. 1100–1125) regierte ein Kaiser, der, wie von Goldschmidt und anderen dargelegt, als der „Medizinbesessene" galt.[214] Die von ihm geförderte staatliche Fürsorge betraf allerdings nicht nur die Beamten in Zivil und Militär, sondern die ganze Bevölkerung. Sie richtete sich gegen sämtliche als Epidemien verstandene Krankheiten im ganzen Land. Wie weit wurde diese Möglichkeit zur Bekämpfung des südlichen Wechselfiebers (*zhangnüe*) ausgeschöpft?

Die einschlägigen Verfügungen in der Zeit der Nord-Song muten aufs erste besehen eher zufällig an, sie sind aber doch Signale einer wenigstens phasenweise kohärenten Politik. Im 3. Jahr Jingde (1006) ließ Kaiser Zhenzong Exemplare der Rezeptsammlung *Shenghuifang* in den Süden (nach Jiangnan) als Geschenk schicken, außerdem eine Zuwendung von 50.000 Käsch(-schnüren) zum Ankauf von Medikamenten: „Weil Militär und Zivil in Guangnan am Gift der Miasmen leidet, werden (an den wichtigsten Punkten) Ärzte mit Apotheken (*yiyao*) eingesetzt."[215]

Nicht anders beauftragte man drei Jahre später (= 1009) Gesandte, die den Truppen und der chinesischen Bevölkerung der Präfekturen von Rongzhou 戎州 und Luzhou 瀘州 (Sichuan, am Großen Fluß oberhalb von heute Chongqing, in exponierter Lage wegen der Nähe der Grenze zu Dali und auch zu den unruhigen Zonen im Nordwesten des heutigen Guizhou,[216] Medizin zur Prophylaxe wie zur Therapie gegen Miasmen-Folgen (*bizhang yao* 辟瘴藥) bringen sollten.[217] Weitere Aktionen von Amts wegen, die im Übrigen ja ganz auf der Linie der Song mit ihren staatlich geförderten Apotheken lag, folgten im Jahre 1046:

> Im 6. Jahre Qingli (1046) sagte Kaiser Renzong zu den Ministern: „[...]. In der Zeit des Übergangs vom Sommer in den Herbst entwickeln sich aus den Miasmen Wechselfieber (瘴癘爲瘧), man muß den Hofärzten befehlen, Medikationen zu erstellen."[218]

Im Zusammenhang mit dem Feldzug gegen Annam wird für das Jahr 1076 die Entsendung von Medizinalbeamten in den Süden erwähnt, „die speziell in der Behandlung der Miasmen(-Krank-

214 Goldschmidt 2006; Goldschmidt 2009.

215 *Song shi* 10.201. Zu dieser und nachfolgenden Aktionen der Song vgl. auch Xiao Fan 1993, 166.Zur Entstehungsgeschichte des *(Taiping) shenghuifang* 太平聖惠方 in der Ära Taiping (976–983) und zu späteren Redaktionen vgl. Balázs und Hervouet 1978, 248f. Zur Verteilung der Apotheken im Herrschaftsbereich der Song vgl. Goldschmidt 2009, 123ff.

216 Zur Lage von Rongzhou und Luzhou siehe Tan VI, 29-30, 7 3 4.

217 *Song shi* 7.141.

218 *Song shi* 493.14184.

heiten) erfahren waren“ (*xizhi zhi zhang zhe* 習知治瘴者).[219] Ähnliches folgt danach 1086: „In Guangnan litten Militär und Bevölkerung unter den giftigen Miasmen (*ku zhangdu* 苦瘴毒). Für sie sollen Ärzte und Arzneien bereitgestellt werden.“[220]

In die frühe Phase der Song fällt die Abfassung des *Huqian jing* 虎鈐經 („Siegel des Tigers“) von Xu Dong 許洞 (972–1016), einer Art kurzgefaßter Enzyklopädie des Militärwesens und der Kriegskunst.[221] Nicht nur, daß er unter der Rubrik *dili* 地利 (etwa: „Vorteile geographischer Gegebenheiten“) die Existenz der Miasmen-Krankheit (*zhangli zhi ji* 瘴癘之疾) als zu berücksichtigenden Faktor ausdrücklich erwähnt und als wesentliche Realität des Südens in Gegensatz zur harten Kälte des Nordens stellt:[222] Er führt Rezepte gegen gravierende und häufige Leiden auf, mit denen die Truppe konfrontiert ist, und darunter ist auch eine Medikation gegen *shanzhangnüe* 山瘴瘧, die die bewährte Substanz *changshan* 常山 enthält.[223] Auch das spätere, umfangreiche militärische Handbuch von 1628, das *Wu bei zhi* des Mao Yuanyi, bietet im Anschluß an grundsätzliche Ratschläge zur Betreuung der Seuchen-Opfer auch entsprechende Medikationen zur Behandlung des „Wechselfiebers, ausgelöst durch die Miasmen der Berge“ (*shanzhang fa nüe* 山瘴發瘧), ebenso wie des Wechselfiebers (*nüeji* 瘧疾) bei seinem ersten und den folgenden Ausbrüchen.[224]

Die Sorge um eine adäquate Verteilung wirksamer Arzneien gegen die Folgen der Miasmen hält unter der Herrschaft der Süd-Song an. Im Jahre Shaoxing 21 (1151) wurden in allen Kreisen Apotheken (*Huiminju*) eingerichtet, von Amts wegen verteilte man medizinische Bücher. Der frühere Präfekt von Nanxiong 南雄, Zhu Tong 朱同, setzte sich dafür ein, daß aus Qianjinfang 千金方 (7. Jh.)[225] und anderen Sammlungen „alle Rezepte, die *zhangqi* kurieren konnten, in einem Band gesammelt und in Guangnan 廣南 öffentlich bekannt gemacht wurden: Diesem wurde stattgegeben“.[226]

Und noch im Jahre Chunxi 淳熙 7 (1180) bestellte der Hof „in Guangnan in allen durch die Miasmen gefährdeten Bezirken (*zhou*) Medizinalbeamte“.[227] Die Bekämpfung der Miasmen-Folgen durch eigene Institutionen wurde unter den Nachfolgedynastien in geringerem Umfang weiterverfolgt, ungeachtet eines allmählichen Rückganges des staatlichen Engagements in der Medizin.[228]

Insgesamt gesehen sind an dieser Stelle allerdings die grundsätzlichen Zweifel berechtigt, die Nathan Sivin gerade gegenüber dem eindruckvollen Aufwand an Bürokratie im Medizinalwesen der Song und dessen Effizienz und Durchsetzungskraft geäußert hat.[229] Bedenken gegenüber

219 *Xu zizhi tongjian changbian* 278.13a [678].

220 *Song shi* 10.201.

221 Balázs und Hervouet 1978, 236: „Sceau du Tigre“.

222 *Huqian jing* 2.3a.

223 *Huqian jing* 10.8ab, Abschnitt 106.

224 *Wu bei zhi* 245.4a [221].

225 Zur komplizierten Textgeschichte vgl. die einleitenden Bemerkungen der von Liu und Zhang besorgten Ausgabe von 1996.-

226 Eingabe *Song zhongxing jishi benmo* 73.369 (Shaoxing 19/I, 1149).

227 *Song shi* 35.672. Zu den entsprechenden Anstrengungen der Song-Administration auch Li Huarui 2014, 830ff.

228 Zu diesem letzteren vgl. Leung 1987, 140ff.

229 Sivin 2015, 186ff.

Bestrebungen, der Gefahr der Miasmen im Süden durch die Verteilung von Medikationen beizukommen, wurden im Übrigen schon im kaiserlichen China von hohen Beamten vorgebracht, zumindest im 18. Jahrhundert. Nüchterner Realismus spricht aus der Einschätzung, die der Yunnan-Gouverneur Zhang Yunsui 1738 abgibt. Zur Gefährdung der Emissäre, besonders solcher, die Ferntransporte von Metallen abzuwickeln hatten, zeigt er sich 1738, damals immerhin schon seit acht Jahren auf seinem Posten – er sollte bis 1750 bleiben, zuletzt als Generalgouverneur – und mithin aufs Engste mit den Zuständen in Yunnan vertraut, sehr besorgt. daß, „wer einmal von den Miasmen angesteckt sei, selbst wenn Ärzte und Medizin vorhanden seien, nur schwer kuriert werden könne."[230] Außerdem seien in den Barbarengebieten der Peripherie gute Ärzte rar, weswegen es zu häufigen Todesfällen namentlich auf den Transporten komme.[231] Einschätzungen wie diese letztere erklären einmal mehr, warum die individuelle, umfassende Prophylaxe bei den Beamten, die in den Süden versetzt wurden, so hoch im Kurs stand. Solche Zusammenhänge sieht bereits Xu Chunfu in seinem großen medizinischen Kompendium von 1556,[232] doch muß er, wie Marta Hanson bemerkte, indirekt zugeben, daß der chinesische Staat wie auch seine Medizin im Süden den Herausforderungen der Miasmen hilflos gegenüberstand.[233] Umso entscheidender war daher die konsequente Beachtung der Meidungen. Im abschließenden Urteil über die Lebensbedingungen in Guangdong und Guangxi hebt der Historiograph des *Song shi* folgende Punkte besonders hervor: Dieses Land ist unzivilisiert, besonders im Südwesten, es grenzt gleich an die Siedlungsräume der Wildvölker.

> Sie haben obszöne Kulte, und sie töten sogar Menschen, um sie den Geistern (*gui*) zu opfern. In der Dichte der Bergwälder ist vielfach das Miasmen-Gift (*zhangdu*) vorhanden. Wann immer man Beamte hinbeordert, ist ihr Gehalt (*zhifeng* 秩俸) aufzubessern.[234]

Außerdem bot der Zeitpunkt des Dienstantritts eine gewisse Sicherheit, den „Miasmen der Hitze" (*yanzhang* 炎瘴) aus dem Weg zu gehen *(bi* 避). Im Jahre 1007 wurde verfügt, die Posten (der Beamten) im Herbst und Winter anzutreten, und daß allen einzuschärfen war, „den Gefahren einer Erkrankung durch die miasmatischen Dünste des Hochsommers auszuweichen."[235] Auch Inspektionstouren waren tunlichst in der sicheren Jahreszeit zu absolvieren.

Ein weiteres, als sehr wirksam betrachtetes Ausweichmanöver, die Kürzung der Amtsperioden in den Problemregionen, findet sich ebenfalls schon in der Song-Zeit konzipiert: „In den vier Distrikten Li, Ya, Wei und Mao sollen wegen der Miasmen-Gebiete die (Zivil-?)Beamten jeweils nach zwei Jahren abgelöst werden."[236]

---

230 Zhou Qiong 2007a, 452: 一經染瘴縱有醫藥亦難救治.

231 Ibid., 452f, mit Liste von pflichtbewußten Bürokraten, die im Zuge von Transportaufgaben zu Tode gekommen seien.

232 *Gujin yitong daquan* 76.466-479, Abschnitt „Zhangqi".

233 Hanson 2010, 79: „He thus admitted the limits of both the Chinese state and his own medical culture."

234 *Song shi* 90.2248-2249: 尚淫祀，殺人祭鬼. 山林翳密，多瘴毒，凡命官吏，優其秩奉.

235 *Song shi* 7.133 (Jingde 景德 4 /IV, 1007): 避盛夏瘴霧之患.

236 *Song shi* 7.135, Erlaß Dazhong xiangfu 1. Jahr (1008): 黎、雅、維、茂四州官以瘴地二年一代. Diese Regelung galt ebenso für die Militärbeamten in diesen Distrikten. Siehe dazu und zu den anderen Maßnahmen der Song im Miasmengebiet Li Huarui 2014, 830ff. Zur Lage von Lizhou 黎州, Yazhou 雅州, Weizhou 維州. und Maozhou 茂州 im südwestlichen Sichuan in der Song-Zeit Sichuan siehe Ren Naiqiang und Ren

Vorschläge, den Rhythmus der Ablösung dem Gefährdungsgrad anzupassen, sind plausibel, und sie sind im Rückblick durchaus aufschlußreich, denn aus den Regelungen läßt sich eine Art Momentaufnahme der geographischen Verteilung der Herde ablesen. Faktisch bis in die Spätzeit des Kaisereichs werden über die Frage, welche Amtsperioden an solchen Problemposten angemessen seien, lange Debatten geführt. Zu Beginn der Mingherrschaft wurde 1379 in diesem Sinne verfügt:[237] In den Gebieten der beiden Guang- Provinzen, die von Miasmen betroffen sind, ist die Ablösung (*diao sheng*) nach drei Jahren gerechtfertigt; in Zonen, die davon frei sind, gelten neun Jahre. Doch in Fujian, in den Präfekturen Ting 汀 und Zhang 漳, in HuGuang in Chenzhou 郴州 sowie in Jiangxi, Ganzhou 贛州 in den Kreisen Longnan 龍南 und Anyuan 安遠 gibt es ebenfalls Miasmen, die herabgesetzte (verkürzte) Amtsperioden unabdingbar machen; sie werden genehmigt: Für das südlichste Jiangxi, die Kreise Longnan 龍南 und Anyuan 安遠,[238] wird eine Dreijahresfrist der Beförderung und Wegversetzung notiert, unter ausdrücklichen Bezug auf die Miasmen in der Region.[239] Diese beiden Kreise hatten bereits in der Song-Zeit exemplarisch für „schlechtes Land und ausgeprägte Miasmen“ (地悪瘴深) gestanden. „Es gab damals ein Sprichwort: ‚Longnan und Anyuan, einmal geht man hin, man kommt nicht zurück.‘“[240] 1177 war zudem für beide Plätze sogar die lokale Auswahl der Amtsinhaber vorgeschlagen worden.[241]

In der Qing-Zeit fand mit den „miasmenverseuchten Vakanzen“ (*yanzhangque* 煙瘴缺) eine institutionelle Präzisierung dieses Personalaustauschs statt. Sie forderte unmißverständlich, daß an bestimmten Amtssitzen wegen des schlechten Klimas eine Ablösung schon nach drei Jahren oder noch kürzer anstelle von fünf Jahren erfolgen sollte.[242] Guy schneidet dieses Problem bereits an:

> In 1684, the Kangxi emperor decreed that those who served in the far southern postings, which he termed „malarial and miasmatic“ (*yan zhang*), would automatically be eligible for promotion after they had served successfully for three or five years, depending on the difficulty of the position. Fourteen posts in Guangxi were identified as “Malarial and miasmatic” in 1684, and five more posts in Guangdong were labeled as such in 1731.[243]

Diese Plätze gruppieren sich wie ein Bogen um den gesamten Westen der Provinz Guangxi (von Norden nach Süden): Hechi 河池, Lingyun 凌雲, Xilong 西隆, Xilin 西林, Bose 百色, Zhen'an 鎮安, Long'an 隆安, Taiping 太平, Ningming 寧明, Zhongzhou 忠州, außerdem sind einige Bezirke auf Hainan betroffen.[244]

Die Klassifizierung der Dienstorte nach bestimmten Eigenheiten und Problemfeldern, die hier zur Geltung kommt, entspricht einer generellen Praxis, die vor allem schon von Skinner in anderem Zusammenhang beschrieben worden ist. Für einen Sonderstatus bestimmter Dienstorte lieferten die Miasmen jedoch nur ein spezifisches Kriterium. Ein ähnliches, eng damit verbun-

---

Xinjiang 2002, Tafel Nr. 17; Tan VI, 29-30.

237 *Ming Taizu shilu* 122.669 (Hongwu 12/I, 1379).

238 Zur Lage von Longnan und Anyuan siehe Tan VI, 29-30, 6 3.

239 *DaMing huidian* 12.18b [204]; vermutlich aus der eben genannten Entscheidung von 1379 hervorgegangen.

240 *Songshi* 473.13754: 諺曰:龍南、安遠,一去不轉.

241 Vgl. Li Huarui 2014, 831ff.

242 Ch'ü 1962, 32.

243 Guy 2010, 98; in Anm. 40 Hinweis auf *DaQing huidian shili* 67.5a-13a [169-173]. Vgl. Cang Ming 2015, 71.

244 Im Wesentlichen noch in der Aufstellung in *Libu quanxuan zeli* (1886) 7.49a-52b [641-643]. Vgl. auch *Qing shi gao* 110.3211.

denes, galt für „Vakanzen der Miao-Grenze" (*miaojiang que* 苗疆缺). Einige Plätze, die im 18. Jahrhundert und danach als besonders malariagefährdet hervorgehoben werden, in Yunnan z. B. Yuanjiang, Guangnan (diese beiden mit Kaihua und Guangxifu schon 1698), außerdem Pu'er usw., werden später nicht als Miasmen-Vakanzen, sondern in der letzteren Reihe geführt.[245] Die Realisierung dieser Verwaltungsvorschriften in den südlichen und südwestlichen Provinzen – außer Guangxi und Guangdong vor allem in Yunnan – im 18. und 19. Jahrhundert zeigt, mit welch erstaunlichem bürokratischen Aufwand um die Anwendung solcher Prinzipien gerungen wurde. Nach einer gewissen Zeit mußte der Status eines Platzes überprüft und gegebenfalls modifiziert werden, doch gerade diese Überprüfungen, Änderungen wie Anpassungen stellen sich als eine ermüdend lange Kette von kleinlichem Feilschen dar. Es bestand in den Reihen der Zentralregierung eine merkwürdige Atmosphäre der Unsicherheit, ebenso periodisch aufflackerende Ungeduld. Das gilt für die Ära Yongzheng, aber auch Qianlong, im Grunde auch noch für die Spätzeit im 19. Jahrhundert.

Nachdem Mißstände bekannt geworden waren, beschäftigte sich ein Erlaß von 1726 mit den Privilegien der Härteposten in den Miasmen-Gebieten:[246] Die Vorzugsstellung einzelner Orte erregte immer wieder Argwohn, nicht zuletzt wegen der damit verbundenen – später zu besprechenden – Möglichkeit einer Auswahl von Kandidaten in der Provinz selbst. „Bekannte Mißstände" seien die Folge, etwa der Bevorzugung vertrauter Personen oder der Vergabe von Ämtern an Ungeeignete. Anderseits räumt der Kaiser ein, daß an derart exponierten Dienstorten die Ablösungen – wie auch an der unruhigen Miao-Grenze – nicht wie an gewöhnlichen Amtssitzen in den Inneren Provinzen möglich seien. Doch sei als Folge der langen Friedensperiode die Miasmen-Gefahr allmählich zurückgegangen, die „Sitten" seien besser geworden. Daher müsse in jedem Einzelfall geprüft werden, ob die Miasmen (*zhangli*) tatsächlich noch nicht verschwunden waren oder die „Sitten" (*fengqi*) – gemeint ist wohl der Grad der chinesischen Besiedlung – bereits verändert. Solche Untersuchungen waren verschiedentlich im Gange, denn in diese Zeit fällt (1726) auch eine Eingabe „Überlegungen zur Besetzung, Beförderung und Versetzung in den Grenz-Vakanzen (*bianque* 邊缺)" von Gan Rulai 甘如來 (1684–1739):[247] Vier Präfekturen in Guangxi (Nan 南, Tai 太, Qing 慶 und Si 思) gelten zwar als Miasmen-Gebiete (*yanzhang*), sie waren im Jahre 1686 nach häufigen Todesfällen in den Reihen der Amtsinhaber entsprechend klassifiziert worden.[248] doch sind in den Nanning unterstehenden Kreisen Xuanhua 宣化, Yongchun 永淳 und Hengzhou 横州 (beide östlich am Yujiang 鬱江) sowie im Si'en 思恩 unterstehenden Wuyuan 武緣 (nördlich von Nanning am Nanliujiang 南流江), die allesamt eine wachsende Bevölkerung aufweisen, Miasmen nicht mehr vorhanden, zu den Inneren Gebieten besteht dort jetzt kein Unterschied mehr. Daher muß der ganze Besetzungs-Modus geändert werden.

In der Ära Yongzheng wird diese Auseinandersetzung um den Sonderstatus als Malaria-Vakanz noch dadurch verkompliziert, daß viele der über 50 *tusi* auf dem Territorium der Provinz nach und nach in die direkte Verwaltung übernommen wurden, oft mit einer Zwischenstufe der

245 Wie vorher, *Qing shi gao* 110.3211, für Yunnan, Guizhou, mit zwei Plätzen in Sichuan.

246 *Yongzheng shilu* 48.23a-24a (Yongzheng 4/IX/25, 1726), auch in: *Yongzhengchao qijuzhu ce*, 788-789.

247 Im Jahre 1726, als dieser Gouverneur in Guangxi war; Text in *[Yongzheng] Guangxi tongzhi* 113.1772.

248 *Kangxi shilu* 124.22ab (Kangxi 25/II, 1686): *zhangli xunzheng* 瘴癘薰蒸.

gemischten Verwaltung. In dieser Phase der Ära Yongzheng geht in Guangxi außerdem die Tendenz dahin, mit der Überführung der indigenen Herrschaft in reguläre Verwaltungseinheiten (*gaitu guiliu*) den Modus der Stellenbesetzung möglichst dem generellen Usus anzupassen. Ausnahmen werden gewährt, ziehen aber regelmäßig lange Rückfragen und umständliche Genehmigungen nach sich. Es gab drei Gruppen von Beamten, die in den Genuß der Vergünstigungen kamen: Zivilbeamte in den umgewandelten „indigenen" Verwaltungseinheiten, ferner Militärbeamte der „Grünen Banner", drittens hanchinesische Beamte, die in den Einheiten mit zunehmend gemischter Verwaltung (*tuzhou* etc.) den Dienst versahen – und damit die endgültige Einverleibung in die reguläre Verwaltung vorbereiteten (*gaitu guiliu*).[249] Es gab drei Stufen der Vergünstigungen: Rückberufung in die Inneren Gebiete und Beförderung nach drei Jahren, Beförderungen am Ort nach drei Jahren, Beförderung am Ort nach fünf Jahren (dies alles je nach Schweregrad der Miasmen). 1729 bleiben in Guangxi fünf Vakanzen im Sonderstatus, der ihnen ermöglichte, schon nach drei Jahren eine Ablösung vorzunehmen, denn „die klimatischen Verhältnisse (*shuitu* 水土) sind dort in hohem Maße abscheulich (*zui wei elie* 最為悪劣)": In Taipingfu 太平府 der Subpräfekt (*tongban*), in Sichengfu 泗城府 der Präfekt und der Subpräfekt (*tongzhi*), in Xilongzhou 西隆州 der Mandarin (*zhizhou*), in Xilinxian 西林縣 der Kreismandarin (*zhixian*).[250] In Wirklichkeit waren es bald viel mehr, denn Cang Ming nennt über 60 Posten, meist untergeordnete Chargen. Die beiden Kreise Long'an 隆安 (am Rechten Fluß) und Xinningzhou 新寧州 (am Linken Fluß) unweit der Präfektur Nanning, inzwischen mit wachsender Bevölkerung, sollten hingegen nach dem Normalverfahren besetzt werden.[251] Im Grunde kamen jedoch trotz der vielerorts prekären Umweltsituation letztlich nur wenige Amtsposten in den Genuß einer Sonderstellung, die vorzeitige Ablösung und Beförderung im Inneren des Reiches verhieß. Cang Ming weist außerdem darauf hin, daß in Guangxi vor allem Plätze berücksichtigt wurden, die erst kurz zuvor in die reguläre Verwaltung aufgenommen worden waren (*gaitu guiliu*).[252] Unverkennbar sind auch Versuche, erfahrene Beamte der Grenzverwaltung, die sich die Ablösung erarbeitet hatten, wegen ihrer unverzichtbaren Qualifikation länger am Ort zu halten.[253]

Im Tauziehen um die Anwendung des Sonderstatus ging es im Grunde um zwei konkrete Maßnahmen: einmal sollte der Einsatz zeitlich verkürzt werden, zum anderen war der Modus der Auswahl zu verändern. Im Jahre 1754 (Qianlong 17/XII) sollen in Luorongxian 雒容縣 (nordöstlich von Liuzhou, Guangxi)[254] und Pinglexian 平樂縣, jeweils der lokale Polizeichef (*dianshi* 典史) ein „innerer" Posten (*fufeng* 腹俸) werden,[255] d. h. den Sonderstatus verlieren, ebenso vier Submagistratsstellen in Hengzhou 横州, Rongxian 融縣, Binzhou 賓州 und Qianjiang 遷江. Nur in Luochengxian 羅城縣 und Huaiyuanxian 懷遠縣 sollen zwei solche Posten von Submagistraten weiterhin nach den Präzedenzen für Miasmengebiete entlang der Grenze (*yanbian yan-*

249 Zu diesem und zum Folgenden Cang Ming 2015 und Huang Dengsong 2013.

250 Die beiden letzteren, Xilong und Xilin, liegen ganz im Nordwesten.

251 Yongzheng *shilu* 78.26a-27b (Yongzheng 7/II, 1729).

252 Cang Ming 2015, 72.

253 Hierzu Jin Hong 1729, wie vorher.

254 Luorong 雒容 ist eine andere Schreibweise für Luorong 洛容, Umbenennung nach CHGIS (dort Quellenangaben) im Jahre 1644.

255 Siehe dazu Ch'ü 1962, 32.

zhangzhi li 沿邊煙瘴之例), d. h. die dreijährige Ablösung behalten und in der Provinz ergänzt werden (*zai wai diaobu* 在外調補).[256] Auch die Region von Youjiangzhen 右江鎮 blieb in der Ära Qianlong und danach eine Problemzone mit schwieriger Umweltsituation, in der noch 1765 die Besetzung des zivilen Beamten-Postens Sorgen bereitete:[257] An Orten, an denen sich zugleich auch Militär-Posten befanden, in Xilong 西隆, Taiping 太平, Ningming 寧名 und Donglan 東蘭, sei „die Bevölkerung zwar allmählich dichter geworden" (*renyan jianmi* 人煙漸密), aber „die Dünste aus den Bergen (*lanzhang* 嵐瘴) seien noch nicht aufgelöst". In dieser unübersichtlichen Situation wird daher die Option ins Spiel gebracht, die Ablösung war schon nach drei statt der vorgeschlagenen fünf Jahre vorzunehmen.[258]

Zur Debatte stand zweitens vielerorts ein anderes, zusätzliches Instrument: Die Auswahl am Ort, d. h. die Gewinnung von geeigneten Amtsanwärtern in der Region selbst durch die Provinzautoritäten. Kriterien waren Kenntnisse und Erfahrungen in der Grenzverwaltung, Vertrautheit mit den lokalen Gegebenheiten, auch den klimatischen Herausforderungen des äußersten Südens, zudem gelegentlich direkt ausgesprochen, die körperliche Robustheit, darunter auch eine relative Unempfindlichkeit gegen Miasmen.[259] Während der Amtszeit von Yang Xifu 楊錫紱 (1701–1769) als Gouverneur in Guangxi wurde um die Zuständigkeit für die Ernennung von bedeutungslosen Unterbeamten (*zuoza*) in den als gesundheitsgefährdend eingestuften Bezirken von Taifu 太府, Sifu 思府, Qingfu 慶府, Sifu 泗府 und Zhenfu 鎮府 mit den zentralen Stellen gerungen, wohl weil das Beamtenministerium (*libu*) Eigenmächtigkeiten der entfernten Provinz von vornherein unterbinden wollte. Die an sich sinnvolle und bewährte Ergänzung dieser Posten durch Kräfte, die sich den klimatischen Gegebenheiten der Region angepaßt hatten, galt gewissen Kreisen der Hauptstadt rasch als suspekt.[260] Insgesamt zeigt das Beispiel Guangxi, daß der Malaria mit bloßen reaktiven Maßnahmen der Meidung allein nicht beizukommen war, und daß eine gewisse Regionalisierung der Beamtenauswahl unerläßlich wurde. Dieser letztere Ausweg, der in großem Umfang beschritten wurde, führt allerdings zur aktiven Überwindung der Klimaschranke, die in Kapitel V im Kontext der Gewöhnung an die Malaria zu erörtern sein werden. Auf jeden Fall weisen alle diese Manöver auf die Konfrontation mit einer dauerhaften Gefährdung hin, die es zu bewältigen galt, trotz der regionalen Verbesserungen.

In Yünnan herrschte kurz nach 1682, zu Beginn des Wiederaufbaus und der neuen Welle der Erschließung des Südwestens, weitgehende Verunsicherung der Beamtenschaft vor. Cai Yurong 蔡毓榮 (1633–1699), damals Generalgouverneur von Yunnan und Guizhou (bis 1686), klagte über mangelnden Einsatz in der Amtsführung und monierte:[261] Die Beamten, die in Yunnan

---

256 *Qianlong shilu* 429.12ab.

257 *Qianlong shilu* 725.12b-13a (Qianlong 29/XII).

258 Gemeint war die Groß-Region, denn Xilong zhou 西隆州 liegt weit im Nordwesten (Tan VIII, 46-47, 3 2). Es ist im Jahr Kangxi 5 (1666) eingerichtet und Si'en unterstellt, im Jahre Yongzheng 12 (1734) dann im Rang erhöht, Qianlong 7 (1742) Sichengfu 泗城 zugeordnet. Vgl. auch seine Wahl als Verbannungsort für Mohammedaner aus Gansu nach 1784.

259 Beleg bei Cang Ming 2015.

260 Yang Xifu, *Sizhitang wenji* 1/32a-34b [80-81].

261 *Huangchao jingshi wenbian* 12.19a, Datierung laut Angaben des Textes einige Monate nach der Amtseinführung.

stationiert waren, lebten in der Furcht, „leicht von Miasmen in Mitleidenschaft gezogen zu werden" (*zhangli yi qin* 瘴癘易侵). Daher setzten sie alles daran, möglichst bald wieder aus der Provinz wegzukommen, allenfalls betrachteten sie ihre Position als Sprungbrett für weitere Beförderungen. So aber könne in Yunnan keine konstruktive Politik durchgesetzt werden. Diese negative Lagebeurteilung wird in den folgenden Jahrzehnten von vielen Gouverneuren und Generalgouverneuren nicht mehr geteilt. Vielmehr gewinnt eine sehr viel ausgewogenere Bestandsaufnahme an Boden. Je nach Umweltsbedingungen eines Platzes wird das Risiko für die Beamten kalkulierbar und in einschlägigen Maßnahmen berücksichtigt.

Im Hintergrund der Regularien zum Sonderstatus bestimmter Beamtenposten in Yunnan[262] steht zweifellos die bald einsetzende Wachstumsphase der Provinz, damit einhergehend die Veränderung der sozio-ökonomischen Situation. In Milezhou 彌勒州 (Yunnan, südostlich von Kunming, in Guangxizhou 廣西州)[263] vermerkt Gao Qizhuo 高其倬 (1676–1738)[264] im frühen 18. Jahrhundert das allmähliche Verschwinden der Miasmen als Folge dichterer Besiedlung (*renyan jian chou, lanzhang jian xi* 人煙漸稠嵐瘴漸息).[265] Man sollte aufhören, die Beamten nach den Präzedenzen (d. h. vorzeitig) weiterzuversetzen (*diaobu* 調補).[266] In den beiden südlichen Präfekturen Kaihua 開化 (Yunnan) und Guangxi 廣西 (Yunnan) hingegen nehme zwar die Gefahr ebenfalls allmählich ab (*zhang sui jian jian* 瘴雖漸減), doch liegen diese beiden Orte in der äußersten Peripherie, und was die Kreise Luquanzhou 祿勸州 (im Nordosten von Kunming) und Xinpingxian 新平縣 (in Yuanjiang) betrifft, so seien sie sehr bedeutend:[267] daher sollen dort der Präfekt (*tongzhi*), Richter (*tongpan*) sowie die Beamten in *xian* und *zhou* nach den Präzedenzen (wie bisher) abgelöst werden (*zhaoli diaobu*). Nach fünf Jahren ist über das Ende der Amtzeit zu berichten (*baoman* 報滿).

Die Sonderregelungen für Yunnan und Guizhou wurden schon 1698 festgelegt, sie galten für Yuanjiang, Kaihua, Guangnan, Guangxi, diese vier Präfekturen.[268] Diese Privilegien sind – auch für Guizhou – von Ortai vor allem 1731 überprüft worden. In seinem Bericht nennt er viele Gründe für die Zuerkennung dieses Status:[269] Der Grad der Gefährdung durch Miasmen ist nur einer davon, hinzu kommt der Stand der Ausbauarbeiten an einem Platz (Xuanwei 宣威 "ist erst neu erschlossen", daher Ablösung nach drei Jahren), ferner die Lage an der äußersten Peripherie, die Exposition gegenüber den Randvölkern (Liping 黎平 in Guizhou: dort besteht eine „direkte Konfrontation mit den Miao") oder auch die militante Haltung bestimmter Gruppen von Barbaren, ferner die prinzipielle Wichtigkeit eines Platzes, wohl in sicherheitspolitischer Hinsicht, als Teil des Kontrollnetzes. Hingegen fällt auf, daß Ortai die Tatsache, daß „Miasmen noch nicht aufgelöst sind" (*yanzhang weixiao*), nur an wenigen Stellen explizit als wesentlichen Faktor an-

262 Zu den Regularien vgl. Zhou Qiong 2007a, insbes.p. 449f.

263 Zur Lage von Milezhou siehe Tan VIII, 48-49, 5 9.

264 Erwähnt in Hummel 1943–1944, 735, in Yunnan als Generalgouverneur von Yunnan und Guizhou 1722–1725, dann wieder 1731–1733 als Generalgouverneur Yun Guang.

265 *Yongzheng shilu* 26/18b (Yongzheng 2/XI, Ende 1724).

266 Terminus in *liubu chengyu*, Nr. 17 in E-tu Zen Sun (1961): einen regulären Beamten auf einen gleichrangigen Posten an einem anderen Ort versetzen.

267 Wohl als Knotenpunkte im Verkehrsnetz.

268 Zhou Qiong 2007a, 449.

269 *Yongzheng shilu* 61.31a-33b (Yongzheng 5/IX, 1731).

führt: in Zhenyuanfu 鎮沅府 (1727 als *fu*), Enlexian 恩樂縣 (1727 als *xian*); in Yuanjiangfu 元江府 (1661 als *fu*) und in Guangnan 廣南, Puwei 普威.

Es spricht einiges dafür, daß Ortai in seinem Übereifer die Malariagefahr heruntergespielt hat. Dies zeigt sich in fortdauernden Differenzen um die Einschätzung der Lage in Bose 百色 (Guangxi). Ortai betont die große Bedeutung dieses Platzes als Zentrum des Handels und Transports nach und von Yunnan und Guizhou, als Tor zu diesen beiden Provinzen, und stuft die Gefahr als relativ gering ein (*weiyou yanzhang* 微有煙瘴).[270] Wenige Jahre danach, in der frühen Phase der Ära Qianlong hingegen wird ausführlich über das scheußliche Klima von Bose geklagt. Als Hauptschwierigkeit gilt dabei, gerade in Bose die Kontinuität in der militärischen Führung durch einen fähigen, mit den Gegebenheiten vertrauten Kommandeur zu gewährleisten, der nicht so einfach zu ersetzen ist, während bei den niederen Chargen kürzere Amtsperioden und der routinemäßige Rückgriff auf den Miasmen angepaßtes Personal aus den Nachbarprovinzen hilfreich sind. Die Angleichung der Militärs an die Vergünstigungen der Zivilbeamten wird immer wieder angeregt.[271]

Das ermüdende Tauziehen darüber, welche Orte in den Genuß der Sonderregelungen für wichtige Vakanzen im Miasmengebiet (*yanzhang yaoque* 煙瘴要缺) kommen sollen, dauert in einer gewissen Monotonie in Yunnan in der Ära Qianlong an. Es stehen vielfach auch kleine Posten in verschiedenen Regionen zur Diskussion. Zhang Yunsui 張允隨 (1693–1751) schlägt 1744 für Heqingzhou 鶴慶 den Sub-Präfekten (*tongpan* 通判) von Weixi 維西 (südwestlich von Lijiang, östlich des Mekong) vor und für das Jingdong 景東 unterstehende Gebiet von Mengtong 猛統 (im Einzugsgebiet des Roten Flusses) den Subdistrikt-Magistrat (*xunjian* 巡檢).[272] Liu Zao 劉藻 (1701–1766) nennt 1765 als Generalgouverneur von Yunnan und Guizhou in diesem Sinne 16 Vakanzen, die als äußerst miasmengefährdet einzustufen waren und dementsprechend eine Ablösung nach drei Jahren Amtszeit zuerkannt bekamen.[273] Noch im selben Jahr erwirkt er dazu einige Änderungen: Pu'er mit Simao 思茅 und Ning'er 寧洱, bisher als „Barbarengrenzposten" (*yijiangque* 夷疆缺) geführt, soll in den Genuß der vorzeitigen Ablösung der Miasmenposten nach drei Jahren kommen (*yanzhang diaoque*), weil „die klimatischen Verhältnisse immer noch abscheulich sind (*shuitu elie* 水土惡劣)" und die Miasmen stark, sodaß sich ein Amtsinhaber dort schwerlich längere Zeit niederlassen kann.[274] In Guangnanfu 廣南府 hingegen, welches im Übrigen 1698 auf Antrag des damaligen Gouverneurs zusammen mit Yuanjing, Kaihua und Guangxifu als „Miasmengebiet" (*yanzhang difang*) registriert worden war und welches noch 1727 als so sehr gefährdet galt, daß der Plan Ortais, den Wasserweg nach Guangxi weiter zu erschließen, auf Widerstand stieß, ist „neuerdings die Bevölkerung viel dichter, die Miasmen sind völlig verschwunden."[275]

---

270 *Yongzheng shilu* 88.7b-8a (Yongzheng 7/XI/*jiaxu*).

271 *Qianlong shilu* 91.3b-5a (Qianlong 4/IV, 1739) und 169.16b-17b (Qianlong 7/VI, 1742).

272 *Qianlong shilu* 227.1b-2a (Qianlong 9/X,1744). Ein weiterer Vorschlag dieser Art von Zhang Yunsui (für Yuanjiangfu 元江 und Dongchuanfu 東川) *Qianlong shilu* 268.8b (Qianlong 11/VI, 1746).

273 *Qianlong shilu* 732.5b-6a (Qianlong 30/III).

274 *Qianlong shilu* 744.1b-2a (Qianlong 30/IX). Dazu auch Eingabe von Liu Zao gemeinsam, mit dem Gouverneur von Yunnan, Chang Jun 常鈞, in *Qianlongchao zouzhe*, Bd. 24, 28-29 (Qianlong 30/III/28, 1765): „Pu'er ist nicht nur ein Posten der Barbarengrenze, sondern liegt auch exponiert in der äußeren Zone (*waiyu* 外域), außerdem gibt es dort Miasmen".

275 Zhou Qiong 2007a, 202: 人煙稠密,瘴氣全消.

Guangnan und sein Kreis, Baoningxian 寶寧縣, sind daher in die Kategorie der „Barbarengrenze" (*yijiang* 夷疆) einzustufen, die eine längere Amtszeit erlaubt; ähnliches soll für die militärischen Posten dieser Plätze gelten.[276] Besonders die Einstufung von Pu'er blieb schwankend. Schon vor den Burmakriegen Qianlongs stellt Zhou Yuli 周於禮 (1720–1779) fest, die Präfekturstadt von Pu'er selbst sei frei von Miasmen, während das Umland und die Fernverbindungen sehr darunter litten.[277] Zhou, aus Xi'exian 嶍峨縣 in Lin'anfu 臨安府 in Yunnan gebürtig, muß mit der Situation im südlichen Teil der Provinz vertraut gewesen sein, auch wenn er, *jinshi* des Jahres 1751, nach einer Verwendung als Prüfungsbeauftragter in Sichuan (1759–1760) zuletzt am Obersten Rechtshof (*Dalisi* 大理寺) in der Hauptstadt tätig war.[278]

Die Frage bleibt im 19. Jahrhundert akut. Die Angaben wechseln häufig, einzelne Umwidmungen nicht selten. In einem konkreten Fall, eines Subpräfekten in Simaoting 思茅亭, wird 1829 die Ablösung nach drei Jahren bestätigt.[279] Im Jahre 1840 wird für einzelne Subalternbeamte in der Provinz Yunnan diese Zuordnung nach den drei Kategorien Barbaren-, Miasmen-, Miao-Posten überprüft; nur in einem Bezirk, in Zhenyuanzhou 鎮沅州, wurden „Miasmen-Posten" (*zhangque*) klassifiziert.[280] Diesem optimistischen Bild widersprechen jedoch einschlägige, in *Libu quanxuan zeli* (1889) tradierte Listen von Sonderregelungen über den gesamten Süden und Südwesten.[281] Sie enthalten für Yunnan 28 Malaria-Posten mit abscheulichem Klima. Geographisch gruppieren sie sich alle südlich des 25. Breitengrades, um Pu'erfu (Ning'erxian, Anbinjing, Shigaojing, Zhenyuanzhou, Talangting, Weiyuanting, Mengjia 猛戛, Xinfu), dazu südlich von Shunning Mianningting 緬寧廳, Yunzhou, Mengtong und Mengning, weiter östlich Yuanjiangzhou und schließlich Guangnan im Südosten der Provinz. Die Amtsperioden und der Modus der Ablösung und Beförderung stellen sich ähnlich dar wie im Fall von Guangxi. Unverkennbar ist eine gewisse Alternative dadurch gegeben, daß die lokalen Behörden der Provinz unter Kandidaten aus der Region oder dem größeren Umkreis auswählen sollen. Im Falle der Studiendirektoren für sieben Einheiten sind als Einstellungsvoraussetzungen ausdrücklich körperliche Robustheit und Resistenz gegen Miasmen (*neng nai yanzhang*) gefordert.[282]

Für die Insel Hainan schließlich liegt ein detaillierter Stellenbesetzungsplan vor, aus dem sich ersehen läßt, wie zur Zeit der Abfassung der Lokalchronik (vor 1841) das Risiko eingeschätzt wurde.[283] Kautelen wegen der Miasmen-Gefahr waren demnach in den südlichsten Landkreisen zu beachten: In Danzhou 儋州, Changhua 昌化 und Wanzhou 萬州 war die Ablösung nach fünf Jahren vorzunehmen, weiter südlich hingegen, in Lingshui 陵水, Yazhou 崖州, und Gan'en 感恩, wegen der Miasmen schon nach drei Jahren.[284] Die sieben weiteren Kreise im Norden und Nordosten der Insel galten als normale Dienstposten.

276 Vgl. zu diesen Vorgängen zusammenfassend schon Zhou Qiong 2007a, 449 (im Wesentlichen nach *Huidian*).
277 *Huangchao jingshi wenbian* 87.30b-31a (Ende 1766 oder Beginn 1767).
278 Übersetzung nach Bünger 1996, insbes. 67f. Vgl. auch Hucker 1985, 468: „The Grand Court of Revision".
279 *Daoguang shilu* 156/14a (Daoguang 9/V).
280 *Daoguang shilu* 335/16a-17b [Bd. 38, 88] (Daoguang 20/VI, 1840).
281 *Libu quanxuan zeli* 吏部銓選則例 7.48a-60b [641-647].
282 *Libu quanxuan zeli*, wie vorher, 7.56b [645].
283 *[Daoguang] Qiongzhoufu zhi* 12.5ff.
284 Gan'en galt in der Ming-Zeit als frei von Miasmen, vgl. Mei Li u. a. 1997, 39.

Noch im Jahre 1888 greift Zhang Zhidong aus Anlaß der Fixierung der Annam-Grenze bei Qinzhou (Südwest-Guangdong, ein altbekanntes Malaria-Gebiet) auf das Institut der Miasmen-Vakanzen zurück.[285] Er beantragt die Anhebung dieses Platzes zur unabhängigen Präfektur (*zhilizhou* 直隸州), als „Malaria-Posten" (*yanzhang yaoque* 煙瘴要缺) mit der Charakterisierung „Handelszentrum, stark frequentiert" (*chong* 衝), „mühsam" (*fan* 繁) und „schwierig" (*nan* 難).[286] Einmal etablierte und bewährte Kautelen zur Garantie der Funktionsfähigkeit des Machtapparates wurden mithin in den gefährdeten Zonen selbst noch in den letzten Jahrzehnten des Imperiums beachtet.

Was bedeutet dieses andauernde Feilschen um den Sonderstatus exponierter, grenznaher Verwaltungsstellen? Die Idee, bestimmten Posten im Süden als besonders von den Miasmen beeinträchtigt zu erfassen, ist ohnedies nicht neu, ebenso wenig die Gewährung bestimmter Sonderrechte wie die vorzeitige Ablösung der Amtsinhaber, höhere Gehälter oder sogar die lokale Rekrutierung von Anwärtern, aber sie gewinnt unter der Qing-Regierung eine zusätzliche Dimension. An der Außengrenze im Südwesten konnte die Idee der von den Mandschus offiziell geförderten Indigenisierung greifen, die Bello so treffend beschrieben hat. Anders weiter im Inneren des Reichsgebiets, im Verwaltungsnetz an den Binnengrenzen. In diesen Regionen fiel mit der Politik der „Ablösung der indigenen Regime und der Übernahme in die reguläre Verwaltung" (*gaituguiliu*), die schon unter den Ming betrieben worden war, eine bewährte Option imperialer Herrschaftsausübung, der Einsatz lokaler Stammesherrscher und deren Familien, immer mehr weg, während zugleich der Druck zunahm, das Netz der direkten Einflußnahme enger zu knüpfen.

In Guangxi wurde diese Politik des Umbaus von Einheiten indirekter Herrschaft schon unter Kangxi betrieben, in der Ära Yongzheng und noch unter Qianlong in einem breiten Gürtel von Präfekturen forciert, welcher die ganze Provinz von Nordwest bis in den Süden umfaßte, also die Präfekturen Qingyuan 慶遠, Sicheng 泗城, Si'en 思恩, Zhen'an 鎮安 und Taiping 太平.[287] Sie lagen teilweise an den Binnengrenzen, anderseits grenzten einige (Zhennan, Taiping, auch Nanning) unmittelbar an den Vasallenstaat Annam. Die Praxis, Dienstorte, die aus Gründen der Miasmen- (Malaria-) Gefahr nur schwer zu halten waren, im Tableau des Amtskalenders eigens zu klassifizieren, um ihre Bedeutung hervorzuheben und bestimmte Privilegien der Amtsinhaber zu rechtfertigen, rückte hier jedoch ganz an die Peripherie der Annam-Grenze heran.

In vielen Fällen vermuteten gewisse Kräfte der Zentrale hinter jeder allzu großzügig erteilten Sonderregelung gleich einen Angriff auf die Einheit und Geschlossenheit der Bürokratie und damit auf eine Grundsäule der kaiserlichen Herrschaft, auch wenn die gewährten Privilegien im Grunde ohnehin bescheiden ausfielen. Eigenmächtigkeiten der peripheren Dienststellen bei der Ablösung auf den Miasmen-Posten, insbesondere die willkürliche Wahl des Beförderungsmodus, wurden daher vielfach argwöhnisch betrachtet.[288] Doch die Zentralregierung war anderseits

---

285 *Zhang Wenxianggong zouyi* 24.20ab [427] (Eingabe Guangxu 14/VI/4).

286 Zu diesen Einstufungskriterien vgl. Skinner 1977a. Die Anhebung trat dann am 15.1.1889 in Kraft, siehe Niu Pinghan 1990, 269.

287 Daten dieser Maßnahmen im Einzelnen in Niu Pinghan 1990, 285ff.

288 Hierzu verwaltungstechnische Vorschläge des Gouverneurs von Guangdong in *Qianlong shilu* 650.6569 (26/XII, 1762).

gezwungen, solche Konzessionen zu machen, um in der südwestlichen Peripherie die gewünschte effiziente Kontrolle zu sichern. Gerade in der letzten Phase des Kaiserreiches, unter der Qingdynastie, sind daher die hartnäckigen Versuche, die Verwendung regulärer Beamter im peripheren Verwaltungs- und Kontrollapparat trotz aller Hürden an vorgeschobenen Posten zu behaupten, nach Form und Inhalt als Indizien für die andauernde Konfrontation mit einer Krankheit wie der Malaria anzusehen. Nicht zuletzt spricht dafür die immer wieder vorgeschlagene Alternative, an den kritischen Posten vorwiegend „angepaßte“ Personen einzusetzen, und diese auch noch in der Region auszuwählen.

4 Die Verlagerung von Verwaltungssitzen

Die bisher betrachteten Problemfelder in Militär und Zivil haben gezeigt, wie die Anpassung von Strukturen der kaiserlichen Administration an die Herausforderung durch Miasmen mit großer Zähigkeit betrieben wurde. Im Folgenden sind weitere Facetten dieses langwierigen Aufbaus chinesischer Präsenz in der südlichen Peripherie einzubeziehen, die jedoch in den Quellen eher sporadisch sichtbar werden. Die Bestrebungen, militärische wie zivile Präsenz in einer zunehmend überdehnten Wachstumszone im Süden des Imperiums zu optimieren und den Herausforderungen des Klimas anzupassen, mußten dazu führen, daß periodisch über die Vor- und Nachteile der geographischen Lage einzelner Dienstorte nachgedacht wurde. Für militärische Einrichtungen, insbesondere Garnisonen war dies, wie bereits gezeigt, gängige Praxis, doch standen auch immer wieder zivile Amtssitze, vor allem einzelner Kreise (*xian*), zur Diskussion.[289]

Auch unabhängig von klimatischen Zwängen der Wachstumszone ist der Umzug von Verwaltungssitzen an einen als geeigneter erachteten Ort in China im Prinzip ein überaus häufiger Vorgang, der jedoch vielerlei Ursachen haben konnte. Im Norden sind solche Schritte in der Großen Ebene nicht zuletzt nach Veränderungen im Lauf des Gelben Flusses zu beobachten. Für die Song-Zeit etwa ist die Verschiebung von Juluxian 鉅鹿縣 nordöstlich von Handan (Hebei) im Jahre 1108 „an einen höher gelegenen Ort“ ein Beispiel.[290] Diese Bedrohung, die von der Instabilität des Flußbettes in der Ebene des Nordens ausging, blieb über Jahrhunderte bestehen.[291] Plötzliche, gravierende Änderungen am Flußufer galten auch im Süden als zwingende Gründe zum Wechsel. Die im Jahre 842 erfolgte Verlagerung der Stadt Yibin 宜賓 am Goldsandfluß (Sichuan) als Folge eines Hochwassers erhärtet diese Tatsache in eindrucksvoller Weise.[292] Darüber hinaus sind schon in der Song-Zeit zahlreiche andere Motivationen für die Aufgabe von ganzen Städten zu beobachten: Epidemien,[293] nicht zuletzt aber politische Ereignisse, etwa die Evakuierung der Bevölkerung nach einem Einfall der nördlichen Nachbarn.

289 Dazu für Guizhou schon Lombard-Salmon 1972.

290 *Songshi* 93.2312.

291 Zu einer in dieser Weise motivierten Verlegung von Shanxian 單 in Shandong nach einer Überschwemmungskatastrophe im Jahre 1523 siehe *[Jiajing] Shandong tongzhi* 12.234ff. *Shanxian qianchengji* 單県遷城記. Zu – teilweise mehrfachen – Verlagerungen von Verwaltungssitzen in West-Shandong als Folge von Überflutungen durch den Gelben Fluß während des 19. Jahrhunderts siehe Amelung 2000, 73, 116 sowie 338.

292 Zur Dokumentation vgl. Wang Yaofeng 1995. Ein vergleichbarer Fall ist viel später die Verlagerung von Dingyuanxian 定遠縣 in Zentral-Sichuan (1551), *Zhongguo lishi diming dacidian*, 1688.

293 *Songshi* 62.1371.

Im Süden und Südwesten begleiten sowohl ein ständiger Wechsel von Auflassung und Wiedererrichtung der Kreise (*xian*) als auch die temporäre oder dauerhafte Verlegung von Amtssitzen (*yizhi* 移治, *qianzhi* 遷治) die langwierige chinesische Expansion. Dieses Vorrücken und Zurückweichen ist schon in der Studie von Bielenstein über die frühe Sinisierung von Fujian (1959) gut erkennbar. In den marginalen Zonen erzwangen permanente Reibereien mit der indigenen Bevölkerung häufig die Aufgabe von Kreisstädten wie auch von militärischen Stützpunkten. Ein eindrucksvoller Fall ist die mehrfache Verlagerung der Kreisstadt Luorong 洛容 in Guangxi. Gegründet 691, befand sie sich noch zu Beginn der Ming-Zeit am Fluß Luoqingjiang 洛清江 in Bailongyan 白龍岩, doch nach einem Überfall von „Banditen" floh die Bevölkerung in den Norden des Bezirks, nach Zhudong 朱侗.[294] Dort ereignete sich 1575 ein Aufstand von Indigenen. Das Amtssiegel wurde erbeutet, und in einem blutigen Gegenschlag kamen Tausende um, am Ende wurde die Kreisstadt wieder an den Fluß verlegt. Schon vorher hatten sich die zuständigen Kreismandarine meist in der Präfekturstadt aufgehalten, weil die kleine Siedlung in den Bergen über keinen richtigen Schutzwall verfügte und daher in besonderem Maße exponiert war. Ein Magistrat hatte deshalb bereits früher die Rückverlegung empfohlen, war aber erfolglos geblieben. Man handelte erst, als die Katastrophe eingetreten war und der Schreiber, der am Ort mit der Geschäftsführung betraut war, ermordet wurde.[295]

Die Erfahrung, daß überhastet eingerichtete und oft nur notdürftig ausgestattete, insbesondere schlecht gesicherte Kreisstädte an der Peripherie unter dem Druck der Randvölker wieder geräumt und verlagert werden mußten, war ein geläufiges Phänomen in der Herausbildung der chinesischen Herrschaftsstrukturen des Südens; entsprechende Fälle sind auch in der Song-Zeit in notorischen Miasmen-Zonen häufig. Wenn darin auf diese besondere Gefahr und die hohe Sterblichkeit unter den Beamten wie Soldaten rekurriert wird, muß das nicht unbedingt der Hauptgrund des Zurückweichens gewesen sein.[296] Die Neueinrichtung wie die Behauptung einer peripheren Kreisstadt war damals wie später ganz wesentlich von Planungen des Militärs diktiert. Exponierte Kreisstädte (*xian*) an den Binnengrenzen, die als unverzichtbare Eckpfeiler der Kontrolle über das Neulandgebiet galten, wurden selbst nach Übergriffen der Indigenen aufrechterhalten. Auch auf Taiwan wurde nach diesen Prinzipien verfahren, indem der Ausbau des peripheren Verwaltungs- und Befestigungsnetzes selbst nach einem Rückschlag nicht aufgegeben wurde. Noch im frühen 19. Jahrhundert, nach der Zerstörung (1806) des bereits einmal (1788) verlagerten Fengshan 風山 im südlichen Taiwan, auf dem Gebiet des heutigen Gaoxiong, empfahl der Gouverneur von Fujian (1824) auf einer Inspektionstour, den Sitz dieses Kreises (*xian*) an einem nahe gelegenen, jedoch besser zu verteidigenden Platz unbedingt wieder aufzubauen. Diese Arbeiten dauerten dann bis 1826.[297]

---

294 In einem Seitental, erkennbar auf der Karte Tan VII, 34-35, 4 4.

295 *Mingshi* 317.8207; zur Lage auch *Zhongguo lishi diming dacidian*, 1988. Das CHGIS- Projekt hat viele solche Fälle zutage gefördert.

296 *Song shi* 348.11042 zur übereilten Gründung solcher Außenposten durch Wang Zudao und deren Aufgabe; vgl. dazu u. a. Zuo Peng 2004, 198. Ein weiteres Beispiel für diese Praxis aus der Region um Chenzhou 辰州 in Südwest-Hunan (1171) dokumentiert *Song shi* 494.14192.

297 Vgl. dazu Lamley 1977, 185. Dort auch zur Planung des Ausbaus von Mengjia als Präfekturstadt Nord-Taiwans nach 1875.

Ferner bestanden mitunter erhebliche Diskrepanzen zwischen den Ansprüchen eines effizienten peripheren Kontroll-Netzes unter schwierigen Bedingungen und dem tatsächlichen Verhalten der Verantwortlichen am Ort. Indizien dafür liefert die Tendenz mancher Beamter, sich wegen „saisonal aktiver Miasmen" (因地方瘴癘時作), wegen insuffizienter Verteidigungsvorkehrungen sowie aus Abneigung gegen die „gefährlichen Wege" gleich in die Präfekturstadt zurückzuziehen. Solche Ausweichmanöver wurden zwar als Unsitte gebrandmarkt, doch selbst für die Garnisonsstadt Jianchangwei 建昌衛, die immerhin einen Hauptstützpunkt entlang der lebenswichtigen Route von Chengdu nach Yunnan darstellte,[298] wird 1588 bemängelt, daß sich der Kommandant aus Furcht vor der Miasmengefahr an den Zugangsrouten vorzugsweise im nördlicheren Yazhou 雅州 aufhielt und seinen Dienstpflichten von dort aus nachkam, obwohl Jianchang durch seinen Handel prosperierte und als „angenehmer Ort" (*letu* 樂土) galt.[299] Gerade wegen solcher immer wieder einreißender Mißstände hatte die mit dem Ausbau unbeirrt vorangetriebene Befestigung von Städten im Neulandgebiet großen symbolischen Wert: Sie machte weithin deutlich, daß der betreffende Platz als unentbehrlich für die Effizienz des gesamten Machtapparates eingestuft wurde. Baumaßnahmen zogen nicht zuletzt zwingend den ernsten Appell zur Anwesenheit nach sich. Charakteristisch geschah dies im Jahre 1606 im marginalen, jedoch altetablierten Liboxian 荔波縣 im Norden von Guangxi, dessen Kreisvorsteher sich aus sattsam bekannten Gründen in die Präfekturstadt zurückgezogen hatte.[300]

Für manchen Transfer von Verwaltungssitzen (vor allem der Kreise, *xian*, mit sehr unterschiedlicher Distanz vom alten Platz) dürfte ferner nicht selten die Neugliederung des Territoriums, insbesondere der Präfekturen, ausschlaggebend gewesen sein. Die Verlegung der beiden Subpräfekturen Yongningzhou 永寧州 und Zhenningzhou 鎮寧州 im Südwesten Guizhous aus der vom „Miasmengift" gezeichneten Peripherie an die Hauptdurchgangsroute westlich von heute Anshun im Jahre 1532 ist neben der gewiß auch vorhandenen Malariagefahr vor allem durch den Willen diktiert, das Kontrollnetz an den Hauptverkehrsadern in der Provinz enger zu knüpfen.[301] Dies sollte durch eine verstärkte Präsenz der Verwaltung an Plätzen geschehen, die mit Bedacht ausgewählt waren, weswegen manche Posten im „Barbarengebiet" (*yiyu* 夷域) aufgegeben wurden, dies umso eher, als sich die prospektiven Amtsinhaber bis anhin vorzugsweise an bequemeren Orten wie in Pudingwei 普定衛, d. h. in Anshun, aufgehalten hätten – ein bekanntes Übel. Wie weit im Einzelfalle dazu noch logistische Probleme innerhalb einer bestimmten Region berücksichtigt wurden, steht offen. An der Küste war zudem die Bedrohung durch große Meereswellen ein Grund, ganze Städte zu verlagern, so 1511 in Zhejiang die Kreisstadt Rui'anxian 瑞安縣 an eine Stelle weiter westlich.[302] Meist werden wohl zusammen mit der klimatischen Herausforderung noch andere Faktoren gleichzeitig solche Entscheidungen motiviert haben.

298 Zur Lage und Bedeutung siehe Liew 1998, Bd. 2, 76f.

299 *HuangMing liutai zouyi* 9.161.

300 *Ming Shenzong shilu* 372.2371 (Wanli 30/V, 1602). Entsprechende Klagen werden auch noch im 19. Jahrhundert erhoben, etwa 1820 in Sichuan und auf Hainan. Siehe *Jiaqing shilu* 365.5b-6b (24/XII, 1820).

301 *Ming Shizong shilu* 139.1155 (Jiajing 11/VI, 1532). Zur Miasmen-Gefahr in Huohong, dem alten Standort von Zhenningzhou, *Qiannan zhilüe*, 62. Zur Lage des Platzes siehe *Guizhou sheng diming cidian*, 93 (Kartenskizze) und 95.

302 *Ming shi* 44.1115: Zhengde 6/V (1511).

Mehrfache Ortsveränderungen sind ebenfalls nicht selten. Ein gutes Beispiel dafür bietet im Nordosten der Provinz Guangdong der wiederholte Umzug der Kreisverwaltung (*yizhi* 移治) von Xingningxian 興寧縣.[303] Diese Stadt, westlich von Meizhou im Hakka-Gebiet, heißt heute noch so, doch lag sie ursprünglich weiter im Nordosten. Noch in der Qing-Zeit existierte davon eine „alte Stadt".[304] Die Instabilität von Verwaltungssitzen in der Wachstumszone wird ferner durch die Situation im Kerngebiet der Präfektur Qingyuanfu 慶遠府 in Guangxi seit der Song-Zeit illustriert.[305] Dort wird das 788 eingerichtete Tianhexian 天河縣 in der Tang-Zeit (813) zunächst weit in den Norden des direkt kontrollierten Territoriums verschoben, dann nach Auflösung (1107) und Wiederrichtung (1126) gleich fünfmal verlagert: 1237, 1369, 1442, 1540 und 1592.[306]

Die Aufgabe von Verwaltungssitzen hat bis heute ihre Spuren in der Landschaft hinterlassen. Die Rubrik „alte, frühere Kreisstädte" (*guxian* 古縣) bzw. deren Reste, die in den Regionalbeschreibungen ständig wiederkehrt, vermittelt einen Eindruck davon, wie verbreitet dieses Phänomen gewesen sein muß. Allein innerhalb der Präfektur Gaozhou 高州 in Guangdong vermerkt die Reichsgeographie von 1820 nicht weniger als achtzehn „aufgelassene", d. h. ehemalige Verwaltungssitze (*feixian* 廢縣), meist frühere *xian*.[307]

Welche Rolle spielte in diesem kontinuierlichen Hin und Her letztlich die Bedrohung durch Miasmen? Der Grundgedanke, eine als ungesund empfundene Siedlung zu verlassen und gegen einen besseren Ort zu tauschen, findet sich in China schon in der frühen imperialen Geschichte dokumentiert, und zwar auf einer ganz anderen politischen Ebene, als Verhaltensmuster der Aristokratie. Liu Ren 劉仁, im Jahre 65 v. Chr. Erbe eines Fürstentums in Chongling 舂陵 (heute Hunan, im äußersten Süden),[308] beklagt sich, daß die Beschaffenheit des Platzes „niedrig und feucht" sei und daß Bergwälder und giftiges *qi* vorhanden seien. Er bittet um ein kleineres Lehen, dafür aber im Inneren des Landes (er wünscht Nanyang, damals Hubei) gelegen (*qiu neixi* 求内徙). Dieser Wunsch wird ihm gewährt, er darf sogar den Titel mit dem Ortsnamen aus dem äußersten Süden, Chongling, behalten. Mit den „giftigen Dünsten" können im südlichen Hunan durchaus Miasmen gemeint sein, auch wenn der Terminus in diesem Falle nicht verwendet wird.[309]

Eine plötzliche Verschlechterung des Habitats kann ausschlaggebend für den Ortswechsel gewesen sein. 1926 wurde im südwestlichen Yunnan der Amtssitz von Simao wegen wiederholter Malaria-Epidemien in das als weniger gefährlich eingestufte, nördlichere Pu'er verlegt.[310] Es ist anzunehmen, daß derartige Ausbrüche von Malaria auch in früheren Zeiten die Aufgabe von Städten und den gleichzeitigen Wegzug von Verwaltungssitzen auslösten. Allerdings sind bisher

303 Die Angaben in *Guangdong sheng diming cidian*, 377f, und CHGIS stimmen nicht überein.

304 *[Jiaqing] Yitong zhi*, 23382.

305 *[Jiaqing] Yitong zhi*, 23707ff.

306 Die Lage der Plätze läßt sich nach Tan VII, 74-75, 3 5 im Wesentlichen nachvollziehen.

307 *[Jiaqing] Yitong zhi*, 22978ff. Im großen historischen Ortsnamenslexikon *Zhonghua renmin gongheguo diming dacidian* sind 20 solcher Vorgänge für Guangxi verzeichnet, in *Guangdong sheng diming cidian* findet man 11 und in *Fujian sheng diming cidian* sind es 13. Diese Zahlen sind allerdings keineswegs vollständig.

308 Zur Lage von Chongling siehe Tan II, 22-23, 11 6. Zur Episode Loewe 2000, 351: „third noble of Chongling", ferner in *[Jiaqing] Yitong zhi*, 18701.

309 *HouHan shu* 14.560 und *Hanshu* 28A.1564, in kürzerer Version.

310 Xu Xinmin 2015, 16.

aus der älteren Geschichte Chinas nur wenige Fälle bekannt, in denen Rücksichten auf die Gefährdung durch Miasmen als Hauptgrund einer Verlegung genannt werden. Vereinzelt ist diese Konstellation bereits seit der Tang-Zeit gegeben.[311] Im Jahre 786 wird der Amtssitz für Zhangzhou von Zhangpuxian 漳浦縣 (Fujian) weiter nördlich nach Longxixian 龍溪縣 verlegt (dem heutigen Zhangzhou shi).[312] Eine spätere Tempel-Inschrift in Zhangpu 漳浦 (1369) nennt als Grund der Ortsverschiebung die Tatsache, daß in Zhangpu „Erkrankungen durch Miasmen vorkamen".[313] Inwiefern die frühen Korrekturen tatsächlich durch diesen Faktor bedingt waren, ist nicht zu ersehen. Ferner wird im Süden von Fujian auch das weiter landeinwärts gelegene Tingzhou 汀州, 736 im heutigen Longyan 龍岩 eingerichtet, wegen Miasmen, die zu hoher Sterblichkeit unter der Bevölkerung geführt hatten, 779 in das 300 li entfernte Changting 長汀 verlagert.[314] In dieser frühen Phase wird im Jahre 621 auch das später als miasmengefährdet notierte Pingle 平樂 in Guangxi, weiter flußabwärts eingerichtet.[315] In Sichuan wird Yazhou 雅州 im 10. Jahrhundert „wegen der Miasmen" an eine andere Stelle unterhalb des Ya'anshan 雅安山 verpflanzt.[316]

Von besonderem Interesse sind entsprechende Schritte in der Zone chinesischer Expansion westlich von Kanton in Richtung zur späteren vietnamesischen Grenze, weil sich dort einige Verwaltungssitze befinden, die lange Zeit wegen aggressiver Miasmen als der Inbegriff der südlichen Unwirtlichkeit galten. Eine Verlagerung fand hier in der Song-Zeit in Qin*zhou* 欽州 statt: Im Jahre 1023 (Tiansheng 天聖 1) wird der Umzug der Distriktstadt flußaufwärts nach Nanbin *zhai* 南賓砦 (heute Lingshan) notiert, ohne Angabe von Gründen.[317] Wahrscheinlich standen dahinter vorrangig militärische Überlegungen um die Stabilisierung des unruhigen Grenzgebiets zu Annam. Anderson erwähnt einen Zwischenfall, der die lokale Situation verständlich werden läßt: „In 1009, the Guangnan West circuit administrator reported that the Man barbarians of Qinzhou had robbed the Tanka boat people in the harbor."[318]

Die Täter wurden von den vietnamesischen Behörden verfolgt und gefaßt. Doch schon sehr bald[319] setzte sich eine andere Einschätzung der Lage durch, denn dieser Amtssitz mußte wegen des ungesunden Klimas den Platz wechseln. Ein Magistrat, Xu Di 徐的 (fl. ca. 1040), reichte eine Petition ein: „In Qin (*zhou*) ist das Land von Stagnation (der Atmosphäre) betroffen (*fanyu* 煩鬱). Die Leute sterben an den Folgen der von den Miasmen ausgelösten Krankheiten."[320]

---

311 Daten bei Xiao Fan 1993, 125f.

312 *Fujian sheng diming cidian*, 192, erwähnt einen vorangegangenen Wechsel des Verwaltungssitzes in die Gegend von heute Zhangpuxian, Sui'anzhen 綏安鎮 schon für 716, sagt aber nichts über die Beweggründe.

313 *[Hongzhi] BaMin tongzhi* 83.12a-13a [736]: „Zhangpu xuexiao wenmiao beiji" 漳浦學校文廟碑記, von Wang Hui 王褘 (1322–1374).

314 Xiao Fan 1993, 125.

315 Angaben bei *Zhongguo lishi diming dacidian*, 653.

316 Xiao Fan 1993, wie vorher.

317 *Song shi* 90.2244.

318 Anderson 2007, 59.

319 Nach X, 3813 erst in der südlichen Song-Zeit, was wegen der in *Song shi* genannten Akteure unwahrscheinlich ist. In Tan VI, 34-35, ist Qinzhou noch für 1111 im Landesinneren verzeichnet.

320 *Song shi* 300.9968, ohne Datum. In den Quellen wie in der Literatur bestehen erhebliche Diskrepanzen über den zeitlichen Ablauf dieser Veränderungen. *Zhongguo lishi diming dacidian*, 1901, wie auch CHGIS folgen der Version in *Song shi*. Xiao Fan (1993, 125) setzt jedoch die Eingabe des Xu Di schon 1023 an und beruft

Er schlägt dem Fiskal- und Transportkommissar (*zhuanyun shi* 轉運使)[321] Zheng Tianjian 鄭天監 vor, die Bezirksstadt (*zhou*) nahe ans Meer zu verlegen (*xi zhou binshui* 徙州瀕水), „dann litten sie nicht mehr (unter diesem Übel).“ Zheng sollte es bei Hof zu Gehör bringen. Xu Di macht sich alsbald ans Werk, läßt die Stadtmauern und das neue Amtsgebäude errichten und arbeitet sogar „in einfachem Gewand“ selbst mit.[322]

Ebenfalls in Guangdong ist aus der Song-Zeit die zeitweise Verlegung der Stadt Yangchunxian 陽春縣 (1006), dem Chunzhou 春州 der Tang, bekannt,[323] und zwar „wegen schlechter klimatischer Bedingungen (*shuitu eruo* 水土惡弱)“, an einen neuen Platz weiter landeinwärts, „südlich des Tongshishan 銅石山“, doch war man damit auf die Dauer nicht glücklich, denn bald erfolgte die Rückkehr zum vorherigen Standort.[324] Chunzhou ist als Malarianest in die Geschichte eingegangen und oft als solches wie zugleich als berüchtigter Verbannungsort erwähnt.[325] Gewisse Parallelen dieser Vorgehensweise zur Verlegung und Rückverlegung des – nicht sehr weit entfernten – Qinzhou sind nicht zu verkennen, wie überhaupt die Herausbildung der Verwaltungsstrukur in diesem küstennahen Segment der Provinz Guangdong von vielen widersprüchlichen Entscheidungen geprägt war. An der Südwestküste der Insel Hainan wird Gan’enxian 感恩縣, das seit seiner Gründung in der Sui-Zeit an der Küste lokalisiert war, 1581 weiter östlich ins Landesinnere verschoben, „wegen des Auftretens von Berg-Miasmen (*lanzhang*)“, doch schon 1587 kehrte man ans Meer zurück.[326] Die Bedrohung durch Seeräuber könnte wohl ebenso ein Grund für dieses vorangegangene Manöver gewesen sein.

In planerischen Überlegungen zum Ausbau von (militärischen wie zivilen) Stützpunkten in den Wachstumszonen spielt ferner die Abschätzung der Malariagefahr in Städten von besonderer administrativer Bedeutung eine Rolle. Als Li Zengbo 李曾伯 (?–nach 1265)[327] angesichts des vielen brachliegenden Landes im Süden die Anlage von neuen Militärkolonien empfiehlt, schlägt er die Stadt Liuzhou als zentralen Angelpunkt der Aktion vor. Diese habe nur „leichte Miasmen, dort könne man sich niederlassen“ (*zhang qing ke ju* 瘴輕可居).[328] Außerdem sei die Stadt, die in einer Flußschleife liegt, durch das tiefe Wasser geschützt. Solche Versuche, die chinesische Expansion mit Hilfe administrativer Weichenstellungen abzustützen und dabei den Gefähr-

---

sich auf *Xu zizhi tongjian changbian*. Auch Gu Yanwu setzt die Verlegung von Qinzhou an die Küste nach Anyuan 安遠, in einen seiner Kreise (*xian*), schon für 1023 an. Siehe *Zhaoyu zhi*, 47.1584. Die Motion des Xu Di zur Verlegung der Stadt ist auch in *[Jiaqing] Yitong zhi*, 23059, erwähnt, ebenso Verlegung und Rückverlegung (23024 und 23046).

321 Zum Titel Hucker 1985, Nr. 1490.

322 Welch letzteres wohl eher ein Topos sein dürfte.

323 Dokumentation in CHGIS unter Yangchunxian.

324 *[Jiaqing] Yitong zhi*, 22867; nach CHGIS: 1016.

325 *Song shi* 90.2248-2249, Chunzhou und Meizhou (Guangdong): 春、梅諸州，炎癘頗甚，許土人領任. Siehe auch *Gai yu congkao* 39.818, mit Zitat aus *Guixin zazhi* 1.7. Zur Lage von Chunzhou in der Tang-Zeit siehe Tan V, 69-70, 5 7.

326 *[Jiaqing] Yitong zhi*, 23184, *Zhongguo lishi diming dacidian*, 2678.

327 *Ke zhai xu gao* 5.133-134. Li Zengbo (Biographie *Song shi* 420.12574) äußert sich im Jahre 1258 (Baoyou 6/V) zur Notwendigkeit, in Guangxi das reichlich vorhandene Brachland zu nutzen (*Song shi* 44.862).

328 Wie schwankend derartige Angaben allerdings im Laufe der späteren Zeit waren, zeigt eine Eingabe von 1489 in *Quanbian lüeji* 8.250, die Liuzhou neben dem notorischen Xunzhou 潯州 als miasmengefährdeten Standort hervorhebt.

dungsgrad an entscheidenden Punkten in Rechnung zu stellen, geben ein ziemlich akkurates Bild von der realen Situation, wenn auch jeweils durch partikulare Interessen bestimmt, sei es nun des Petenten selbst oder einflußreicher lokaler Kräfte.

In diesem Kontext ist ferner der Ortswechsel einiger als besonders schützenswert erachteter Einrichtungen des Staates zu sehen. In Jiangxi wurde im Jahre 1130 vorgeschlagen, das Büro für den kaiserlichen Klan (dessen weitläufige Mitglieder auch in der Peripherie Wohnsitz genommen hatten) von Qianzhou 虔州 im Süden der Provinz (nahe dem heutigen Ganzhou)[329] weiter nach Norden, nach Jizhou 吉州 zu verlegen. Als Grund sieht Chaffee: „[...] because of Ch'ien-chou's miasmic atmosphere and the threat of bandits."[330]

Ob dies nur ein Vorwand war, um der Petition mehr Gewicht zu verleihen, ist schwer zu entscheiden. Durchaus plausibel scheint allerdings, daß die Malariagefahr zu dieser Zeit im nördlicheren, weiter flußabwärts gelegenen und besser erschlossenen Jizhou geringer gewesen sein wird. Vielleicht war das ein Grund, weshalb man später, im 15. Jahrhundert, ebenfalls eine Einrichtung der kaiserlichen Familie aus Shaozhou 韶州 (nördliches Guangdong) nach Norden, Raozhou 饒州 in Jiangxi, verlegt: Der 7. Sohn des Renzong-Kaisers trat 1429 sein Lehen in Shaozhou an. Weil aber dort Miasmen (*zhangli*) verbreitet waren, wird dessen Sitz 1436 nach Raozhou (Jiangxi, im Nordosten von Nanchang) verlagert (*xi* 徙).[331]

Die erfolgreiche Niederringung lokaler Rebellionen in strategisch bedeutsamen Grenzzonen bot genügend Anlaß, um über die optimale Positionierung von militärischen wie zivilen Außenposten nachzudenken. Wang Shouren, der im Jahre 1528 eine solche Aktion in Si'enfu 思恩府 in Guangxi mit viel diplomatischem Geschick beenden konnte, schlug einen Standortwechsel sowohl für Nandan, als auch für Si'enfu vor, mithin in einer damals höchst unruhigen marginalen Region, in dem ein unübersichtliches Nebeneinander von direkter und indirekter Verwaltung aufrechterhalten wurde. Der Sitz der Präfektur Si'enfuu war schon im Jahre 1442 verlegt worden, nach Qiaolibao 橋利堡, weil dort eine ummauerte Siedlung und ein Amtgebäude zur Verfügung standen. Doch nach fast achtzig Jahren war man mit diesem Platz nicht mehr zufrieden. Wang Shouren stellt fest, daß der Ort so sehr von den Dünsten der Miasmen beeinträchtigt war, daß Leute aus den Inneren Gebieten, die sich dort niederließen, sehr bald schwer erkrankten.[332] Im Gegensatz dazu sieht er den neuen Platz, das zu Wuyuanxian 武緣縣 zählende Huangtian 荒田, überaus positiv: Dieses sei schon immer das eigentliche Zugangstor (*yanhou* 咽喉) zur Präfektur Si'en gewesen, habe gute Anbindungen an die Wasserwege, was den Handel begünstige, außerdem sei es der richtige Platz für die Kooperation eines regulären Beamten mit der indigenene Verwaltung, wie es in dieser stark von Unruhen gebeutelten Region geeignet war, um die „Harmonie" (*he*

329 Zur Lage von Qianzhou siehe Tan VI, 26, 6 2.

330 Chaffee 1999, 120f.

331 *Ming shi* 119.3633. Mit seinem Lehen unzufrieden war auch Zhu Youyun 朱祐檡 (1481–1507), der 8. Sohn des Xuanzong-Kaisers der Ming. Der Platz in Hengzhou 衡州 (heute Hengyang, Hunan) war ihm 1499 „zu tief und feucht gelegen" (*beishi* 卑濕), sodaß es um eine Verlegung nach Shandong einkam, die nicht gewährt wurde. Vielmehr wurde eine Ersatzlösung in Sichuan angeboten (*Ming shi* 119.3641).

332 *Wang Wenchenggong quanshu* 15.347 (1528). Der Terminus *shuang kai* 爽塏 „bright and lofty" weist auf einen- allerdings ganz anders gelagerten – Präzedenzfall in *Zuozhuan*, Herzog Zhao 3. Jahr (Legge, 589), Vgl. ferner *Ming shi* 318.8242. Dieser Schritt ist an Hand der Karten nachzuvollziehen, wenn denn deren Lage stimmt. Zu den Ereignissen Goodrich und Fang 1976, 1414.

和) im Umgang der Chinesen mit den Randvölkern zu garantieren.[333] Drohende Gesundheitsrisiken wie das leidige Thema der „gefährlichen und abscheulichen Miasmen" (*xian'e zhangli*) werden sehr wohl eine Rolle gespielt haben, so auch in Nandan, wo die Lage des Amtssitzes 1528 ebenfalls zur Diskussion gestellt wurde, doch stehen in dieser causa politische und wirtschaftliche Überlegungen unübersehbar im Mittelpunkt, vor allem zum Aufbau einer effizienteren Kontrolle der labilen Binnengrenze: sie mußten gebührend berücksichtigt werden.[334]

Sofern im Rahmen der Verteilung von peripheren Verwaltungssitzen die Miasmen ins Spiel gebracht wurden, stand immer wieder die sehr viel weitergehende Frage zur Diskussion, ob es prinzipiell überhaupt zweckmäßig war, militärische Stützpunkte wie auch zivile Verwaltungsposten an Orten mit hochgradig ungünstigem Klima zu errichten und über längere Zeit aufrecht zu erhalten. In diesem Sinne gibt noch ein Reskript des Qianlong-Kaisers von 1746 zur Situation im strategisch wichtigen, jedoch malariaverseuchten Bose 百色[335] in Nordwest-Guangxi zu bedenken: War es vertretbar, in einem solchermaßen unwirtlichen Klima, Dienststellen jeglicher Art zu unterhalten?[336] Trotz solcher Skrupel galt in der Zentrale: Sobald sich die kaiserliche Administration dafür entschieden hatte, an einem Platz ihre direkte Präsenz zu etablieren, um eine effiziente Kontrolle zu erreichen, mußten nach Möglichkeit reguläre Beamte (*liuguan*) tätig werden, selbst unter erschwerten Bedingungen.

Umso notwendiger war es, einen passenden Platz für die Errichtung einer Kreisstadt zu finden und zu behaupten. Einblicke in diese komplexe Materie bietet eine Kontroverse im 18. Jahrhundert im Südosten Yunnans, in Yuanjiang 元江. Dieser Verwaltungssitz war schon 1288 von den Yuan im Verlaufe der Konsolidierung der neuen Südwest-Provinz Yunnan eingerichtet worden, als Yuanjianglu (1382 *fu*, dann 1406 *jun'anfu* der Ming, 1649 reguläre Präfektur, *fu*), dies alles, obwohl die Gefahr der Miasmen durchgehend bis in die Ära Daoguang im 19. Jahrhundert hinein als gravierend geschildert wird. Die Abneigung der Amtsinhaber gegen diesen Dienstort war noch im frühen 18. Jahrhundert ausgeprägt: Verständlich, daß es im Jahre 1726 zu einer Kontroverse um die Verlegung des Amtssitzes kam.[337] Anlaß war der vorgesehene Bau einer Stadtmauer, hier wie überall in den Neulandgebieten ein Akt der Demonstration von Herrschaft wie ein entscheidender Schritt zur Konsolidierung kaiserlicher Präsenz.[338] Um die Verteidigungsfähigkeit des Platzes zu erhöhen, hatten Vertreter des Militärs vorgeschlagen, eine neue Anlage an einem Ort 30 *li* entfernt in den Bergen zu bauen, weg vom Flußufer. Überlegungen dieser Art waren eingespielte Routine, doch hier machte man besonders eindringlich die Miasmen-Situation geltend: An dem vorgesehenen, neuen Platz sei die Gefahr viel geringer. Die Bewohner

---

333 Siehe auch die Version der Denkschrift von Wang Shouren in: *[Wanli] Guangxi tongzhi* [120-124].

334 Das gleichnamige, viel weiter im Norden in einer anderen Präfektur gelegene Si'enxian wurde seit seiner Gründung im Jahre 638 mehrmals verschoben, vgl. *Zhongguo lishi diming dacidian*, 1888.

335 Als *ting* 1729 eingerichtet; unterstand Bose davor Tianzhou *tuzhou*.

336 *Qianlong shilu* 263.24ab (Qianlong 11/III).

337 Rosner 1984; Zhou Qiong (2007a, 188ff, auch 457) hebt die starke Belastung durch Miasmen in Yuanjiang hervor (mit ausführlicher Dokumentation im 18. und 19. Jh.), erwähnt jedoch nicht die Kontroverse von 1726 um die Verlagerung der Stadt. *[Jiaqing] Yitong zhi*, 25028, notiert außerdem die Verlegung von Xinpingxian 新平 (in Yuanjiang 元江, Yunnan) an seinen heutigen Ort für das Jahr Chungzhen 崇禎 7 (1634).

338 Zum Bau von Stadtmauern in den Neulandgebieten des Südwestens zur Qing-Zeit vgl. F. Huang 2018, 68ff.

allerdings sprachen sich dennoch dagegen aus, weil „die Miasmen das Leben der Einheimischen nur wenig beeinträchtigen können“. Sie wurden darin vom Generalgouverneur Ortai unterstützt. Anstelle der alten Lehm-Mauer wurde dann zwei Jahre später (1728) eine neue Mauer mit Steinsockel und aus Ziegeln mit Lehmkern vom Präfekten errichtet. Trotz wiederholter Hochwasser-Schäden, die aufwendige Reparaturen erforderlich machten, wurde diese Befestigung bis ins 19. Jahrhundert hinein instandgehalten.[339]

Aus dieser nur bruchstückhaft überlieferten, kurzen Debatte ergibt sich, daß die Malariagefahr, die über einer peripheren Präfekturstadt lastete, ein ernstzunehmendes Argument darstellte, das entkräftet werden mußte. Man hatte im Laufe der Kolonisierung des Südens gelernt, mit der dauerhaften Bedrohung umzugehen. Trat an einem neu gegründeten Platz nach einer gewissen Zeit keine Verbesserung der Lebensverhältnisse ein, so zögerte die Administration nicht, ihn aufzugeben und entweder den Verwaltungssitz an einen geeigneteren Ort zu verlegen oder sogar überhaupt eine ganz andere Stadt zu errichten. Ein Übergang zu einer wie immer gestalteten hybriden, vor allem indigenen Verwaltung der Grenzzone, wie er unter ähnlichen Konstellationen nach Bello für die Struktur der Grenzzone geradezu typisch war, kam in diesem Fall offensichtlich wegen der strategischen Bedeutung des Platzes nicht in Betracht. Politische Erwägungen hatten in diesem Stadium der Inbesitznahme des Südwestens den Vorrang.[340]

Ein spätes Beispiel für diese Vorgehensweise ist im äußersten Süden Yunnans, an der vietnamesischen Grenze, zu beobachten. Die Region um den Roten Fluß (Honghe 紅河), in der die Stadt Yuanjiang liegt, ist im vorliegenden Kontext nicht zuletzt deswegen von besonderem Interesse, weil sich dort die berühmten Reisterrassen von Yuanyang 元陽 befinden. Diese einzigartige Anlage bietet ein künstlich geschaffenes Ökosystem, von dem man annehmen kann, daß die Malaria darin durch ausgeklügelte Techniken der Wasserführung beherrscht oder doch in Schranken gehalten werden konnte.[341] Anderseits wurde gerade in dieser Region der Amtssitz des erst 1934 eingerichteten Jinpingxian 金平縣,[342] „um den Schädigungen durch das Gift der Miasmen auszuweichen“, an eine andere Stelle verlegt, wohl um einen neu entstandenen oder schon vorhandenen und bis anhin unterschätzten Malariaherd zu meiden. Dieser Vorgang ist 1937 vom damaligen Kreisvorstand durch eine eigens geschaffene Stein-Inschrift festgehalten worden.[343]

Insgesamt zeigen die verhältnismäßig wenigen Fälle, in denen Rücksichten auf die Miasmen als Hauptgrund für eine Verlagerung genannt sind, gerade in ihrer räumlichen Verteilung an den Brennpunkten der Malariagefahr, wie ernsthaft um die Ermittlung eines optimalen Standorts in den Problemzonen gerungen wurde. Wie weit bei Städtegründungen im Grenzsaum zusätzlich noch etablierte Kautelen der Geomantik hinzukamen, wäre im Einzelfall zu ermitteln. Die im allgemeinen Bewußtsein verankerte Vorstellung von der prekären Lage der Außenposten chine-

339 *[Daoguang] Yuanjiangzhou zhi* 2.5b [566ff].

340 In diesem Sinne kritisch gegen Bello: Yang Yuda 2014, 173.

341 Die chinesische rezente Literatur über die Terrassensysteme der Hani ist riesig und berührt viele Gesichtspunkte, besonders auch der Siedlungsgeographie.

342 Zur Geschichte dieser durch Neugliederung entstandenen Einheit vgl. *Jinping Miaozu Yaozu Daizu zizhixian zhi* (1994), 753f.

343 http://www.innyo.com/content.aspx?id=540890225816, unter den Sehenswürdigkeiten der Region: 邊城摩崖題記點.

sischer Zivilisation in der Miasmen-Zone lieferte stets einen plausiblen wie gesichtswahrenden Grund, um den geordneten Rückzug aus einer vorschnell eingerichteten Grenzbastion einzuleiten und gegenüber zentralen Stellen zu rechtfertigen.

Auf der anderen Seite standen klimatische Tatsachen, wiewohl nicht selten erwähnt, im Süden vielfach neben Überlegungen zur Verteidigungsfähigkeit wie zur Logistik eines Platzes. Gründungen in der Peripherie erfolgten daher gleichsam auf Probe, weitere Maßnahmen der dauerhaften Fixierung wie der Bau einer Stadtmauer wurden erst nach einer Phase der Konsolidierung in die Wege geleitet. Miasmen schreckten nicht eo ipso davon ab, eine Niederlassung zu versuchen, nur wenn ihr Druck zu groß wurde oder die Situation sich gar noch verschlechterte, griff man zu altbewährten Prinzipien der Meidung, indem ein neuer, gesünderer Ort gesucht wurde.

5 Die Beeinträchtigung der Verkehrswege durch die Miasmen

Die Erfahrung, daß im chinesischen Süden essentielle Verkehrsverbindungen zu bestimmten Jahreszeiten faktisch unterbrochen waren, begrenzte die Ambitionen der kaiserlichen Verwaltung, anderseits entstanden daraus auch Impulse für teilweise aufwendige Verbesserungen. Bereits zur Song-Zeit wird der Hauptdurchgangsweg von Guangzhou nach Norden unter Hinweis auf die saisonale Miasmengefahr neu trassiert:[344] Auf der „Route von Guang (zhou) über Ying (zhou)“ (*Guang Yi lu* 廣英路) durchschreite man vom Fluß Jihe 吉河[345] bis nach Banbu 板步[346] (eine problematische Zone) von 200 li. Wenn dort gerade der Sommer seinen Höhepunkt erreicht (*shengxia* 盛夏) und zu dieser Zeit die Miasmen (*zhang*) sich bemerkbar machen, sterben acht bis neun von zehn Reisenden. Ling Ce 凌策 (*jinshi* 984) bittet daher, von Yingzhou 英州, Dayuandong 大源洞 ausgehend den Berg zu „bearbeiten“ und einen Weg zu erschließen, der direkt nach Qujiang 曲江 führte.[347] „Die Leute hielten das für zweckdienlich.“ Ein derartiger Vorschlag zum aktiven Eingriff in die natürliche Umwelt weiß sich ganz im Einklang mit den Postulaten der chinesischen Zivilisationsidee, in deren Zentrum ja die „Veränderung“ (*hua* 化) auch der natürlichen Umwelt steht.[348]

Die Route von Guangzhou nach Norden in Richtung auf die Pässe wird auch bald danach weiter ausgebessert, und zwar ebenfalls ausdrücklich wegen der drohenden Gefährdung durch Miasmen. In der Biographie eines Transportkommissars in der Song-Zeit, Rong Yin 榮諲 (11. Jh.), werden dessen zivilisatorische Leistungen – ein wesentliches Element der Beamtenbiographie – in Guangdong gewürdigt.[349] Es gelang ihm, die Uferwege am Fluß zu erschließen. An der Enge von Zhenyangxia 真陽峽 (12 km südlich von heute Yingde am Beijiang)[350] ließ er bis zur Mün-

344 *Song shi* 307.10128 (Biographie des Ling Ce 凌策).

345 Der Verlauf dieses Flusses ist in *Qing shi gao* 72.2276 beschrieben.

346 Heute Qiaotouzhen 37 km östlich von Yingdexian 英德縣.

347 Zur Lage von Qujiang siehe Tan VI, 34-35, 3, 10.

348 *Song shi* 307.10128. Ling Ce stirbt schon 1018, die Arbeiten müssen um das Jahr 1000 durchgeführt worden sein, denn vorher war er in Sichuan eingesetzt.

349 *Song shi* 333:10707.

350 *Guangdong sheng diming cidian*, 569, auch zur Geschichte dieser Anlage; zur Lage siehe Tan VI, 65-66, 3 10. Über Reste des Verkehrsweges in diesem Abschnitt wurde wiederholt in der chinesischen Presse berichtet (z. B. *Guangzhou ribao* 2001-07-20).

dung des Guang-Flusses 70 Abschnitte einer Pfeilerstraße (*zhandao* 棧道) errichten.[351] Um nach Qingyuan 清遠 und weiter nach Guangzhou zu kommen, gab es nun einen hindernisfreien Weg. Zuvor galt dieser als überaus gefährlich, in den dichten Wälden lauerte das „Gift der Miasmen" (*lin qing zhangdu* 林箐瘴毒). Es existiert eine Inschrift („Bericht über die neue Pfeilerstraße an der Engstelle der Straße nach Guangdong" (廣東路新開峽山棧路記), datiert 1061 und verfaßt von Zhang Yu 張俞 aus Sichuan.[352] Darin werden mehrmals die Vorteile der neuen Streckenführung gerade in Hinblick auf die Miasmengefahr angesprochen: Niemand werde in Zukunft mehr daran erkranken, noch von Räubern bedroht sein. Die alte „Miasmen-Route" (*zhanglu*) über Hanguang könne man nun auflassen (浛光瘴路可棄).[353]

Genauere Daten für andere Provinzen sind mindestens seit der Ming-Zeit verfügbar. Damals galt die Route von Guangxi nach Yunnan zwischen Fuzhou 富 und Guangnan 廣南 als sehr Miasmen-gefährdet. Erst „wenn der Reif fällt" (*shuangjiang* 霜降, d. h. Ende Oktober) ist sie begehbar, es bleibt nichts anderes übrig, man muß ausharren und warten: so ein zeitgenössischer Bericht eines Yunnan-Gouverneurs der Ming.[354] Die Tatsache, daß die Durchgangsrouten von Guizhou nach Yunnan in der Übergangszeit zwischen Sommer und Herbst erfahrungsgemäß von Miasmen beeinträchtigt waren (秋夏嵐瘴盛發), weswegen man den Kandidaten aus Guizhou nicht zumuten könne, zu den Provinzexamina nach Yunnan zu reisen, führte zu dem Vorschlag, im Jahre 1534 eigene Prüfungen in Guizhou einzurichten.[355] An den Flüssen Lancangjiang und Lujiang ist vom Ende des Frühlings bis zum Herbst die Miasmengefahr so groß, daß jegliche Transporte eingestellt werden.[356] Außerhalb des Lujiang, d. h. jenseits des Mekong, kommt der Reisevekehr im Sommer und Herbst wegen der als „Miasma des hohen Ufergestrüpps" (*jiaotou zhang*) apostrophierten Gefahren insofern zum Erliegen, als daß niemand sich dort aufhalten mochte.[357] Die Route nach Annam wird im 8. Jahr Yongle (1410) über Qinzhou 欽州 in Guangdong geführt, weil der Weg über Guangxi zu sehr verseucht ist.[358]

Nicht nur die Hauptdurchgangsrouten sind betroffen. In der Qing-Zeit war der Zugang zu den relativ abgelegenen Goldbergwerken in Lin'an 臨安, im Einzugsgebiet des Roter Flusses, am Wendekreis, für die Kaufleute nur vom 11. bis zum 1. Monat gangbar, wenn sie die Miasmen meiden wollten.[359] Yu Qingchang 余慶長 (1724–1800), der im Januar 1758 von Tonghai 通海 aus über Lin'anfu zu einer Inspektionsreise des Goldbergwerks von Mansuo 慢梭 (im Gebiet des späteren Pingbian 屏邊, südöstlich von Mengzi 蒙自) aufbrach, wurde gleich zu Beginn von einem Werksbeamten, der die Verhältnisse kannte, auf die schwierigen Wegverhältnisse hingewiesen. Es waren verschlungene Gebirgspfade, und entlang der Route mußte man mit Miasmen rechnen; diese letztere Warnung erhielt er trotz der an sich günstigeren Jahreszeit.[360]

351 Zur Technik und Geschichte dieser Pfeilerstraßen in China siehe Needham 1971 (SCC 4-3), 20ff.

352 Text in *[Daoguang] Guangzhou tongzhi* 206.2684-2685.

353 *[Tongzhi] Shaozhoufu zhi* 10.392 verzeichnet für die Präfektur Shaozhou 韶州 noch im 19. Jahrhundert Vorkommen der beiden zeitlich fixierten Formen von *qingcao* 青草 und *huangmao zhang* 黄茅瘴 (s.d.)

354 Nach Zhou Qiong 2007a, 149. Insgesamt vgl. Yang Zhengtai 1994.

355 *Zhaodai dianze* 27.43b-44a [131].

356 *Dian lüe* 4.12b. Ygl. Zhou Qiong 2007a, 123.

357 Zhou Qiong 2007a, 123, mit Quellenangaben, auch schon für das Jahr 1583.

358 Mei Li u. a. 1997, 39. Zur exponierten Stellung von Qinzhou in der Ming-Zeit vgl. Baldanza 2015, 185f.

359 Zhou Qiong 2007a, 114.

360 *Jinchang xingji*, siehe auch Zhou Qiong 2007a, 195f.

Im Gebiet zwischen den Strömen Mekong und Salwen, innerhalb der Präfekturen Shunning 順寧 und Yongchang 永昌, kam der Handelsverkehr noch im frühen 20. Jahrhundert, wie schon Jahrhunderte zuvor, an vielen Stellen regelmäßig zum Erliegen, in Zhenkangzhou 鎮康州 [361] etwa ergriffen nach dem Qingming-Fest Kaufleute wie auch Handwerker die Flucht und kamen erst im Herbst wieder.[362] Die lokale Bevölkerung brachte sich, wo sie konnte, an höher gelegenen Stellen in Sicherheit. Den Kaufleuten, die im Grenzgebiet zwischen Burma und Yunnan, vor allem nördlich von Cheli bis nach Simao, Shunning und Dali mit Salz, Tee oder Baumwolle handelten, stand 1894 nur ein Zeitrahmen vom 11. bis zum 5. Monat offen, im Sommer waren die Reisen einzustellen.[363]

Die Benutzbarkeit der Verkehrswege am oberen Jinshajiang im Gebiet von Yuanmou 元謀 (Yunnan) wird traditionell und auch noch an der Wende zum 19. Jahrhundert als eingeschränkt beschrieben, und zwar im 3. und 9. Monat, besonders bei klarem Wetter, während bei Regen und in der Nacht die Passage möglich war.[364] Schon in der Ming-Zeit hatte Yang Shen 楊慎 (1488–1559) auf erhebliche, durch Miasmen bedingte Schwierigkeiten des Zugangs nach Yuanmou im Frühling und Herbst hingewiesen. Später allerdings bezweifelt Tan Cui (1725–1801), der Jahre seines Lebens in Yünnan verbrachte, daß ein so wichtiger und stark frequentierter Übergang von Sichuan in diese Provinz jemals unterbrochen sein konnte, und äußert generelle Kritik an den Berichten von Literaten über die Miasmen in Yünnan.[365]

Auch sonst ist jedoch der faktische Stillstand des Reiseverkehrs ist in der Phase hoher Miasmen-Aktivitäten ein geläufiges Faktum, in Yunnan ebenso wie im frühen 18. Jahrhundert in weiten Teilen von Guangxi.[366] „In Binchuan 賓川 (Yunnan, Nähe Dali)[367] sind die Miasmen noch im 17. Jahrhundert sehr dicht (*nong*). Im 4. und 5. Monat kommt der Personenverkehr insbesondere am Jizushan zum Erliegen.“[368]

In Xinhua 新化 (Xinping 新平, Yunnan) war in der Übergangszeit vom Sommer zum Herbst durch Hochwasser und Miasmen der Verkehr ausgesetzt, nicht nur der Handelsverkehr, auch der Kurierdienst der Regierung. Die Wartezeiten waren gefürchtet, weil sie ganz allgemein die Verbreitung von Krankheiten begünstigten. In Yongchang 永昌 (Yunnan) erkrankten häufig die Pferdetreiber, sobald an einem Sammelplatz größere Transporte zusammengestellt wurden.[369] Am Ende der Qing-Zeit läßt dann ein „Gentleman“-Kaufmann sogar eine Brücke über den Dakaimenhe 大開門河 (im Nordwesten von Shiping, an einem stark frequentierten Durchgangsweg) bauen, um diesem Übelstande abzuhelfen.[370]

---

361 Mehrfach (1840, 1908) verlegt. Siehe *Zhongguo lishi diming dacidian*, 2861.

362 Zhou Qiong 2007b, 89f.

363 Zhou Qiong 2007a, 116f.

364 Zhou Qiong 2007a, 204f.

365 Hierzu Zhou Qiong 2007a, 223 (nach *Dianhai yuheng zhi* 12).

366 *Mutang biegao* 21.12b.

367 Zur Lage von Binchuan siehe Tan VIII, 48-49, 4,6.

368 *Dian you ji*, 13a [5943] sowie *DianQian ji you*, 22b [29]: 賓川州瘴氣甚濃,四五月間,雞足道絕人行.

369 In diesem Sinne Yang Yuda 2014, 158.

370 Unterbrechungen des Personen- und Warenverkehrs sind in Yunnan bekannt und werden beachtet, für den festen Zeitpunkt zwischen dem Qingming-Fest und dem Eintritt des Herbstes. Näheres in Zhou Qiong 2007a, 191, Ufer des Lujiang. Karte der Karawanenwege durch Yunnan um 1800 in Benedict 1996a, 27. Zur Brücke siehe *Yunnan sheng diming cidian*, 693, ferner zu Daikaimen Skizze ebd., 203.

Auffällig ist, daß entlang der so zentralen Route des Großen Flusses die Gefahr von Miasmen eher sporadisch genannt wird. Fan Chengda (1126–1193), der im 12. Jahrhundert die lange Reise von Sichuan den gesamten Lauf des Großen Flusses hinunter minutiös beschreibt, erwähnt sie nur an einer Stelle, und zwar in Gongzhou 恭州 (heute Chongqing) in Richtung zu den Yangzi- Schluchten:[371] „The mountains and rivers are all miasmal (*zhang* 瘴), and vapors from the water are especially noxious. People here easily develop goiter (*ying* 瘿). They are especially numerous on women. This is the case from here all the way to Zigui 秭歸."[372] Dieser letztere Ort liegt schon in Hubei, daher ist nach Ansicht des Fan Chengda auch die Strecke durch die Schluchten betroffen.

Für Gesandtschaftsreisen in den äußersten Süden (wie auch in den Norden), die stets erhebliche gesundheitliche Risiken in sich bargen, wird das Risiko im zeitlichen Ablauf genau berechnet. Noch ein Erlaß des Qianlong-Kaisers vom Ende des 18. Jahrhundert (1789) kalkuliert bei der Reise des Emissärs Cheng Lin 成林 nach Annam diesen Faktor ein: „Wenn außerhalb der Pässe die Miasmen (*zhangqi*) bereits verschwunden sind (*xiao* 消), wird er ungefähr nach dem 20. Tag des 8. (Lunar-) Monats die Hauptstadt der Li erreichen [...]."[373] Immer wieder betroffen ist der Transport von Kupfer, der die für die Münze lebenswichtige Zufuhr von Münzmetall aus Yunnan garantierte.[374] Das maßgebende Handbuch zum Yunnan-Kupfer aus dem 19. Jahrhundert von Wu Qijun 吳其濬 (1789–1847)[375] stellt dazu lapidar fest: An der Grenze von Sommer „kommt man mit den Miasmen in Berührung. Menschen und Transportrinder erkranken".[376]

Bestätigt wird diese Meinung durch eine Reihe von Fällen, in denen Beamte, die Transporte aus Yunnan zu begleiten hatten, während ihrer Mission „nach Ansteckung mit den Miasmen" ums Leben kamen. Die von Generalgouverneur Zhang Yunsui für die Jahre 1732 bis 1738 dokumentierten Erkrankungen nach Kontakt (*ran* 染) mit Miasmen ereignen sich auf der Route von Yunnan in die Hauptstadt, am unberechenbaren Goldsandfluß.[377] Doch auch die Route nach Guangxi bereitete erhebliche Schwierigkeiten:[378] Genannt werden auf letzterer die Orte Banbang 板蚌 und Bo'ai 剥隘 in Yunnan[379] und Bose sowie Nanning in Guangxi. Daraus kann man noch nicht schließen, daß in allen Fällen Malaria die Erkrankung war, doch betont Zhang Yunsui grundsätzlich, daß für die amtlich veranlaßten Transporte Routen wie Zeitpläne vorgeschrieben

---

371 Hargett 2008, 129.

372 Ibid., 165 Anm. 36 zum Ort und seiner Befestigung, sowie 20 (Skizze der Stationen).

373 *Qianlong shilu* 1337.13ab (Qianlong 54/VIII/*guiyou*).

374 Dazu Zhou Qiong 2007a, 462-463. Zu den natürlichen Hindernissen auf den Transportrouten siehe Nanny Kim 2008. Zum Münzwesen der Qing-Zeit das monumentale Werk von Werner Burger (1975), jetzt erweitert auf zwei Bände. Ch'ing Cash, Columbia Univ.Press (2016).

375 Zu Wu Qijun siehe Hans U. Vogel und Peter Golas: *China's Georgius Agricola: Wu Qijun (1789–1847) and his „Illustrated Account of the Miners and Smelters of Yunnan"* (angekündigt).

376 *Diannan guangchang tulüe* 2.98b [74]: 触冒瘴雾人牛皆病. Rinder erkranken mit Sicherheit nicht, sind jedoch indirekt dafür verantwortlich, daß vermehrt Moskitos vorhanden sind, weil sie diesen als Quelle der Blutmahlzeit dienen; das ist für andere Vektorseuchen wie die Schlafkrankheit in Afrika erwiesen (Persönliche Mitteilung von Horst Seifert, Göttingen, 9.5.11).

377 Zhou Qiong 2007a, 462f.

378 Zhou Qiong 2007a, 453. Zur Einschränkung des Handelsverkehrs auf dem Fluß von Bose nach Kanton vgl. Benedict 1996a, 55.

379 *Yunnan sheng diming cidian*, 280, 284.

waren, was unvermeidlich zur Konfrontation mit den Miasmen führte,[380] denn auf die Möglichkeiten des Ausweichens von der Gefahr mußte im übergeordneten Interesse des Staates verzichtet werden. Gerade durch diesen Hinweis wird jedoch der Verdacht erhärtet, daß eine zeitlich wiederkehrende Herdkrankheit im Spiel gewesen sein muß, und als solche kommt vorrangig Malaria in Frage. Der Versuch Ortais, einige Jahre zuvor während seiner Inspektionsreise (s.d.) die bekannten Gefahren wegzudisputieren, deutet darauf hin, daß diese Route die meiste Zeit des Jahres hindurch doch gefährdet blieb. Angesichts der vielen organisatorischen Schwachstellen der Kupfertransporte aus Yunnan in die Hauptstadt wie in andere, entfernte Provinzen überrascht es nicht, wenn der Hinweis auf Miasmen gelegentlich auch als fadenscheinige Ausrede vorgebracht wird. 1769 versuchte ein Transportkommissar, die exorbitante Verspätung einer für Shaanxi bestimmten Lieferung damit zu rechtfertigen. Er wird aus Peking rüde zurechtgewiesen, denn: Es gebe zwar in Yunnan die Miasmen, doch nur in peripheren Zonen. Die Transporte werden alle in den Inneren Gebieten abgewickelt, die Entschuldigung sei somit absurd. Es folgt dann sogleich die generelle Verfügung, daß künftig bei derartigen Dienstgeschäften Miasmen nicht mehr als Grund für Fristüberschreitungen zu nennen seien.[381]

Die Suche nach Transportwegen, die möglichst wenig von den Miasmen beeinträchtigt waren, ist alt. Schon in der Tang-Zeit stellte sich im Südwesten der Provinz Sichuan, nahe der Zone, in der die Konfrontation mit dem unabhängigen Randstaat Nanzhao stattfand, die Frage nach sicheren Wegen für die Versorgung der vorgeschobenen Stützpunkte mit Nahrungsmitteln.[382] Li Deyu (787–850), der hier zeitweise das Kommando führte, monierte (wohl 829?), daß die Lieferungen für Lizhou 黎州 und Suizhou 巂州 aus Jiazhou 嘉州 und Meizhou 眉州 losgeschickt wurden, sie hatten die Route über den Fluß Yangshanjiang 陽山江 zu nehmen. Auf diese Weise sollte alles an die Garnisonen verteilt werden. Meist kamen sie erst im Hochsommer an, dann aber war dieses „Gebiet arg vom *zhang*-Gift betroffen" (*di ku zhangdu* 地苦瘴毒), so daß beim Transport viele Menschen starben. Daher sollten Lieferungen über eine andere Route im Nordwesten, über Qiongzhou 邛州 und Yazhou 雅州, abgewickelt werden, und zwar schon im 10. Monat beginnend, sodaß sie noch vor dem Sommer eintreffen und den Nachschub über Yangshan stützend ergänzen konnten. „Dann sind die mit dem Transport Befaßten nicht den ärgsten Hitzemonaten ausgesetzt und die Menschen an diesen Außenposten leben in Frieden."[383]

Auswirkungen der Miasmen tangierten nicht zuletzt das Nachrichtensystem des Imperiums: das Post-und Kurierwesen. Als die Yuan-Dynastie im 13. Jahrhundert ein Netz von Kurierrouten bis in den neu erschlossenen, äußersten Südwesten ausbaute, sah sie sich mit erheblichen Hindernissen konfrontiert.[384] und zwar sowohl am Fluß Daduhe 大渡河, in der Nähe der Schneeberge (1291), als auch am Goldsand-Fluß: Dort drohten Emanationen der Berge (*yanlan* 煙嵐). Ab dem 3. Monat entwickelten sich Miasmen, erst im 9. Monat kam man wieder zur

380 Zhou Qiong 2007a, 452.

381 *Qianlong shilu* 844.3b-39a (Qianlong 34/X).

382 Vgl. Karte in Ren Naiqiang und Ren Xinjian 2002, Karte Nr. 16.

383 *Xin Tangshu* 180.5332. Zur den Routen vgl. Yan Gengwang 1986, Vol 4, 1284, Kartenskizze Nr. 16.

384 Zur Organisation und Bedeutung dieses Instruments vgl. nach wie vor die Monographie von Peter Olbricht (1954). Speziell für Yunnan siehe Pasquet 1986. Für Angaben über einzelne Poststationen siehe Fang Guoyu 1992, 1114f. Klarstellungen zur Terminologie wie auch eine Neuinterpretation der Entwicklung seit der Ming-Zeit bietet die Arbeit von Harris (2015), die jedoch auf das Problem der Malaria nicht eingeht.

Ruhe. „Im Sommer konnten sich dort weder Menschen noch Pferde aufhalten."Die Anlage der Relaisstationen hatte sich dieser Situation anzupassen, doch wurde 1293 nach alternativen, weniger gefährdeten Linienführungen gesucht.[385]

Das Problem auf dieser Route nach Yunnan blieb bestehen, denn in der frühen Ming-Zeit meldet 1384 Cao Zhen 曹震, daß die Verbindung von Sichuan nach Jianchang 建昌 (westlich des Daliangshan) über den Fluß Daduhe 大渡河 führte, weshalb viele Personen, die diese Linie benutzten, an den Folgen der Miasmen (*zhangli*) stürben. Aber zwischen Meizhou 眉州 und Emei 峨眉 existiere ein alter Postweg, er sei eben und frei von der Miasmenplage: „Wir haben bereits Militär und Bevölkerung angewiesen, ihn in Ordnung zu bringen. Wir bitten, die Postroute nach Jianchang 建昌 über die neue Poststation Emeiyi zu leiten. Dem wurde stattgegeben."[386] Der Zugang von Daduhe 大渡河 nach Yunnan wird noch 1625 als von Miasmen beeinträchtigt beschrieben: Die Gefahr ist in der Übergangszeit vom Sommer zum Herbst ausgeprägt, genannt sind die Zonen um Basong 巴松, Baishui 白水, auch am Jinshajiang 金沙江. Die gefährliche Form heißt dort Yezhang 葉瘴 („Blätter-Miasmen"). Wer davon getroffen wird, stirbt sofort. Erst zum Zeitpunkt des „Reifes" (*shuangjiang*), kann man die Gewässer überschreiten.[387]

Eine andere Maßnahme, die ebenfalls als repräsentativ gelten kann, wurde in der frühen Qianlong-Zeit in West-Guizhou ergriffen.[388] Eine Linienführung im Bereich des Flußübergangs von Maokou 毛口 erwies sich damals als problematisch. Ortai hatte an diesem Platz eine Poststation eingerichtet,[389] doch war hier und bei der Station von Liedang 烈當 „das Land voll von Miasmen der Berge, Wasser und Vegetation waren schlecht" (地多嵐瘴水草惡劣). Pferde verendeten, und das Erkrankungsrisiko für Beamte war hoch. Es wird daher der Ausbau einer neuen, weiter westlich gelegenen Route über Baishatang 白沙塘 und Guanziyao 罐子窯 empfohlen, an der diese Gefahren nicht bestanden.[390]

Die fortgesetzten Versuche, die Logistik des Reiches im Süden und Südwesten zu verbessern, zeigen sich somit nicht nur an den Kurierrouten und militärisch relevanten Verbindungslinien, sondern auch an Transport- und Handelswegen.[391] Die Gefährdung durch die Miasmen in ihrer saisonalen wie topographischen Charakteristik wird dabei nicht immer explizit angesprochen. Als in der späten Ära Qianlong das Netz der Durchgangsrouten in Yunnan mit zusätzlichen Wachtstationen zu versehen war, begründete der Generalgouverneur Fugang 富綱 (in Yunnan 1781–1786) diesen Aufwand mit einer Zunahme der Bevölkerung in früher marginalen Regionen, geht jedoch auf die Miasmen nicht ein.[392] Die Daten sind somit insgesamt gesehen eher spärlich, ein systematisches Studium der von Timothy Brook beschriebenen Routenbucher

385 Zhou Qiong 2007a, 461f.

386 *Ming shi* 132.3866: Hongwu 17 in Kurzbiographie des Cao Zhen. Dieser ist als Militär mit dem berühmten Lan Yu in Sichuan; zum Vorgang vgl. auch *Ming huiyao* 75.742, ferner *Ming Taizu shilu* 166.863. Mei Li u. a. 1997, 40 erwähnen die Routenänderung. Zu Lan Yu siehe Goodrich und Fang 1976, 788.

387 *Ming Tianqi shilu* 50.822 (Tianqi 5/I, 1625).

388 Kaitai 開泰, *Qianlong shilu* 444.8b-9b (Qianlong 18/VIII, 1773).

389 *Guizhou sheng diming cidian*, 44.

390 *Guizhou sheng diming cidian*, 376, moderne Karte: die beiden letzteren Namen sind an dieser Route noch heute vorhanden.

391 In Blunden und Elvin 1983, 94, ist eine Skizze der wichtigsten Routen der Ming wiedergegeben.

392 *Qianlong shilu* 1219.25b-26a (Qianlong 49/XI).

würde wahrscheinlich noch zusätzliche Informationen bringen.[393] Dennoch läßt sich aus den Bestrebungen, Schwachstellen des Verkehrs-und Kommunikationssystems zu erkennen und zu beheben, eine Tendenz ablesen: Die Vorstellung einer herdförmigen Verteilung der Miasmen und damit der Malaria wurde schon früh ins Kalkül gezogen.

6 Miasmen als Hindernis der Wirtschaftstätigkeit

Die Beziehungen der Miasmen zur Entfaltung des Wirtschaftslebens sind, sobald man über den Ausbau der Landwirtschaft hinausblickt, überaus komplex. Das zeigt sich bereits in bestimmten wirtschaftsethischen Orientierungen, die eine lange Geschichte aufweisen. Einerseits ist der Süden schlechthin eine schier unerschöpfliche Quelle von Reichtum, ein wahres Füllhorn voll von exotischen Produkten aller Art.[394] Auf der anderen Seite sind eben diese Güter nur unter erheblichen Gefahren für Leib und Leben zu gewinnen, unter denen die Miasmen exemplarisch genannt werden. Dieser letztere Umstand wird schon im 4. Jahrhundert, inmitten einer Periode der rasch fortschreitenden Erschließung des Südens, ausdrücklich erwähnt: „In Guangdong bringen Berge und Meere viele kostbare und wundersame Dinge hervor. Eine Truhe voll von solchen Schätzen könnte mehrere Generationen versorgen. Aber dort gibt es (eben auch) viele miasmatische Epidemien (*zhangyi*). Die Leute fürchten sich davor."[395]

Die begehrten, teuren Luxusgüter gelten auch moralisch als bedenklich, weil sie als Symbol für unzulässige und verwerfliche Gier gesehen wurden, die sehr rasch dazu führen konnten, Korruption fördern und die Atmospähre am Hof zu vergiften. Ihren Erwerb auch noch unter Gefahren gleichsam zu erzwingen, wird daher von Zensoren periodisch angeprangert, nicht zuletzt im Kontext der Debatten um die Zulässigkeit von „teuren" Tributen.[396] Solche Zusammenhänge konnten wiederum sehr rasch dazu führen, daß die Miasmen als Faktum mitunter zu einem von den Realitäten des südlichen Klimas abgehobenen, bequemen Argument im Diskurs der Wirtschaftsethik gerieten.

Qu Dajun (1630–1696) spricht solche Perspektiven offen an, wenn er über die grundsätzliche, psychologische Seite des fehlgeleiteten Gewinnstrebens ausführt:[397] Die Miasmen im Süden, die Ursache der gesundheitlichen Schäden schlechthin, seien zwar zu seiner Zeit bereits geringer geworden, aber die verderbliche Mentalität der Menschen sei noch lange nicht ausgeräumt. Sie manifestiert sich in der Suche nach Rhinozeroshorn, Elfenbein, Perlen, Gold und Jade, auch Weihrauch und seltenen Geweben: also klassischen Luxusgütern, die vorwiegend aus dem Süden stammen. Das „Korrupte" im Herzen der Menschen (人心之蠱)[398] sei ungesund, es wird als etwas „Verdorbenes, das es auszuräumen gilt" (*gu*) hingestellt und zu den „krankmachenden Faktoren" in der Umwelt, hier ebenfalls als giftiges Gemisch (*gu*) bezeichnet, in Parallele gesetzt. Diese letzteren Faktoren habe man in der Zone südlich der Pässe weitgehend vermindern können, die Gier nach dem Teuren und Exotischen noch nicht.

393 Im Einzelnen siehe Brook 1988, 3ff.

394 Vgl. schon Schafer 1967, 35f.

395 *Jin shu* 90.2341 (Sektion „Liang li" 良吏, „Gute Beamte", Biographie des Wu Yinzhi 吳隱之).

396 Siehe zu diesem Komplex präliminarisch Rosner 2006a.

397 Tao Yufeng 2006, 347 (aus *Guangdong xinyu*).

398 Hier nach Wilhelm 1956, *Yijing*-Hexagramm 18.

Für solche Gedankengänge gab es in der Geschichte des schillernden Miasmen-Begriffs durchaus Präzedenzen. Stark beachtet wurde ein bemerkenswertes Zeugnis aus der Song-Zeit, die „Aufzählung der Fünf miasmatischen Übel" (*Wu zhang shuo* 五瘴說) von Mei Zhi 梅摯.[399] Darin erscheinen die Miasmen als Symbol, als Sammelbegriff für Übel aller Art (Habgier, Steuererpressung usw.). Der Text ist in einer in Stein gemeisselten Inschrift überliefert. Mei Zhi 梅摯 wirkte während der Periode Jingyou 景佑 1034–1038 als Präfekt von Zhaozhou 昭州 (in Guangxi, im Südosten von heute Guilin).[400] In dieser Zeit verfaßte er einen kurzen Essay über die „Fünf Arten des *zhang*" (*wu zhang shuo* 五瘴說). Diesen ließ der Transportkommissar Zhu Xiyan 朱希顏 später, im Jahre 1190, am Eingang zu einer Grotte, Longyin dong 龍隱洞 in Stein schlagen. Die Inschrift (*Longtu Meigong zhangshuo* 龍圖梅公瘴說) ist heute im Museum in Guilin zu sehen (Guihai beilin bowuguan 桂海碑林博物館 Museum of Guihai Tablets Forest).[401] Der Text ist häufig kommentiert worden: Vor allem von Wei Jun 魏濬 (1553–1625), der mit den Verhältnissen in Guangxi bestens vertraut war, später von Liang Zhangju 梁章鉅 (1775–1849) in dessen Rückblick auf die eigene Zeit als Gouverneur in Guangxi (1836–1841).[402] Mei Zhi begreift die Miasmen (*zhang*) im Wesentlichen metaphorisch und nennt Ursachen, die allesamt auf moralisches Fehlverhalten von Beamten während ihrer Amtszeit hinweisen: Drei sind, wie Wei Jun ausführt,[403] zwar politischer Natur (Korruption bei der Steuererhebung, Raffgier, Willkür der Justiz), zwei weitere beziehen sich aber doch konkret auf pathogene Faktoren in der persönlichen Lebensführung, nämlich Unmäßigkeit bei Essen und Trinken sowie sexuelle Ausschweifungen. Die beiden letzteren bewirken, davon ist Wei Jun überzeugt, zusätzlich Krankheiten, die nicht primär auf die „Miasmen" zurückgeführt werden müssen.

In der Ming-Zeit, besonders im 16. Jahrhundert, wurden solche Vorbehalte besonders virulent, denn damals richtete sich die Begehrlichkeit des Staates auf die mineralischen Ressourcen, vor allem auf die Gewinnung von Silber. Rücksichtslos vorangetriebene Versuche, allenthalben im Lande die Silberproduktion zu steigern, um den Staatshaushalt zu sanieren und den schier unersättlichen Luxusbedarf des Hofes zu befriedigen, führten besonders in der Ära Wanli im späten 16. Jahrhundert, aber auch schon vorher zu lebhaften Kontroversen zwischen unerschrockenen Zensoren und den skrupellosen Bergbau-Kommissaren. Klagen über Gefahren für Leib und Leben der Arbeitskräfte durch die Miasmen des Südens waren an der Tagesordnung. Eine Eingabe des Zensors Hu Jing 胡涇 aus Yunnan stellt 1473 fest:

> Die Truppenkontingente in Chuxiong, Dali, Erhai und Lin'an werden auch zur Arbeit im Bergbau herangezogen. Jährlich erhalten sie Verpflegung und Kleidung. Zu Beginn der Förderung waren die Stollen leicht zugänglich und das Erz reichlich. Die Steuerbeträge (*ke*) konnten leicht erwirtschaftet werden, die Soldaten zogen daraus den Nutzen ihres Unterhalts und niemand wurde der negativen Folgen gewahr. Jetzt werden die Stollen zusehends tiefer und ergiebige Funde seltener. Viele der Soldaten sterben an (den Folgen des) Miasmen-Giftes (*zhangdu*). Der Ertrag an Metall ist unzu-

399 Song-Zeit, Biographie *Song shi* 298.9901. Vgl. u. a. B. Yang 2010, 172.

400 Zur Lage von Zhaozhou siehe Tan VIII, 48-49, 4 6.

401 www.ghbl.org.cn (vis.1.2.2017).

402 *Tui'an suibi* 12.13b-14a [322-323].

403 In: *Xishi'er* 西事珥 (etwa: „Kostbarkeiten aus dem Westen") 2.4a [763]. Dieses informiert in enzyklopädischer Weise über Zustände in der Provinz Guangxi. Zum Text vgl. Shin 2006, 176f.

> reichend, man verpfändet die Frauen und verkauft die Kinder, nur um die starren Steuersätze zu erfüllen. So kommt es, daß viele davonlaufen und zu Räubern werden.[404]

Das sind bekannte Topoi des Niedergangs. Die Miasmen, wiewohl ein mächtiges Hindernis für das Vordringen der Chinesen in den Südwesten, sind in solchen negativen Lageberichten vor allem ein willkommenes Argument, um die Notlage der Betroffenen zu unterstreichen. Im Jahre 1605 (Wanli 33) beklagt Shen Yongshou 沈永壽, der Bergbaukommissar für Guangxi (*Guangxi kaicai taijian* 廣西開采太監), die forcierte Suche nach Gold und Silber:[405] Es gebe zwar in Guangxi an vielen Stellen den Abbau von Gold, Silber, Blei und Zinn, doch die Fundorte liegen in gefährlichen Bergregionen in den Siedlungssräumen der Randvölker, es werde nur wenig gewonnen, aber „die eingesetzten Arbeitskräfte sterben häufig an (den verderblichen Folgen) der Miasmen“ (*zhang si*), d. h. de facto an Malaria. Dieses stereotype Argument ist in Streitschriften gegen die ungehemmte Ausweitung des Silbergbergbaus während der Ära Wanli im Süden und Südwesten symptomatisch: In Jiangxi „füllen die Emanationen und Miasmen die Täler aus. Man kann sich dort nur unter Schwierigkeiten niederlassen.“[406] Die Bergwerke in der ohnehin weit entfernten Provinz Yunnan „liegen in vom miasmenverseuchten Regen heimgesuchten, tiefen Bergregionen und kargen Tälern.“[407] Solche Vorbehalte richten sich gegen bekannte Risikofaktoren, sie lassen darüber hinaus aber auch ein generelles wirtschaftsethisches Postulat anklingen: den Ruf zur Mäßigung.

Fest steht, daß im 18. Jahrhundert vorrangig die jeweilig vorherrschende Linie der Expansionspolitik bestimmt hat, bis zu welchem Grad die Miasmen-Gefahr auch in Zusammenhängen der Wirtschaft hochgespielt wurde. Weit außerhalb der Grenzen, im Gebiet von Menglian *tusi*, besteht um 1724 das florierende Silberbergwerk von Munai 慕迺, auf welches sich die Interessen der Provinzverwaltung von Yunnan angesichts des hohen Finanzbedarfs für das Militär in der Provinz richten. Der Generalgouverneur Zhao Qizhuo läßt die näheren Umstände untersuchen und gibt zu bedenken, daß nicht nur der Zugang zu einem Platz so weit außerhalb der Grenzposten (*kouwai*) problematisch sei, sondern daß von den vielen dort tätigen chinesischen Bergbauinteressenten bis zu 80 Prozent Schaden durch die stark ausgeprägten Miasmen der Gegend erlitten. Daher rät er von weiteren Plänen zur Inbesitznahme ab.[408] Der an sich nicht unbegründete Hinweis auf eine erhöhte Gesundheitsgefährdung erscheint einigermaßen übertrieben, denn er dient hier vor allem der Rechtfertigung eines Verzichts. Den Tenor bestimmt vielmehr die inzwischen in Kreisen der Zentralregierung favorisierte, faktische Aufgabe jeglicher Unterstützung gewagter ökonomischer Expansion. Einige Jahre später (1730) verpflichtet sich dann in einer inzwischen geänderten politischen Konstellation in dieser Grenzzone der lokale Herrscher (*tusi*) von Menglian, alljährlich aus dem Gewinn des Silberbergwerks von Munai 600 *liang* an China als Tributleistung einzubrin-

404 *Xu wenxian tongkao* 23.474, dazu auch Zhou Qiong 2007a, 143f. Hu Jing ist *jinshi* der Ära Tianshun (1457–1463), *[Kangxi] Jiangxi tongzhi* 68.2293f.

405 *Ming Shenzong shilu* 406.2570 (Wanli 33/II); die Datierung 1630 in Fang Tie 2003, 636, ist wohl ein Irrtum.

406 *Ming Shenzong shilu* 379.2424 (Wanli 30/XII, 1603).

407 Ma Mingjian 馬鳴鑒 in *Wanli shuchao* 29.829: 礦洞又偏在蠻煙瘴雨深山窮谷之中.

408 Eingabe von Gao Qizhuo in *Qianlongchao zouzhe,* Bd. 2, 334-335 (Yongzheng 2/II/18); *Yongzheng zhupi yuzhi*, 4747. Zur Lage und zu den weiteren Aktionen in der Ära Qianlong vgl. Yang Yuda 2014, 48.

gen.[409] 1743 tragen die chinesischen Betreiber der Mine den Wunsch nach militärischer Sicherung dieser inzwischen wichtigen Finanzquelle erneut vor, doch der Generalgouverneur Zhang Yunsui lehnt unter Berufung auf die im Frühling bereits gestiegene Miasmen-Gefahr ab, außerdem sei es schwierig, „sich länger in diesem Gebiet aufzuhalten."[410]

Für den an vielen Orten betriebenen Bergbau im Inneren Yünnans ist noch im 19. Jahrhundert die Malariagefahr als Barriere beschrieben, wenigstens stellenweise. Die Abbaustätten, an denen diese Gefährdung konkreter registriert wurde,[411] liegen fast ausnahmslos südlich des 25. Breitengrades und mithin in einer Zone, für die vermehrte Aktivität der *Malaria tropica* anzunehmen ist: Einerseits periphere Goldergwerke in Mengzi 蒙自, Mojiang 墨江, Yuanjing 元江, Pu'er 普洱, u. a.[412] Im südlichen Yunnan, in Talangting 他郎廳 (1732 in Yuanjiangfu eingerichtet, seit 1770 Pu'er unterstellt),[413] mußte eine seit einigen Jahren florierende Kupfermine im Jahre 1784 „wegen zu arger Miasmen" wieder geschlossen werden.[414] Außerdem besteht in Shunning (westlich des Mekong, knapp nördlich des Wendekreises),[415] im *tusi* Gengma 耿馬 das Silberbergwerk Xiyichang 悉宜廠. Tan Cui beklagt in seinem Bericht die hohen Verluste, die dort auf Miasmen zurückgeführt werden, unter den Arbeitskräften.[416] Anfangs waren hundert Personen tätig, zunächst gab es keine keine Einbußen, dann aber waren es nur noch fünfzig, die Todesfälle wurden von den Zeitgenossen auf die Auswirkungen des Miasmas (*zhang*) zurückgeführt. Die Überlebenden mußten nach Pu'er und später Yuanjiang gebracht werden. Das gesamte Westufer des Mekong galt in diesem Abschnitt als gefährdet.[417]

Anderseits gilt in der heutigen Forschung für andere Teile dieser Provinz, besonders im Nordosten Yunnans, gerade die Intensivierung des Bergbaus auf Kupfer und Silber als eine Hauptursache für den Rückgang der Miasmen, vor allem wegen der damit zwangsläufig verbundenen Schlägerung der Wälder.[418] Die Expansion des Yunnan-Bergbaus hinterließ zwar kahle, öde Landschaften, entzog aber den Miasmen die Grundlage ihrer Entstehung und Existenz.[419] Angesichts der Tatsache, daß im 18. Jahrhundert die Gewinnung der Bodenschätze in Yunnan wie in Guizhou in relativ sehr kurzer Zeit bis dahin ungekannte Ausmaße erreichte, bleibt es allerdings erstaunlich, daß die Miasmen gerade in der Phase stürmischen Wachstums doch eher selten registriert wurden. Maßgebende Kreise hielten offenbar das Problem für beherrschbar. Noch im späten 19. Jahrhundert stellt der Generalgouverneur von Yunnan fest, daß im Südwesten dieser Provinz zwar ungenutzte Vorkommen in miasmatischen, bewaldeten, entlegenen Zonen bekannt seien. Doch sei es in erster Linie der niedrige Kupferpreis, der die reichen Kauf-

409 Eingabe von Ortai in *Yongzheng zhupi yuzhi*, 2926 (Yongzheng 8/IV/24).

410 Eingabe von Zhang Yunsui (Qianlong 9/III/5), hier zitiert nach Cang Ming 2009, 54.

411 Zhou Qiong 2007a, 459-60.

412 Zhou Qiong 2007a, 195.

413 Zur Lage von Talangting siehe Tan VIII, 48-49, 6 7.

414 Zhou Qiong 2007a, 460.

415 Zur Lage von Shunning siehe Tan VIII, 48-49, 6 5.

416 Text gekürzt in Zhou Qiong 2007a, 180; Zhou Qiong 2008, 115.

417 Zhou Qiong 2007a, 177ff.

418 Vgl. jetzt für die Bergbauregion von Dongchuan 東川 in Nordost-Yunnan F. Huang 2018.

419 Über frühe Bestrebungen der Qing-Regierung zur Konservierung der Umwelt, siehe jetzt die Studie von Yuan: 2013. Dort auch ausgiebig über Umweltschäden durch Bergbau.

leute davon abhalte, „den Miasmen zu trotzen und (solche Unternehmungen) zu betreiben“ (*maozhang wangban* 冒瘴往辦).[420]

Von der Miasmengefahr ist der Betrieb in manchen Salzbrunnen Yunnans beeinträchtigt.[421] Geklagt wird an Standorten in Yuanjiang und Pu‘er, schon seit derÄra Yongzheng, aber auch noch im 19. Jahrhundert In die Argumentation mischen sich indessen auch Vorbehalte wegen extremer Grenzlage der Salzbrunnen, schlechter Kontrollmöglichkeit, wechselnder Ergiebigkeit und den Machenschaften von Banditen, wie sie aus den Debatten um den grenznahen Bergbau hinlänglich bekannt sind. Beschwerden über das häßliche Klima und die reichlichen Miasmen (*yanzhang shengji*) sind daher in diesem Kontext etwas zu relativieren.

Zum Bergbau sind auch die Rubinminen (*baojing* 寶井) in der Grenzzone zwischen Yunnan und Burma zu rechnen.[422] Shen Defu 沈德符 (1578–1642) sieht sie in den Gebieten der Barbaren im Umkreis von Menggen 孟艮 und Mengyang 孟養, am ergiebigsten seien diejenigen in Mengyang.[423] Sie sind als begehrte Beute vielfach Zankapfel zwischen lokalen Machtzentren (*tusi*). In der späten Ming-Zeit werden sie außerdem zum Ziel der schon erwähnten, großangelegten, von der Zentralregierung in Beijing inszenierten Steuererpressung (Bergbausteuer), die unter maßgeblicher Beteiligung der Eunuchen das ganze Land überzog. In Mengmi 孟密[424] wütete mit kaiserlicher Duldung der berüchtigte Yang Rong 楊榮 (?–1606, Goodrich und Fang 1976, 193). Kritiker wie Chen Yongbin 陳用賓 (1547–1617) treten dagegen auf und sehen darin sogar eine ernsthafte Gefahr für die Stabilität der unruhigen Grenzzone im Südwesten.[425] Tatsächlich geriet die Konsolidierung dieses Grenzabschnitts nach den Exzessen des Yang Rong auch prompt ins Wanken. Shen Defu erkennt darin ein warnendes Beispiel dafür, wie verderblich die „Wertschätzung seltener Güter“ (*guiyi wu* 貴異物) ist.[426] Er rekurriert damit allerdings auf altetablierte Denkmuster der Wirtschaftsethik, welche in China zum festen Bestandteil einer periodisch aufflackernden Polemik gegen den Luxusbedarf des Hofes zählen.

Gesundheitsschädlicher Betrieb in Rubinminen wird seit der Ming-Zeit beklagt. Neben der oft zitierten Eingabe des Chen Yongbin ist es der exilierte Yang Shen 楊慎 (1488–1559), der Yunnan wegen seines langen, erzwungenen Aufenthalts in der Provinz am besten kannte und der die vielfach tödliche Gefahr der Miasmen auch bei der Gewinnung der Rubine anprangert.[427] Im Gebiet von Menglian 猛連 (weit südlich von Yongchang, in der Ming-Zeit ein *tusi* westlich des Mekong) kommt es bei solche Unternehmungen zu Anfällen von Wechselfieber, die von Stimmverlust begleitet sind (*yazhang* 啞瘴), auch zu Todesfällen als Folge der Exposition gegen-

---

420 *Xu Yunnan tongzhi gao* 45.16b (Guangxu 22 = 1896).

421 Zhou Qiong 2007a, 460f.

422 Zur Bedeutung des Handels mit Edelsteinen in dieser Zone schon zur Ming-Zeit siehe Sun Laichen 2010.

423 *Wanli yehubian* 30.769-770.

424 Zur Lage von Mengmi siehe Tan VII, 76-77, 4 3; schon nahe am Irrawady.

425 Vgl. Goodrich und Fang 1976, 193, über die Kontroverse um die Wiedereröffnung der Rubinmine in Mengmi 猛密, 1600); siehe auch die Dissertation von Diana Kott (2003) über Tengyue; dort zur Schrift des Chen Yongbin aus der Ming-Zeit gegen die Rubin-Minen.

426 *[Wanli] Yehuo bian* 30.777.

427 Zum Quellennachweis Zhou Qiong 2007a, 115.

über den Miasmen (*zhangsi*).[428] Kaum weniger dramatisch klingt dazu eine Notiz von Chen Ding 陳鼎 (1650–?): „In Yongchangfu 永昌 sind die Miasmen sehr ausgepägt (wörtlich „dicht", *nong* 濃). Man gewinnt dort Edelsteine, doch diejenigen, die danach graben, sterben oft an (Krankheiten, ausgelöst durch) Miasmen."[429]

Das mingzeitliche Lamento über die Gefahren speziell in den Rubinminen ist nur mit gewissen Einschränkungen aussagekräftig, denn es ist durch grenzpolitische Erwägungen überlagert und zudem durch das Trauma der Eunuchenwirtschaft der Wanli-Zeit belastet. Dennoch sind solche Hinweise aus heutiger Sicht durchaus beachtenswert, denn gerade in letzter Zeit sind generell primitive Methoden der Edelstein-Gräber als Ursache für die Entstehung von Malaria herausgestellt worden. Ein wichtiges Glied in der Kausalkette sind die Wasseransammlungen in flachen, nicht weiter genutzten Gruben; dort bilden sich ideale Brutplätze für Anopheles. Entsprechende Analysen liegen für viele Gebiete vor, für die Gewinnung von Edelsteinen (*gem-mining*)[430] in Sri Lanka, Thailand, Cambodga (*Palin gem mines*), aber auch aus Burma nahe der chinesischen Grenze, darüber hinaus in Brasilien, Tansania usw. In Burma wird zudem 2008 über das rücksichtslose Vorgehen chinesischer Firmen geklagt: bei der Goldgewinnung am Irrawady, aber auch in der Suche nach Rubinen unter menschenunwürdigen Bedingungen.[431] Man kann annehmen, daß sich die herkömmlichen Methoden gerade in den Kleinbetrieben bis in die allerjüngste Gegenwart hinein weder sehr geändert haben, noch regional übermäßig unterscheiden, weswegen die chinesischen historischen Daten trotz ihrer Überschichtung durch politische Gesichtspunkte in einem gewissen Rahmen glaubhaft sind.

In der Phase der forcierten Jagd nach Bodenschätzen in der späten Ming-Zeit gibt es noch eine andere, wirtschaftlich bedeutsame Unternehmung im Südwesten: die Beschaffung der großen Rundhölzer, die man für die hauptstädtische Architektur, als Säulen im Palastbau, benötigte. Die dafür erforderlichen Arbeitseinsätze und der schwierige Transport bis nach Peking wurden als große Belastung empfunden. Lebhafte Diskussionen darüber hatte es schon seit dem 15. Jahrhundert gegeben.[432] In der Ära Wanli (1573–1620) jedoch wurden die Forderungen nach weiteren Kontingenten der begehrten Stämme vor allem in Sichuan als exorbitant empfunden, diese Sparte des Beschaffungswesens wird daher von den beschwerdeführenden Zensoren gerne in einem Atemzug mit dem Übel der Bergbausteuer genannt. Die gesundheitliche Beeinträchtigung muß in jedem Fall hoch gewesen sein, sowohl der Holzfäller in den entlegenen Wäldern, als auch der der Arbeitskräfte während der mühseligen Transporte. Neben vielfältigen Entbehrungen und Gefahren des Geländes und Klimas drohte speziell die Malaria, die Miasmen kehren konstant als eine Ursache für die hohen Ausfälle und den Verlust an Menschenleben wieder. 1599 ruft Xiao Rusong 蕭如松 zur Mäßigung und stellt zu den Lebensbedingungen

428 Ibid.

429 In *Dian you ji*, 16a: 永昌府瘴癘最濃, 產寶石, 掘者往往瘴死. Siehe auch Zhou Qiong 2007a, 114-116: Quellen zum Gesundheitsrisiko durch Miasmen an den Rubin-Fundstätten. Vgl. ferner Cang Ming 2009, 50.

430 Saphire und Rubine; in Wernsdorfer 1988, 942, am Rande erwähnt.

431 Social Watch 2008.

432 Über den Umfang der einzelnen Lieferungen und die gefragten Holzarten siehe vor allem Feng Zuxiang u. a. 2008.

dieser Leute lakonisch fest: „Wenn sie auf die Miasmen treffen (und sich über die Gefahr hinwegsetzen), dann stirbt die Hälfte von ihnen.“[433]

Ähnlich lautende Urteile sind eine Konstante in dieser causa, vor allem auch zum Problem der enormen Menschenverluste bei den Holzbeschaffungs-Aktionen und beim Transport der Rundhölzer werden beklagt:

> In Sichuan werden in Jianchang 建昌, 3000 *li* von der Provinzhauptstadt entfernt, Hölzer gewonnen (*caimu* 采木). Die Holzfäller und Transportarbeiter begegnen an den Flüssen Du 渡 und Lu 瀘 vielfältigen Gefahren.[434] Die Leichen derer, die mit den Miasmen in Berührung gekommen (觸瘴) und gestorben sind, liegen auf freiem Feld, überall.[435]

In der Kritik an einer späteren Aktion dieser Art wird der Vorwurf wiederholt: „Die Kaufleute, die diese Beschaffung der Hölzer besorgen, trotzen den giftigen Miasmen und bewegen sich inmitten giftiger Schlangen.“[436]

Zielscheibe dieser ebenso konstanten wie stereotypen Anschuldigungen in den Zensoratseingaben ist und bleibt der Luxusbedarf des Ming-Hofes. Die Miasmen, wiewohl eine leicht nachvollziehbare Realität an den Rändern der Zivilisation im Südwesten, liefern in diesem Kontext ein kaum zu entkräftendes Argument, um die maßlose Gier des Kaiserhofes nach schwer zugänglichen Gütern in der Ferne des Südens zu diskreditieren; doch wirken die Klagen aus heutiger Sicht bis zu einem gewissen Grade glaubwürdig. Malaria als Erkrankungsrisiko von Holzfäller-Trupps wird heute nicht selten in einem Atemzug mit den Gefährdungen genannt, denen die Edelstein-Gräber ausgesetzt sind. Beide werden gemeinsam als „forest-related malaria“ spezifiziert.[437]

Die Anstrengungen der chinesischen Bürokratie, mittels reaktiver Anpassungs- und Ausweichmanöver der Miasmen-Gefahr im Süden Herr zu werden, lassen sich über einen langen Zeitraum hinweg verfolgen. Oberstes Ziel dieser Bestrebungen war es stets, die Handlungsfähigkeit des imperialen Machtapparats inmitten von fremden und unwirtlichen Klimazonen aufrecht zu erhalten. Gerade in der Konfrontation mit einer nicht nur wahrgenommenen, sondern real vorhandenen Gefahr bildeten sich im militärischen wie zivilen Sektor dauerhafte Institutionen heraus, die allmählich gefestigt und gesichert werden konnten. Die Grundlagen dazu sind vielfach schon in der Song-Zeit angelegt, sie zeigen jedoch unter den nachfolgenden Dynastien eine erhebliche Variationsbreite und Flexibilität, indem sie mit den Richtungsänderungen der Expansionspolitik in Doktrin und Praxis vielfach modifiziert und weiterentwickelt werden.

Die Ausweichmanöver sind in chinesischen Quellen zwar lange nicht so detailliert beschrieben wie aus der mediterranen Welt vertraut, vor allem auch nicht so kleinkammerig dokumentiert wie etwa für die Stadt Rom in ihrer Geschichte seit dem Altertum oder für Landschaften

---

433 *HuangMing liutai zouyi* 14.283 (Wanli 27, 1599).

434 Daduhe und oberer Dajiang in Sichuan, *Zhongguo lishi diming dacidian*, 151 und 1664.

435 *Ming Shenzong shilu* 313.1988 (1597): 時四川採木建昌去省城三千餘里, 採運人夫歷險渡, 瀘. 觸瘴死者積屍遍野. Zitiert auch in Mou Zhonghang und Wang Caiping 2003, 18. Zur Problematik u. a. auch *HuangMing jingshi wenbian* 211 [126-130]. Ganz ähnlich auch Mao Qi 毛起 (*jinshi* 1547) in seiner Streitschrift *Caimu jilüe* 採木記略, in *Gujin tushi jicheng* 111.42b („Fangyu huibian, zhifang dian“ 方輿彙編職方典 630, „Jiadingzhou bu“ 嘉定州部).

436 *Ming Shenzong shilu* 544.3505 (Wanli 44/IV, 1616).

437 Ibid.

Italiens.[438] Dennoch sind fast für alle kritischen Punkte einer institutionellen Bewältigung der Miasmen Daten zu gewinnen, aus denen Rückschlüsse auf die Existenz und Bedeutung von Malaria gezogen werden können. Insbesondere die Prozeduren der Amtsperioden, Amtsübergabe, die Errichtung von Amtssitzen wie von Garnisonen, die Stationierungsdauer, auch die Organisation der Transporte, Truppenbewegungen usw. lassen erkennen, wie der Kreis um die Gefahrenherde gezogen wurde, wie diese Areale sich veränderten, nicht zuletzt teilweise aus dem Blickfeld verschwanden. Die Hinweise aus dem Geschäftsgang der zivilen Verwaltung wie Militärs belegen mit einer gewissen Genauigkeit, wann und wo die Beeinträchtigungen gravierend gewesen sein mußten. Sicher ist, daß die Administration auf ein Übel reagierte, welches mit zunehmender Präzision zu lokalisieren war, zugleich saisonal auftrat und oft über eine längere Zeitspanne hinweg mit einer Region assoziiert blieb. Durch die Verbindung zur historischen Entwicklung in den heutigen südlichen Provinzen gewinnen diese Angaben an Plastizität und Glaubwürdigkeit. Aus statischen Querschnitten etwa der *fangzhi* werden so dynamische Bilder, die weitere Ausblicke in die Formen der Auseinandersetzung Chinas mit den Imponderabilien der südlichen Umwelt eröffnen.

Liegen hinter dem vielgestaltigen, in seiner Gesamtheit durchaus zielgerichteten Vorgehen der kaiserlichen Behörden zeitliche wie räumliche Muster, die uns berechtigen, als Hauptproblem über längere Zeiträume hinweg die Malaria anzunehmen? Und dies, obwohl gerade in den amtlichen Dokumenten insbesondere der Verwaltungsgeschichte nur selten das Erscheinungsbild der Krankheiten, die es zu verhindern galt, geschildert wird, am wenigsten das schreckhafte Phänomene der periodischen Fieberschübe in Intervallen? Es scheint, daß dies der Fall ist, und zwar in mehrfacher Hinsicht. Die Abwehr-und Schutzmaßnahmen gegen die Auswirkungen der Miasmen sind seit der Song-Zeit in einer Weise perfektioniert, wie es nur geschehen konnte, wenn man gegen eine überaus reale Gefährdung zum Handeln gezwungen war. Dies wiederum rechtfertigt die Annahme, daß die Sorgfalt dem Wesen nach biomedizinisch erklärbaren Krankheiten gegolten haben mußte, auch wenn im kaiserlichen China niemand deren Zusammenhänge erkennen konnte. Im Westen war das bis zu Laverans Entdeckung ja auch nicht möglich. Trotzdem gab es überall die Meidung der Malariazonen als reflexartige Reaktion.

Was das chinesische Paradigma der Auseinandersetzung mit der Realität der Malaria betrifft, so ist eine Tendenz nicht zu übersehen: Miasmen wurden als generelles Hindernis der Expansion allzu oft nur vorgeschoben, während in dem langwierigen Prozeß der Festigung imperialer Herrschaft im Süden und Südwesten oft ganz andere, im Kern politische Zielsetzungen die Entscheidungen bestimmten. Dabei zeigt sich eine deutliche geographische Trennung in der Einschätzung der Gefahr, die dem Verdikt der Miasmen unterschiedliches Gewicht verlieh. Selbständig existierende, lediglich tributpflichtige Außenländer der äußersten Peripherie, in erster Linie mithin Annam und Burma, auf die sich die Begehrlichkeiten mancher Kreise des Imperiums zeitweise richteten, wurden bis in die Spätzeit der Qing hinein immer wieder pauschal als unregierbar eingestuft und zur Begründung stereotyp als hoffnungslos von Miasmen durchseucht und unbewohnbar hingestellt. Innerhalb der Wachstumszone des Reiches hingegen, d. h. innerhalb eines ausgedehnten, weit über den Süden des heutigen China ausgeworfenen Netzes von Richtungsmarken, die Ansprüche auf die Erweiterung eines zusammenhängenden Staatsgebiets

438 Sallares (2002) stellt diese Topographie sehr eindrucksvoll vor.

signalisierten, sind Warnungen vor den Miasmen trotz vielfältiger politischer Überlagerungen tendenziell anders gemeint: Sie weisen viel konkreter auf eine ernsthafte Barriere hin, eine zwar dauerhafte, jedoch letztlich zu bewältigende Herausforderung für die vordringende chinesische Zivilisation.

V Von der Anpassung an die Miasmen zur aktiven Überwindung der Malaria

1 Die relativen Vorteile der Einheimischen und die „Gewöhnung“ an die Malaria

Die bisher beschriebenen Wege, einer sehr konkreten Gefahr in einer als feindlich und exotisch empfundenen, fremden Umwelt durch ausweichende Maßnahmen zu begegnen, wurden im Verständnis der Bürokratie der Kaiserzeit durch weitere, grundsätzliche Überlegungen begleitet, die zutiefst in der chinesischen Zivilisationsidee verwurzelt waren. Diese Alternativen zielten nicht so sehr auf eine fortlaufende Anpassung von Strukturen der kaiserlichen Administration an gegebene klimatische und ökologische Verhältnisse, sondern standen vielmehr im Zeichen einer radikalen Veränderung, die sowohl die südliche Umwelt erfassen sollte wie auch die Menschen als Akteure in dem gefährlichen Milieu. Entsprechende Erwartungen kreisten einmal um den bevorzugten Einsatz von Personen, die bis zu einem gewissen Grad gegen die schädliche Einflüsse der Miasmen gefeit schienen, zweitens um eine allmähliche Verbesserung weiter Landschaften durch die Rodung der Wälder und damit letztlich die generelle Durchsetzung der chinesischen Wirtschafts- und Siedlungsweise. Beide Komplexe sind in letzter Zeit auch in der Wissenschaft als grundlegend für die erfolgreiche Eingliederung des chinesischen Südens erkannt worden, überzeugend vor allem von Robert Marks (1998) und John McNeill (1998).[1]

Die Fähigkeiten, Voraussetzungen und Leistungen, die vom idealen Beamten für den Dienst in den Miasmen-Regionen verlangt wurden, sind bis in die Spätzeit des Imperiums, bis ins 19. Jahrhundert hinein, immer wieder in klarer und einfacher Weise postuliert worden. Yao Ying 姚瑩 (1785–1853), der die Geschicke in Taiwan in der Phase des Opiumkrieges wesentlich bestimmt hat, beklagt 1841 in einer Schrift, die speziell der Urbarmachung von Neuland im Osten der Insel („hinter den Bergen“) gewidmet ist,[2] daß kaum Personen für den Dienst auf Taiwan zu finden seien, die sämtliche erforderlichen Qualitäten mitbrächten: Resistenz gegen die Miasmen, kräftige Konstitution, zugleich aber auch Kenntnisse der Besonderheiten der Region sowie der Sitten der Randvölker. Ohne solche Leute sei die intensive Erschließung weiterer Teile der Insel kaum möglich. Auch Feng Guifen 馮桂芬 (1809–1874), der vielseitige Gelehrte und scharfe Analytiker der inneren Verfassung Chinas in der Mitte des 19. Jahrhunderts, dem so viel an einer effizienten Zivilverwaltung gelegen war, erhebt ausdrücklich die Forderung, in den Miasmengebieten nur physisch kräftige Personen aus der Gegend (*dijin nianzhuang zhi ren* 地近年壯之人) als Beamte einzusetzen.[3] Er befindet sich durchaus im Einklang mit ähnlich lautenden Regulationen, die vorsahen, für die „Miasmen-Vakanzen“ Yunnans als Anwärter einer lokalen, durch die Provinzregierung zu treffenden Auswahl „Männer in den besten Jahren“ zuzulassen, „die, bei guter Gesundheit, die Miasmen ertragen konnten“.[4]

---

1 Angedeutet schon bei Wiens 1954/1967.

2 *Dongming wenji, wenhouji* 文後集 3.168: „Taiwan shanhou wei ke kenyi“ 臺灣山後未可開墾議 (Daoguang 21, 1841).

3 *Jiaobinlu kangyi*, 32; zu diesem einflußreichen Werk vgl. die grundlegende Studie von Kai Vogelsang (2001).

4 *Libu Quanxuan zeli* 7.56b [645].

Dieser letztere Vorschlag zielt in eine ganz andere Richtung als das vielgestaltige Ausweichen vor den Gefahren der Miasmen, denn der Einsatz von Personen, von denen man annehmen konnte, daß sie durch ihre „Vertrautheit“ mit dem „Klima“ gegen diese Gefahren gewappnet waren, setzt ein wesentliches Element voraus: Die Erwartung, daß sie neben genügender Ortskenntnis über einen gewissen, wie immer begründeten Schutz gegen Krankheit verfügten. Ihre Verwendung folgt zwar letztlich einer Linie der Strategie, dem Unbill der Natur „entgegentreten“ (*mao* 冒), wie er im militärischen Bereich im Sinne etwa der aggressiven Formulierung „die Regierungstruppen rückten der Hitze zum Trotz weit in die Peripherie vor“ (官軍冒署遠涉) bekannt ist.[5] Man wollte auch hier angesichts klimatischer Widrigkeiten handlungsfähig bleiben, doch sollte dieses Ziel nicht durch bewußt in Kauf genommene Opfer und Verluste erreicht werden, sondern auf ganz anderem Wege: durch eine neue Qualität des eingesetzten Personals. Man wollte die Natur gleichsam überlisten.

Wer waren diese Leute und woher kamen sie? Dafür lassen sich im zivilen wie im militärischen Sektor der Bürokratie mehrere Entwicklungslinien verfolgen. Im Extremfall führte die Entscheidung für lokale Kräfte zur Einrichtung wie Erhaltung vielfältiger Formen indirekter Herrschaft. Ein bedeutendes Reservoir für die Rekrutierung am Ort bildeten lokale, indigene Eliten. Zhao Wei (2015) sieht, ganz in diesem Sinne, für Guangxi im 15. Jahrhundert eine monokausale Korrespondenz zwischen der Verbreitung der Miasmen und der Option, „lokale Beamte“ (*tuguan* 土官) einzusetzen.[6] Sie betrifft Gebiete der Präfekturen Xunzhoufu 潯州府, Nanning 南寧 (jeweils ein Name), Qingyuan 慶遠 (6 Namen), Taiping 太平 (16 Namen) und Siming 思明 (19 Namen).[7] Die Beweggründe für einen solchen Wechsel liegen auf der Hand und werden im Einzelfall auch immer wieder angesprochen. Im Jahre 1443 monierte Jie Ji 揭稽 als Schatzmeister von Guangxi, daß die Kontrolle der Binnengrenzen in Guangxi völlig unzureichend sei: Die regulären Beamten (*liuguan*) seien bei weitem nicht so effektiv, weil sie weniger ortskundig und auch weniger beweglich waren und daher „nicht bis in die Bäche und Grotten der Aboriginen vordringen konnten“. „Außerdem seien die Garnisonstruppen anfällig für das „Gift der Miasmen“, die Ausfälle verheerend. Die Militärs werden immer weniger, die eingeborenen Banditen von Tag zu Tag gewalttätiger.“[8] Nur indigene Beamte (*tuguan*) könnten hier Abhilfe schaffen, mit einheimischen Soldaten (*tubing*), die sie unter Kontrolle haben. Darüber hinaus stellt, so wird betont, der Einsatz lokal verwurzelter Kräfte ein sehr traditionelles, bewährtes Instrument chinesischer Herrschaft dar, die Südbarbaren (Man) in Schach zu halten, getreu dem alten Grundsatz: „Barbaren mit Barbaren bekämpfen“.[9]

Um in Guangxi das Erkrankungsrisiko für die regulären Beamten herabzusetzen, wurde im Jahre 1431 von einem Militär ferner vorgeschlagen, die indigenen Beamten (*tuguan*) sollten für alle notwendigen, gemeinsamen zu tätigenden Verhandlungen feste Termine arrangie-

5 Song-Zeit, 1176, in der Region von Lizhou 黎, Sichuan; *Jianyan yilai chaoye zaji*, Slg. 2, 19.359.

6 Zhao Wei 2015. Dies wird durch eine Tabelle belegt (ebd., 120).

7 Die wechselvollen politischen Konstellationen, die diese Institutionen hervorbrachten, sind für die Provinz Guangxi in der Ming-Zeit bei Leo Shin (2006) im Kap.3 im Einzelnen dargestellt.

8 *Ming Yingzong shilu* 108.748 (Zhengtong 8/IX): 况兼嵐瘴毒沴戍卒染病死亡無算.軍民日漸消,耗蠻賊日加.

9 Zur Anwendung dieses Prinzips in Guangxi auch schon vier Jahre zuvor siehe Shin 2006, 93.

ren, damit die Zeit der Exposition in der Gefahrenzone und an den kontaminierten Plätzen möglichst kurz blieb.[10]

Die Gesundheitsgefährdung an den regulären Amtsposten durch schwierige klimatische Verhältnisse begünstigte zweifellos die Indigenisierung der Kontrollmechanismen in der peripheren Zone, noch Ortai (1680–1745) führt im Rückblick die in der Ming-Zeit vielfach getroffene Aufspaltung der Grenzverwaltung des Südwestens in *liu* 流 und *tu* 土, d. h. in reguläre und indigene Beamte, auf die Crux mit den Miasmen und mangelnde Vertrautheit mit den neuen peripheren Zonen zurück und wird damit als Autorität später auch von Wei Yuan 魏源 (1794–1856) zitiert.[11] Doch gilt hier wie schon in Kapitel IV in mehreren Abschnitten des Territoriums aufgezeigt: Nicht nur die Miasmen waren allein ausschlaggebend, mitunter stehen die Sicherheitsprobleme im Mittelpunkt. Ferner wurden mit der Anerkennung von indigener Herrschaft oft ohnehin nur bestehende lokale Machtverhältnisse in eine offizielle Beziehung zum Imperium gebracht, durch Bestätigung einer lokalen, nicht-chinesischen Herrscherfamilie und Übergabe von Insignien wie Belehnungsschreiben.[12] Dem gegenüber befürwortete im 15. Jahrhundert eine Fraktion bei Hof unbeirrt an den Binnengrenzen den Übergang zur direkten Verwaltung (*gaitu guiliu*), weil nur sie den langfristigen Perspektiven einer Neugestaltung des Reichsgebiets entsprach, während in den Außenzonen des Imperiums Territorien mit indigener Verwaltung (*tusi*) notgedrungen erhalten blieben.[13]

Die Typologie dieser Formen der Verwendung indigener Kräfte ist ebenso vielfältig wie kompliziert. Ein eigenes Kapitel bildeten die Dienste von Indigenen, die mit der chinesischen Kultur vertraut waren und diese teilweise angenommen hatten. Ausgeprägt waren solche Optionen auf Hainan schon seit Beginn der Song-Zeit.[14] Dort folgt die Verwendung der „gekochten" Li, denen eine bedeutende Vermittlerrolle zu ihren noch wilden („rohen") Stammesgenossen zukam, eingespielten Usancen, deren Logik unschwer nachzuvollziehen ist: Aus dem Inneren Chinas zugezogene Personen (中國之人) werden leicht vom „Gift der Miasmen" (*zhangdu*) befallen (*li* 罹). „Nur wenige kommen lebend davon". Die „gekochten" Li hingegen sind an die Besonderheiten von Wasser und Erde gewöhnt, und sie fürchten die Miasmen (*zhangli*) nicht (*fujie shuitu bu wei zhangli* 服皆水土，不畏瘴癘). Ein solcher Mann namens Wang Xianyou 王賢佑, Oberhaupt (*dongshou* 峒首) der „zivilisierten" Li in Yilunxian 宜倫縣, im Nordwesten auf Hainan, soll später, im Jahre 1405, den Auftrag erhalten, bei seinen Stammesgenossen im Inneren der Insel für die Hinwendung zu China mit Steuervorteilen und anderen Vergünstigungen

10 Mei Li u. a. 1997, 36.

11 *Shengwu ji* (1842) 7.185.

12 Zur Herausbildung der als *tusi* bekannten Formen indirekter Herrschaft am Beispiel von Guizhou vgl. Herman 2006.

13 Siehe auch Zhao Wei 2015,122.

14 A. Schottenhammer (2001, 64) zu einer entsprechenden kaiserlichen Entscheidung, die dann 972 umgesetzt wurde: „Für dieses weit entfernte, unzivilisierte Land mit seinem glühenden Klima und dem (weit verbreiteten) Miasma (*zhang* 瘴) muß man nicht extra einen eigenen Beamtenposten schaffen. Laßt... (geeignete) Personen aussuchen, die anstelle von offiziellen Beamten ihren Dienst leisten und die Region nach den lokalen Bräuchen regieren."

zu werben, denn er sei dafür prädisponiert.[15] Ein solches Vorgehen hatte letztlich zur Konsequenz, daß damit die Miasmenherde gleichsam institutionell ausgegrenzt wurden, denn die Malariagefahr wird auf diese Weise vom Wirkungsbereich der kaiserlichen Beamtenapparat ferngehalten.

Für den Dienst in den Rängen der kaiserlichen Administration stand der Einsatz von lokalen, mit dem Ort vertrauten Personen zur Debatte, die „die Miasmen ertragen konnten" (*neng nai yanzhang zhe* 能耐煙瘴者), doch lassen Regelungen der Qing-Zeit erkennen, daß dafür wenigstens in der zivilen Bürokratie geeignete Kandidaten nicht vorrangig unter den Indigenen gesucht wurden. Vielmehr sehen die entsprechenden Vorschriften für Yunnan, aber auch für die Guang-Provinzen vor, lokale hanchinesische Kräfte zu berücksichtigen, denen man eine gewisse Abwehrkraft zutraute. Ein derartiger Ansatz hatte durchaus Tradition, denn schon die Tang-Zeit kannte ein eigenes Verfahren für die Auswahl der Beamten im Lingnan und anderen peripheren Regionen des Südens, *nanxuan* 南選 genannt.[16] Als Grund für diese Sonderregelung werden damals einerseits erhebliche Defizite der südlichen Bewerber auf literarischem Gebiet geltend gemacht, denen anderseits nicht zu unterschätzende Vorteile gegenüberstanden, wie Hugh Clark hervorhebt: „While recognizing that southerners were probably better adapted to the vigors and peculiarities of those regions [...]."[17]

Die Grenze zu den indigenen Kräften ist verständlicherweise unscharf: schon 675 sind „Leute aus der Region" (*turen* 土人) bzw., ein Jahr später, „indigene Oberhäupter" (*turen shouling* 土人首領) erwähnt, denen offizielle Aufgaben übertragen werden sollen. Eine spätere Revision des Verfahrens kehrt die unverändert dringende Notwendigkeit hervor, im äußersten Süden Personen einzusetzen, die mit den „lokalen Umstände" (*tufeng* 土風) vertraut waren. Darunter verstand man nicht zuletzt die Gefahren für die Gesundheit; doch ist von „aggressiven Miasmen" (*zhangli jiaoqin* 瘴癘交侵) im Kontext der für kaiserliche Emissäre sehr weiten und beschwerlichen Zugangswege explizit die Rede.[18]

Ab einem gewissen Rang allerdings führte die lokale Rekrutierung, so sinnvoll sie auch sein mochte, in eine altbekannte Sackgasse: Es taucht über kurz oder lang die Problematik einer schleichenden Regionalisierung des Beamtenapparats mit allen befürchteten Schattenseiten auf. Gerade in der Song-Zeit, die im Prinzip eine spezielle Beamtenauswahl in den entfernten Kreisen (*yuanzhou quan* 遠州銓) kannte,[19] zeigten sich sehr bald die Grenzen der Praxis, die Auswahl fern der Hauptstadt in der Region selbst unter lokalen Kandidaten vorzunehmen. Diese Regelung wurde „südlich der Pässe" durchaus umgesetzt: Verwaltungsbeamte, die nach Chunzhou 春州[20] und Meizhou 梅州 (letzteres im Nordosten der Provinz im Hakka-Gebiet) gehen mußten,

15 *Ming Taizong shilu* 44.233 [Bd. 7, 0695-0696] (Yongle 3/VII).

16 Vgl. dazu und zum Folgenden Xiao Fan 1993, 152. Des Rotours, *Traité des examens*, 283ff.

17 H. R. Clark 1982, 144 Anm. 3a.

18 *Tang huiyao* 75.867f (Taihe 5/XI = 861).

19 Dokumentiert in *Song shi* 159.3721ff.

20 Heute Yangchun 陽春; als neues *xian* dieses Namens in der Song-Zeit gebildet und Nan'enzhou 南恩州 unterstellt; zur Lage südwestlich Kanton in Richtung Hainan, unweit der Küste siehe Tan VI, 34-35, 5 8. Warum gerade dieser Platz über lange Zeit hinweg als so außerordentlich gefährdet galt („Die Bergwälder sind dicht, und es gibt das *zhangdu* (‚Gift der Miasmen')", *Song shi* 90.2248-2249, ist nicht ohne weiteres einzusehen.

erkrankten häufig. „Durch Hitze verursachte, schädliche Miasmenfieber sind dort sehr ausgeprägt."[21] „Daher sollte Einheimischen gestattet werden, Ämter zu übernehmen (*xu turen lingren* 許土人領任)." Obwohl *turen* („Leute der Gegend") gerade im Grenzgebiet vielfach Angehörige von Randvölkern meint, besonders im Kontext der regionalen Truppen, sind hier wohl ebenso bereits im Süden ansässige Chinesen angesprochen, aus lokal verwurzelten Siedler-Familien.

Doch die Sorge, wie weit eine Regionalisierung der Beamtenauswahl gehen sollte, hatte längst auch andere Regionen als die südliche Peripherie erfaßt. Dies zeigt sich in den Debatten, die mit Wang Anshi (1021–1086) um solche Besetzungen in Hinblick auf Sichuan geführt wurden.[22] Wang Anshi sieht in dem zentral gesteuerten, häufigen Wechsel von Amtsinhabern über große Distanzen hinweg eher eine Schwäche der gängigen Praxis,[23] kann hingegen in einer unmittelbaren Auswahl der Beamten in den entfernten Provinzen einige Vorteile erkennen, nicht zuletzt auch in Hinblick auf die Kosten. Allerdings wurde mit einer solchen Lösung gefährliches Terrain beschritten, weil plötzlich unantastbare Prinzipien des Beamtenstaates auf dem Spiel zu stehen schienen. Die Gegner fürchten nicht nur die sattsam bekannte lokale Cliquenbildung, sondern betonen, daß das Gesetz bei der Ernennung von regulären Beamten die Rotation „über nah und fern im Reichsgebiet" zwingend vorschrieb. Als Ausweg wird eine Begrenzung des Anteils regional verwurzelter Amtsinhaber gesehen.

Die Grundsatzfrage, wie weit eine auch nur punktuell geduldete Regionalisierung der Beamtenauswahl dazu führen könnte, das System der kaiserlichen Bürokratie zu arrodieren, kam auch später im Zusammenhang mit der Miasmengefahr zur Sprache. Lokale Rekrutierungen unterhalb der Präfekturebene werden in Guangxi mehrfach in der Ära Chengde (1506–1521) diskutiert.[24] In Guangxi hatte es deshalb schon 1466 eine interimistische Regelung gegeben, die vorsah, auf dieser Stufe der Beamtenlaufbahn Personen aus der Region einzusetzen. 1512 wurde diese erneuert und dadurch ergänzt, daß niedrige Chargen aus den Nachbarprovinzen rekrutiert werden konnten. Wenig später gewinnt die Diskussion darüber jedoch an Schärfe, als dieses Verfahren auf Guangdong, Sichuan, Yunnan und Guizhou ausgedehnt werden soll; ein Vertreter des Amtes für Personalauswahl der Nankinger Parallelbehörde hatte diese Erweiterung vorgeschlagen.[25] Er provozierte damit gleich energischen Widerspruch in Peking durch Xia Liangsheng 夏良勝 (1480–1536), nicht zuletzt aus den altbekannten Erwägungen noch aus der Zeit des Wang Anshi: Die Einheitlichkeit der Normen zur Beamtenauswahl im Reiche durfte nicht durch eine kurzsichtige Regionalisierung aufgeweicht werden.

Insgesamt eröffnete gerade die Wahl geeigneter Kandidaten aus Nachbarprovinzen eine Art Kompromiß zwischen der prinzipiellen Universalität der Rekrutierungen und einer kaum verzichtbaren Sonderregelung für die Miasmenzonen; sie wurde schon in der Song-Zeit in Problemdistrikten südlich der Pässe versucht. In der Ära Xianping (998–1003) sollen für die vier Bezirke (*zhou*) Xin 新, En 恩, Xun 循 und Mei 梅 Leute aus JingHu 荊湖 (Hunan und Hubei)

---

21 *Song shi* 90.2248-2249.

22 *Song shi* 159.3723.

23 Zu einer maßgebenden Äußerung Wang Anshis in dieser Frage siehe die Übersetzung seiner „Zehntausend-Zeichen-Denkschrift" in Williamson 1935, 74.

24 *HuangMing jingshi wenbian* 10 [647ff].

25 Zu dieser Zweigeleisigkeit der Behörden in Peking und Nanjing vgl. grundsätzlich Hucker 1966, 329 Anm.

sowie Fujian ausgewählt werden, von denen man offenbar annahm, sie seien den klimatischen Herausforderungen eher gewachsen.[26] Außerdem sollten für die schwer von Miasmen geplagten Bezirke von Yong 邕, Yi 宜 und Qin 欽 die Magistrate ihre Söhne und Enkel für ein Amt empfehlen dürfen, entgegen allen sonstigen Usancen und Prinzipien.[27] Der Ruf nach im weitesten Sinne in der Gegend verankerten, mit den Lebensverhältnissen des Südens vertrauten Anwärtern für die Übernahme von Funktionen in der lokalen Zivilverwaltung kann, wo immer er laut wird, als Indiz für ein erhöhte Gefährdungsbewußtsein durch Malaria in einer Region gelten.

Der Blick auf die Nachbarprovinzen als mögliches Herkunftsgebiet geeigneter Amtsanwärter bleibt eine Option, die immer wieder ins Spiel gebracht wird. Charakteristisch ist die Situation in der südöstlichen Peripherie von Jiangxi im späten 16. Jahrhundert In den beiden eben erst eingerichteten Kreisen von Changning 長寧 (gegründet 1576) und Dingnan 定南 (1569 errichtet) erkranken die beiden Amtsinhaber schwer an den Folgen von Miasma-Kontakten, erklären sich dienstunfähig und bitten um vorzeitige Ablösung. Pan Jixun 潘季馴 (1521–1595) setzt sich dafür ein und schlägt vor, mit den Umständen vertraute Anwärter aus den angrenzenden Provinzen Fujian und den beiden Guang-Provinzen (Ming und Guang) zu suchen. Dies solle gelten, bis die beiden neuen Kreise (*xian*) sich konsolidiert hätten und mit dichterer Bevölkerung dann die Miasmen vollkommen eliminiert seien: Das feste Vertrauen in eine derartige Entwicklung tritt hier wie so oft unvermittelt hervor.[28]

Die Anstrengungen, auf diese Weise physisch und mental geeignete Personen für den Dienst in den malariagefährdeten Gebieten zu gewinnen, setzen sich in der Qing-Zeit fort, mit Parallelen auch im militärischen Bereich. Schon 1713 hatte der Oberkommandierende für Guangxi sogar angeregt, wegen der allgemeinen Miasmengefahr in den Präfekturen Nan 南, Tai 太, Si 思 und Qing 慶 Ergänzungen der Militärbeamten aus Gui 貴, Ping 平, Wu 梧 Xun 潯 und Liu 柳, mithin aus Präfekturen innerhalb der Provinz Guangxi, vorzunehmen. Außerdem sollten sie, sofern nichts gegen sie vorlag, nach drei Jahren zur Beförderung anstehen, wie die Zivilbeamten.[29] Im Jahre 1738 äußert sich dann der Qianlong-Kaiser zu den Kautelen bei der Besetzung von Beamtenposten im Miasmen-Gebiet.[30] In Guangxi sei in den „Vakanzen der Miasmenzonen" das gesamte Habitat in schrecklicher Weise giftig (*yanzhang ge que shuitu zui wei edu* 煙瘴各缺水土最為惡毒). Die Anwärter aus den entfernteren Provinzen seien kaum daran zu gewöhnen, man müsse daher Leute aus den Provinzen Guangdong, Hunan, Yunnan und Guizhou oder sogar aus Fujian rekrutieren, denn dort seien vergleichbare (*xianglei* 相類) Eß- und Lebensgewohnheiten gegeben. Diese Regelung zur „Ergänzung" (*jiujin diaobu* 就近調補) war unter Yongzheng noch ausgedehnt worden. In Hainan suchte man Kandidaten aus Fujian, Hunan, Yunnan, Guizhou und Guangxi, die bereits als Beamte in Guangdong dienten. Eine spätere

26 *Song shi* 159.3722. Auch Li Huarui 2014, 830f.

27 *Song shi* 159.3730.

28 „Über die Ablösung und Versetzung der Beamten in den Kreisen" 更調縣官疏, in: *Pan Sikong zoushu* 潘司空奏疏 7.41b-44a [169-171].

29 *Shengzu shilu* 256.13b-14a (Kangxi 52/VIII, 1713).

30 *Qianlong shilu* 67/22a-23b (Qianlong 3/IV). Ausführlich in Zhou Qiong 2007a, 448ff, auf der Basis von Daten in *Huidian* referiert, besonders die Handhabung in den Miasmenvakanzen. Cang Ming 2004, 57; Cang Ming 2015, 73.

Bestimmung von 1884 sah in unveränderter Manier vor, daß in Guangxi in den Amtssitzen mit besonderer Gefährdung durch Miasmen (*yanzhang bianque* 煙瘴邊缺) Personen aus Yunnan u. a. zu berücksichtigen seien.[31]

Solche Forderungen stützen sich auf die allgemeine Überzeugung, daß für bestimmte Aufgaben wie für problematische Klimate und Regionen auch tatsächlich Personen mit besonderen Qualifikationen zu finden waren. 1686 verlangt dies der Provinzrichter von Guangxi, der angesichts der schwerwiegenden Miasmen-Gefahren in dieser Provinz und der zahlreichen Todesfälle von kaum angepaßten Amtsinhabern rät, nur „für die (Herausforderungen der) Region gerüstete Kandidaten dorthin zu versetzen".[32]

1729 beschäftigt sich ein Erlaß des Yongzheng-Kaisers mit dieser Problematik. Er bestätigt die Notwendigkeit, in den Miasmengebieten der weit entfernten Provinzen Zivil- und Militärbeamte „aus der betreffenden Provinz" einzustellen, „die mit den Gegebenheiten vertraut seien" (*bensheng shuxi fengtu zhi ren* 本省熟悉風土之人).[33] Diese würden allerdings, so wird einschränkend hinzugefügt, auch dazu führen, daß unter Umständen fähige Beamte an unbedeutenden Posten der entfernten Perpherie gebunden blieben. Es müssen daher auch Beförderungen vorgeschlagen werden. Die Spitzen der Provinz sind dafür in der Pflicht.

Eine diesen Vorstellungen entsprechende Gewinnung erfahrener, mit den schwierigen lokalen Gegebenheiten vertrauter Amtsanwärter sollte in der Qing-Zeit durch eine „Beamtenauswahl von außen" gewährleistet sein, d. h. durch eine Auswahl in der betreffenden Provinz (*zaiwai jianxuan tiaobu* 在外揀選調補).[34] Das Prinzip ist keineswegs neu, es erinnert an ähnliche Ansätze bereits der Song. Für niedere Chargen gab es eigene Bestimmungen, die ganz in diese Richtung zielten. Im Jahre 1698 waren die Unterbeamten der Präfekturen Yuanjiang, Kaihua, Guangnan und Guangxi, alle im Südteil der Provinz Yunnan gelegen, aus der Provinz selbst zu rekrutieren.[35] Auch für höhere Chargen wie Präfekten galt: Sobald eine Stelle etwa nach einem plötzlichen Todesfall des Amtsinhabers zu besetzen war, begann die intensive Suche nach geeigneten Kandidaten in der Provinz selbst. In Yunnan betraf dies im Jahre 1752 in Guangnan den Posten des Präfekten, der bis 1765 als Miasmen-Amtssitz geführt wurde. Die Widerstandskraft gegen die Folgen der Miasmen ist in diesem Fall nicht expressis verbis angesprochen, gefordert ist wie so häufig ein gesundheitlich gefestigter, in der Grenzverwaltung versierter Mann, vorgeschlagen wird der amtierende Präfekt von Wuding (Yunnan).[36] In Simao, südlich von Pu'er (Yunnan), seit 1729 Simaoting und bis ins 20. Jahrhundert hinein als malariaverseucht gefürchtet, soll 1774 sollte ein Unterbeamter

31 Zhou Qiong 2007a, 450; Quelle: *Huidian* 67, Abschnitt *Hanyuan linxuan* 漢員遴選.

32 *Kangxi qiju zhu*, 1433: 請以地方相宜官員調用. „Menschen und Gegenden müssen zusammenpassen." *Rendi xiangyi* 人地相宜 ist ein Prinzip der Auswahl im zivilen wie militärischen Bereich, im Norden wie im Süden. Siehe auch *Qing shi gao* 110.3219 u. a.

33 *Yongzhengchao qijuzhu ce*, 3032-3033 (Erlaß Yongzheng 7/VII/24, 1729); *[Daoguang] Guangdong tongzhi* 1.45.

34 *Qianlong shilu* 961.1b-2a (Qianlong 39/VI, 1774). Die entsprechende Regelung (在外揀調要缺) ist in Zhou Qiong 2007a, 448ff, ausführlich dargestellt.

35 Zhou Qiong 2007a, 449.

36 *Qianlongchao zouzhe*, Bd. 3, 133 (Qianlong 17, 1752). Ein weiterer Fall in Qingyuanfu 慶遠 (Qianlong 17/V/29).

(*xunjian*)[37] eingesetzt werden, und zwar aus dem viel weiter östlich gelegenen Xi'exian 嶍峨縣 (Präfektur Lin'anfu 臨安府). Zhang Bao 彰寶 (?–1779), ein Mandschu, der von 1769–1774 fünf Jahre lang als Generalgouverneur der Yunnan-Provinz amtiert hatte und der daher die Situation gut gekannt haben muß, bekräftigt: Der Platz liegt im Miasmen-Gebiet und verlangt einen „durch und durch erfahrenen Beamten, der sich an das Klima anpassen kann" (*bi anlian renyuan, fang neng fuxi shuitu* 必諳練人員，方能服習水土). Solche Anwärter waren schwer zu finden, weswegen bei den lokalen Versetzungen nicht selten die Gefahr zutagetritt, daß anderwärts Lücken gerissen werden, um Posten mit größerer Priorität adäquat zu besetzen.[38]

Die Bedrohung des Beamtenapparats durch Miasmen bedeutete mithin keineswegs zwingend den Weg in die indirekte Verwaltung (der *tusi* u. ä.). Die Auswahl geeigneter Kandidaten in der Klimazone selbst, deren Kreis sehr weit gezogen war, eröffnen immer wieder auch systeminterne Lösungen innerhalb der kaiserlichen Bürokratie, auch wenn dadurch de facto eine partielle Regionalisierung der Beamtenauswahl im Süden in Kauf genommen wurde. Die Bemühungen zur Auswahl von Personen, die nicht nur mit den Besonderheiten der Region vertraut, sondern darüber hinaus zugleich auch physisch angepaßt, d. h. gegen die Miasmen weniger empfindlich waren, dauern für gefährliche Posten im Süden noch weit bis ins späte 19. Jahrhundert fort, dieser Weg wird z. B. für Guangxi noch einmal 1884 festgschrieben.[39] Dennoch dominiert als Leitlinie der Administration eine langfristige Vereinheitlichung der Beamtenschaft, vorgezeichnet schon allein durch den permanenten Abbau indigener Herrschaft in der Peripherie (*gaitu guiliu*), wo immer dies möglich war.

Regionale Truppen.

Eher noch häufiger und lauter als die Forderungen nach angepaßten zivilen Amtsanwärtern kam der Ruf nach in der Region selbst rekrutierten Truppen. Dabei versuchte man, ein altbekanntes Defizit auszugleichen, denn bis ins 19. Jahrhundert hinein bleibt die Krankheitsanfälligkeit der aus dem Inneren China entsandten Truppen in einem fremden Klima ein Trauma chinesischer Militärs, nicht zuletzt in den Grenzzonen Yunnans, in denen „die Miasmen überaus heftig sind" (*yanzhang jisheng* 煙瘴極盛), während „die Regierungstruppen nicht mit Wasser und Erde vertraut sind" (*guanbing bufu shuitu* 官兵等不服水土):[40] dieser stereotype Satz steht über Jahrhunderte hinweg für deren eingeschränkte Manövrierfähigkeit und geringe Effizienz in der ungesunden Peripherie: Je nach dem Grad der akuten Bedrohung durch die „Banditen" sollten Regierungstruppen in jedem Fall nur kurzfristig eingesetzt und dann gleich wieder zurückgezogen werden, so ganz allgemein ein einschlägiger Erlaß von 1463 für Guizhou.[41] Das ungewohnte Klima belastete nicht nur Truppen aus den Inneren Gebieten. Als im Jahre 1736 lokale und kriegserfahrene Kräfte (*tubing*) aus dem im Nordwesten Sichuans gelegenen *tusi* von Wasi 瓦斯 zur Bekämpfung der Miao nach Guizhou beordert waren, starben von 1000 Mann über 290: „Weil sie das Klima nicht gewohnt waren, wurden sie von einer Seuche angesteckt und verstar-

---

37 Zum Titel siehe Ch'ü 1962, 8: „subdistrict magistrate".

38 So etwa deutlich 1765 im Fall von Pu'er; siehe *Qianlongchao zouzhe*, Bd. 24, 98f. (Qianlong 30/III/28).

39 Zhou Qiong 2007a, 450, siehe schon vorher.

40 *Daoguang shilu* 12/10ab, Daoguang 1/I = 1821.

41 *Ming Yingzong shilu* 347.2389-2390 (Tianshun 6/XII, 1463).

ben.“[42] Von Miasmen ist dabei nicht die Rede, wohl aber von waghalsigen Verfolgungen der renitenten Miao bis in den letzten Winkel und den damit verbundenen Gefährdungen. Die Fähigkeit, sich in schwierigem Gelände zu bewegen, steht neben der Ortskunde und einer gewissen Widerstandskraft gegen Krankheiten in der Reihe der Erwartungen, die man traditionell an regionale Truppenkontingente stellte.

Die Verwendung lokaler Truppen ist, wie bei anderen Imperien auch, ein essentielles Instrument im chinesischen Militärwesen. Seine Strukturen sind dementsprechend erheblichen Wandlungen unterworfen.[43] Lokale Truppen bildeten eine unverzichtbare Verstärkung des Heeres auf vielen Feldzügen ebenso wie eine willkommene Option in der Frage der Besetzung von Stützpunkten in klimatisch schwierigen Zonen. Sie stellt gleichsam die Alternative zu den oben beschriebenen, mit regulären Kräften unternommenen Anstrengungen zur Beherrschung der Peripherie dar. Nicht selten wird das gemeinsame Vorgehen der Regierungstruppen (*guanjun* 官軍) mit den lokalen Verbänden (*tujun* 土軍) als besonders wirksame Lösung in den fortdauernden Auseinandersetzungen mit den Randvölkern empfohlen, so etwa 1403 in Guangxi.[44] Daß vermehrt lokale Kräfte eingesetzt wurden, bedeutet nicht unbedingt eine Verschlechterung der Malaria-Situation, sondern war an manchen Stellen auch ein Zeichen für die Überforderung des Kaiserstaates. Doch lassen die näheren Umstände ihres Einsatzes sehr wohl einige Schlüsse auf die aktuelle Gefährdung durch Malaria zu.

Primär wird man in lokalen Kontingenten vor allem indigene Krieger vermuten, doch stellt sich der betroffene Personenkreis über einen längeren Zeitraum betrachtet bedeutend vielfältiger dar. Die Idee, speziell in Erwartung der erhöhten Miasmengefahr reflexartig lokale Kräfte einzusetzen, findet sich schon früh in Sichuan an markanter Stelle, und zwar in Lizhou 黎州 (Sichuan), einem wichtigen Eck- und Kontrollpunkt im Südwesten auf ca. 1500 Meter Seehöhe.[45] Lizhou ist in der Song-Zeit nicht nur ein Zentrum des Pferdehandels mit Tibet, sondern auch ein Eckpfeiler der chinesischen Herrschaft im Südwesten, es wird aber danach von den Mongolen unter indirekte Verwaltung gestellt und verbleibt in diesem Status bis anfangs Qing; erst unter Yongzheng kehrt es in die direkte Administration zurück.[46] Die Gegend von Lizhou gilt als stark miasmenversucht, welche Einsicht bei der Disposition über die Verteilung der Garnisonen immer wieder, so auch 1180, berücksichtigt wird: „Dort über längere Zeit Regierungstruppen aus anderen Präfekturen zu stationieren, dürfte keine weitschauende Politik sein.“[47] Deshalb wird als Alternative der Einsatz von lokaler Miliz (*tuding* 土丁) ins Auge gefaßt:

---

42 *Qianlong shilu* 28.5ab (Qianlong 1/X): 不服水土染疫身故.

43 Kuhn 1970; Filipiak 2008; Dai 2004, Dai 2009; Di Cosmo 2009, P. Mohr 1991. Zu ihrer Unentbehrlichkeit treffend Theobald 2013, 45.

44 *Ming Taizong shilu* 24.154 (Yongle 1/XI = Ende 1403).

45 Zur Lage von Lizhou siehe Tan VI, 69-70, 7 1; *Sichuan sheng diming cidian*, 633. Skizze der von Lizhou ausgehenden Verkehrswege in Guo Shengbo 2000, 63.

46 *Sichuan sheng diming cidian*, 633. Ob zum Niedergang von Lizhou die Verlagerung von Routen des Tibethandels (Tee und Pferde) beigetragen hat, ob ferner die schwierige politische Umgliederung in einem unsicheren Grenzgebiet oder am Ende doch klimatische Faktoren eine Rolle gespielt haben, muß hier offenbleiben.

47 *Song hui yao*, 9964 (Vorschlag von Li Jia 李嘉 aus der Zentralregierung, *shumiyuan bianxiuguan* 樞密院編修官 (Chunxi 7/VIII/8, 1180).

> Die längs der Grenze verpflichteten einheimischen Soldaten (*tuding*) verkörpern wesentliche Voraussetzungen (des Erfolgs) in solchen Regionen. Mit ihren Möglichkeiten, sich in bergigem Gelände zu bewegen wie auch in ihrer Fähigkeit, die Miasmen- „Dünste" zu ertragen (*naixi*), sind sie den Barbaren gleich. (沿邊土丁乃是邊地根本其出入山坡耐習瘴霧與夷俗同.)

Die hier prägnant begründete Überzeugung, daß am Ort rekrutierte Kräfte viel besser für die Kriegsführung in den südlichen Grenzregionen geeignet waren, eröffnete somit schon zur Song-Zeit eine annehmbare Alternative für Operationen in den Malariagebieten des Südens. Hsiao Fan hat dazu die Pläne einer Reihe von bedeutenden Petenten aus dieser Periode zusammengestellt.[48] Vom Einsatz der Truppen aus der Hauptstadt (*jinbing* 禁兵) warnen Bao Zheng 包拯 (1000–1063), Zhang Fangping 張方平 (1107–1091), Su Guo 蘇過 (1072–1123), Zhang Tian 張田, auch Wang Anshi 王安石, Peng Ziyun 彭次雲. Ausgangspunkt ist bei allen die stereotyp wiederholte Erfahrung, daß Regierungstruppen aus der Zentrale anfällig gegen die Miasmen sind. Die aus diesen Debatten hervorgegangenen Lösungsversuche fanden in *Song shi* ihren Niederschlag in einem eigenen Kapitel, das von den lokalen Milizen (*tuding* 土丁) der Grenzzonen vor allem des Südens und Südwestens handelt.[49]

Ähnliche Vorkehrungen werden 1083 für die Region um Yongzhou 邕 heute Nanning (Guangxi), die unter Miasmen leidet, getroffen: Indigene Krieger (峒丁) sind teilweise unentbehrlich, die Zahl der regulären Truppen hingegen ist zu reduzieren.[50] Daß der Einsatz von lokalen Kräften favorisiert wurde, ist bezeichnend für den Geist der Song-Administration und deren sorgsamen Umgang mit vorhandenen Ressourcen. In der Biographie von Zhang Tian 張田, eines Zeitgenossen von Ouyang Xiu (1007–1072), sind die ausschlaggebenden Gesichtspunkte prägnant vermerkt. Während seiner Amtszeit in Guizhou 桂州 seien zwar Truppen aus der Hauptstadt (禁兵) zum Garnisonsdienst in seinen Zuständigkeitsbereich kommandiert worden.[51] Sie waren nicht den örtlichen Gegebenheiten angepaßt (*buxi fengtu* 不習風土) und erkrankten häufig an den Folgen der Miasmen. Tian ging daher dazu über, „indigene Krieger aus der Grenzregion" (*dong ding* 洞丁) militärisch ausbilden zu lassen. Zugleich setzte er sich dafür ein, den Garnisonsdienst (von Truppen aus der Hauptstadt oder den zentralen Gebieten) zu beenden. In der Würdigung des Historikers am Ende des Kapitels wird ihm als besonderes Verdienst angerechnet, daß er es verstanden habe, die Truppen der Zentrale vor der „Vergiftung durch *zhangli*" zu bewahren.[52] Die Forderung, für die gesundheitlich desaströsen Unternehmungen nach Möglichkeit Kontingente einheimischer oder vor allem angepaßter Kräfte zu verpflichten, ist darin bereits im Detail durchdacht. Gewiß hat sich ihre praktische Umsetzung in konkreten Situationen später unterschiedlich gestaltet, aber die gedanklichen Vorgaben sind zweifellos schon in der Song-Zeit angelegt.

---

48 Xiao Fan 1993, 170.

49 *Song shi* 191.4733ff. Vgl. in diesem Zusammenhang auch Su Shi über die Notwendigkeit, im Norden an der äußersten Grenze aus Lokalen (*turen*) rekrutierte Truppen zu Sicherung der Herrschaft einzusetzen; siehe *Song shi* 190.4726.

50 *Song shi* 191.4748 (Erlaß Yuanfeng 6, 1083).

51 *Song shi* 333.10706.

52 *Song shi* 333.10718.

Auch in der Peripherie der Region Jinghu 荊湖 (Hunan und Hubei) stützte sich die Kontrolle der Song in hohem Maße auf die Organisation von lokalen Truppenverbänden, denn die Barbaren (Man) der „Grotten und Bäche" können nur mit einheimischen Kräften (*turen* 土人) niedergehalten werden. Einzelne Orte der Stationierung solcher Kräfte in JingHu sind (im Westen und Südwesten) Chen 辰, Li 澧 (beide im Tujia-Gebiet), Quan 全, Shao 邵, Ding 鼎, Dao 道, Yong 永, (im Norden) Gui 歸, Xia 峽, (im Südosten) Heng 衡, Chen 郴, Guiyang 桂陽 u. a., die meisten in den Randzonen von Hunan.[53] Die einheimischen Miliz-Soldaten (*yijun tuding* 義軍土丁) sollten aus den Bevölkerungsregistern (*huji* 戶籍) gezogen werden, sie waren von Steuern und Dienstleistungen auszunehmen. Dieser letztere Umstand deutet darauf hin, daß nicht unbedingt indigene, sondern ebenso auch lokale Kräfte gemeint waren. In abwechselndem Turnus sollten sie die Stützpunkte bewachen. Auch hier galt die Überzeugung: „Weil sich ihr Dasein im Einklang mit den lokalen Klimabedingungen befindet, werden sie nur selten vom Gift der Miasmen befallen."[54]

Im Grenzraum zwischen Fujian und Jiangxi sowie Guangdong sollen (Shaoxing 2. Jahr = 1132) Milizen aus den vielen dort umhervagabundierenden, entwurzelten Personen in den Bezirken Tingzhou 汀州, Zhangzhou 漳州, Quanzhou 泉州 und Jianzhou 建州 gebildet werden. Ein wesentlicher Beweggrund dabei war, daß man „kräftige Männer" aus der Region suchte, „weil die Regierungstruppen nicht an die Gefahren ‚gewöhnt' sind, daher häufig an den Folgen der Miasmen erkranken und die Aufgaben (der Unterdrückung von Banditen) nicht leisten können."[55] Adressaten sind somit die vielen Binnenwanderer, die sich in dieser Region aufhielten. Von ihnen erwartete man bereits eine gewisse Widerstandkraft.

Eine zusätzliche Möglichkeit der Rekrutierung boten Provinzen mit ähnlichen klimatischen Verhältnissen. Sie wird bereits im 11. Jahrhundert für Süd-Hunan vorgeschlagen, und zwar zum Feldzug gegen die Stämme der Tang 唐 und Pan 盘 in Hunan, welche die „Einwohner", d. h. wohl die chinesischen Siedler, ausplünderten und töteten.[56] Der Petent, Zhou Hang 周沆, warnt „die Gefahren des Terrains und das giftige qi" (*dixian qidu* 地險氣毒州) seien ein mächtiges Hindernis für Truppen aus dem Norden, weswegen er empfiehlt, aus den drei Bezirken Yongzhou 邕州 (Guangxi, heute Nanning), Yizhou 宜州 (Guangxi) und Rongzhou 融州 (Guangxi), also aus dem Südwesten des betroffenen Gebiets, dreitausend Mann zu entsenden,[57] die mit den technischen Problemen der Berge und Flußläufe vertraut sind. Sie sollen den Angriff auf die Stützpunkte der Aufsässigen vorantreiben. Die übrigen Truppen waren am Fuß der Berge zu plazieren, um die Insurgenten festzunehmen. Später verwaltete Zhou Hang die Präfektur von Tanzhou 潭 (heute Changsha, Hunan), und war besorgt um die Gesundheit der ihm anvertrauten Soldaten. Die Truppen der dortigen Garnisonen hatten zwei Dienstperioden abzuleisten,

---

53 Zur Lage dieser Orte siehe Tan VI, 27-28.

54 *Song shi* 191.4741, im Abschnitt über lokale Truppen.

55 *Song shi* 193.4819: Zur Bildung von Milizen in diesem Grenzraum im 13. Jahrhundert vgl. auch Hymes 1986, 136ff.

56 Gemeint sind wohl Tang He 唐和 und Pan Zhiliang 盤知諒, die beide an anderer Stelle (1047, *Song shi* 493.14185) als von den Chinesen anerkannte Oberhäupter lokaler Randvölkergruppen genannt sind, mit ihrem Anhang, und von denen Tang He als Rebell in *Song shi* mehrfach beschrieben ist.

57 Eine Pseudozahl, siehe dazu schon L. S. Yang 1949, 218.

viele starben an Miasmen-Krankheit (*zhangli*). Um Abhilfe zu schaffen, setzte sich Zhou dafür ein, daß die beiden Zeitabschnitte getrennt wurden, sehr zum Vorteil der Garnisonen.[58]

Die simple Erkenntnis, daß sich Truppenkontingente beim Einsatz in einer gänzlich fremden Klimazone als anfällig gegen Krankheiten erwiesen, galt im Übrigen in der Folge nicht nur in den tropischen und subtropischen Regionen des Südens, sondern ebenso auch an der Nordgrenze mit ihren harten Wintern. Im Jahre 1502 spricht Ma Wensheng 馬文升 (1426–1510), der damals auf eine lange Zeit als Kriegsminister zurückblicken konnte und der selbst mehrere Operationen in Innerasien kommandiert hatte, von den Schwierigkeiten, die durch die enorme Ausdehnung des chinesischen Herrschaftsgebiets über mehrere Klimazonen bedingt waren:[59] Die Krieger aus Xi'anfu in Shaanxi, die in Sichuan, Guizhou, Yunnan, Guangdong, Guangxi, Fujian und anderen Militärposten (*wei*) Dienst tun, erkranken häufig an den Folgen der Miasmen, weil sie die lokalen klimatischen Bedingungen nicht gewohnt seien (*bufu shuitu* 不服水土). Viele sterben oder entfernen sich aus purer Angst vor Krankheiten von der Truppe. Anderseits leiden Kontingente aus diesen südlichen Provinzen, sobald sie im Norden (Shaanxi) eingesetzt werden, unter den harten Wintern, sie sind in erbärmlicher Verfassung, geschwächt und meist nicht kampffähig.

Motionen zum Einsatz einheimischer, d. h. lokaler oder überhaupt indigener Truppen im Süden sind im Verlauf der Ming-Zeit häufig, geographisch vielfältig in ihren Bezügen zur jeweiligen Sicherheitslage an den Binnengrenzen,[60] zugleich aber auch aufschlußreich über den Umgang mit der Gefahr, die durch die Miasmen drohte, d. h. in der Hauptsache durch die Malaria. Eine kluge Strategie müsse undbedingt vermeiden, daß kältegewohnte Leute aus dem Norden als Grenzwächter im äußersten Süden eingesetzt werden, erklärt Tang Shunzhi 唐順之 (1507–1560) in einem Schreiben an die Präfektur in Taiping 太平, dem Tor von Guangxi nach Annam, und empfiehlt zugleich den Einsatz lokaler Truppen.[61] In Guangxi werden bereits in der Ära Hongwu (1368–1398) solche Kräfte als unentbehrlich zur Kontrolle der Yao gesehen.[62] Schon davor, 1383 (Hongwu 16/X), wird für die Präfekturen von Tianzhou 田州 und Sizhou 泗州 im Nordwesten von Guangxi als Ausweg vorgeschlagen, Militärkolonien aus verläßlichen lokalen, möglicherweise indigenen Truppen (*tubing* 土兵), jeweils 5000 Mann, zu bilden, um die Yao niederzuhalten. Durch den Übergang auf diese Alternative soll den Regierungstruppen die Gefährdung durch die Exposition gegenüber den Miasmen in der Ferne erspart bleiben und die Belastung der Bevölkerung durch Nachschub und Verproviantierung vermieden werden.[63]

An den neuralgischen Punkten der Binnengrenze in Guangxi wird 1445 ein altes System lokaler Rekrutierung favorisiert (*duojun shili, duoji minding* 垛軍事例, 垛集民丁), welches, aus der Zeit des ersten Ming-Kaisers stammend, die Ergänzung der Mannschaften an die Organisation

58 *Song shi* 331.10643.

59 *Mingchen zouyi*, 10.183.

60 Vgl. dazu Took 2005, 72f.

61 *Jingchuan ji* 11.21.

62 *Ming Taizu shilu* 157.824.

63 Wie vorher; zur Kalkulation der Bevölkerungszahlen in diesen Gebieten siehe Cao Shuji 2000, 195. Zur Institution der Militärkolonien der Ming vgl. Liew 1984.

der Dienstpflicht koppelte:[64] Innerhalb dreier Familien, die zu diesem Zweck zusammengefaßt wurden, sollte zunächst eine Familie einen Soldaten stellen, bei dessen Ausfall hatten die beiden anderen Familien für Ersatz zu sorgen.[65] In Guangxi eröffnet dieses System zudem die Aussicht, gleich ein großes Reservoir von angepaßten Soldaten zu gewinnen, denn die mindestens 480.000 Personen, die in dieser Provinz dienstverpflichtet sind, fürchten die Miasmen nicht, sehr zum Unterschied von den Truppen aus den Gebieten am Yangzi, die nach Guangxi entsandt werden. Gemeint sind hier kaum die Indigenen. Man solle daher nach den Präzedenzen der Ära Hongwu unter ihnen Soldaten ausheben (*duo wei jun*).[66]

Zhou Hongmo 周洪謨 (1419–1491) geht in seinem Zehn-Punkte-Plan „Zur Erhaltung des Friedens für China und zur Stabilisierung der Barbaren" (*An Zhongguo ding siyi shi shi shu* 安中國定四夷十事疏) auf die Unverzichtbarkeit lokaler Kämpfer ein.[67] In seinem Rundblick zur Sicherung der Grenzen erwähnt er ausdrücklich die Gefährlichkeit des *zhangqi*, das dort „sehr giftig sei", in Yunnan und Laozhua 老撾 (Laos).[68] Wenn man überhaupt unter bewußter Inkaufnahme der Gefahr in diesen Grenzsaum vorstoßen wolle, sei es das Mittel der Wahl, lokale Truppen (*tubing* 土兵) einzusetzen. Als Präzedenz wird das Vorgehen der Tang genannt, die in ihrem Kampf gegen die Tibeter im Südwesten den König von Nanzhao, Yimouxun (reg. 779–808), mobilisiert hätten. Dieser Herrscher kämpfte, nachdem er sich überraschend den Tang zugewandt hatte, auf der Seite Chinas, zuerst im Jahre 795 in der Nähe des heutigen Kunming, danach weiter in Tibet.[69]

Lokale Truppen galten selbst dort als unentbehrlich, wo sie insofern eine latente Gefahr darstellten, als daß ihre Loyalität gegenüber dem Kaiserreich nur schwach ausgeprägt war.[70] Zu Beginn der Ära Yongle (Yongle 1/XI, 1403) werden Bedenken laut, daß in Guangxi viele Angehörige der Yao und Dong bloß nach außen hin der chinesischen Kultur zugewandt seien (*xianghua* 向化).[71] In Wirklichkeit käme es oft zu Auflehnung und Rebellion, wie ein rezentes Beispiel eines Insurgenten in Lidingxian 理定縣 (Region von Guilin) gezeigt hätte. Die Regierungstruppen wiederum stammen nicht aus der Gegend; wenn sie verstärkt den Miasmen ausgesetzt sind, erkranken sie.[72] Daher müßten am Ende dann doch Kräfte aus der Region selbst losgeschickt

64 Zur Anwendung dieses Rekrutierungssystems in den Jahren um 1389 und zu seiner Bedeutung für die Siedlungsgeschichte von Guizhou vgl. Meng Fansong und Li Xuliang 2017 und die dort angegebene Literatur.

65 *Ming Yingzong shilu* 131.887 (Zhengtong 10/VII, 1445); zumTerminus *duobingfa* 垛兵法 in *Hanyu dacidian* Bd. 2, 1102. Zur Verwendung lokaler Truppen in Guangxi siehe auch Faure 2006, 173, ferner Shin 2006, 63f. und 91ff.

66 Zur Bindung der Milizen an das Dienstleistungssystem der Ming vgl. Kuhn 1970, 22. Zur Rekrutierung lokaler Truppen in der Ming-Zeit vgl. Filipiak 2008, 230ff.

67 *HuangMing jingshi wenbian* 44 [289]. Auch *Ming Xiaozong shilu* 48.336f (Hongzhi 4/II, 1491). Zu den Überlegungen des Zhou Hongmo auch Wade 2010, 82f.

68 Laozhua als *tusi* von Yunnan in *Mingshi* 315.8158ff.

69 Dalby 1979, 611.

70 Shin (2006, 63f) beschäftigt sich ausführlich mit diesen „native soldiers" in der Ming-Zeit in Guangxi, auch mit den Bedenken gegen ihre Verwendung, sagt jedoch nichts zu ihrer Robustheit und Resistenz, nur zu ihrer Kampfkraft, Rücksichtslosigkeit und Vertrautheit mit dem Gelände.

71 *Ming Taizong shilu* 25.154 (Yongle 1/XI, Ende 1403 oder Anfang 1404).

72 *Qie chumao lanfeng, duo zhi jibing* 且觸冒嵐瘴多致疾病.

werden, weil nur sie die Wege wie auch die Verhältnisse kennen; es wird nicht ausdrücklich gesagt, daß sie gegen die Miasmen gefeit seien.

Konflikte zwischen den Herausforderungen der Malaria und der zweifelhaften Loyalität lokaler Truppenkontingente gewinnen später, im 18. Jahrhundert, eine womöglich noch viel größere Bedeutung in der Peripherie des Südwestens. Daß gerade in dieser Phase einer insgesamt erfolgreichen Appropriation der Provinz Yunnan darüber nachgedacht wurde, erklärt in einiger Ausführlichkeit eine Schrift von Zhou Yuli 周於禮 (1720–1779).[73] Zur Rechtfertigung seiner Autorität betont Zhou, selbst aus der Kreisstadt Xi'e in Yunnan zu stammen, dem Ausgangspunkt der Route nach Yuanjiang 元江 und Pu'er, und daher mit der Gefährdungssituation vertraut zu sein. Zwischen Yuanjiang und Pu'er seien drei Flüsse zu überschreiten: Xiaojiang 小江, Amojiang 阿墨江 und Babianjiang 把邊江. An allen drei Flüssen sei das Miasmen-Gift (*zhangdu*) von der Mitte des zweiten Monats an bis zur mittleren Dekade des 9. Monats doppelt stark als zu den übrigen Zeiten. Nur die Stadt Pu'er sei frei von Miasmen. Aber auf dem Weg von dort nach Simao und (weiter) nach Puteng 普騰, Xiaomengyang 小孟養 (Cheli), Ganlanba 橄欖壩 und zum Neun-Drachen-Fluß (Mekong) sei alles Miasmen-Gebiet.[74] In der Gegend von Putengkou sei das Miasmengift am ärgsten. Daher sei die Verwendung lokaler Truppen unumgänglich, denn sie kennen das Gelände und ertragen (*nai* 耐) die Miasmen (*yan zhang* 煙瘴). Aber die regionale Rekrutierung bedeutet, daß man auf die „gekochten" Barbaren (*shu yi* 熟夷) zurückgreifen muß. Und gerade darin sieht er erhebliche Loyalitätsprobleme: „Was die Barbaren anbetrifft, so können sie den Regierungstruppen den Weg weisen, wenn man ihre Herzen gewinnt. Verliert man diese aber, dann gehen sie zu den Banditen über." Es sei daher die vorrangige Aufgabe, Teile der Grenz-Bevölkerung materiell zu konsolidieren, da man auf ihre besonderen Fähigkeiten angewiesen war „Sobald der Reispreis nur ein wenig steigt, soll man in Gebieten, in denen Personen für den Dienst in Milizen verpflichtet werden, darauf achten, daß die „Barbaren der Inneren Gebiete" (*neidi yimin* 内地夷民) ruhig bleiben. (Das bedeutet:) Sobald sie ausrücken, muß für ihre Familien gesorgt sein, damit sie keine eigennützigen Gedanken entwickeln.[75]" Im Übrigen ist im 18. Jahrhundert die instabile Loyalität der regional rekrutierten Truppen (*tubing*) kein bloßes Phänomen des Südens, sie wird zu Beginn der Ära Qianlong auch in Osttibet beklagt.[76]

Im Jahre 1742 bereitete die Besetzung eines Militärkommandos in Guangxi Probleme. Youjiangzhen 右江鎮, eine Militärstation in einem notorischen Malariagebiet nördlich der heutigen Stadt Bose 百色,[77] galt als gefährdet, obwohl Ortai in gewohnter Schönfärberei der Gegend noch wenige Jahre zuvor bescheinigt hatte, es gäbe dort „nur in ganz geringem Maße die Gefahr von Miasmen" (*wei you yanzhang* 微有煙瘴).[78] Es wird sogar erwogen, den permanenten Posten überhaupt aus dem Gefahrengebiet abzuziehen, doch bietet sich als Alternative eine ganz andere

---

73 *Huangchao jingshi wenbian* 87.30a-31a, vermutlich 1766 geschrieben, keine Datierung. Biographie in *Qing shi liezhuan* 72.44b. Siehe oben Seite 125.

74 Die Route ist in Tan VIII, 48-49 dargestellt, nur Putengkou fehlt.

75 Zur Verwendung und Stationierung einheimischer Truppen vgl. Zhou Qiong 2007a, 467ff.

76 *Qianlong shilu* 290.8a (Qianlong 12/V).

77 Zur Lage von Bosi siehe Tan VIII, 46-47, 4 3.

78 *Yongzheng shilu* 88.8a (Yongzheng 7/XI).

Lösung an: Die Wahl eines geeigneten Kandidaten, der „mit den Gegebenheiten am Rechten Fluß vertraut ist" (熟習右江風土), aus dem Kreis der stellvertretenden Kommandeure am Ort.[79]

Die jahrhundertelangen Erfahrungen in der Verwendung „indigener Kräfte" bilden schließlich die konzeptuelle Voraussetzung für jene – militärische wie zivile – Form der Kontrolle des äußersten Südwestens überhaupt, wie sie Bello (2005 und 2016) bei seiner Interpretation der Burmagrenze im Auge hat. Die Überzeugung von den Vorteilen der Ortsansässigen in der praktischen Lebensbewältigung, auf der Basis einer „differential resistance" gegen Malaria, stellt darin einen entscheidenden Faktor dar.[80] Das ist im Prinzip durchaus richtig; fest steht allerdings auch, daß die von ihm analysierte Herausbildung gemischter, stark indigen geprägten Herrschaftsformen der Grenzzone, die „Imperial indigenisation" der Qing-Zeit,[81] nur teilweise in der Konstellation von Faktoren begründet ist, wie sie sich im 18. Jahrhundert in den Gebieten um Mekong und Salwen[82] darstellte. Die Wahl solcher Mittel indirekter Einflußnahme, die gezielte und wohlüberlegte Abgabe von Funktionen der Machtausübung im Grenzsaum, basierte ganz wesentlich auf Einsichten und Erfahrungen, die lange vor der Qing-Zeit erwachsen sind. Daraus folgte die Bereitschaft, lokale Kräfte, wo es vorteilhaft schien, in die Pflicht zu nehmen: einmal für die laufenden Verwaltungsaufgaben, zweitens für den Militärdienst in den Gefahrenzonen. Wenn etwas im Laufe der Zeit hinzugekommen ist, dann ist es die Intensität der Anstrengungen zur Stabilisierung bestimmter Formen der Herrschaft unter chinesischer Ägide.

Worauf beruhte die Überlegenheit der Einheimischen?

Wie wird diese in China so stark betonte Vorzugsstellung der Ortsansässigen (*turen* 土人) in der aktiven Überwindung der Miasmen-Gefahr nach eigenen Maßstäben der Zeit erklärt? Was bedeutet im Verlaufe der Binnenkolonisation des Südens jene stereotyp bemühte „Gewöhnung an Wasser und Erde" (*fu xi feng tu* 服習水土), woher rührt der „harmonische Einklang mit den lokalen Gegebenheiten" (*an qi fengtu* 安其風土) der bewirkt, daß einheimische Kräfte „viel seltener von dem Gift der Miasmen befallen werden" (*ze han ying zhangdu* 則罕嬰瘴毒), die „Miasmen ertragen konnten" (*nai yanzhang* 耐煙瘴), sie „nicht fürchten" (*bu wei* 不畏)?[83] Ist dafür die Herkunft ausschlaggebend, der Geburtsort, ist es die Konstitution oder steht dahinter mitunter eine langjährige Adaptation an die Lebens- und Umweltbedingungen? Vergleichend betrachtet ist die chinesische Idee einer Gewöhnung an die Malaria nicht überraschend, denn schließlich sagt schon der ältere Plinius (?23–79), daß Menschen, die im gefährdeten Gebiet leben, dort auch arbeiten können, ohne gleich dem Fieber zu verfallen.[84]

Vorauszuschicken ist, daß über weite Strecken Berichte über Südchina keineswegs ein positives Bild des Gesundheitszustandes lokaler Bevölkerungen zeichnen. Für die Bewohner am Flußufer des Canlanjiang (Mekong) wie auch des Lujiang (Salwen) wird vielmehr sogar immer wieder ihr deplorables Aussehen vermerkt: sie seien fahl (*huang* 黄) und ausgemergelt (*ji* 瘠). Viele

79 *Qianlong shilu* 168/17b (Erlaß des Qianlong-Kaisers von Qianlong 7/VI, 1742).

80 Bello 2016, 170ff.

81 Ibid., passim.

82 Giersch 2006: „crescent".

83 *Song shi* 191.4741 und passim.

84 Zitat mit Übersetzung in Sallares 2002, 63.

sterben früh.[85] In dieses Bild paßt die nüchterne Feststellung medizinischer Werke schon der Song-Zeit: „Ihr Körper ist gelb verfärbt (*huang* 黄) und aufgetrieben, Augenbrauen und Bart fallen ihnen ab: dies sind alles die Auswirkungen des giftigen und von Dünsten erfüllten *qi* (毒癘霿蒸之氣), das sie befällt." Doch eben dieser Text fügt sogleich hinzu: „Aber „wer im Hügelland geboren ist, fühlt sich im Hügelland wohl" (生於淩者安於淩),[86] und daher braucht man sich, was die lokalen Bewohner betrifft, wenig Gedanken zu machen (其土人宜無所慮矣)."[87]

Die klassische Anspielung auf Zhuangzi, die in diesem Satz enthalten ist, scheint eher Fatalismus und Indolenz zu illustrieren als besondere Fähigkeiten, einer feindlichen Umwelt zu widerstehen. In diese Richtung zielt, wenn auch mit anderem Akzent, das *Lingnan weishengfang*, welches betont: „Menschen, die in der schwierigen Umwelt des Südens leben, sind in ihrer inneren Verfassung (*yuanqi* 元氣) nicht gefestigt und daher für Krankheit empfänglich (*gan* 感): Diese (Wechselwirkung) führt dann zu (den schädlichen Folgen von) *zhang* (Miasmen)."[88]

Dennoch war gleichzeitig die Überzeugung verbreitet, daß manche Menschen im Süden die Miasmen „ertragen" konnten (*nai*), und sie hatte vielfältige Wurzeln. Für das geplagte Lianzhou 廉州 im Südwesten von Guangdong wird behauptet, die Einheimischen erkrankten nicht, „weil sie mit den Gefahren ‚eng vertraut' seien".[89] Eine solche Kenntnis des Terrains wird nicht selten in einem Atemzug mit der Qualität der Widerstandsfähigkeit gegen Miasmen genannt. Der aus Yunnan gebürtige Zhou Yuli 周於禮 (1720–1779) meint zu Beginn des großen Burma-Feldzuges von 1767, die indigenen Truppen könnten sich in den besonders durch Miasmen gefährdeten Zonen am Mekong und jenseits davon bewegen, weil sie „mit den Gefahren des bergigen Geländes vertraut seien (*neng xi shanxian* 能悉山險) und außerdem die Miasmen ertrügen (*nai yanzhang* 耐煙瘴)".[90] Schon lange vorher war dies auf verschiedenen Kriegsschauplätzen des Südens wie Südwestens gängige Meinung. Han Yong 韓雍 (1422–1478),[91] von dessen Feldzug gegen die Yao in Guangxi bereits die Rede war, betont, die lokalen Milizen der *tusi* seien, was die Kenntnisse der Geländevorteile und die Widerstandskraft gegenüber dem Gift der Miasmen betrifft, durchaus auf dem Niveau der Man (Barbaren). Als es ferner nach 1440 darum geht, im Kampf gegen den Insurgenten Si Renfa 思任法 (1400–1445) in Luchuan 麓川 im Grenzgebiet zu Burma militärische Hilfe von den Nachbarn zu gewinnen, wird rühmend hervorgehoben, daß die Truppen aus Burma, Mubang, Menggen und Weiyuan „die Miasmen nicht fürchten und außerdem mit den Wegen vertraut seien" (不畏瘴癘熟知道路).[92] Offensichtlich impliziert die Fähigkeit, Attacken der Miasmen an sich abprallen zu lassen, ohne zu

85 *DianQian zhilüe* 4.3b; dazu auch Zhou Qiong 2007a, 123. Ganz ähnlich auch *Lingwai daida* 4.25: Die Leute sind abgemagert (*ban lei* 半羸), sie sind nicht belastbar.

86 Anspielung auf *Zhuangzi* 莊子 7, Abschnitt 19 („Dasheng" 達生): 吾生於陵而安於陵. Üs. Watson 1968, 205: „I was born on the dry land and felt safe on the dry land – that was what I was used to."

87 *Shengji zonglu* 37.494-95, mit geringen Varianten auch in *Shengji zonglu zuanyao* 5.24, Abschnitt „Zhangqi".

88 *Lingnan weishengfang* 1.15. Zur Definition siehe auch Huang Dengsong 2013, 10.

89 *turen an ze bu weibing* 土人諳則不為病, *[Daoguang] Guangdong tongzhi* 89.381.

90 *Huangchao jingshi wenbian* 87.31a.

91 Nach Hok Lam Chan (in Goodrich und Fang 1976, 500) verlangte er mit Nachdruck den Einsatz lokaler Kämpfer.

92 *Yingzong shilu* 76.512 (Zhengtong 6/II=1441); zu den politischen Zusammenhängen Goodrich und Fang 1976, 1210ff; Liew 1996.

erkranken, physische Gewöhnung ebenso wie längere Erfahrungen mit den Tücken einer unwirtlichen Region.

Die physische Resistenz, d. h. die Fähigkeit der ortsansässigen Bevölkerungsgruppen, den Miasmen zu widerstehen, knüpft eine gängige Auffassung ganz wesentlich an die Herkunft. So erklärt die Lokalchronik von 1722 für das lange wegen seiner Malaria gefürchtete Lianzhou 廉州 (Guangdong): „Was die hier seit Generationen Ansässigen (*tuzhuren* 土著人) betrifft, so sind sie daran gewöhnt und leben in Einklang damit."[93] Für Shangsizhou 上思州 (im äußersten Süden von Guangxi) vermerkt die Lokalchronik von 1834: „Die Ortsansässigen (*tuzhuren* 土著人) sind daran gewöhnt und nehmen es gar nicht mehr wahr (*bujue* 不覺), doch Regierungsbeamte und Reisende, die plötzlich in diese Gegend kommen, werden von diesem Gift getroffen und erkranken sofort."[94] Zu diesem fundamentalen Vorteil der lokalen Bevölkerung hält die Einleitung zum Abschnitt „Klima" der Yongzheng Provinzchronik von Guangxi (1733) fest: „Wer in dieser Gegend geboren und aufgewachsen ist, kann sich noch daran gewöhnen. Aber Regierungsbeamte und Reisende müssen immer beim Übergang von Hitze zur Kälte oder von klarem Wetter zu Regen sowie in der Diät und Lebensweise entsprechende Vorsorge für die Gesundheit treffen."[95]

Die Geburt in einer bestimmten Gegend ist demnach eine zentrale Voraussetzung für die weitere Entwicklung der Fähigkeit, schwierige klimatische Bedingungen zu ertragen. Diese Herleitung wird ebenso im Norden bemüht. Bereits Wang Gang 汪綱 (?–nach 1237) sagt zum Kontrast zwischen dem Engagment der Garde-Truppen (*jinbing* 禁兵), die zum Dienst an die Nordgrenze am Huai-Fluß beordert sind, und lokalen Truppen (*tubing*): „Erstere befinden sich nicht in ausgeglichenem Verhältnis zu den lokalen Gegebenheiten (*bu an feng tu* 不安風土), wie sollen sie sich da (auf dem Niveau der) lokalen Truppen verteidigen, die dort geboren und aufgewachsen sind, in diesem Grenzland, die dort Gräber (ihrer Ahnen) und Häuser (ihrer Familien) haben?"[96]

Dies ist eine Konstante, die offenbar über Raum und Zeit hinweg gilt: Sie erklärt noch im späten 18. Jahrhundert die Kampfkraft der Solonen und Daghuren, die in der kalten Grenzregion „geboren und herangewachsen" sind (*shengchang* 生長) und sich daher in Eis und Schnee bewegen können.[97] Umgekehrt galt die Aversion von Personen als verständlich, die im Norden aufgewachsen sind und die sich plötzlich, aus Anlaß der Strafexpedition von 1787–1788, zu Schiff nach Taiwan bewegen sollen.[98] Die physischen Vorzüge der einheimischen Bevölkerung bei der Bewältigung extremer Umweltbedingungen werden nicht zuletzt auch noch im Jahre 1872 bemüht, um eine adäquate Sicherung des unentbehrlichen Hafens auf den Pescadores zu gewährleisten. Der für den Aufbau der Marine zuständige Shen Baozhen 沈葆楨 (1820–1879) konstatiert mit Sorge, daß die dort stationierte, 700 Mann umfassende Garnisonstruppe, „wegen schlechter gesundheitlicher Verfassung" kaum einsatzfähig war. Er empfiehlt daher – als Alterna-

---

93 *[Kangxi] Lianzhoufu zhi* 1.3a. Bereits in *[Chongzhen] Lianzhoufu zhi* 2.34a (1637) steht: „Unter den Ortsansässigen (*tuzhuren*) hat man kaum von (schweren) Fällen gehört."

94 Mou Zhonghang und Wang Caiping 2003, 23.

95 *[Yongzheng] Guangxi tongzhi* 2.7.

96 *Song shi* 408.12307.

97 *Qianlong shilu* 1391.3b [6926] (Qianlong 56/XI).

98 *Qianlong shilu* 1292.21b (Qianlong 52/XI).

tive zu Soldaten vom Festland – „kräftige Männer“ aus der Region zu rekrutieren, die dort von Jugend auf in „in Wind und Wellen“ zu Hause seien.[99]

Auch im Südwesten werden die Vorteile von Aboriginen der äußersten Grenzzone in der Konfrontation mit Miasmen gleichsam als naturgegeben vorausgesetzt, der augenfällige Kontrast zur wenig vorteilhaften Situation der Auswärtigen wird immer wieder betont. Zur Lage am Salwen oberhalb von Yongchangfu (Yunnan) bemerkt Wu Zongyao 吳宗堯 (*juren* 1543):

> Weswegen der Nu-Fluß (Salwen) ein so schwieriges Terrain darstellt, liegt an den Miasmen (*zhang*) wie an der Barbaren-Bevölkerung. ...Wenn wir gegen indigene Insurgenten mit Gewalt vorgehen wollen, werden wir durch die orographischen Verhältnisse behindert, wenn wir uns lange dort aufhalten, um die Lage zu erkunden, sind wir von feuchtheißen Dämpfen geplagt. Soldaten gehen dabei regelrecht in eine Falle, doch die „barbarischen“ Räuber, die sich dort festsetzen, sind mit Wasser und Erde vertraut und mit der lokalen Bevölkerung verwandt. Sie (spüren) auch nach langer Zeit keine Veränderungen.[100]

Anderseits kann jedoch nach weithin verbreiteter Überzeugung eine gewisse Unempfindlichkeit gegen die Auswirkungen der Miasmen, d. h. in der Hauptsache doch wohl gegen Malaria, auch erworben werden. Das gilt für Individuen wie für ganze Bevölkerungsgruppen, für die kurze Zeitspanne, die einem einzelnen Menschen zur Verfügung steht, wie auch für eine Exposition über Generationen hinweg. Den letzteren Gesichtspunkt hebt Robert Marks hervor, wenn er von der Immunität sowohl der lokalen Tai-Bevölkerung des Lingnan als auch der zugewanderten Chinesen aus dem Norden spricht:

> The best piece of direct evidence for the gradual acquisition of immunity comes from a Ming-era author Wang Linting, who claimed that “in the Tang and Song, malaria in Lingnan was wherever [Chinese] in-migrants lived. But by the end of the Song, when the worthies and ministers fled [in the face of the Mongol invasion], [the earlier migrants] had become more like the locals [in not contracting malaria]”.[101]

Diesen letzteren Modus hatten in China Administratoren zur späten Kaiserzeit im Auge, wenn sie traditionelle Begriffe einer Gewöhnung bemühten. Eine Aktennotiz des Generalgouverneurs von Yunnan, Ortai, aus dem Jahre 1726 bemerkt in diesem Sinne hierzu: „Die Oberschicht wie auch die übrigen Einwohner in der Präfektur Yuanjiang, einer besonders gefährdeten Region auch noch in dieser Periode, sind an die Malaria gewöhnt (*xiguan*), sie werden nicht mehr von diesem Gift befallen.“[102]

Diese Art der Adaptation setzte eine längere Exposition voraus, ein Umstand, dessen man sich namentlich seit der Ming-Zeit durchaus bewußt war. Die vorige Äußerung des Generalgouverneur Ortai gilt Bello zu Recht als Zeugnis dafür, daß in China einerseits eine natürliche Resis-

99 *Guochao rouyuan ji* 17.8b-9a. Über Shen Baozhen vgl. Hummel 1943–1944, 642.

100 Zhou Qiong 2007a, 441f. Text aus *[Daoguang] Yongchangfu zhi*, ch. 25, Abschnitt *yiwen*, „Abhandlungen“ (*lun*), auch in seiner Biographie in *[Qianlong] Tengyuezhou zhi* 9.122ff.

101 Marks 1998, 75.

102 Zu diesem vgl. vgl. Rosner 1984, 43: *Yongzhengchao zouzhe*, Bd. 5, 746 (Yongzheng 4). Zu dieser entscheidenden Stelle siehe auch Bello 2005, 300.

tenz autochthoner Bevölkerungsgruppen gegen Malaria vermutet wurde, zugleich aber auch Ideen über den späteren Erwerb dieser Eigenschaft durch chinesische Siedler aufkamen.[103]

Dieser Modus der Anpassung wird ebenso für Gegenden postuliert, die weit entfernt von den Miasmen des Südens liegen, z. B. auf Ost-Tibet (Qinghai). Zur Zeit der Niederschlagung des großen Aufstandes im späten 18. Jahrhundert zitiert Guang Hou 廣厚, in den Jahren 1799–1801 Schatzmeister in Gansu, den Ausspruch eines Salaren: „Wir leben seit Generationen in Xunhua und Hezhou (d. h. im Siedlungsgebiet der Salaren). Wir können die Kälte ertragen. (Aber) in Sichuan und Shenxi ist es heiß, das Klima ist entsprechend. Wenn jemand ankommt, der nicht daran gewöhnt ist (*bu xiguan* 不習慣), wird er häufig von Krankheiten angesteckt."[104] Den Prozeß einer gleichsam vertieften, intensivierten Gewöhnung können sowohl die angepaßten („gekochten") Aboriginen wie auch die chinesischen Siedler einer Grenzregion durchlaufen.[105]

Solche Überlegungen hatten durchaus praktische Konsequenzen. In Guizhou schreibt Liangqing 良卿 (?–1769), ein Mandschu, der in den Jahren 1767 und 1768 dort als Gouverneur fungierte, über die Notwendigkeit, zur Bekämpfung der burmesischen Rebellen Soldaten aus Guizhou nach Yünnan zu beordern. Er lobt die Kampfkraft und Robustheit der Regierungssoldaten in den Stützpunkten (*ying*) dieser Provinz: „Die Soldaten in Guizhou sind stark im Kampf (wörtlich *gong ma* 弓馬, "mit Bogen und Pferd"). Obwohl sie inzwischen entfernt in eine (vom Kampfgebiet aus) nördliche Provinz abgerückt sind, können sehr wohl durch gefährdete Zonen marschieren und die Miasmen ertragen (*nai zhang* 耐瘴)."[106] Er sieht jedoch Engpässe in der Ergänzung und schlägt vor, man sollte unter den Söhnen dieser Soldaten wie auch unter den chinesischen Binnenwanderern (*liumin*) in Guizhou Leute für den Militärdienst anwerben, die die ausrückenden Truppen ersetzen können.[107]

Die Verweildauer in der Gefahrenzone spielt eine entscheidende Rolle auch für die Adaptation von Individuen. Diese individuelle „Gewöhnung" an die Hitze wie an die Miasmen vollzog sich allerdings in einem viel engeren zeitlichen Rahmen: innerhalb der Lebensspanne eines Menschen, nach einigen Phasen der Exposition. Manche Besetzungsvorgänge lassen eine Einsicht in solche Zusammenhänge klar erkennen. Im Jahre 1774 verstarb in Ningmingzhou 寧明州 (Präfektur Nanning, Guangxi) plötzlich der Amtsinhaber. Für diesen unangenehmen „Miasmen-Posten", der wegen seiner Lage am Nadelöhr des Zugangs nach Annam strategisch bedeutsam war, wurde ein Anwärter gesucht, der nicht zuletzt „die Miasmen aushalten" konnte (能耐煙瘴). Unter den lokalen Kräften fiel die Wahl auf Kang Tanyue 康坦嶽, der seit vier Jahren als Magistrat von Xuanhuazhou 宣化州 (Guangxi, ebenfalls Nanningfu) amtierte. Eine gewisse Unempfindlichkeit gegen

103 Zu den veschiedenen Arten der Gewöhnung Bello 2005, 299f. In größerem Zusammenhang vgl. für Indien M. Harrison 1999.

104 *Chaoping sansheng xiefei fanglüe* 111.1288.

105 Xiao Fan 1993, 73 bringt zahlreiche Varianten um die Formel *buxi shuitu*.

106 *Qianlong shilu* 805/12b-13a (Qianlong 33/II, 1768); auch erwähnt in CSK 316.11079.

107 Die Rede ist von der Heranbildung zu *qiangpao tengpai bing* 槍炮藤牌兵: diese „(Rattan)-Schild-Truppen" sind besonders für Fujian beschrieben: Kämpfe gegen die Japaner und Coxingas Truppen, später im Dienst der Qing gegen die Russen u. a.

Miasmen wurde ihm offensichtlich ohne weiteres zugetraut, obwohl er, wie ausdrücklich betont, aus Shaanxi stammte. Eine erfolgreiche Anpassung wurde stillschweigend angenommen.[108]

Erfolgreich abgeleistete Amtsperioden im Grenzsaum des Südwestens galten als Garantie für eine hinreichende Gewöhnung an „Wasser und Erde". Bei der Besetzung militärischer Posten im exponierten Cheli 車里 im äußersten Süden von Yunnan hebt Zhao Bao hervor:

> Die Dienstgrade der *qian(zong)* 千(總) und *ba(zong)* 把(總) des Militärs, die solche Einsätze hinter sich hatten, kommen verglichen mit den von anderswo her Entsandten viel leichter zurecht (*zi geng xiang an* 自更相安). Unter diesen Leuten sollte man die Auswahl von Personen treffen, die Miasmen ertragen könnten, und sie nach einem durchdachten Rotationsplan ablösen.[109]

Auch ganz kurze Phasen der Adaptation werden bisweilen vorgeschlagen. Im besonders arg (*zhangli teshen* 特甚) unter den Miasmen leidenden Nandan 南丹 in Guangxi war 1437 für neu in der Peripherie eingetroffene Truppen eine – notwendigerweise wohl eher begrenzte – Zeit der Anpassung vorgesehen. „Sie sollen sich in den Stützpunkten aufhalten, dort Rationen fassen und exerzieren, damit sie sich allmählich mit Wasser und Erde vertraut machen können (*dai qi jian xi shuitu* 待其漸習水土), erst danach seien sie einzusetzen."[110]

Der erfolgreiche individuelle Erwerb der Resistenz ist mit Erfahrungen verbunden, die mitunter sehr drastisch beschrieben werden, so von Li Zongfang 李宗昉 (1779–1840):[111] Die Kaufleute aus Jiangxi, die sich nach Luohu 羅斛 im Südwesten von Guizhou begeben,[112] wahrscheinlich ein Bergbaudistrikt, müssen das Wechselfieber dreimal überstanden haben, ehe sie über einen gewissen Schutz verfügen (*bi jing san nüe nai ke bao* 必經三瘧乃可保). Einer habe die Krankheit sogar 18mal durchgemacht. Mou Zhonghang und Wang Caiping sehen darin ein Zeichen dafür, daß die Miasmen-Krankheit in vielen Fällen eben doch Malaria gewesen sein muß, und weisen außerdem auf die Tatsache hin, daß südlich des 25. Breitengrades mit *Malaria tropica* zu rechnen ist.[113] Darüber hinaus werden solche Erfahrungen wenigstens seit der Song-Zeit als Ergebnis eines ganz bestimmten Wandlungsprozesses gesehen, den das Individuum im Verlauf der längeren Exposition im südlichen Klima durchläuft. Zhou Qufei konstatiert schon im 12. Jahrhundert, daß die Leute aus dem Norden bei allen Vorsichtsmaßnahmen letzten Endes einmal als Folge der Miasmen erkranken, fügt aber gleich tröstend wie erklärend hinzu:[114] Es gibt jedoch leichte und schwere Fälle, außerdem gilt: „Wer länger in dem Gebiet ist, der paßt sich an" (*jiu ze yu zhi juhua* 久則與之俱化).

Was aber bedeutet eine derartige Adaptation an die äußere Umgebung, wörtlich eine „vollständige Veränderung" (*juhua*), gerade in diesem Kontext? Sucht man nach Parallelen in medizinischen Traktaten aus der Song-Zeit, so erinnert der Passus zunächst fast wörtlich an eine ähnli-

---

108 Eingabe des Guangxi-Gouverneurs Xiong Xuepeng 熊學鵬 in *Qianlongchao zouzhe*, Bd. 34, 799-800 (Qianlong 39/III/8).

109 *Qianlong shilu* 935/25ab.

110 *Ming Yingzong shilu* 34.227 (Zhengtong 2, 1437).

111 *Qian ji* 黔紀 7.352a, zit. bei Lombard-Salmon 1972, 82.

112 *Guizhou sheng diming cidian*, 345.

113 Mou Zhonghang und Wang Caiping 2003, 22. Zur Gefährdung der Kaufleute aus Jiangxi siehe auch Mei Li u. a. 1997, 38.

114 *Lingwai daida* 4.25.

che Erklärung in der „Abhandlung über Wechselfieber durch Miasmen“ des Wang Fei: Die Einheimischen stünden in Bezug auf Anfälligkeit gegen Miasmen vielfach gar nicht so gut da, denn ihr Lebensstil sei ausschweifend (*yin*), ihre Bäder in der Flüssen schädlich, außerdem seien sie dem Alkohol ergeben. Sodann ist zwar von der unvermeidlichen Erkrankung der Leute aus dem Norden die Rede, sobald sie ins Miasmen-Gebiet gehen: „Leute, die von auswärts in den Süden gelangen, erkranken unweigerlich einmal, aber es gibt leichte und schwere Formen, und, wenn man sich länger dort aufgehalten hat, ist man angepaßt und kann deshalb (das Risiko der Erkrankung) vermeiden.“[115] Dieser letzte Zusatz, der in *Lingwai daida* des Zhou Qufei fehlt, scheint sehr wesentlich für das Verständnis des ganzen Konzepts, denn er bestätigt das Resultat des Prozesses: eine erworbene Widerstandsfähigkeit. Offenbar bestand schon in der Song-Zeit bei manchen Autoren eine gewisse, wenn auch noch so vage Ahnung von den möglichen Zusammenhängen zwischen Aufenthaltsdauer, durchgemachten Erkrankungsphasen und einer am Ende besseren Konditionierung.

Diese Art des Einlebens in eine fremde Umgebung erfordert mithin nicht nur eine gewisse Zeitdauer, sondern meint darüber hinaus eine innere Neuausrichtung des ganzen Organismus. Dieses Konzept wird in China gerne mit Hilfe eines olfaktorischen Codes erklärt, der verschiedene, seit dem Altertum wohlbekannte Ausprägungen kennt. Song Yingxing (1587–1666), der Autor des *Tiangong kaiwu*, beschreibt den Vorgang einer solchen Transformation im Abschnitt über Pelze: „Die Leute im Norden, die Schafsfelle tragen, sind an den intensiven und unangenehmen Geruch der Schafe seit langem gewöhnt, sie sind entsprechend angeglichen (習久而俱化), aber wer aus dem Süden kommt und dieses nicht gewohnt ist (*buxi* 不習), kann es nicht ertragen.“[116]

Abstrahiert und in die höhere Sphäre der Moral gehoben, wird diese Form der Anpassung sodann modellhaft schon in der Frühzeit gewählt, um die günstigen Einflüsse integrer Personen auf die moralische Einstellung des Edlen zu illustrieren: „Wer im Fischladen steht, nimmt nach einiger Zeit den Gestank nicht mehr wahr. Wer sich hingegen länger in einem wohlriechenden Raum aufhält, gewöhnt sich an die günstigen Einflüsse des feinen Geschmacks (und der höheren Gesittung).“[117] Dieses häufig variierte und kommentierte Diktum impliziert die Angleichung des Individuums an eine ungewohnte Umgebung, zugleich aber auch noch die Überwindung einer Schranke, indem schließlich eine neue Qualität des Eigenen erreicht wird.

Der Vorgang selbst, das Einwirken der äußeren Faktoren, wird auch als „Durchdringen“ (*xuntao* 熏陶) oder „Anstecken“ (*xunran* 熏染) charakterisiert. In der Spätzeit des kaiserlichen China, mitten in der Auseinandersetzung mit dem Westen, gewinnt der Begriff einer von außen induzierten, aber im Inneren vor sich gehenden „Veränderung“ weit über die Sphäre der Krankheiten hinaus noch einen ganz anderen, kämpferisch kulturpolitischen Unterton. Im Jahre 1909, also kurz vor dem Sturz der Monarchie, werden in diesem Sinne die westliche Kleidung und

115 *Lingnan weisheng fang* 1.19-21: 若久而與之俱化則免矣; Xiao Fan 1993, 118 zitiert dieseVersion. Auch *Jingyue quanshu* 14.306 (gekürzt).

116 *Tiangong kaiwu* 2.103 („Qiu“ 裘).

117 Liu Xiang, *Shuoyuan* 17.12b („Zayan“ 雜言): 與善人居,如入蘭芷之室,久而不聞其香,則與之化矣;與惡人居,如入鮑魚之肆,久而不聞其臭,亦與之化矣. (fast identisch in *Kongzi jiayu* 4.8b, „Liuben“ 六本.)

Sprache in den modernen Schulen Chinas als Gefahr dafür gesehen, im Sog eines schleichenden Wandels (*yuzhi juhua* 與之俱化) die chinesische Identität zu verlieren.[118]

Im positiven Sinne hingegen wird gerade eine allmähliche Gewöhnung, die zu moralischer Vollkommenheit führen soll, schon früh als Leitidee der Prinzenerziehung verstanden. In diesem Rahmen erklärt ein dem Konfuzius zugeschriebener Ausspruch, der Kronprinz müsse von Anfang an durch das Beispiel vorbildlicher Männer gefördert werden.[119] An deren korrekten Handlungen, Reden und Anschauungen habe sich seine Persönlichkeit zu orientieren. Von Jugend auf vermittelt, geht dies alles gleichsam in Fleisch und Blut über, sodaß dann am Ende aus der „Gewohnheit" (*xiguan*) eine (zweite) „Natur" (*ziran*) entsteht.[120] Eine Reihe von gängigen Redewendungen und Zitaten hält diese Idee bis heute in der Sprache lebendig.[121] Solche fest in der chinesischen Geistesgeschichte verankerten Konzepte von der Wandlungsfähigkeit des Menschen haben die Vorstellungen geprägt, die man sich von der Entstehung der vielbeschworenen „Vertrautheit mit Erde und Wasser" gemacht hat. Auch hier gilt jedoch die Einsicht, daß für den Erwerb dieser letzteren Qualität ein eher längerer Zeitraum erforderlich ist, und zwar der langjährige Aufenthalt in einer Region.

Eine besondere Stellung nehmen in diesen komplizierten Prozessen der Adaption die Frauen ein. Frauen gelten schon in der Song-Zeit im Vergleich zu den Männern als besser gegen Miasmen geschützt.[122]Aus der Mekong-Region wird ferner seit dem frühen 17. Jahrhundert berichtet, die Frauen seien nicht angesteckt (*ran*), d. h. gegen die Miasmen gefeit.[123] In dieses Bild passen Nachrichten über einen sogenannten Fluchtberg, auf den sich die Männer vor der Gefahr der Miasmen zurückziehen:

> Am Daduhe 大渡河 in Südwest-Sichuan sind ab dem 5. und 6. Monat die Miasmen wie Rauch (*yan* 煙) (zu sehen). Sie treten wie ein Wirbelwind oft ganz plötzlich auf und verschwinden wieder. Wer mit ihnen in Berührung kommt, stirbt unweigerlich. In der Dämmerung, bei trübem Wetter und bei Regen sind sie weniger gefährlich, man kann dann sogar den Fluß überschreiten. 90 *li* südlich des Postens befindet sich ein Fluchtberg (*bizhangshan* 避瘴山).[124] Die Männer lassen sich in diesem Berg häuslich nieder (*guan* 莞, eig. „Matte") und verstecken sich dort. Erst im Herbst „wenn der Reif fällt", schlafen sie wieder mit ihren Frauen. Daher gibt es das Diktum von den „halbe-Generations-Ehepaaren" (*banshi fufu* 半世夫婦). Wenn durchreisende Kaufleute eine solche alleingelassene Frau dazu bringen, mit ihnen Geschlechtsverkehr zu haben, erkranken sie und sterben; sofern sie doch überleben, verlieren sie ihre Stimme.[125]

Zu diesem Berg vermerkt bereits Gu Yanwu (1613–1682): „In der Übergangszeit vom Sommer zum Herbst nehmen die Miasmen (*lanzhang*) zu. Die *yuan* 鳶-Vögel (Milane, *Milvus govin-*

118 *Xuantong shilu* 17.204.

119 *Xinyu* 5.

120 *Kongzi jiayu* 9.7a („Qishi'er dizi jie" 七十二弟子解): 孔子曰: 然少成則若性也, 習慣若自然也.

121 *Zhonghua chengyu cidian*, 997; *Zhongguo gudai mingju cidian*, 23.139, 140.

122 Vgl. Xiao Fan 1993, 117.

123 *[Yongzheng] Yunnan tongzhi* 30.27b, auch bereits *Dian lüe* 4.12b; ferner *Diannan zazhi* 13.13a [477], ebenso *DianQian zhilüe* 4.3b. Zhou Qiong 2007a, 123.

124 *Ming shi* 43.1048 erwähnt einen Berg dieses Namens (*bizhangshan*) im Süden von Lizhou 黎州; auch in *[Qianlong] Yazhoufu zhi* 2.25.

125 *Shudu suishi* 1.43b-44a [28].

da)[126] fliegen dort in großen Schwärmen. Im Winter entfernen sie sich, was sogleich als Zeichen dafür gesehen wird, daß die Gefahr durch die Miasmen zu Ende gekommen ist."[127]

Eine Erklärung, warum Frauen das Klima des äußersten Südens besser bekommt als Männern, liefert schon Zhou Qufei in seinem *Lingwai daida* (1178):

> Die übermäßige Hitze in den südlichen Regionen ist nichts für Männer, Frauen jedoch bekommt sie besonders gut. Treffen das „männliche Prinzip" (die Hitze) und ein anderes „männliches Prinzip" (der Mann) aufeinander, dann schaden sie einander, das „männliche Prinzip" (die Hitze) und das „weibliche Prinzip" (die Frau) aber suchen und ergänzen sich gegenseitig.[128]

In *Lingnan weisheng fang* wird in einem dem Kompilator Jihong zugeschriebenen, auf 1264 datierten Abschnitt die bessere Kondition der Frauen ebenfalls hervorgehoben, allerdings ist sie anders begründet, und zwar aus der Prägung der ganzen südlichen Region durch überschießendes *yin*:

> Im Süden sind die Männer dünn und ausgemergelt, die Frauen hingegen fett, die Männer sind schwach, die Frauen vielfach stark. Das rührt daher, daß in dieser ganzen Region das *yang* ausläuft, während das *yin* reichlich vorhanden ist und dominiert. Deshalb sind die Frauen aus der Region nicht sehr anfällig für die Einwirkungen von Miasmen.[129]

Die Tendenz, für Frauen eine andere Disposition der Malaria gegenüber anzunehmen, beschäftigte im Übrigen keineswegs nur chinesische medizinische Autoren. Wie Harrison für Indien mitteilt,[130] gab es in den Schriften britischer Mediziner um 1800 durchaus vergleichbare Überlegungen, die allerdings in verschiedene Richtungen zielten: Manche sahen Frauen, die nach Indien kamen, als robuster an, manche wiederum genau umgekehrt als eher gefährdet.

Die Erkenntnis, daß der Schutz durch Gewöhnung, den Ortsansässige in den Miasmengebieten genossen, für Leute aus dem Norden auf jeden Fall – für Individuen wie über Generationen – nur langfristig zu erreichen war, führte in China zu unterschiedlichen Reaktionen. Eine bestand in der Betonung der Prophylaxe. Am Anfang einer erfolgreichen Prophylaxe durch Medikationen gegen die Miasmen-Krankheit steht das leuchtende Beispiel des Ma Yuan (s. eingangs), weil in seiner Biographie bereits vom Einsatz bestimmter Stoffe die Rede ist, die dazu dienen sollten, seinen Körper gegen die Gefahren der südlichen Fieberkrankheiten zu schützen. Schafer erwähnt,[131] daß Ma Yuan während des Feldzuges in Annam „Job's tears" (*Coix lachryma – jobi*) „a cereal which grows both wild and cultivated in the hills of Southern Asia" zu sich genommen haben soll. „... 'lightened his body and abridged his desires in order to overcome the malarial vapors.' " Die in der chinesischen historischen Literatur immer wieder zitierte Stelle aus der Biographie des Ma Yuan zielt ganz offenkundig auf die Prophylaxe, denn sie nimmt eine Grundidee vor allem der Makrobiotik auf: deren Ratschläge dienten nicht zuletzt der Vorbeugung gegen Krankheit. „Den Körper leicht machen" weist sehr wohl in diese Richtung, denn die

126 Zum Namen vgl. Hoffmann 1975, 245.

127 *Tianxia junguo libing shu*, 1308.

128 Netolitzky 1977, 197, leicht modifiziert.

129 *Lingnan weisheng fang* 1.53, zitiert ist ein Traktat über die Erhaltung der Gesundheit (*Sheshengfang* 攝生方), der unter diesem Titel bisher nicht zu eruieren war. Er bezieht sich wohl auf einen der zahlreichen, bei Okanishi Tameto 1977, 1372ff, aufgeführten, zu seiner Zeit gängigen Texte zu diesem Thema.

130 Harrison 1999, 90.

131 Schafer 1967, 132.

Figur des Ma Yuan steht im Kern für eine voluntaristische Auffassung, die hinter den Erwartungen an die positive Wirkung einer Vielzahl von Prozeduren auch der Alchemie steht. Die entsprechende Textstelle des *HouHan shu* spricht wörtlich vom „Besiegen" der Miasmen (*neng qing shen sheng yu yi sheng zhang qi* 能輕身省慾以勝瘴氣).[132] Es bleibt abzuwarten, ob sich Tendenzen nachweisen lassen, dem Beispiel des Ma Yuan nachzueifern und geeignete Substanzen zu finden, mit denen auf einer breiteren Basis – über die Beamtenelite hinaus – Prophylaxe gegen die Miasmen-Krankheit getrieben werden konnte. An sich wäre das naheliegend, denn die Prävention nahm im medizinischen Denken Chinas eine bedeutende Stellung ein. Betelkauen ist dabei nur eine der volkstümlichen Gewohnheiten, die zutiefst vom Gedanken der Prävention bestimmt sind, bei allen anderen Implikationen dieses weitverbreiteten Phänomens.[133]

Dazu kommt noch ein weiterer Gesichtspunkt, in dem sich die Gefährdung der Einheimischen von denen der Fremden unterscheidet. „Von den Seßhaften erkranken auch 2 bis 3 von 10, von den Reisenden hingegen 8 bis 9: Denn die Seßhaften befinden sich in Ruhe und Ausgeglichenheit (*anjing* 安静), während Leute, die auf dem Weg sind, unter Anspannung stehen (*laoshang* 劳傷)". Diese Unrast unter vielen Ortsfremden sieht Wang Fei dadurch motiviert, daß die Beamten nach hohen Gehältern und Aufstieg streben, die Kaufleute wiederum dem Gewinn nachjagen. Dem Fremden hilft nur Maßhalten bei Essen und Trinken sowie eine geordnete Gestaltung des Tagesablaufs, dann können ihm die „üblen Kräfte" (*xie* 邪) nicht schaden". Den Grundregeln einer kontrollierten Lebensführung mißt er wie andere Autoren seiner Zeit große Bedeutung bei. Er warnt deshalb sogar ausdrücklich davor, stets nur die feindliche Umwelt für das erhöhte Erkrankungsrisiko im Süden verantwortlich zu machen.[134] Ein wichtiger Zeuge für Maßnahmen einer umfassenden Prophylaxe ist Su Shi (1037–1101), dem der Ausspruch zugeschrieben wird: „Durch die Festigung des *qi* (*lianqi*) und die Zügelung der Begierden allein konnte ich erreichen, nicht zu erkranken.[135]

Daß im Süden wohl permanent ein lebhaftes Interesse an derlei Praktiken bestanden haben muß, bezeugen die „Zehn Regeln" aus dem 13. Jahrhundert mit ihren auch in der Folgezeit gerne aufgegriffenen Ratschlägen für eine maßvolle, rational-kontrollierte Lebensführung.[136] Ein auslösender Faktor für Krankheiten als Folge der Miasmen sei die unerträgliche Hitze. Reisende würden darauf oft keine Rücksicht nehmen, doch die Ortsansässigen (*turen* 土人) seien davor gewarnt, sich (unter solchen Bedingungen) nicht nach außen zu wagen.[137]

Somit basierte die von der kaiserlichen Administration so hartnäckig vertretene Überlegenheit der Ortsansässigen gegenüber den Miasmen auf mehreren Vorstellungen. Von großer Be-

---

132 *HouHan shu* 24.827. In *Qing shi gao* 317.10732 findet sich ein entsprechender Passus, der dem Qianlong-Kaiser zugeschrieben wird, wenn dieser über einen Heerführer im Südwesten sagt: "Wegen seines Alters vermag er nicht mehr der Malaria zu widerstehen (*sheng zhang li* 勝瘴癘)".

133 Weitere Aufschlüsse über die auch zur Prävention empfohlenen Substanzen wird vor allem das in Oxford angekündigte Handbuch der Rezepte bringen, siehe bereits eingangs.

134 *Lingnan weishengfang* 1.17-25.

135 Zitiert in *Qian shu* 2.67f (Abschnitt *zhangli*): 吾為鍊氣寡欲可以無病.

136 Vgl. Rosner 2013b.

137 Die „Zehn Regeln für das Leben in den Regionen südlich der Pässe", Zhang Jie 章傑 (um 1140) zugeschrieben, in: *Lingnan weishengfang* 2.57.

deutung ist, daß durch das Konzept der Gewöhnung, damit verbunden die erworbene Resistenz bestimmter Bevölkerungsgruppen wie Individuen, ein allgemeines sozio-geographisches Konzept in Frage gestellt wird, welches gewissen regionalen Unterschieden der menschlichen Konstitution große Bedeutung einräumt: In den medizinischen Schriften Chinas herrscht schon früh die Meinung vor, daß die Leute im Norden anders essen als in den feuchten Regionen des Südens, und daß sie mithin auch eine andere Konstitution besitzen und an ganz bestimmten Krankheiten leiden bzw. für diese prädisponiert sind. Diese Zusammenhänge sind im Kern schon in frühen medizinischen Traktaten angelegt, wiewohl später ausgebaut und modifiziert.[138] Sie finden sich im *Neijing*, werden *more sinico* auch schon in der alten chinesischen medizinischen Literatur stark systematisiert, etwa zu den Fünf Geschmacksrichtungen in Beziehung gesetzt, und dienen danach deduktiv immer wieder zur Erfassung der Wirklichkeit. Erwähnt sei nur die Gegenüberstellung von Nord und Süd bei Tao Zongyi (1316–1403). Im Pflichtenheft des Arztes, der die besondere Situation des Patienten nach allen Richtungen hin kennen muß („Leere", „Fülle", Kälte und Hitze der Jahreszeit, Stärke und Schwäche des *qi*, den Ernährungszustand usw.) steht das bekannte Raster, das geographische Voraussetzungen mit Lebensgewohnheiten wie Merkmalen der physischen Konstitution in einen Zusammenhang stellt (以至風土異宜賦受各稟):

> Im Nordwesten sind die Gebirge ausgedehnt und der Boden ist mächtig. Ihre Sitte ist es, Hirse, Weizen und üppig Fleisch zu essen. Deshalb ist ihre Konstitution kräftig, doch litten diese Leute häufig an Gelenkschmerzen nach Wind-Attacken (*fengbi* 風痺). Im Südosten hingegen ist das Land reich gegliedert, das Wasser ist tief, die Leute essen üblicherweise Reis und viel Fisch und Krabben. Daher ist ihre Konstitution schwächer, sie haben Krankheiten der Milz und des Magens.[139]

Das Prinzip der Wandelbarkeit von Individuen wie vor allem von ganzen Bevölkerungsteilen stellt diese Schemata in Frage.

Wie erklären sich schließlich diese Vorstellungen von einer Gewöhnung an die Miasmengefahr samt der behaupteten Überlegenheit der Einheimischen aus heutiger medizinischer Sicht? Marta Hanson diskutiert die u. a. vom Arzt Xu Chunfu 徐春甫 (1556) dem Kompilator des *Gujin yitong daquan*, berichtete Beobachtung,[140] die im Übrigen nur eine Textpassage aus dem *Lingnan weisheng fang* fast wörtlich wiedergibt (aus den „Zehn Regeln"), daß im Süden die Einheimischen in viel geringerem Maße von „miasmatischem *qi*" befallen würden; der chinesische Autor erklärt dies mit der mäßigeren Lebensweise im Gegensatz zu den unter Streß stehenden Reisenden und Neuankömmlingen aus dem Norden, vor allem auch mit der richtigen Diätetik.[141] Sie beeilt sich sogleich hinzuzufügen: „This explanation had nothing to do with the biomedical notion of acquired resistance". Natürlich hat sie das nicht, aber der stereotype Zusatz, daß Neuankömmlinge aus dem Norden „nicht Wasser und Boden gewöhnt" seien (*bu xi shui tu* 不習水土), impliziert, daß auf der anderen Seite die Bevölkerung der Region in ihrer Lebensweise in vielfältiger Weise den Besonderheiten des Klimas angepaßt war. „Gewöhnung" konnte,

---

138 Siehe dazu grundlegend Hanson 2001.

139 *Tanxuan* 談選 (Shuofu 5.43a [443]): 如西北之地, 山廣土厚, 其俗所食黍麥粱肉, 故其稟若壯而多風痺之疾; 東南之地, 土薄水深, 其俗所食粳稻魚蝦, 故其稟受差弱而多脾胃之病. Siehe auch Luo Ning 2012. Zu diesem Klischee Hanson 2001, wie vorher. Vgl. *Gujin yitong daquan* 3.198: 北方風氣渾厚稟賦雄壯.

140 *Gujin yitong daquan* 76.470.

141 Hanson 2011, 78.

wie gezeigt, in diesem Kontext verschiedene Prozesse meinen, von der oberflächlichen Meidung und Anpassung der äußeren Lebensgewohnheiten bis hin zu einer weitgehenden inneren Konditionierung des Körpers und seiner physiologischen Reaktionen. Unabhängig von traditionellen chinesischen Auffassungen stellt sich daher durchaus die Frage nach dem faßbaren Substrat dieser behaupteten relativen Widerstandskraft bestimmter Bevölkerungsgruppen gegen die Miasmen des Südens.

Verschiedene Ansätze sind genannt worden. Eine gewisse Erklärung könnte das Konzept der Semi-Immunität geben,[142] ebenso die Sichelzellanämie.[143] Vor einigen Jahren wurde allerdings die auf Sichelzellen fokussierte „Malaria-Hypothese“ überprüft und wenigstens für Südostasien in Frage gestellt. Gerade dort kämen andere Defekte im Hämoglobin-Gen vor, die einen möglichen Schutz vor Malaria bieten könnten.[144] Die Frage ist, wie weit darin Daten aus China berücksichtigt sind: Südostasien ist nicht China, wird aber heute landläufig gerne damit verwechselt. In der historischen Forschung zu anderen Regionen sind solche Gedankengänge durchaus vertreten. Für Amerika geht McNeill von der in den zeitgenössischen Berichten tradierten Beobachtung aus, die Amerikaner in Georgia seien vergleichsweise resistent gegen Malaria gewesen, die neu eingetroffenen britischen Soldaten (aus England und Deutschland) jedoch nicht. Dieses Gefälle hätte den Kriegsverlauf wesentlich beeinflußt.[145] Allerdings wirkt seine Annahme einer wie immer gearteten Resistenz bestimmter Bevölkerungsgruppen (Sklaven aus West-Afrika u. a.) gegen Malaria etwas schematisch. Am Ende wird stets der Spezialist die Entscheidung treffen müssen. Zur Disposition der Südchinesen konstatiert McNeill allgemein:

> By virtue of its hot south, many Chinese immune systems were familiar with malaria, dengue, and other tropical fevers.... Illness and death haunted all of China, and the toll on children and other immunological naifs probably ranked among the highest anywhere in the world. But those who survived childhood, escpecially in southern China, where the variety of lethal infections was greatest, probably had the most alert and active (human) immune systems on earth.[146]

In einen großen Zusammenhang gestellt wird das alles auch durch die synthetische Betrachtungsweise bei Samuel Adshead, der sich dazu vor allem auf John McNeill stützt: Als Folge der chinesischen Ausbreitung in den heutigen Süden Chinas, mithin eine "latitudinal rather than longitudinal extension", erhielt die lokale Bevölkerung im Ergebnis "a more varied set of acquired immunities". Das fortdauernde Insistieren immer neuer Generationen chinesischer Beobachter auf die positiven Auswirkungen der unerläßlichen „Gewöhnung“ könnte somit durchaus als Reflex auf diesen langfristigen Trend verstanden werden.[147]

---

142 Rosner (1984, 44), damals nach Beratung durch Wolfgang Bommer (Göttingen). Nach Egbert Tannich (Hamburg) ist es heute noch aktuell (mündliche Mitteilung 2013).

143 Mc Fadzean und Todd 1964. In dieser Richtung argumentiert auch Cang Ming 2004, 53ff.

144 NZZ 17.Nov. 2010, Bericht nach *Nature Communications*. Online-Veröffentlichung vom 2. November 2010 (britisch-kenyanische Arbeitsgruppe).

145 McNeill 2010, 204ff.

146 McNeill 1998, 35.

147 Adshead 2004, 73.

2 Die Überwindung der Miasmen durch aktive Eingriffe des Menschen in die Natur

Die Pläne für eine möglichst rationale Erschließung des Südens waren noch von einer anderen, weit übergeordneten Perspektive geleitet: Im Zentrum stand der feste Glaube in eine schrittweise, auf lange Sicht jedoch radikale Umgestaltung ganzer Landschaften mit der Konsequenz, daß am Ende die Miasmen von selbst eliminiert sein würden. Diese optimistische Zuversicht findet ihren Ausdruck in einer kurzen Formulierung, die sich paradoxerweise auf den ersten Blick eher unscheinbar ausnimmt. Sie lautet in einer Denkschrift des Gouverneurs von Guangxi, Jin Hong 金鉷 (?–1740; von 1728 bis Anfang 1736 auf diesem Posten), in Hinblick auf die Distrikte Long'anxian 隆安縣 und Xinningzhou 新寧州, im Nordwesten bzw. Südwesten von Nanning gelegen:

> Früher bestanden dort Schwierigkeiten, diese Amtsposten überhaupt zu besetzen (*diaoque* 調缺). Neuerdings jedoch *ist die Bevölkerung dichter geworden, die Miasmen sind vollständig verschwunden* (*renmin choumi, yanzhang quanxiao* 人民稠密, 煙瘴全消), man kann jetzt die Beamten nach dem regulären Verfahren auswählen.[148]

Tatsächlich hatte gerade der Kreis Long'an noch während des 16. Jahrhundert als stark malariagefährdet gegolten.[149] Der knappe Hinweis auf die positiven Auswirkungen einer kontinuierlichen Bevölkerungszunahme liefert nicht nur eine griffige Erklärung des bisherigen Veränderungsprozesses. Er eröffnet auch die beruhigende Aussicht, daß nunmehr mit dem Erreichen einer gewissen Siedlungsdichte kein Erkrankungsrisiko mehr zu befürchten sei.

Die Idee einer stetigen Verbesserung des Habitats durch die fortschreitende Landerschließung findet sich bereits in dem Kontrast von „einst" und „jetzt", der, wie gezeigt, seit der späten Ming-Zeit häufig als Folie zur Beschreibung der Veränderungen in einzelnen Regionen und Präfekturen dient. Dort steht allerdings ein eher abstrakter zivilisatorischer Optimismus im Zentrum, der das Sendungsbewußtsein des Kaiserreiches durchzieht und der immer wieder hervortritt. Hier aber, mit dem Blick auf das Bevölkerungswachstum und seine günstigen Folgen, sind konkrete Schritte angesprochen, praktische Maßnahmen und meßbare Größen, die Fortschritte auf dem Weg zu diesem Ziel aufzeigen.

Es ist nicht bekannt, wann dieser Kausalzusammenhang in der chinesischen Kameralistik zuerst formuliert worden ist. Implizit findet er sich bereits in der Song-Zeit, denn schon im Jahre 1062 spielt die Überzeugung, daß eine dichtere Besiedlung, ermöglicht durch intensiven Ackerbau, unweigerlich die Befreiung von der Last des „Miasmen-Giftes" nach sich zog, eine wichtige Rolle, sie erscheint allerdings eher verschlüsselt in einem Rechtsfall:[150] im Zuge von Ermittlungen gegen Beamte in Guangxi, denen Steuermanipulationen vorgeworfen werden. Im Jahre 1062 (Renzong jiayou 7. Jahr, VII) konstatiert Li Shizhong 李師中,[151] damals Transportkommissar in Guangxi, daß in den Gebieten südlich der Pässe viel brachliegendes Land vorhanden sei, allerdings wild überwuchert und voll von Miasmen. Daher solle man chinesische Siedler dazu ermun-

---

148 *Yongzheng shilu* 78.26a-27b (Yongzheng 7/II, 1729).

149 *[Jiajing] Nanningfu zhi* 1.18, Abschnitt Klima (*qihou*) und spätere Beschreibungen im 18. Jh. (*Guangxi tongzhi*).

150 *Xu zizhi tongjian* 60.737 und *Xu zizhi tongjian changbian* 197.2382.

151 Biographie *Song shi* 332.10676.

tern, Felder anzulegen, über die in den Kreisen Register zu führen waren. Zunächst galt unbefristetete Steuerfreiheit, erst wenn die Bepflanzung 30 *qing* 頃, also eine verhältnismäßig große Fläche von fast 200 Hektar, erreicht habe, seien sie als reguläre Felder zu führen und zu besteuern. Auf diese Weise werde das Land allmählich erschlossen (*di shao kaipi* 地稍開辟) und „das Gift der Miasmen werde eliminiert" (*zhangdu miexi* 瘴毒滅息). Die Beschuldigten, Li und ein zweiter Mann, hätten es jedoch verabsäumt, in ihren Kalkulationen jene erheblichen Verbesserungen zu berücksichtigen, die durch eine verstärkte Kultivierung der Landschaft erreicht wurde.

Die Zunahme der Bevölkerung bleibt eine Konstante, ja sogar die entscheidende Größe, von der eine günstige Entwicklung der Neulandgebiete abhängt, während andererseits eine zu spärliche Besiedlung als Attribut der Rückständigkeit in der Wildnis der Randzonen gilt: Konsequent auf diesen letzteren Zustand zielt die berühmte Streitschrift des Zensors Lü Kun 呂坤 (1536–1618) gegen die exzessive Beschaffung von Edelhölzern in den entfernten Provinzen (1597): „Giftige Dünste sind dort stets intensiv, die Bevölkerung ist äußerst spärlich (*ren yan jue shao* 人煙絶少). (Es drohen) Kälte, Hitze, Hunger und Durst, Epidemien und Erkrankungen durch Miasmen (*zhangli*), so daß über die (Zahl der) Todesopfer besser gar nicht zu reden ist."[152]

Auch Gu Yanwu (1613–1682), der dem Studium der historischen Geographie so viel Aufmerksamkeit schenkte, sieht die Konstellation der Faktoren: Abgeschiedenheit, spärliche menschliche Aktivitäten und weitverbreitete miasmatische Dünste als charakteristisch für eine marginale Zone des Südens an.[153] Im Gegensatz dazu zählt die prägnante Formel von den segensreichen Auswirkungen einer dichteren Besiedlung auf das südliche Habitat zum festen Erklärungsmuster der Administration, in leichten Varianten charakterisiert sie stets eine positive Veränderung einzelner Plätze wie auch ganzer Regionen. Es dominiert die Überzeugung, daß auf die Dauer mit besserer Erschließung der neu eingerichteten Kreise die Bevölkerung zunimmt und im selben Maße die Miasmen zurückgedrängt werden.

Im 18. Jahrhundert kommt Gao Qizhuo 高其倬 (1676–1738)[154] mehrfach auf diese entscheidende Verkettung von Faktoren zurück. Im Jahre 1724 berichtet er aus Yunnan nach der Aushebung einer lokalen Räuberbande, die ihren Sitz im Lukuishan 魯魁山 in Yuanjiang 元江 hatte und von dort aus ihr Unwesen trieb:[155]

> In Weiyuan, Pu'er und am Neun-Drachen-Fluß (Abschnitt des Mekong im Süden von Pu'er) gibt es schönes Ackerland, sogar noch besseres als im Zentrum von Yunnan. Aus den Bergen kommt reichlich Wasser, zwei Ernten sind möglich, und dennoch liegt es brach, denn die lokalen „Barbaren" (*tuyi*) sind zu wenige, um das alles unter Pflug zu nehmen. Außerdem wäre wegen der Banditenplage die Ernte nicht sicher. Könnte man dieses Land erschließen, wäre nicht nur die Truppenverpflegung garantiert, man würde auch ein voll entwickeltes Gebiet (*letu*) gewinnen. Ferner gibt es dort Plätze, an denen man Kreise (*zhou* und *xian*) einrichten könnte. Aber noch ist die Bevölkerung zu spärlich. Am Flußufer sind die Miasmen nicht verschwunden. Daher ist es besser, nichts zu über-

152 *Ming Shenzong shilu* 309.1961 (Wanli 25), auch (auszugsweise) *Ming shi* 226.5938; zu dieser Schrift vgl. ferner Goodrich und Fang 1976, 1007f.

153 Für den Kreis Jianghua 江華 in Süd-Hunan, *Zhaoyu zhi* 32.1053-1054.

154 Erwähnt in Hummel 1943–1944, 735, in Yunnan als Generalgouverneur von Yunnan und Guizhou 1722-1725, dann wieder 1731-1733 als Generalgouverneur Yun Guang.

155 Denkschrift in *[Yongzheng] Yunnan tongzhi* 29,5.1050. Zu dieser Unternehmung in schwierigem Gelände auch Gao Qizhuo, Eingabe in *Qianlongchao zouzhe*, Bd. 3, 496-501 (Yongzheng 2/4/19).

> eilen und schrittweise vorzugehen. Ich habe bereits mit Gouverneur Yang Duoshi 楊多時 beraten und befohlen, daß die Lokalbeamten „Barbaren" wie chinesische Siedler (*yi* 夷 und *min* 民) zum Ackerbau ermuntern und Kolonisten (*min*) aus anderen Gegenden auffordern, damit sie dort tätig werden. Nach den Regularien des 1. Jahres Yongzheng sollen Trockenfelder erst nach 10 Jahren besteuert werden. Es steht zu hoffen, daß die Besiedlung allmählich dichter wird und die Miasmen der Berge (*lanzhan* 嵐瘴) von selbst verschwinden (*zi xiao* 自消), und wenn die Einwohnerzahl zunimmt, wird sich auch die Banditenplage beruhigen.[156]

Als entscheidender Mechanismus ist hier der mit wachsender Bevölkerungsdichte einhergehende, intensivierte Ackerbau herausgestellt. Ausgedehnte Rodungen der Wälder sind dabei stillschweigend vorausgesetzt, an anderer Stelle jedoch ausdrücklich hervorgehoben: „Jetzt ist die Bevölkerung zahlreich und die Wälder sind gelichtet, es gibt schon lange nicht mehr die Gefahr der Miasmen."[157]

Andere Situationsberichte heben die Vorreiterrolle der Städte, dabei besonders auch Verbesserungen in deren engerem und weiterem Umland eigens hervor. Für die Provinz Guangxi stellt der Chronist in der Schlußbetrachtung zum Kapitel „Klima" im 18. Jahrhundert fest:

> Früher war Guangxi, von Guilin einmal abgesehen, Miasmen-Gebiet. Das Land war weit und die Bevölkerung spärlich: Das war die Ursache. Jetzt herrschen Frieden und Prosperität, die Besiedlung ist dicht (*shengchi fansheng* 生齒蕃盛), die Dörfer liegen eng nebeneinander, Kälte und Hitze haben ihre richtige Zeit gefunden, (im Land) um die Präfekturstädte ist die Situation wie in den Inneren Gebieten. Nur in Sicheng 泗城 (*fu*), und zwar in den Kreisen Xilong 西隆, Xilin 西林, sodann in Donglan 東蘭 (im Südosten), Guishun 歸順 (im Südwesten)[158] gibt es noch ausgedehnte Bergwälder, in denen sich die Miasmen sammeln können, daher sind sie dort noch ein wenig zu spüren.[159]

Diese Lagebeurteilung scheint allerdings viel zu optimistisch, da bekannt ist, daß in der ersten Hälfte des 18. Jahrhundert noch weite Teile der Provinz Guangxi von Malaria geplagt waren. Die Angaben bleiben schwankend. Ein teilweise negatives Lagebild für beide Südprovinzen entwirft in der Spätzeit des Qingreiches Xu Shiluan 徐士鑾 (1833–1915), ein Bürokrat, der als medizinischer Kompilator hervortrat, im *Yifang conghua* 醫方叢話 (1886): In Zhao 昭, Ying 英, Gao 高, und Lei 雷 gebe es keine Miasmen (*zhangli*) mehr, doch in Taiping 太平, Sicheng 泗城, Zhen'an 鎮安 und Qiongzhou 瓊 sei das Klima abscheulich (*shuitu wei lie* 水土爲劣); in Sicheng sei es am schlimmsten.[160]

Die kaiserlichen Beamten gaben sich jedoch – weitgehend unbeeindruckt von solchen Negativmeldungen – überzeugt, daß die Zunahme der Bevölkerungsdichte den allmählichen Rückgang der Malariagefahr zur Folge haben müsse. Was die Mechanismen dieser komplizierten Transformation im Einzelnen betrifft, so werden bisweilen ganz konkrete Veränderungen in abgegrenzten Arealen beschrieben. Ins Gewicht fällt vor allem das – in diesem Kontext häufig zitierte – Zeugnis des Zhao Yi, der die ihm anvertraute Präfektur, Zhen'an 鎮安 im äußersten Südwesten von Guangxi, während seiner Amtszeit (1766–1768, dann wieder 1769–1770) sehr

156 Zur Phraseologie ist ferner ein analoger Gedankengang zu berücksichtigen: „Wenn die Lebenskraft gefestigt ist, verflüchtigt sich eine Krankheit von selbst" (元氣固而病自消). Siehe *Song shi* 382.11770.

157 *[Daoguang] Guangdong tongzhi* 89.382, für Leizhou 雷州.

158 Zur Lage die Karte Tan VIII, 46-47, im Nordwesten der Provinz.

159 *[Yongzheng] Guangxi tongzhi* 2.11f. Ganz ähnlich in *Wuzhoufu zhi* (1770) 3.41.

160 *Yifang conghua* 5.121, Abschnitt über Miasmen (*zhangshuo*). Dieser orientiert sich sehr am *Lingwai daida*.

genau erkundet hat.[161] Er vermerkt zur grundsätzlichen Frage der Abholzung der Wälder und ihrer Folgen:[162] Früher sei das Gift der Miasmen (*zhangdu*) gerade in Zhen'an arg gewesen. Er bemüht dazu das Zeugnis des Niu Xiu 鈕琇 (*hao*: Yuqiao 玉樵, gest. 1704) in dessen flüchtigen Notizen über Yue. „In diesem Gebiet kam es dadurch regelmäßig zu Erkrankungen. Wer hier hingelangte, hatte keinerlei Hoffnung, jemals lebendig zurückzukehren. Deshalb fürchteten sich die Leute sehr davor."[163]

Ein alter Bewohner der Stadt habe ihm jedoch erklärt: Früher waren die Berge außerhalb der Stadt alle mit Bäumen bewachsen, die schädlichen Dünste konnten sich dort ansammeln, ohne sich jemals wieder zu zerstreuen. Neuerdings aber werde die Besiedlung von Tag zu Tag dichter (*ren yan ri duo* 今人煙日多); man müsse das Brennholz jetzt schon in einem Umkreis von 30 *li* fällen. Deswegen seien die Miasmen (*zhangqi*) zurückgegangen.[164]

Doch auch diese Einschätzung ist zu relativieren. Sie wird sich wohl im Wesentlichen auf die Präfekturstadt selbst bezogen haben, denn zur Gesamtsituation seines Zuständigkeitsbereichs stellt Zhao Yi in anderem Zusammenhang fest, daß südlich davon, in den hohen Bergen in der Grenzzone zu Annam, nach wie vor reichlich Miasmen vorhanden seien.[165] Der Druck zur Gewinnung neuer Ackerflächen mag jedoch auch an der äußersten Peripherie auch in der Präfektur Zhen'an schon um die Mitte des 18. Jahrhunderts vorangeschritten sein. Eine Eingabe des Gouverneurs Shu Lu 舒輅 (?–1752) von Guangxi aus dem Jahre 1750 bestätigt dies, wenn sie den Zustrom von Siedlern aus den inneren Gebieten in die marginalen Zonen der drei Präfekturen Nanning, Taiping und Zhen'an konstatiert:[166] Dort hätten sie außerhalb der Grenzwachen, aber noch im Abstand von 20 bis 30 li von den „Barbaren", d. h. faktisch im argwöhnisch beobachteten Niemandsland, mit dem Ackerbau begonnen, in Strohhütten hausend. Auf der anderen Seite wird der Amtsposten von Zhen'anfu auch nach der Amtszeit des Zhao Yi als „Miasmen-Vakanz" geführt, wie ein Rechtsfall von 1779, in dem es um Unregelmäßigkeiten bei der Amtsablösung geht, eindrucksvoll untermauert.[167] Die Lokalchronik von 1756 schildert vor allem die indigenen Einheiten, die der Präfektur unterstanden, als gefährdet,[168] der Kompilator hält es immerhin für angebracht, dazu einen ausgedehnten Passus zur medizinischen Seite des Problems aus dem *Lingnan weishengfang* abzudrucken.[169] Die Ausgabe der Reichsgeographie der Qing von 1820 schätzt ungeachtet von möglichen Unterschieden zwischen Verwaltungszentrum und Randzone gerade das Gebiet dieser Präfektur offenbar nicht ohne Grund als nach wie

---

161 Hummel 1943–1944, 75.

162 *Yanpu zaji* 3.39.

163 *Gusheng* 觚賸 8.84 („Yue gu" 粵觚, nicht *Yue shu* 粵述, wie bei Zhao Yi, siehe vorher): 其地瘴癘時作，至此遂無生還之望，故選人甚憚之. Über Niu Xiu vgl. Jiang Qingbo 2005, 568. Das häufig genannte *Yue shu* stammt von Min Xu 閔敘, der 1663 als Erziehungskommissar in Guangxi tätig war. Darin ist an einigen Stellen von Miasmen die Rede (vor allem 17b-18a); die ganzjährige Miasmengefahr wird dort eher als Unikum hingestellt.

164 Das ist eine in der Sekundärliteratur häufig strapazierte Stelle.

165 *Yanpu zaji* 3.31. Im Anschluß daran läßt sich Zhao Yi über die Qualität des Trinkwassers aus.

166 *Qianlong shilu* 371.18b-19b (Qianlong 15/VIII); vgl. auch Fang Tie und Fang Hui 1997, 400.

167 *Qianlong shilu* 1078.12b-13b (Qianlong 44/III, 1779).

168 *[Qianlong] Zhen'anfu zhi* 1.4b-5a.

169 Ibid, 1. 6b-8a.

vor stark malariagefährdet ein: „Die Erde erzeugt dort die Ausdünstungen der Berge, die Menschen erkranken häufig."[170]

Schließlich erscheint in einer Aufstellung der Miasmen-Vakanzen von 1886 die Stadt Zhen'an, d. h. der Amtsposten, nicht mehr, wohl aber zwei der Präfektur unterstellte Bezirke von Fengyi 奉議 und Xiao Zhen'an 小鎮安, ferner stehen Posten in den ebenfalls zu Zhen'an gehörenden indigenen Kreisen (*tuzhou*) von Xiangwu 向武, Dukang 都康 und Xialei 下雷 in der Liste von 36 Dienststellen in der Provinz Guangxi, die für ein besonders unangenehmes Klima berüchtigt waren.[171]

Das fortgesetzte Abbrennen der Wälder (*fenlin* 焚林) ruft in heutiger Einschätzung in China durchaus zwiespältige Assoziationen wach. Moderne Interpreten sehen darin eine sorglose Verschwendung von Ressourcen, weil es eine Grundlage zerstörte, also nach heutigem Sprachgebrauch „nicht nachhaltig" sein konnte. Historisch gilt die Brandrodung in den Bergen (*fenshan*) hingegen als eine geläufige Praxis der Wilden am Rande der Zivilisation, etwa der Yao in Guangxi im Gebiet von Xiangwu tuzhou[172] oder der „Barbaren" im südwestlichen Hunan, in den Bezirken Chen 辰, Yuan 沅 und Jing 靖.[173] Xu Xiake läßt einen solchen „Waldbrenner" (*fenshanzhe* 焚山者) zu Wort kommen.[174] In der langen Debatte, die nach dem Amtsantritt von Chen Yongbin als Gouverneur von Yunnan (1593) um den Ausbau der Verteidigungslinie gegen Burma geführt wurde, der „acht Pässe" (*ba guan*) westlich des Salwen,[175] empfiehlt ein Ortskundiger sogar ausdrücklich systematisches Roden und Niederbrennen im Umkreis der Stützpunkte als Methode der Wahl, um die Gefährdung der Gesundheit für die Truppe zu verringern: „In Yunnan gibt es überall die Miasmen. Wenn man dort die Berge und Marschen abbrennt, dann werden die Quellen des Wassers von selbst sauber. Sobald die Quellen gereinigt sind, werden auch die Miasmen von selbst eliminiert (*yanzhang ziqing* 煙瘴自清)."[176] Die unmißverständliche Aufforderung, auf diese Weise aktiv einzugreifen, unterstreicht zudem von Neuem, daß in dem komplizierten Zusammenwirken der Klimafaktoren nicht nur Vorgänge in der Atmosphäre in Betracht gezogen wurden, sondern sehr wohl auch eine Bodenkomponente.

Haben die chinesischen Administratoren der Kaiserzeit, die so felsenfest von den positiven Auswirkungen der dichteren Besiedlung überzeugt waren, bereits Näheres über die besondere Bedeutung der einzelnen Eingriffe in die Landschaft für die Eindämmung der Miasmen gewußt oder besser geahnt? Hsiao Fan, der den vorhin genannten Rechtsfall aus Guangxi von 1062 an das Ende seines Überblicks stellt, nimmt an, daß darin nicht nur Ackerbau in allen seinen Sparten gemeint ist, sondern im Speziellen der Naßreisbau, und weist am Ende auf ein Dilemma hin:[177]

170 *[Jiaqing] Yitong zhi*, 24149: 地生嵐瘴民多疾病. Die Daten mögen älter sein. Die Miasmen in Zhen'an sind noch in der 1892 erschienenen überarbeiteten Fassung der Präfekturchronik von 1756 berücksichtigt. Siehe *[Qianlong] Zhen'anfu zhi* 8.6aff.

171 *Qinding libu quanxuan zeli* 7.49b [641] und 51b [642].

172 *[Yongzheng] Guangxi tongzhi* 93.1437.

173 *[Guangxu] Hunan tongzhi* 40.1369.

174 *Xu Xiake youji* 2B.109.

175 Zu diesen vgl. Bello 2005, 284 (mit Kartenskizze), 287, 311 Anm. 6, ferner Goodrich und Fang 1976, 193.

176 *Wanli wugonglu* 6.276.

177 Xiao Fan 1993, 171.

Einerseits hatte die chinesische Form der Bewässerungsanlagen wohl den Effekt, durch ausgeklügelte Methoden der Flutungen und Entwässerungen den Mücken die Basis zu entziehen; er stützt diese Vermutung auf ein rezentes Handbuch zur Malariabekämpfung aus der Volksrepublik.[178] Auf der anderen Seite, so gibt er etwas zögernd zu, könnte durch die Ausbreitung der Bewässerungskultur auch der gegenteilige Effekt eingetreten sein, indem teilweise die Anopheles neue Brutstätten erhielten. In den Schlußfolgerungen bleibt er sehr vage: „Weil das technische Niveau in früheren Zeiten niedrig war, kam die Verbesserung der hygienischen Verhältnisse nur langsam voran."

Daß sich positive Erwartungen auf die Naßreisfelder richteten, indem speziell die Anlage der Bewässerungskulturen auf die Dauer den Rückgang der Miasmen fördere, klingt wenigstens indirekt in späteren Stellungnahmen an, die günstige Folgen des Bevölkerungswachstums prognostizieren. Einen Wink in dieser Richtung bieten Argumentationen wie bei Han Jun 韓濬 (*jinshi* Wanli 26 = 1598, war kurze Zeit Zensor in Guangxi), der in Bezug auf die Insel Hainan und die dortige Gefährdungslage zusammenfaßt: „Zu Beginn der Dynastie hatte man noch keine Kreise und Militärkolonien, denn der (indigenen) Li wie der Chinesen waren sehr wenige, und die Miasmen der Berge waren noch nicht eliminiert. Jetzt ist die Bevölkerung zahlreich, das Land ist kultiviert, das Übel ist zu 80 bis 90 Prozent beseitigt."[179] Die Kultivierung (*kenkai* 墾開, „Neuland pflügen und erschließen"), dürfte sich nach Lage der Dinge in Hainan wohl auf die Anlage zusätzlicher Felder mit intensivem Reisbau beziehen.

Sofern derartige Maßnahmen zur Verbesserung der Umwelt – in heutigen Begriffen – bestimmten Personen zugute geschrieben werden, weisen sie enge Verwandtschaft zum Topos des musterhaften Administrators auf. Beispiele für den tüchtigen Beamten, der keine Mühe scheut, um seinen Distrikt in positiver Weise zu verändern und dadurch wesentliche Postulate der chinesischen Zivilisationsidee zu verwirklichen, sind in den Beamtenbiographien zahlreich, hier sei nur genannt: Die Biographie des Lü Huiqing 呂惠卿 (um 1070) berichtet, daß sein Vater den Kreis Zhangpu 漳浦 im südlichsten Fujian (nicht allzu weit entfernt von der Küste)[180] übernahm und dort als Magistrat amtete: „Der Kreis liegt mitten in den dichten Bergwäldern, die Bevölkerung litt unter Miasmen, Schlangen und Tigern. Shu 璹 (der Vater) lehrte sie (die Wälder) niederzubrennen und zu ackern (焚燎而耕). Daraufhin ging die Bedrohung zurück und hörte (schließlich) auf."[181]

Der Bürokrat erfüllt somit vorbildlich den kaiserlichen Auftrag der „Veränderung" (*hua*) auch der Natur, indem er die Bevölkerung auf den richtigen Weg der Landnutzung führt. Eine spürbare Verbesserung der äußeren Lebensbedingungen war das Ergebnis.

Diese Abfolge von aktiven Eingriffen, an deren Ende in einer gänzlich neuen physischen Umwelt auch die Beseitigung der Miasmen steht, kehrt sehr plastisch in Hu Yans 胡儼 (1361–1443) „Wang xin ting" 望昕亭 (Essay über den Pavillon zur Betrachtung der Morgendämme-

---

178 *Nüeji fangzhi shouce*, 134.

179 Zitiert bei Mei Li u. a. 1997, 42, dort nach *[Minguo] Wenchangxian zhi*.

180 Zur Lage von Zhangpu siehe Tan VI, 67-68, 4 3.

181 *Song shi* 471.13705. Zhou Qiong 2007, 475 zitiert diese Episode als Zeugnis für den Willen, die Umwelt aktiv zum Guten zu verändern und „die Miasmen" (*zhang*) aktiv zu überwinden bzw. vollständig zu eliminieren.

rung).[182] Dieser Pavillon liegt im äußerten Süden der Provinz Jiangxi, seiner Heimatprovinz. Die Gegend an den beiden Flüssen Zhang 章 und Gong 貢 war lange Zeit sehr arm und rückständig. Eingezwängt zwischen den Regionen Min (Fujian) und Guang, wurde sie regelmäßig von der Plage der Miasmen (*zhangli*) heimgesucht. Produkte gab es kaum, Reisende kamen nur selten hin. Dann aber trat ein fähiger Administrator (Li Churen 李處仁) auf, der die Felswände durchbrechen ließ, Licht in die Gegend brachte und der Bevölkerung den Wert der Bildung verdeutlichte. Die Leute strömten in das Gebiet, Acker- und Brachland wurde in reichem Maße neu erschlossen (田野滋闢), die Besiedlung wurde dichter. Die Macht der Zivilisation hatte sich durchgesetzt, der Pavillon ist ein Denkmal dafür.

Angela Liang[183] greift diese Perspektive auf und bemüht dazu eine theoretische Erklärung durch einen (sonst wenig bekannten) Autor aus der Ming-Zeit, Ye Quan 葉權 (1522–1578), der die bemerkenswerte Meinung vertritt, daß „mit zunehmender Bevölkerungsdichte das „*qi* der Menschen"(人氣) reicher werde (*sheng* 盛) und als Konsequenz das giftige *qi* der Berge verschwinde". Liang knüpft daran einen Vergleich zwischen der chinesischen und der westlichen Entwicklung. Im Westen stand die Sanierung von Städten im Zentrum – was sicherlich stimmt und ja auch bei Jean-Jaques Rousseau (1712–1778) voll zur Geltung kommt. In China hingegen habe man eher ganze Regionen, vorwiegend den Südosten, betrachtet und sei zur Einsicht gelangt, daß eine zu dünne Besiedlung Krankheiten Vorschub leiste. Diese Gegenüberstellung klingt plausibel, doch in China steht die Relation zwischen der Bevölkerungsdichte einerseits und der Bildung eines gesunden Habitts auf der anderen Seite noch zusätzlich als Chiffre für einen weit gefaßten, zivilisatorischen Gesamtprozrozeß, der in vielen einzelnen Segmenten voranschreitet. In diesem Sinne konstatiert eine Beschreibung von Zhuluo 諸羅, dem späteren Jiayi 嘉義 in Süd-Taiwan aus dem frühen 18. Jh zusammenfassend: „When garrisons are numerous, villages dense, roads opened, and trees uprooted, then insects,[184] serpents, and other harmful species are gradually driven away, and as soon as the darkness and viviousness have disappeared, the pestilence ceases of its own accord."[185]

Im Siegeszug der Zivilisation gehen die Miasmen schließlich unter: Schon in der Herausbildung von Kriterien zur Beurteilung der geographischen wie der zeitlichen Dimensionen von Miasmen war diese Leitidee erkennbar. In ihrer Absolutheit weist sie über die Geschichte der Malaria hinaus, wie auch über die Problematik von Raum, Bevölkerung und Gestaltung der Landschaft. Sie führt in die Vorstellungswelt der imperialen Reichsidee und damit auf eine ganz andere Reflexionsebene, auf die noch einzugehen sein wird. Vorher stellt sich jedoch, gerade in Hinblick auf die heutige Forschungslage, eine naheliegendere Frage: Wie weit war der uneingeschränkte Optimismus, mit dem die kaiserliche Administration mindestens seit dem 15. Jahrhundert ein baldiges Verschwinden der Miasmen erwartete, letztlich gerechtfertigt?

Es steht nach heutigem Kenntnisstand außer Zweifel, daß es dem chinesischen Kaiserreich insgesamt gelungen ist, seine südlichen Territorien bis zum Ende der Qing (1911) zu erschließen,

---

182 *Ming wenhai* 330.4b-5a. Zu Hu Yan (aus Nanchang in Jiangxi) siehe Goodrich und Fang 1976, 641.

183 Liang Qizi 2002, 204.

184 Ob man aus solchen Andeutungen zur Vertreibung der schädlichen Tierwelt allerdings schon eine Kenntnis über die Rolle der Insekten ableiten kann, wie es Elvin an einer Stelle suggeriert, scheint eher diskutabel.

185 *Zhuluoxian zhi* (1717), hier in der Übersetzung von Liu 1998, 197.

auf jeden Fall nach Maßgabe der damaligen Möglichkeiten. Von diesem Erfolg zeugen fundamentale sozioökonomische Veränderungen, zu denen zahlreiche rezente Forschungsergebnisse vorliegen. Die Bevölkerungszunahme in Süd- und Südwestchina ist unstrittig, ihre langfristigen Trends sind in Umrissen schon in der klassischen Studie von Ho Ping-ti (1959) vorgezeichnet, sie werden durch die neueren Arbeiten im Detail faßbar. Dies ist vor allem James Lee zu verdanken,[186] der den demographischen Wandel insbesondere seit dem 18. Jahrhundert für eine riesige Region quantifiziert. Nach ebenso aufwendigen wie subtilen Berechnungen kommt Lee zu dem Ergebnis, daß sich die Bevölkerungszahl in Südwestchina (Yunnan, Guizhou und im südlichen Sichuan) von geschätzt 11 Millionen im Jahre 1775 auf mindestens 20 Millionen im Jahre 1850 verdoppelt hat, wobei Wanderbewegungen aus den Inneren Gebieten Chinas eine entscheidende Rolle spielten.[187] Die Anziehungskraft Yunnans wurde, wie es auch James Lee in den Mittelpunkt stellt, hauptsächlich durch den Aufschwung des Bergbaus in dieser Provinz seit dem 18. Jahrhundert begründet. Der Bergbau namentlich auf Kupfer in Yunnan gelangte in der Ära Qianlong an einen Höhepunkt der Produktion. Die jährlichen Fördermengen stellen alles in den Schatten, was es schon davor im Südwesten gegeben hatte, sie sind seit langem in der Gesamtheit und für einzelne Regionen gesichert, ebenso die Höhe der Lieferungen in die Hauptstadt und an die Münzstätten in den Provinzen. Die Produktion von Kupfer erreichte in der Zeit der Hochblüte unter Qianlong zwischen 1763 und 1782 jährlich über 12 Millonen *jin* Kupfer. Auch die Zahl der Abbaustätten ist bedeutend, in mehreren Teilen der Provinz an Schwerpunkten konzentriert, neben vielen kleineren Plätzen.[188] Die Gewinnung von Silber (auch in den von Miasmen betroffenen Regionen um den Roten Fluß), Gold, Zinn (in Guangxi), und Zink ist wenigstens für die Qing-Zeit vielfach quantitativ erfaßt.[189] Die Zahl der im Bergbau beschäftigten Personen stieg 1750 auf über 300.000.[190]

Hand in Hand damit ging eine kontinuierliche Zunahme der Ackerfläche in den südlichen und südwestlichen Provinzen. Zahlenangaben zu den (registrierten) Ackerflächen in Yunnan und Guizhou bietet die kritische Studie von Yang Weibing:[191] Die Relation der Trockenfelder gegenüber den Naßreisfeldern ist in diesem Zusammenhang vielfach beachtet worden, sie beträgt nach einer viel späteren Erhebung in Yunnan (1952) pauschal 62.4% zu 38.6%. Sämtliche ökonomisch relevanten Größen dieses gewaltigen Wandels auch über die Bevölkerungsentwicklung hinaus hat James Lee (Li Zhongqing) mit Hilfe seines akribisch durchgeführten quantifizierenden Verfahrens in vorbildlicher Weise erschlossen.[192]

186 Lee 1982, siehe dort auch detaillierte Kartenskizzen.

187 Lee 1982, 729; generell jetzt T. J. Liu u. a. 2001.

188 Listen in Xia Xiangrong u. a. 1980.

189 B. Yang 2008, 213-229, gibt einen kurzgefaßten Überblick des Yunnan-Bergbaus der Qing-Zeit, mit Aufzählung hauptsächlich chinesischer Literatur und einiger Quelleneditionen, dazu in Anm. 134 (237f) Förderzahlen und Auflistung der wichtigsten Abbaustätten für die Qing-Zeit. Zum Kupferbergbau in Yunnan siehe Xia Xiangrong u. a. 1980, 173ff. Für Guizhou schon Lombard-Salmon 1972.

190 Lee 1982, 742.

191 Yang Weibing 2008, 128f, dort (131) auch Angaben für die Provinz Yunnan von 1952. Tabellen zur Entwicklung der Ackerfläche in Yunnan bietet auch Zhou Qiong 2007a, 283-285.

192 Lee 2000; chin. Üs. Li Zhongqing 2012.

Zu dieser Erfolgsgeschichte haben zweifellos mehrere Mechanismen beigetragen, die an vielen Stellen nebeneinander wirksam wurden. Die Rektionen auf die Gefahren, also die Meidung, wurde im Laufe der langen Verwaltungsgeschichte des Südens perfektioniert. Zugleich zeigte die Gewöhnung der Siedler-Population ihre Wirkung, auch durch Herausbildung der Endemiegebiete. Zudem erzeugen die großen demographischen und ökonomischen Entwicklungen weitere Veränderungen des Habitats, die dann teils Voraussetzungen, teils Folgeerscheinungen des Zustroms chinesischer Siedler in den Süden und Südwesten waren.[193] Vor allem in Yunnan sind dies die direkten und indirekten ökologischen Folgen des Bergbaus.[194] Nicht zuletzt zeigt die fortschreitende Umwandlung von Randgebieten mit indirekter Herrschaft in reguläre Verwaltungseinheiten (*gaitu guiliu*), wie sehr die kaiserliche Verwaltung allen Widerständen zum Trotz die Kontrolle über diese komplexen Vorgänge und damit über die peripheren Zonen intensivieren konnte.

Zhou Qiong sieht die Miasmen (*zhang*) als ein Produkt der originären, unberührten Umwelt Yunnans.[195] Dieses Phänomen wird nicht weiter in einzelne Komponenten zerlegt, ebenso wenig wie die Krankheiten, die daraus resultieren, hinterfragt werden, obwohl inzwischen klar sein dürfte, daß eben doch Malaria vielerorts das Hauptübel darstellte. Die Verbreitung der Bewässerungskultur wird zwar ausgiebig beschrieben, jedoch ohne die Zusammenhänge zwischen Naßreisbau und Malaria zu erörtern.[196] Es wird stets nur eine Konsequenz des Gesamtprozesses betrachtet, die totale Veränderung der ursprünglichen Vegetation und Biosphäre.

Auch andere rezente Studien in China, die mehrere fördernde Faktoren des Rückgangs der Miasmen verfolgen, beschreiben in dieser Manier eine allmähliche Verbesserung der Situation als Folge der Zuwanderung nach Yunnan und der Eingriffe in die natürliche Umwelt. Zhou und Li (2008) sehen in der Forcierung des Bergbaus in Yunnan in der Qianlong-Zeit eine Grundlage dafür, daß bis dahin als gefährlich bekannte Landstriche verhältnismäßig rasch zu bewohnbaren Zonen wurden. Als wesentlichen Mechanismus nennen sie die Umweltzerstörungen, die paradoxerweise die positive Folge hatten, der Herausbildung von Miasma den Nährboden zu entziehen. Eine genauere Analyse der Einzelfaktoren findet allerdings nicht statt, es bleibt bei der monotonen Wiederholung der These, daß die Zunahme der Bevölkerung an einem Ort ab einer gewissen Dichte unweigerlich die Miasmen zum Verschwinden bringt. Beispiele seien Ningzhou 寧州 im Süden der Provinz[197] und das nördliche Wuding 武定 im Stromgebiet des Jinshajiang,[198] beides Zentren der Kupfergewinnung und Ziel vieler Binnenwanderer. Auch Mou Zhonghang und Wang Caiping betonen die traditionelle chinesische Vorstellung, wonach die Abholzung, dazu die Ausbreitung der Landwirtschaft samt einer dichteren Bevölkerung ausreichten, um auf längere Sicht Abhilfe zu schaffen.[199]

193 Trotz der Skepsis von B. Yang (2010, 186ff.), der bezweifelt, daß derart komplexe Zusammenhänge jemals aufgeklärt werden könnten.

194 Zur Verknüpfung einzelner Entwicklungsstränge in Yunnan siehe schon K. C. Smith 1970.

195 So auch in dem zivilisationskritischen Abschnitt Zhou Qiong 2007a, 412ff..

196 Marks 2007, 326-356.

197 Zur Lage von Ningzhou siehe Tan VIII, 48-49, 5 8.

198 Tan VIII, 82.

199 Mou Zhonghang und Wang Caiping 2003, 16-17.

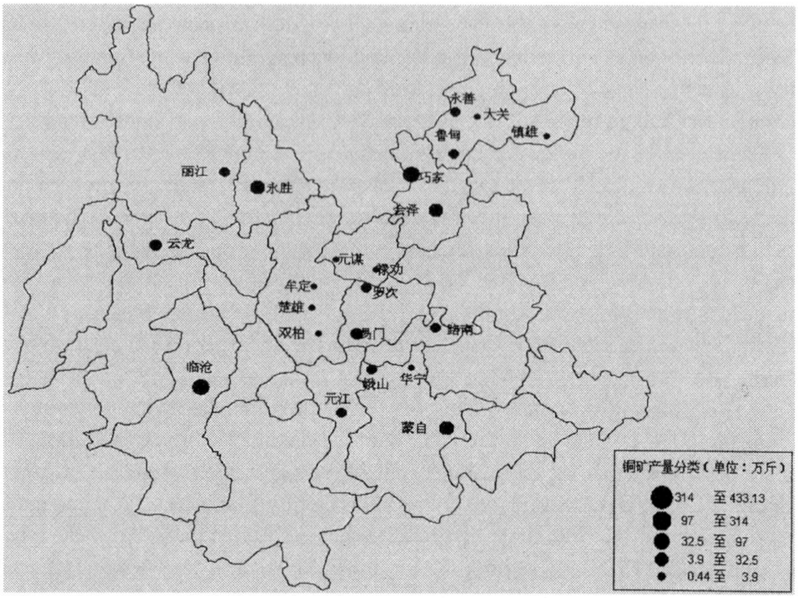

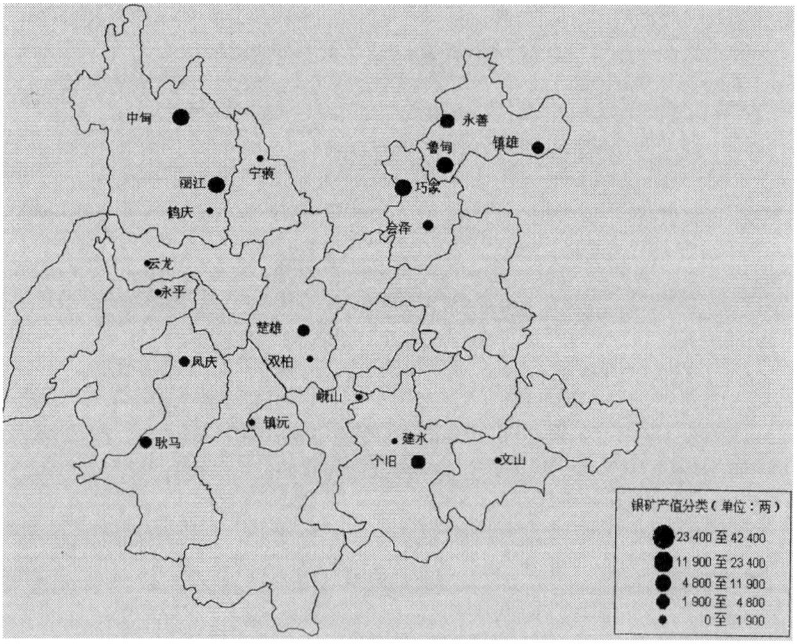

Kartenskizzen 4a, 4b Zur Verteilung der [↑] Kupfer- und [↓] Sibergewinnung in Yunnan (aus Yang Weibing 2008, 141 und 142)

Auf unmittelbare Veränderungen als Folge des Zustroms chinesischer Siedler in den drei im Südosten der Provinz Yunnan gelegenen Präfekturen Guangnan 廣南, Kaihua 開化 und Pu'er 普爾 haben ferner Ma und Cheng hingewiesen.[200] Diese Gebiete galten im frühen 18. Jahrhundert als „durch Miasmen" gefährdet (*yanzhang zhi di*) und kannte nur wenige Siedler aus den Inneren Gebieten. Das änderte sich vor allem im frühen 19. Jahrhundert, als zunehmend verarmte Siedlern aus benachbarten Provinzen, auch vom unteren Yangzi, in diese Region strömten und selbst die geplagten Dörfer als „Land der Hoffnung" (*ledi* 樂地) betrachteten. Ein Erlaß von 1836 vermerkt,[201] daß diese Leute Brandrodung betreiben, um auf den gewonnenen Flächen vor allem Mais anzubauen: Man sollte in den drei Präfekturen schon das bewährte System der Überwachung (*baojia*) einführen, was durchaus auf dichtere chinesische Siedlung hindeutet. Die Brandrodungen müssen sehr wirksam gewesen sein, wenn auch, wie Ma und Cheng anfügen, nach heutigen Maßstäben nicht zu begrüßen, weil sie die Umwelt schädigen. Die Wanderbewegungen von Siedlern, die den Ackerbau vorantrieben, führten noch in den Jahren 1821–1850 dazu, daß diese marginalen Regionen, der Präfekturen Guangnan und Kaihua – wie übrigens auch in Pu'er durch die Aktivitäten der Tee-Pflanzer – nicht mehr als „mysteriös" (*shenbi* 神秘) empfunden wurden.[202]

Wie unübersichtlich und komplex die Agrarverhältnisse sich in Yunnan seit dem 18. Jahrhundert letztlich gestalteten, stellt vor allem Bello (2016) im Gesamtbild sehr anschaulich vor. Er betont zu Recht, daß der chinesische Kaiserstaat gerade die komplizierten ökologischen Veränderungen in ihrer Vielfalt nur unvollkommen zu überblicken vermochte. Robert Marks scheint wiederum der einzige zu sein, der bisher sehr klar auf die längerfristig positive Bedeutung chinesischer Siedlungen hingewiesen hat, und zwar auf der Basis einer detaillierten Regionalstudie zu den Bewässerungsmethoden in Guangdong. Nicht die Bevölkerungszunahme per se konnte die Ausschaltung des Malaria-Risikos bewirken, sondern die Entwicklung einer bestimmten Wirtschaftsweise, die mit ihr einherging und diese erst ermöglichte. Ausschlaggebend war vor allem eine neue Technik in der Bewässerung der Reisfelder: Sie praktizierte eine periodische Flutung, die dazu führte, daß die Kausalkette der Vektorseuche unterbrochen werden konnte:

> By the dual process of developing immunity to malaria and of altering the environment through water control projects, Chinese were able to descend from the hill regions of northern Lingnan into the more fertile river valleys, thereby spreading their particular form of settled agriculture and displacing the Tai peoples who had inhabitated the lowlands. With more fertile land and close proximity to water supplies, Chinese improved the productivity of the land, enablng a larger and more dense population to be supported. The processes by which Chinese overcame the limitations that malaria had placed upon their ability to settle in the river valleys took not only centuries to unfold, but also perseverance and application of their water control technologies.[203]

200 Ma Ruheng und Cheng Chongde 1998, 483f. Man erinnert sich an die Aufhebung des Status als Miasmenposten für Guangnan und sein *xian*, Baoning 寶寧, schon 1765 (*Qianlong shilu* 744/1b-2a).

201 Ebd. zitiert, auch bei Lu Ren und Ling Yongzhong 2013, 236, nach *Qing shi gao* 120.3504-3505, Denkschrift Ruan Yuan als Generalgouverneur von Yunnan und Guizhou.

202 Mou Zhonghang und Wang Caiping 2003, 26. Über den Mechanismus der Veränderung der Malaria-Situation sagen sie nichts, außer daß die „Alten" meinten, die Schlägerung der Wälder wirke sich günstig auf die Lage des Habitats aus.

203 Marks 1998, 334.

Robert Marks nennt somit zwei Entwicklungen, die für die „acclimatization" der han-chinesischen Immigranten in Guangzhou entscheidend waren: Erstens die Herausbildung einer gewissen Immunität gegen die Malaria, zum zweiten die Veränderung der Umwelt durch die konsequente Anwendung der von Chinesen entwickelten Techniken der Wasser-Kontrolle, zu denen wohl die Praxis der regelmäßigen Durchflutung der Reisfelder gehörte, wodurch die Larven der Anopheles vernichtet wurden. Durch diese Anpassung von Mensch und Umwelt sei es möglich geworden, daß die Chinesen von den höher gelegenen Regionen des nördlichen Lingnan in das Perlflußdelta mit seinen weiteren Flächen einwandern und dort am Ende dichtere Populationen bilden konnten.[204] So sei zu erklären, daß das Delta um Kanton trotz des vielen Wassers im Wesentlichen frei von Malaria gehalten wurde.[205]

Wenn man hinter der vagen Bezeichnung Miasmen (*zhang*) zu einem wesentlichen Teil die Existenz von Malaria vermutet, so fordert eine Erwartungshaltung, wie sie in der in China üblichen Formel „Die Miasmen verschwinden von selbst" zum Ausdruck kommt, die vergleichende Interpretation geradezu heraus, sowohl einzelner Landschaften innerhalb Chinas, als auch mit anderen Regionen der Erde. Dies gilt in besonderem Maße für den Reisbau, denn gerade der Naßreisbau erzeugt, wo immer er forciert wird, neue Malariagebiete, indem er die Ausbreitung der Anopheles (bzw. bestimmter Arten, die Teichbrüter sind) begünstigt.[206] John McNeill macht in diesem Sinne den Reisanbau in Georgia und South Carolina für die Verbreitung der Malaria unmittelbar verantwortlich:

> Wherever irrigated rice is raised, *Anopheles* are raised along with it... The frequent floodings that rice needs allow nearly year-round crops of anophelines, which tends to make Malaria less seasonal and more constant throughout the year. The rhythms of flooding and drying up in rice fields keeps down the predator populations that might otherwise batten on mosquito larvae. Different rice varieties, raised in different fashions, suit different sorts of *Anopheles*. But the link is strong all around the world between rice, mosquitoes, and malaria.[207]

Aus Norditalien ist bekannt, daß der Effekt der Bewässerungsanlagen auf die Malaria-Situation unterschiedlich sein konnte. Packard betont, daß die Felder der Wohlhabenden weniger betroffen waren, weil die dort angewandten, aufwendigeren Flutungsmethoden die Anopheles-Brut reduzieren konnten, während bei einfacheren Verfahren stehendes Wasser die Larven geradezu züchtete.[208]

Im Übrigen ist das chinesische Paradigma der bewässerten Reisfelder in seinen Auswirkungen auf die Gesundheit der Landbevölkerung, insbesondere auf die Verbreitung von Malaria, schon früher beachtet worden. Bereits 1962 wies Wolfram Eberhard in großen Zügen auf eine charakte-

---

204 Schafer (1967, 131) erwähnt nur, daß die großen Ebenen um Kanton relativ frei von Malaria waren, und beruft sich auf vage historische Bevölkerungsstatistiken, ohne auf die Problematik der Veränderungen im Einzelnen einzugehen.

205 Ganz analog scheint dies im Übrigen auch in Vietnam die Ebene des Roten Flusses gegolten zu haben. Vgl. Gourou 1975, 41ff, zur dortigen Situation.

206 Bruce-Chwatt und Zulueta 1980, 125: „Davidson (1892) mentions that Valencia with its vast evaporating surface of rice fields 'suffers much from ague remittent and pernicious fevers; the population is miserably cachectic and entire villages have been depopulated [...]'."

207 McNeill 2010, 57, mit Literatur in Anm. 115 ebd.

208 Packard 2007, 78.

ristische Konstellation von Faktoren hin (allerdings ohne regionale und zeitliche Spezifizierung), die in China zum Rückgang der Malariagefährdung geführt haben könnte:[209] Sie umfaßte vor allem eine neue Form der Bewässerungstechnik mit periodischer Flutung der Reisfelder, wodurch die Moskitos zerstört wurden, ferner die etwa um das Jahr 1100 aufkommende Praxis, in den Naßreisfeldern Fische zu züchten, welche die Moskito-Larven vernichteten. Hinzu traten weitere Faktoren wie die Anlage der Dörfer, die Haltung der Tiere (Ackerbüffel) an bestimmten Stellen zwischen den Feldern und den Siedlungen der Menschen. Die Fischzucht in Reisfeldern ist eine Methode, der bis heute weltweit große Bedeutung eingeräumt wird.[210] Was China betrifft, glaubt Situ in solchen Maßnahmen in den Distrikten Xinxing 新興 und Leding 樂定 in Guangdong den Anfang einer umweltgerechten Landwirtschaft (*shengtai nongye* 生態農業) zu erkennen.[211]

Allerdings bleibt offen, wie weit die besondere Konstellation von Faktoren in den Bewässerungskulturen, so überzeugend sie von Robert Marks für das Perlfluß-Delta dargetan wurden, auch in anderen Regionen Südchinas galt, in denen der Naßreisbau in größerem Maßstab vorangetrieben worden ist. Und hier ist einige Vorsicht geboten.[212] Bezogen auf die komplizierten Bedingungen der Vektor- Kontrolle durch intermittierende Bewässerung nehmen sich pauschale Erklärungen zu den positiven Auswirkungen des chinesischen Reisbaus viel zu monokausal orientiert aus.[213] Grundsätzliche Skepsis in dieser Richtung äußert auch Mark Elvin in Hinblick auf das Verschwinden der Wälder in Teilen Südchinas.[214] Lauren Minsky hat ferner am Beispiel von Punjab und der Region von Bengalen exemplifiziert, wie eine Vielzahl von Faktoren (Arten der Vektoren, Art der Reiskultur, Bewässerungsmethoden im Einzelnen u. a. m.), die zudem untereinander in komplexen Wechselbeziehungen standen, die Ausbreitung von Malaria bestimmt hat.[215]

Unter den zahlreichen modernen chinesischen Handbüchern zur Umweltsanierung von Malariagebieten[216] betont der Leitfaden zur „Bekämpfung der Malaria“ (1977) zudem, daß in China die Anlage von Naßreisfeldern in Gegenden, die vorher keine derartigen Kulturen kannten, durchaus zur Verbreitung der Malaria geführt hat.[217] Von den in China verbreiteten Anopheles-Arten sei die Art *zhonghua anwen* 中華按蚊 Brüter speziell in Reisfeldern und anderen

209 Eberhard 1962, 273.

210 Vgl. vor allem den von MacKay 1995 herausgegebenen Sammelband.

211 Situ 1993, 123. *Zhongguo nüeji de fangzhi yu yanjiu*, 141, zur biologischen Kontrolle der Anopheles. Wirksam ist sie vor allem gegen die Anopheles-Art *Zhonghua anwen*. Für 1982 wird eine riesige Anbaufläche angegeben, in der Fische in den Reisfeldern eingesetzt werden: 6 Mill. *mou*. Vgl. ferner Wernsdorfer 1988, 1153 (larve control in rice fields).

212 Fan Jiawei (1998, 47f.) widmet der Geschichte der Anlage von Naßreisfeldern in den heutigen Guang-Provinzen gebührende Aufmerksamkeit. In den Schlußfolgerungen kommte er am Ende aber nicht über die Erkenntnis hinaus, daß als folge der Ausweitung des neuen Reisbaus auch die Habitate der Moskitos wuchsen.

213 Wernsdorfer und McGregor (1988, 1153) bemerken zu diesen Zusammenhängen: „The rice field is so complex an ecological entity that no single mosquito control method can resolve the malaria problem in the area. Apart from the vector species breeding in the fields, other anophelines may breed in drains, irrigation canals and other water collections in adjacent areas.“

214 Elvin 2004, 29f.

215 Minsky 2015, insbes. 274, Schlußfolgerungen.

216 *Zhongguo nüeji de fangzhi yu yanjiu* (1991). Siehe jetzt in erster Linie: Zhou u. a. 2014.

217 *Nüeji de fangzhi*, 42.

großen Wasseransammlungen.[218] Nicht alle Anopheles-Arten sind Feld-Brüter, und die heutige Verteilung der Anopheles-Arten in China sagt noch nichts über deren historische Verteilung in den einzelnen Süd-Provinzen aus.[219] Über lange Zeiträume hinweg blieb wohl in vielen Landstrichen Südchinas eher eine Konstellation von Reisbau und Malaria bestimmend, die Obringer (2001) treffend skizziert hat:

> As for malaria, in all likelihood the extension of irrigated rice cultivation under the Song contributed to its becoming endemic in territories that were previously hardly touched by it or, had been less highly populated. The increase in the population itself probably contributed towards the development of marsh fevers, for it swelled the reservoir of individuals who could fall victim to parasites.[220]

Dies bedeutete jedoch, daß Miasmen und damit die Gefahr der Malaria aus bis dahin verseuchten Teilen Südchinas nicht in dem Maße völlig verschwunden sein konnten, wie es zeitgenössische Stimmen seit dem Ende des 17. Jhs. immer wieder enthusiastisch verkünden. Der Grad dieses Zurückweichens ist vielmehr für die einzelnen Plätze zu relativieren, vor allem auch zeitlich in Phasen zu gliedern.

Beobachter am Ort waren sich bei aller Zugewandtheit zur Idee der ständigen Verbesserung des Habitats in ihren vergleichenden Schilderungen der Unterschiede durchaus bewußt. Vorschnell optimistisch für seine Zeit klingt eine Stellungnahme von Xie Shenglun (1762) zur Lage in den Präfekturen im südwestlichen Yunnan. Sie verzeichnet einerseits Nachrichten aus der Provinzchronik, daß in den Präfekturen Jingdong, Menghua und Yongchang die Miasmen stark vertreten waren, besonders in Yongchang. Xie bemüht sich aber dann gleich, zur Einschränkung seine eigenen Beobachtungen hinzuzufügen: In Yongchang, Guangnan, auch in Menghua und Jingdong seien sie schon lange beseitigt (ausgelöscht, *xiao*). „Wind und Regen sind dort harmonisch" (*fengyu hehui* 風雨和會), d. h. die klimatischen Bedingungen sind normalisiert. Nur in den Präfekturen Pu'er und Shunning, dort vor allem in Yunzhou (westlich des Mekong) sei das Leben der Amtsinhaber gefährdet, die deshalb mit gymnastischen Übungen ihre Lebenskraft stärken müßten, damit sie nicht von der Miasmenkrankheit befallen werden.[221] In Mianning 緬寧 (Yunnan) am rechten Ufer des Mekong mußte 1813 ein Aufständischer in einer Militäraktion bekämpft werden. Wegen der drohenden Gefahr wurde ausdrücklich befohlen, die Aktion unter den üblichen Vorsichtsmaßregeln, d. h. in der malariafreien Jahreszeit, durchzuführen.[222] Auch später (1887) notiert eine Lokalchronik für die ganze Region um Mianning unvermindert gravierende Miasmen.[223]

---

218 *Nüeji de fangzhi*, 40.

219 Die Anopheles-Arten Chinas werden in *Zhongguo nüeji de fangzhi yu yanjiu*, 97ff, 106 (*Zhonghua anwen*), eingehend behandelt.

220 Obringer 2001, 201.

221 *DianQian zhilüe* 4.3b-4a. Siehe Karte in Wernsdorfer 1988.

222 Die Gefahr der Miasmen besteht bis ins 19. Jahrhundert hinein, was nicht zuletzt in den Sicherheitsvorkehrungen bei der Unterdrückung des Aufstandes von Zhang Buguo (1813) eindeutig bezeugt ist. Siehe Zhou Qiong 2007a, 115.

223 Wie vorher.

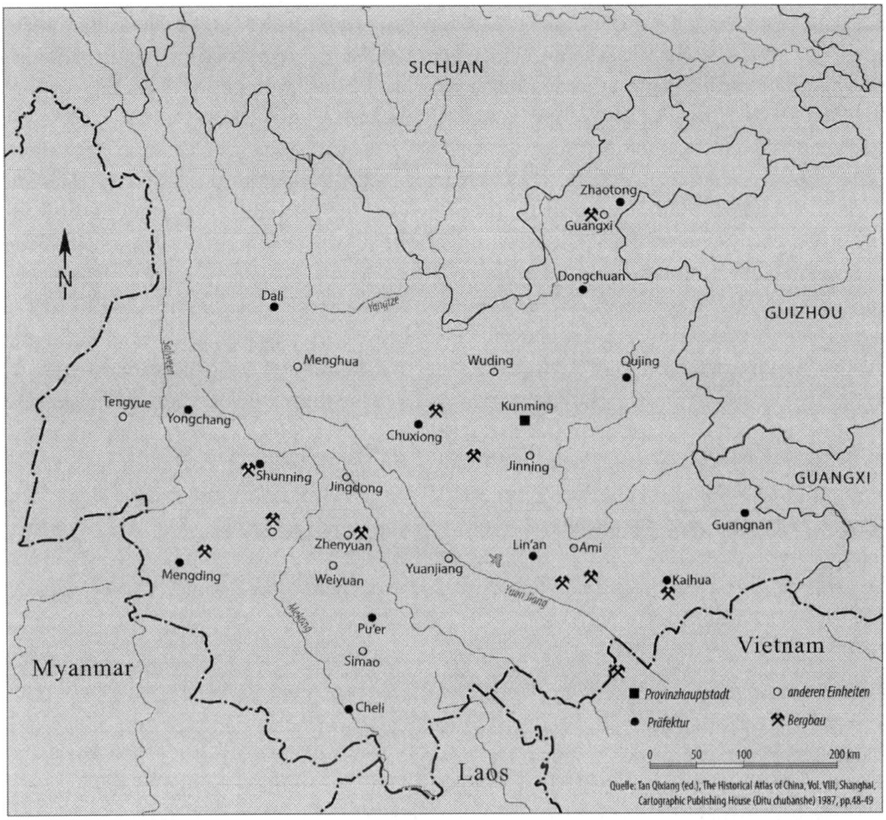

Kartenskizze 5 Yunnan

Selbst in Guilin, in der weithin als sicher geltenden Provinzhauptstadt von Guangxi, saß in der ersten Hälfte des 19. Jh der Schrecken noch sehr tief, trotz unleugbarer Verbesserungen. Liang Zhangju 梁章鋸 (1775–1849)[224] berichtet, daß während seiner Amtszeit als Gouverneur von Guangxi (1836–1641) sehr sorgenvoll über Methoden gesprochen wurde, wie man am besten den Miasmen entgehen könnte (*bi zhang* 避瘴).[225] Sogar die Beamten in Guilin waren in diesem Sinne darauf bedacht, etwa nicht zu früh aufzustehen, sondern stets die sichere Tageszeit des vollen Sonnenscheins abzuwarten. Liang hält diese Vorsicht zwar für unbegründet, weil in der Provinzhauptstadt mit ihrer zahlreichen Bevölkerung „nur leichte Miasmen vorkämen" (*you zhang yi qing* 有瘴亦輕). Im Übrigen sei schon in den Gedichten von Bai Juyi und Du Fu hervorgehoben, daß es in Gulin keine Miasmen gäbe. Er fühlt sich aber immerhin an Merkverse und – offenbar zu seiner Zeit durchaus gängige – Sentenzen zur persönlichen Lebensführung erinnert, die man befolgen müsse, um dieser Plage des Südens zu entkommen.

224 Hummel 1943–1944, 499f.
225 *Tui'an suibi* 12.13b.

Nimmt man alle in letzter Zeit ausgiebig studierten Segmente der Umwandlung des chinesischen Südens zusammen (Bevölkerungszunahme; Zunahme der Agrartätigkeit und der Ackerfläche; Bau von Bewässerungsanlagen; Rodung der Wälder; Diversifizierung der Wirtschaftstätigkeit, insbesondere Bergbau), so ist die Erwartungshaltung der Kaiserzeit im Sinne der Formel „mit wachsender Bevölkerung verschwinden die Miasmen von selbst" wenigstens bis zu einem gewissen Grad plausibel. Wenn man dazu die Miasmen der chinesischen Quellen im Großen gesehen mit Malaria gleichsetzt, kann man durchaus den Schluß ziehen: Abgesehen von den weitgehenden unerschlossenen Randgebieten an den Ufern des Salwen[226] wurde an vielen Stellen eine spürbare Lageverbesserung erreicht. Insbesondere im 18. Jahrhundert mochten vielerorts positive Änderungen in den Wachstumszonen wahrgenommen worden sein, nicht zuletzt auch deshalb, weil in der langen Friedenszeit zudem eine allmähliche, schrittweise Anpassung der Bevölkerung an die lokalen Lebensverhältnisse, einer „Gewöhnung" in zeitgenössischen Begriffen, stattfinden konnte. Die Idee von einer generellen Schrumpfung der Malariazone ebenso wie der eher schablonenhafte Kontrast zwischen einer „früheren" (kaum erträglichen) und „gegenwärtigen" (deutlich verbesserten) Gefährdungslage, wie er in den Lokalchroniken für viele Präfekturen des Südens verzeichnet ist, konnte sich zumindest in solchen günstigeren Phasen im Gesichtskreis der Zeitgenossen verfestigen.[227] Derartiges Sinneswandel mochte nicht zuletzt einen Autor wie Wei Yuan bewogen haben, selbst für die noch im 18. Jahrhundert arg von Malaria heimgesuchte Zone im äußersten Südwesten pauschal einen „erheblichen Rückgang der Miasmen" in der Zeit nach dem Feldzug des Fukang'an anzunehmen.[228]

Die Verbreitung der Malaria in Südchina seit dem Ende des 18. Jahrhunderts

Ernsthafte Zweifel an einer bis dahin allzu geradlinig verlaufenden, durch dichtere Besiedlung induzierten Ausschaltung der Miasmen ergeben sich allerdings, sobald man sich die spätere Geschichte in Südchina seit Ende des 18. Jahrhunderts, vor Augen führt, mithin eine Zeit des zunehmenden wirtschaftlichen Niedergangs, die von schweren Erschütterungen der politischen Ordnung begleitet war. Yunnan wurde zudem von Pest-Epidemien heimgesucht, die schon 1772 im Nordwesten der Provinz ihren Ausgang nahmen und sich entlang der Handelsrouten bis in die südlichen, von Miasmen gezeichneten Regionen ausbreitete und, darüber hinaus, am Ende entlang der Küsten bis nach Fujian gelangte. Diese Seuchenzüge lassen sich an Hand der sorgfältigen Skizzen bei Carol Benedict im Einzelnen verfolgen.[229] Hinzu kam zwischen 1854 und 1873 der große Mohammedaner-Aufstand, der auch abseits von den Hauptbrennpunkten im Norden und Nordwesten die gesamte Provinz in Mitleidenschaft zog, in ihrer Entwicklung weit zurückwarf

226 Zhou Qiong 2007b.

227 In diesem Zusammenhang erklärt sich wohl auch die von Ku Ya-wen (2009, 33) aufgeworfene Frage zum Wandel der Wahrnehmung von Miasmen auf Taiwan im 19. Jahrhundert: „The growth and prosperity of the island was accompanied by a relative decline in *zhang* and Taiwan actually became a 'promised land' for some officials and agricultural migrants from the Chinese mainland. Historical records reveal that for the Taiwanese people, malaria was not viewed as such a serious threat from the nineteenth century onward, although it is hard to give a satisfactory explanation for this apparent change."

228 *Shengwu ji* 7.291.

229 Benedict 1996a, 30-38.

und durch Hungersnot und Krankheiten das Wiederaufflackern der Pest begünstigte.[230] Verheerende Folgen in noch viel größeren Dimensionen hatte die Bewegung der Taiping (1850–1864), deren Kriegszüge, ausgehend von ihrem Ursprungsort Jintian im östlichen Guangxi bis an den Yangzi und darüber hinaus, eine Spur schrecklicher Verwüstung quer durch Südchina zogen.[231] Ihre Herrschaft in Nanjing stürzte samt den Gegenmaßnahmen der Qing-Regierung weite Teile des Südens in ein Chaos. Man geht wohl nicht fehl anzunehmen, daß allein durch diese Katastrophen ein langfristiger, langsamer, positiver Trend zur Bewältigung der Malaria gestoppt worden ist und an vielen Stellen regressiven Tendenzen weichen mußte. Cang Ming kommt zu dem Ergebnis, daß in der Ära Daoguang (1821–1850) in Nanning (Guangxi) nur die Präfekturstadt frei von Miasmen war, die übrigen Teile dieser Verwaltungseinheit noch nicht.[232]

Mit dem ausgehenden 19. Jahrhundert setzt zudem eine verläßlichere Dokumentation der Verteilungsmuster von Malaria ein, und sie wurde von vielen Seiten bestimmt. Seit dieser Zeit, noch mehr im frühen 20. Jahrhundert haben westliche Ärzte, die in Südchina tätig waren, in zunehmendem Maße detaillierte Berichte über den klinischen Verlauf sowie die Verbreitung dieser Krankheit vorgelegt.[233] Dazu kam die Tatsache, daß einschneidende politische Entwicklungen nunmehr von mehreren Seiten aufgezeichnet sind, so vor allem der französisch-chinesische Krieg von 1883, der in der Kampfzone wie im Aufmarschgebiet auf beiden Seiten viele Opfer durch Krankheit, nicht zuletzt durch Malaria, gefordert hat.[234] Seit Anfang des 20. Jh wüteten in einigen Teilen der Provinz Yunnan regelrechte Epidemien der *Malaria tropica*, besonders beim Bau der Eisenbahnlinie nach Hanoi (1904 begonnen), mit mindestens 60.000 bis 70.000, nach anderen Schätzungen sogar 100.000 Toten, insbesondere unter den Arbeitskräften, die aus weit entfernten Provinzen stammten: Zwischen 1910 und 1919 grassierte außerdem in Simao 思茅 (Yunnan) eine Malaria-Epidemie, die bis in die dreißiger Jahre andauerte. Als Folge davon ging die Bevölkerung stark zurück (1919: 76.800, 1932: 24.106 Menschen), 1936 war die Stadt Simao praktisch ausgestorben, 1949 befanden sich auf ihrem Gebiet nur noch 944 Menschen, im Umland einige hundert;[235] Nach anderen Angaben lebten in Simao (Süd-Yunnan) 1918 noch 40.000 Einwohner, 1949 hingegen nur 1000, und dies hauptsächlich als Folge der Malaria;[236] die Zahlen schwanken mithin stark. Erhebungen der inzwischen im Aufbau begriffenen chinesischer Gesundheitsdienste[237] zur Epidemiologie der Malaria, auch Studien über den Milzindex sowie den Parasitenindex, wurden bereits in den dreißiger Jahren in Südwest-Yunnan durchgeführt.[238] Zusätzlich konstatieren Fei und Chang[239] während ihrer gründlichen Forschungen zwischen 1939 und 1943 weit verbreitete Malaria sogar in Zentral-Yunnan, und zwar

230 Benedict 1996a, insbes. 39ff.

231 Spence 1997.

232 Cang Ming 2015, 70.

233 Vgl. Bretelle-Establet 2002.

234 Ibid., vor allem für die Rolle französischer Ärzte. Vgl. Zhou Qiong 2007a, 454ff. Über Cen und seine Aktivitäten siehe Hummel 1943–1944, 742ff.

235 Lu Lin u. a. 2009, 18. Xu Xinmin 2015.

236 *Quanguo nüeji fangzhi zhuanye huiyi ziliao huibian* (1956).

237 Über organisatorische Fragen im Kampf gegen die Malaria in dieser Periode, insbesondere zur internationalen Zusammenarbeit, informiert jetzt eingehend die Dissertation von Yubin Shen (2017).

238 Yao u. a. 1936. Ferner Ling, Liu und Yao 1936.

239 Fei und Chang 1945, 164.

in Yicun (am Fluß südwestlich von Kunming), auch in Lucun (Nordwest-Kunming, Richtung Zhuxiong). Die chinesischen Studien aus der Republikzeit sind aussagekräftig, weil sie unmittelbar aus der Praxis der Malariabekämpfung Süden stammen.[240]

In Yunnan sind heute die Reisterrassen von Xinjiezhen 新街鎮,[241] nahe dem Wendekreis, am südlichen Ufer in einiger Entfernung des Roten Flusses gelegen,[242] eine Touristenattraktion. Diese Anlagen mit ihren Dörfern gelten geradezu als Musterbeispiel für eine traditionell fundierte, ökologisch gelungene Bändigung des Malaria-Problems, auch wenn mittlererweile modernste Erkenntnisse dabei zum Einsatz kommen. Doch gerade hier, in dieser Region, bestanden nicht nur auf engstem Raum, sondern vor allem auch zwischen den Tal-Lagen und den Siedlungen auf den Anhöhen erhebliche Unterschiede. Diese spiegeln sich auch in der Wahrnehmung der Gefahren. Schon im frühen 18. Jahrhundert in der Gegend des heutigen Jinping 金平 (jetzt Gebiet der Hani und Kucong, nahe der vietnamesischen Grenze) verkündet ein Literat (aus Jianshui 建水, nördlich des Roten Flusses, östlich von Shiping) in einem Gedicht, die heißen Dünste seien nunmehr als zerstreut gemeldet und man wohne nicht mehr in den Miasmen-Zonen.[243] Anderseits gelten in der Qing-Zeit Teile dieser Region, und zwar kleinere Gebiete mit indigener Verwaltung (*tusi*), Situo 思陀甸, Luokong 落恐甸 und Zuoneng 左能, als erheblich verseucht: Die Miasmen behindern dort sogar die Arbeiten in der Landwirtschaft.[244] Die eigentlichen Diskrepanzen zwischen hochgespannten Erwartungen und einer vielfach harten Realität treten in dieser Region um den Roten Fluß dann mit der systematischen Erfassung der Daten seit 1953, dem ersten Jahr der großangelegten epidemiologischen Kartierungen, offen zutage. Malaria blieb in der Region des Roten Flusses (Yuanjiang) noch lange, bis in die siebziger Jahre hinein ein erhebliches Problem. Dies belegt in vorbildlicher Weise die Studie von Bi Yan u. a. (2005), die Kartenmaterial für die Jahre 1953, 1963, 1973, 1983, 1991–1995 und 2000 bietet, aus dem die Fortschritte der Malariabekämpfung leicht zu ersehen sind.

Auch über Yünnan hinaus waren die Gesundheitsdienste der VR China seit den 50er Jahren damit betraut, die Malaria überall nach Ätiologie und Klinik zu studieren, vor allem auch die Endemiegebiete zu kartographieren und danach Strategien zur Ausrottung der Krankheit zu erstellen. Die entsprechenden Studien sind bereits oben angesprochen worden.[245] Einen Überblick bietet schon *Quanguo nüeji fangzhi zhuanye huiyi ziliao huibian* 全國瘧疾防治專業會議資料滙編 (1956), vor allem aber *Zhongguo nüeji de fangzhi yu yanjiu* 中國瘧疾的防治與研究 (1991). Dieses letztere, äußerst faktenreiche Kompendium enthält zu Anfang einen gedrängten Überblick über die Malariasituation in China im 20. Jahrhundert und in den ersten drei Jahr-

240 Bretelle-Establet 2002. Vgl. ferner zur rezenten Entwicklung seit den vierziger Jahren, insbes. zu Fragen der Endemie Wernsdorfer und McGregor 1988, 1407f. Zur Situation in Fujian in den dreißiger Jahren vgl. Chen Guozhong 1986, 162f, und die dort genannte Literatur.

241 Yuanyangxian 元陽縣, siehe *Yunnan sheng diming cidian*, 236f. Es existiert eine umfangreiche Literatur zum Ökosystem, und auch zur Siedlungsweise (Häuserbau, Anlage der Dörfer höher als die Felder usw.). Zu den Terrassenfeldern auch Yang Weibing 2008, 126ff.

242 Zur Lage von Xinjiezhen siehe Tan VIII, 48-49, 6 8.

243 Näheres in Zhou Qiong 2007a, 218. Der Verfasser, Wan Tiaoyuan 萬調元, ein *gongsheng*, also eine lokale Größe, ist bisher nicht zu eruieren. Text in *[Yongzheng] Lin'an Zhen'anfu zhi*.

244 Zhou Qiong 2007a, 194. Die Namen der dort genannten *tusi* finden sich bei Tan VII, 48-49 verzeichnet.

245 Siehe in Ergänzung auch den von Ka-che Yip 2009 herausgegebenen Band.

zehnten der Volksrepublik, mit langen Listen über Milzindices und andere Parameter, nach Provinzen und Kreisen aufgegliedert.[246] Malaria war zu dieser Zeit selbst noch in Henan und anderen nördlichen Provinzen ein Problem. Es hat weiterhin Malaria-Epidemien gegeben hat, in der VR China auch eine in Fujian. Für Guangdong liegt eine gewichtige Monographie vor, die veranschaulicht, in welch hohem Maße die Malaria auch nach 1949 noch in vielen Abschnitten dieser Provinz verbreitet war, auch und gerade in Yangchun 陽春, ein Ort, der keineswegs als saniert gelten konnte, wie es hymnische Berichte aus der Kaiserzeit suggeriert hatten.[247] Es treten auch heute noch immer reichlich neue Erkenntnisse hinzu, die zeigen, daß die Malariagefahr in der südlichen Peripherie Chinas nicht restlos bereinigt ist.[248] Der aktuelle Plan zur Ausrottung der Malaria in den Jahren 2010–2020 knüpft bei diesen Bestrebungen an.[249] Mit dem 2014 als Band 86 der Reihe „Advances in Parasitology" erschienenen Band *Malaria Control and Elimination Programme in the People's Republic of China* von Zhou, Kramer und Yang steht neuerdings ein Werk zur Verfügung, welches über aktuelle Strategien der Malariabekämpfung in China ebenso informiert wie über 60 Jahre Entwicklung in der Volksrepublik.[250]

Sollten diese gut dokumentierten Nachweise weit verbreiteter Malaria in vielen Teilen des Südens und Südwestens im 19. und in der ersten Hälfte des 20. Jahrhunderts ausschließlich auf den allgemeinen wirtschaftlichen Niedergang und den Zerfall der Ordnung zu beziehen sein? Dies ist höchst unwahrscheinlich, denn es bleibt für die lange Friedensperiode bis zum Ende der Ära Qianlong (1795), die so voll von Lobpreisungen der neuen Herrlichkeit des chinesischen Südens ist, die Frage offen, ob kleinere oder größere Rückschritte in der Bedrohungslage durch Miasmen in China überhaupt systematisch registriert wurden. Das weitgehende Fehlen entsprechender Hinweise fällt nicht nur in den Quellen auf. Manche rezenten chinesischen Studien sind ganz offensichtlich so sehr auf die positiven Auswirkungen fixiert, die eine massive Einwanderung von Siedlern aus den inneren Gebieten in die Randzonen des Südens und Südwestens bewirkt hat, daß sie im Ergebnis nur das alte chinesische Credo wiederholen: Mit steigender Bevölkerungszahl verschwinde die Miasmengefahr oder werde doch stark reduziert und in marginale Zonen abgedrängt.[251]

3 Die Vision von der Eliminierung der Miasmen als Teil der großen „Veränderung" (*hua*)

Die Bilanz der Anstrengungen, die retardierende Wirkung der Malaria in der südlichen Peripherie nicht bloß durch konsequente Meidung abzuschwächen, sondern durch aktive, bewußte Eingriffe in die natürliche Umwelt sogar auszuschalten oder ihre verderblichen Folgen durch eine allmähliche Anpassung weiter Bevölkerungsteile wenigstens aufzufangen, fällt mithin im kaiserli-

246 *Zhongguo nüeji de fangzhi yu yanjiu*, 4-30.

247 Luo Xiongcai u. a. 2007, insbes. 29ff (über die Verbreitung der Malaria).

248 Vgl. z. B. die Beiträge in *Zhongguo jishengchong xue yu jishengchong bing zazhi* 中国寄生虫学与寄生虫病杂志 (Chinese Journal of Parasitology and Parasitic Diseases) 18.5 (2000), Xu Jianwei u. a. 2001 sowie andere Artikel in *Zhongguo difang bingxue zazhi* 中国地方病学杂志 (Chinese Journal of Endemiology) mit Untersuchungen zu vielen anderen Endemiegebieten, bis nach Hubei; ferner den Überblicksartikel von Ka-Che Yip (2009).

249 Vgl. dazu auch noch Cao u. a. 2014.

250 Für die Entwicklung in Taiwan vgl. Lin und Liu 2010.

251 Siehe Mei Li u. a. 1997, 41ff. Deren Resultate gehen in den Überblick von Reid und Jiang (2006) ein, mit Zitat aus Mei Li 1997, 14 auf Seite 4. In dieser Weise verfährt auch Zhan Chencheng (2007a, 44), ebenso Huang Dengsong (2013).

chen China trotz unleugbarer Erfolge doch eher zwiespältig aus. Einerseits sind durch die weithin vorangetriebene Besiedlung und Kultivierung der südlichen Randzonen seit der Song-Zeit, vor allem aber nach dem 17. Jahrhundert, gewaltige Fortschritte eingetreten, die von den Zeitgenossen als Rückgang der Miasmen empfunden und entsprechend gefeiert wurden. Anderseits bleibt China vielerorts, faktisch bis zum Ende des 20. Jahrhunderts, in erheblichem Maße von Malaria geplagt. Wie ist angesichts solcher Diskrepanzen der bis in die späte Kaiserzeit hinein unverdrossen zur Schau getragene Optimismus zu verstehen, daß eines Tages „mit dichterer Besiedlung" die Miasmen „von selbst" verschwinden würden?

Ein Weg zur Erklärung solcher Widersprüche in der Wahrnehmung einer durchaus realen Gefahr eröffnet sich, sobald man die zahlreichen Erfolgsmeldungen zum Verschwinden der Miasmen, nicht zuletzt auch den schon in einem früheren Abschnitt diskutierten Gegensatz von „einst" und „jetzt", den Kontrast der trostlosen Zustände vor der Erschließung durch China und der herrlichen Gegenwart, ideologiekritisch durchleuchtet. Auf diese Dimension hat Zuo Peng bereits 2004 hingewiesen, der hervorhebt, daß positive Darstellungen der Lebensverhältnisse in den Neulandgebieten in erster Linie dazu bestimmt waren, das Vorrücken der chinesischen Zivilisation zu verkünden und zu illustrieren.[252] Dem ist durchaus beizupflichten, doch man kann die eigentliche Botschaft solcher Elogen auf das Erreichte noch in einer erheblich weiteren Perspektive sehen. Viele amtliche wie auch literarische Zeugnisse, die enthusiasisch eine positive Veränderung registrieren, dienen oft gar nicht in erster Linie einer Bestandsaufnahme oder Beschreibung tatsächlicher Verbesserungen, sondern sind viel eher bestrebt, ein Idealbild, ein Ziel zu vermitteln. Aus ihnen spricht vor allem die Aussicht in eine glänzende Zukunft. Als Visionen werden sie zu einem guten Teil von einem besonderen Sendungsbewußtsein getragen, denn hinter dem beharrlichen Streben nach schrittweiser Überwindung des Naturzustandes selbst der „wilden" Grenze steht der Glaube an die Allmacht der eigenen Zivilisation. Die Überzeugung, daß der segensreiche Einfluß des Kaisers, wo immer er zur Geltung kam, nicht nur die menschliche Gesellschaft veredelt, sondern am Ende auch die natürliche Umgebung freundlicher, eben zivilisierter werden ließ, bestimmt den Tenor.[253]

Mit dieser Öffnung zur Sphäre der Zivilisationsidee ist eine ganz andere Ebene der Argumentation erreicht. Es geht nun nicht mehr bloß um konkret faßbare, positive Gestaltung des Habitats, um das Verschwinden der Miasmen im Gefolge wachsender Bevölkerungen, um die Urbarmachung des Landes oder die Ausweitung des Ackerbaus in der Peripherie. Es geht auch nicht um das vordergründige Eigenlob eines Regimes, wie es etwa noch im 20. Jahrhundert in Italien in der Causa der Trockenlegung der Pontinischen Sümpfe zu beobachten war.[254] Angesprochen sind vielmehr die von der höheren Gesittung chinesischer Tradition freigesetzten Triebkräfte, die eine konsequente Entwicklung aller Lebenssphären zum Positiven auszulösen vermögen. Im Zentrum steht die verändernde Kraft, die vom chinesischen Kaiser ausstrahlt und sich auf die ganze Welt verteilt.

---

252 Zuo Peng 2004, insbes. 198. Einen bedeutenden Beitrag zur ideologiekritischen Durchleuchtung der imperialen Rhetorik Chinas hat Geoff Wade 1997 in seiner Untersuchung einiger Topoi in der Geschichte der chinesischen Grenze vorgelegt.

253 Ob die Berichte des Fuheng aus Yunnan von 1769, in denen er dem Qianlong-Kaiser ein „healthful climate" an der burmesischen Grenze vorgaukelt (Hummel 1943–1944, 252) ein bloßes Täuschungsmanöver waren oder bereits in die Kategorie der Panegyrik führen, bleibe hier offen.

254 Siehe dazu Bruce-Chwatt und Zulueta 1980, 99.

In einer nach solchen Grundsätzen kultivierten Welt, so lautete die Überzeugung, hatten Miasmen keinen Platz, sie galten als Relikte aus dem Reich des Chaos, es durfte sie nicht mehr geben.

Ausdrucksmittel solcher Höhenflüge ist einerseits eine Form der Panegyrik,[255] die sich seit der Han-Zeit entwickelt hat. Sie durchzieht im kaiserlichen China ein riesiges Korpus der Dichtung, der Hymnen, auch der Texte des Hofzeremoniells vieler Dynastien. Die Elogen an den Herrscher finden anderseits ein mächtiges Pendant in der Sprache der imperialen Verheißungen selbst: Beides prägt, das kann man ohne Übertreibung sagen, über die Grenzen literarischer Gattungen hinaus weite Teile der schriftlichen Kommunikation des Imperiums bis zum Beginn des 20. Jahrhunderts. Thematisch dominiert die Moral, doch nehmen Aussagen zur Gestaltung der Natur, zur Umwelt und zur Amelioration des Habitats in modernen Begriffen, einen nicht unbedeutenden Platz ein.

Wie eng die Ausrottung der Miasmen mit den Zielen der chinesischen Zivilisation und mit deren Leitidee einer „Veränderung der Welt“ verkettet ist, läßt sich schon an einigen wenigen Schlüsselbegriffen zeigen, die seit der Song-Zeit immer wieder in diesem Kontext erscheinen. Eine Zeile des Gedichts, das der exzentrische Wei Ye 魏野 (?–1019) einem gewissen Wang Taibo 王太博 widmet, der seinen Dienst in Guilin antreten soll, sieht die Zusammenhänge so: „Der süße Regen der kaiserlichen Gunst ist dabei, die Vegetation der Barbaren(-Region) zu benetzen, die höhere Gesittung der Menschlichkeit beseitigt zuvor noch die Reste der schädlichen Miasmen.“[256]

Dieser Reinigungsvorgang verläuft komplementär zur Zuwendung kaiserlicher Gunst an die entfernte Peripherie, er ist somit kein unabhängiger Prozeß, sondern untrennbar mit der Verwirklichung eines höheren Planes verbunden. Huang Ding 黄定 (*zi*: Taizhi 泰之, *jinshi* der Ära Qiandao, 1165–1173) dichtete in diesem Sinne zum eigenen Amtsantritt in Bao'an 保安 (Guangdong): „Dem zivilisierenden Einfluß der kaiserlichen Tugend unterworfen, sind die Miasmen und Dünste mit einem Mal weggewaschen“.[257]

Das stagnierende *qi* der Peripherie, insbesondere das unreine *qi* (*zhuoqi* 濁氣) der Regionen südlich der Pässe, wird durch das „reine“ *qi*, das von der Hauptstadt ausströmt, ersetzt. Diese Verbindung ermöglicht es, die Welt im Sinne der kosmologisch fundierten Ordnung bis ans Ende der Reichsgrenzen bewohnbar zu machen und dazu gleich auch noch das Klima entsprechend umzugestalten. Die kaiserliche Tugend ist Garant und Triebkraft dieser Veränderung.

Weit jenseits konkreter Aufgaben steht die „vom Kaiser ausgehende Erziehung zur Zivilisation“ (*huangfeng* 皇風) als zentraler Begriff der Panegyrik schon in der Rhapsodie über die Östliche Hauptstadt von Ban Gu 班固 (32–92),[258] danach konstant in Texten der Ritualmusik.[259]

255 Vgl. zu diesem Komplex die Studie von Wu Fusheng (2008). Allerdings wird darin die Prosa kaum berührt, auch nicht der panegyrische Duktus mancher Eingaben. Vergleichend ist vor allem Laurent Pernot (1993) heranzuziehen, insbes. 134ff.

256 *Dongguan ji* 6.8b [380], „Song Taibo chuzhen Guilin“ 送太博出鎮桂林: 甘雨將霑蠻草潤, 仁風先掃瘴煙殘. Biographie von Wei Ye in *Song shi* 457.13430.

257 „Furen Baoan qingci“ 赴任保安青詞, in: *Wubaijia bofang daquan wencui* 73.5b-6a. Huang war in verschiedenen Funktionen in der Provinz Guangdong tätig. Zum *Wubaijia bofang daquan wencui* siehe Balázs und Hervouet 1978, 446f.

258 瘴雨蠻煙伏皇風一洗. Hughes 1960, 53: „[...] diffuses his august influence“. Text auch in *HouHan shu* 40B.1364. Zu den kosmologischen Implikationen des Begriffs *feng* („Wind“) vgl. Kern 1997, 42ff.

259 *Song shu* 20.591, *Jiu Tang shu* 30.1094, später als Titel bestimmter Musikstücke (*huangfeng zhi qu* 皇風之曲) auch *Ming shi* 53.1361, 61.1504 und 1566.

Diese vielfältigen Verzweigungen brauchen hier nicht weiter verfolgt zu werden, es mag genügen, auf dieses mächtige Register hinzuweisen. An dessen prinzipielle Gültigkeit im gesamten Territorium sowie für sämtliche Untertanen gleich welcher Herkunft erinnert Liu Zongyuan 柳宗元 (773–819) in einer Dankadresse von seinem Posten, den er unverhofft im Jahre 815 im fernen Liuzhou, an der äußersten Binnengrenze in Guangxi, antreten mußte: „Die Zivilisation des Kaisers wirkt nicht anders in den nahen wie in den entfernten Regionen, die Gnade des Allerhöchsten kennt keinen Unterschied von Chinesen und Barbaren."[260]

Der Ausdruck *huangfeng* nimmt noch in der Spätzeit in der Sprache der Neujahrs-Adressen des Qianlong – Kaisers im 18. Jahrhundert wie überhaupt in Sendschreiben an Vasallenstaaten einen festen Platz ein. So beginnt im Jahre 1763 der kaiserliche Brief an einen Herrscher der westlichen Kasachen, der seiner Gesandtschaft auf der Heimreise mitgegeben wurde, mit den Worten: „Du hast Deinen Blick ehrfurchtsvoll auf die kaiserliche Zivilisation gerichtet" (*ru yangmu huangfeng* 汝仰慕皇風).[261]

Die Lokalchronik von Jianshui 建水 (1731, Südost-Yunnan, *xian* von Lin'an) sieht in ihrem Abschnitt „Klima" (*qihou*) genau die sehr traditionelle Dimension der universellen Veränderungen: Früher gab es Miasmen, doch „jetzt bedeckt die vom Kaiser ausgehende Gesittung alles, sämtliche Landschaften sind vereint, die Wagen(spuren) und die Schrift sind einheitlich (*fucou*, „konvergierend"). Das von der Norm abweichendes Klima[262] kann dem nicht mehr im Wege stehen."[263] Die stetig voranschreitende Hinführung der Welt zu einer Vollkommenheit, die auch das Reich der Natur miteinschließt, ist nicht mehr aufzuhalten.

Eine eminent ideologische Komponente verbindet sich somit in den Darstellungen kaiserlicher Bürokraten zwanglos mit den Grundtatsachen einer positiven Veränderung des Territoriums: der wachsenden Bevölkerungsdichte und die mit ihr einhergehende Intensivierung des Ackerbaus bei gleichzeitigem Rückgang der urwüchsigen Bewaldung. Das sind keine aus der Natur erwachsenen Prozesse, sondern sie entstehen primär als Errungenschaften der erfolgreichen Regierung, sie sind getragen von der Vorbildwirkung des Himmelssohnes. In dieser Richtung hält die Präfekturchronik der Ära Yongzheng für das südwestliche Jingdong 景東 in Yunnan fest:

> Neuerdings breitet sich die vom Kaiser initiierte Zivilisierung überall aus (*huangfeng pu bei* 皇風普被), die Bevölkerung nimmt von Tag zu Tag zu, Arbeiten in der Landwirtschaft wie auch die Beschaffung von Brennholz werden täglich mehr (*geng qiao ri duo* 耕樵日多), die Miasmen verschwinden nach und nach.[264]

Die Akzente sind dabei unterschiedlich gesetzt. Oft ist es vor allem die Anziehungskraft Chinas, die gepriesen wird, sie manifestiert sich in der Folgsamkeit der Barbaren selbst an der äußersten,

260 *Liu Zongyuan ji* 38.1000: 皇風不異於遐邇, 聖澤無間於華夷. Siehe auch *[Yongzheng] Guangxi tongzhi* 98.1510. Zu den biographischen Einzelheiten vgl. Nienhauser 1973, 39ff.

261 *Qianlong shilu* 678/20b (Qianlong 28/I, 1763).

262 Der Terminus *yiqi* 異氣, der im medizinischen Schrifttum seit der Ming-Zeit eine komplizierte Geschichte hat, hier in seiner politisch-geographischen Bedeutung, vgl. die Denkschriften des Wang Shouren (1472–1529) zur Errichtung einer dualen Verwaltung aus chinesischen (*liuguan*) und *tuguan* (indigenen Beamten) nach den Kämpfen in Guangxi von 1527/28, *Yuexi wen zai* 6.18b-37b [462-471]; zu den Ereignissen auch Goodrich und Fang 1976, 1415.

263 今皇風普被, 萬國來同車書之輻輳, 又非異氣所能阻矣. Zit. bei Zhou Qiong 2007a, 220.

264 1732, zit. bei Zhou Qiong 2007a, 215.

bis dahin kaum passierbaren Peripherie. In dem Gedicht „Die Überschreitung des Mekong“ von Zhu Yingdeng 朱應登 (1477–1526, *jinshi* der Ära Hongzhi, 1488–1505), der als Vize-Erziehungkommissar in Yunnan tätig war, steht:

> Ich habe noch gar nicht davon gesprochen, wie die höhere Kultur die wüste Grenzregion erschließt, doch sehe ich bereits, wie die Barbaren sich der heiligen Dynastie gegenüber folgsam zeigen. Vogelstimmen und frische Blumen (鳥語花明) heißen den Abgesandten des Kaisers willkommen, die Miasmen am Mekong schwinden vollständig dahin.[265]

Das scheint für die Zeit der Niederschrift solcher Verse gewaltig übertrieben, doch sind angesichts solcher Zuversicht stets die vielfach noch bescheidenen, realen Verbesserungen von weitgespannten Erwartungen in die Zukunft zu trennen. Im Zentrum steht die Überzeugung: Mit der politischen Stabilität in den Randzonen des Imperiums werden eines Tages die Reste der störenden Miasmen eliminiert sein, angenehmere natürliche Lebensbedingungen für den Menschen resultieren aus der politischen Flurbereinigung.

Andere betonen in diesem Kontext weniger die Universalität der kaiserlichen Gunsterweise als vielmehr die direkten Auswirkungen kriegerischer Erfolge. Der Feldherr Han Yong 韓雍 schrieb (1468) nach seinem großen Sieg in Guangxi ein Gedicht, in dem diese Unterordnung der Peripherie bereits etwas drastischer gesehen wird, wenn auch immer noch eher angedeutet: „Über zehntausend Meilen kommt ein starker Wind bis hierher durch, die Miasmen der hundert Barbaren sind weggefegt.“[266] Ein kriegerischer Unterton schwingt nicht zuletzt meist in den sehr beliebten Reminiszenzen an Ma Yuan 馬援 mit, schon durch die bloße Erwähnung der berühmten Säulen, die gleichsam ein chinesisches Pendant zu den Säulen des Herkules sind: „Im Grenzgebiet der kupfernen Säulen (d. h. im äußersten Süden, an der symbolhaften Grenzmarkierung zur Außenwelt) sind die Miasmen der Barbaren ausgelöscht.“[267]

Mit diesem Erfolg verbinden sich mehrere Gesichtspunkte: die Beseitigung der Unkultur, ferner die Abfolge notwendiger Schritte zu einem gesunden Habitat, vor allem aber die Schaffung eines dauerhaften Friedens. Die Assoziation der Miasmen mit den bedauernswerten „Barbaren“ der südlichen Peripherie ist kaum zu übersehen, doch ebenso wenig ist von der Hand zu weisen, daß die Kultivierung der Welt zugleich auch im naturalistischen Sinne begriffen wurde; dieser letztere Effekt wurde von den Zeitgenossen zumindest in gleicher Weise erwartet.

Nach seinen brutalen Aktionen gegen die Yao von Longzhou 瀧州 (Guangdong), die er als Gouverneur der Guang-Provinzen seit 1458 durchgeführt hatte, schrieb Ye Sheng 葉盛 (1420–1474) „Zehn Lieder bei der siegreichen Rückkehr vom Feldzug gegen die Barbaren“ die Zeile: „Die auspizienreichen Wolken, die über zehntausend Meilen hinweg wirken, haben die Wolken der

265 Zu Zhu Yingdengs Biographie siehe *Ming shi* 286.7356. Dazu auch schon B. Yang 2009, 188. Zu Zhus Gedicht „Lancang du“ 瀾滄渡, dem der oben übersetzte Ausschnitt – 未論文教開荒服, 已見彝民款聖朝. 鳥語花明迎使節, 瀾滄江上瘴全消 – entstammt, siehe ferner Zhou Qiong 2007a, 213. Wir folgen hier der Übersetzung von B. Yang (2009, 188): „The singing birds and blowing flowers welcome the imperial envoy, and the zhang hanging over the Lan cang River all disappeared.“

266 *Yuexi shizai* 23.22a („You fengdong“ 遊風洞): 萬里天風過此中, 百蠻煙瘴掃除空. Zu Han Yong, siehe Goodrich und Fang 1976, 498.

267 *Yuexi shizai* 19.15a (Yao Kai 堯愷, „Ti Ma Yuan guan“ 題馬援官): 銅柱界中蠻瘴掃. Über den Autor des Gedichtes war bisher nichts zu eruieren,

Miasmen verdrängt."[268] Die Zivilisation des Kaisers hat über das Chaos des Südens triumphiert, das ist die Überzeugung, die leitmotivisch den Optimismus vieler Generationen in Hinblick auf ein sicheres Ende der Miasmen prägt. Doch die Assoziation mit dem Ergebnis von Grenzkriegen kann auch sehr viel deutlicher ausfallen. In einem blutrünstigen Gedicht nach der Vernichtung des Bollwerks von Datengxia in Guangxi verkündet der eben genannte Han Yong 韓雍 zur aktuellen Lage: „Die Behausungen auf den Klippen und die Höhlenwohnungen sind völlig ausgeräuchert. Die miasmatischen Dünste und deren Niederschläge sind restlos hinweggefegt."[269]

Nicht weniger drastisch meint eine Tempelinschrift in Xunzhou (Guangxi) aus Anlaß von dessen Wiederherstellung nach 1508, der vorherrschende Geist habe „den Yao-Räubern die Ohren abgeschnitten und (die Gegend) vom *qi* der Miasmen gesäubert."[270]

Das chronologische Werk *HuangMing tongji congxin lu* 皇明通紀從信錄 von 1620 berichtet für das Jahr Hongzhi 6 (1493) eine Strafexpedition in Qingping 清平 (Guizhou, zentral entlang der Durchgangsader Ost-West). Nach deren gründlicher Durchführung mit den üblichen Begleiterscheinungen schließt die kurze Notiz mit den Worten: „Die Dünste der Miasmen sind nun beseitigt, die lokale Bevölkerung lebt in Frieden und Sicherheit."[271]

Von diesem Parallelismus von kriegerischen und zivilisatorischen Maßnahmen, hinter dem nichts anderes als die traditionelle chinesische Polarität von *wen* und *wu* steht, wird die Ausschaltung der Miasmen auch später erfaßt. Im Jahre 1776, nach dem erfolgreichen Abschluß der Eroberung des Goldstromlandes, stellt eine Strophe der Gratulation im Palast zwei Seiten dieses Unternehmens nebeneinander: „Die kaiserliche Macht hat die Hauptübeltäter (*jingni* 鯨鯢) eliminiert, die Regen der Miasmen und die Schwaden der Man sind verschwunden."[272] Und nach dem wenig rühmlich verlaufenden, weil von falschen Berichten korrupter Kommandeure, zügelloser Sodateska und weitgehender Ineffizienz gekennzeichneten Feldzug gegen aufständische Miao im Grenzgebiet von West-Hunan im Jahre 1796[273] beschreibt ein Gedicht dieses Vorgehen („Die Befriedung der Miao"): „In den finsteren Höhlen hat man die Miasmen ausgelöscht (陰峒消瘴氣). Die eingesammelten Knochen türmen sich wie Berge, die lebend Gefangenen sehen einem schmerzvollen Tode entgegen."[274] Ungeachtet dieser Atrozitäten, so scheint es, hat sich auch die Natur dem kaiserlichen Willen zu beugen, weswegen das Verschwinden der Miasmen inmitten der Aufzählung brutaler Schritte der Unterwerfung erscheint. Man wird hier nicht nur Malaria als aktuelle Krankheit annehmen, Miasmen (*zhangyan*) stehen für die unreine, ungesunde Randzone, die es in jeder Hinsicht zu säubern gilt.

Ein wesentliches, übergeordnetes Element in all diesen Berichten über den Rückgang der Malariagefahr in den marginalen Zonen ist ferner die unbedingte Entschlossenheit der kaiserlichen Bürokraten, die chinesische Zivilisation mit all ihren Segnungen überall auch in der Realität

---

268 *Luzhutang gao* 菉竹堂稿 5.103: 萬里祥雲掃瘴雲.

269 *[Yongzheng] Guangxi tongzhi* 121.1909-1910: 巖居穴處皆蕩焚,瘴霧煙塵都迅掃.

270 Huang Runyu 黃潤玉 zugeschrieben (Biographie *Ming shi* 161), in: *Yuexi wenzai* 38.16b [317].

271 *HuangMing tongji congxin lu* 24.17a [416]: 瘴煙肅清, 居民安堵. Zur Editionsgeschichte siehe Goodrich und Fang 1976, 149.

272 *Qing shi gao* 97.2845 (Musikkapitel).

273 Zu den Vorgängen Hummel 1943–1944, 255.

274 *Yujizhai conggao* 14.96 („Ping Miao pian" 平苗篇).

durchzusetzen. Die Beispiele hierfür sind sehr zahlreich, charakteristisch ist die politische Entwicklung in Sicheng 泗城 (Guangxi):[275] Der Platz liegt im Nordwesten der Provinz, zwischen Yunnan und Guizhou, und ist Sitz eines *tusi*. Seine Übernahme durch die direkte kaiserliche Administration unter Yongzheng (4. Jahr = 1726) wird als zwingend hingestellt, als Gründe werden angeführt: An dem weit in den Bergen entlegenen Ort war die Bevölkerung von Miasmen geplagt und litt außerdem unter der Willkür des indigenen Machthabers.[276] Sie war nur allzusehr bereit, das Gesetz (des Kaisers) anzunehmen (*feng fa* 奉法). Eine funktionierende Verwaltung bedeutete, das wird unterschwellig suggeriert, auch eine gesündere Umwelt. Diese ideologische Komponente ist es, die vor allem den durch und durch optimistischen Grundzug der Erzählung bestimmt.

Auf dem Wege zur Verwirklichung der Zivilisationsidee ist der unermüdliche, zähe Kampf des Einzelnen unverzichtbar. Zahlreich sind dementsprechend die lobenden Erwähnungen musterhaften Verhaltens aufrechter Beamter, die ungeachtet der Bedrohung von Leib und Leben ihren Auftrag erfüllten. Der Trotz gegen Miasmen und Fieber ist, nicht anders als der Trotz gegen Wind und Wetter, Kälte und Regen, Stürme und anderen Unbill wie dichte Dornen, ein literarischer Topos vor allem auch in Biographien. 1332 hatte Su Tianjue 蘇天爵 (1293–1352) die Aufgabe, in einer abgelegenen Ecke von Hubei, wo „Chinesen und Liao (Lao) in gemischter Siedlung lebten", Gerichtsurteile zu überprüfen. „Tianjue trotzte den Giften der Miasmen und durcheilte deren Gebiet (*mao zhangdu bianli qi di* 冒瘴毒徧歷其地), um seinen Amtsgeschäften nachzukommen."[277]

Ein anderer Bürokrat, der im 15. Jahrhundert den Auftrag ausführt, die Stadt Raoping 饒平, im östlichen Guangdong an der Grenze zu Fujian gelegen, mit einer Mauer zu versehen, ruht nicht, bis er fertig ist, trotzt Regen und Wind, scheut keine Mühe, geht auch nicht den Miasmen (*zhangli*) aus dem Wege. Als die Mauer vollendet war, hatte ihn die Krankheit bereits befallen (*zhan ti* 霑體), er starb bald danach.[278] Solche Attribute der überstandenen Abenteuer wird man schwerlich als Zeugnisse für die Malaria in bestimmten Regionen gelten lassen können. Es spricht jedoch aus ihnen, so sehr sie stilisiert sind, ein zivilisatorischer Anspruch, der zum Kern der chinesischen Ideen von der allmählichen Kultivierung der Welt zählt: Untrennbar verknüpft mit der Ordnung der sozialen Beziehungen erscheint die Überwindung der Barrieren in der Natur durch die Beharrlichkeit des Menschen.

Diese ideologische Seite der Bekämpfung von Miasmen ist kaum zu unterschätzen. Das „Hinwegfegen der Miasmen" (*sao zhang yan* 掃瘴煙), der Unkultur jeglicher Art, ist erkläres Ziel der Ausbreitung chinesischer Zivlisation. Im Gesichtskreis der Eliten stand bis in die letzten Tage des Kaiserreiches hinein eine Orientierung, die weit in die Zukunft gerichtet war, über allem. Das „Hinwegfegen", in seiner naturalistischen Grundbedeutung meist dadurch erläutert, daß der frische Wind die Miasmen rasch vertreibt, wird vorzugsweise in Gedichten zum Ausdruck der vollständigen Kontrolle über die neu kolonisierten Zonen, denn es enthält auch eine eminent politische Komponente. Die Etablierung der kaiserlichen Herrschaft und das Ende der

275 *[Yongzheng] Guangxi tongzhi*, 4:33.

276 Anderseits gilt Sicheng noch im 19. Jahrhundert als miasmenverseucht. Siehe *[Jiaqing] Yitong zhi*, 23805.

277 *Yuan shi* 183.4225 (Biographie des Su Tianjue): 明年,慮囚於湖北,湖北地僻遠,民獠所雜居,天爵冒瘴毒,徧歷其地.

278 *[Daoguang] Guangdong tongzhi* 243.3294.

Miasmen als Folge der Zivilisation werden nicht bloß stilistisch nebeneinanderstellt, sondern letzteres wird gleichsam als die Kehrseite ein und derselben Medaille begriffen.

Als typischer Vertreter für die Kontinuität dieser Denkweise kann Zhao Yi (1727–1814) gelten, der in einem Gedicht Rückschau auf seine Beamtenkarriere in Yunnan und Guangxi hält und am Ende feststellt:

> Wieviele Generationen haben doch die Öffnung der Grenzzonen und die Beseitigung der Miasmen betrieben (*jidai kaibian sao zhangyan* (幾代開邊掃瘴煙)! | Und doch sind nur doch die Namen von Fubo (für Ma Yuan) und Zhuge (Liang) überliefert. | Die kupfernen Säulen in Yue und die Bronzetrommeln in Dian, | sie stehen für die Öffnung riesiger Gebiete im Südwesten.[279]

Ein noch späteres Zeugnis für die unmittelbare Verknüpfung der politischen Expansion Chinas mit dem Auftrag der „Beseitigung der Miasmen" findet sich in einem Gedicht des Deng Tingzhen 鄧廷楨 (1776–1846).[280] Im Jahre 1835 Generalgouverneur der Guang-Provinzen, dichtet er beim Besuch eines Tempels für Fubo 伏波, d. h. den oft zitierten Feldherrn Ma Yuan, die Zeile: „Die Barbaren-Trommeln, die so viel donnernden Lärm erzeugt haben, verlangen nun nach ruhigem ländlichen Dasein. Das kaiserliche Kriegsbanner, im starken Wind bewegt, raffte die Miasmen hinweg."[281] Hier wird noch in der Spätzeit des Qing-Imperiums eine frühe Symbolfigur für die auf lange Sicht erfolgreiche, militärisch abgesicherte Expansion Chinas nach Süden zugleich als Träger eines zivilisatorischen Auftrags apostrophiert. Die Überzeugung von der Notwendigkeit beider Momente hatte die Zukunftsperspektive der kaiserlichen Bürokratie über Jahrhunderte hinweg bestimmt.

Beispielhaft für die günstigen Auswirkungen imperialen Eingreifens auch auf die Gestaltung der physischen Natur ist ferner ein Passus in der Einleitung der Provinzchronik von Guangxi zum Literaturkapitel: „Durch den Glanz der chinesischen Zivilisation werden die giftigen Dünste aufgelöst, wenn er wie Sonne und Mond die Schründe der Miasmen ausleuchtet".[282]

Eine solche Region bringt dann, nach ihrer physischen Sanierung gleichsam, auch präsentable literarische Erzeugnisse hervor, die es wert sind, überliefert zu werden. Der Aufschwung der Kultur folgt zwingend der Herstellung einer lebenswerten Umwelt. Bereits in einem im Jahre 1471 verfaßten, an Li Shimei 李士美 gerichteten Gedicht preist Han Yong die neue Herrlichkeit nicht nur der politischen Ordnung, sondern gleich zu Anfang den nunmehr erreichten Zustand der Natur. Li war im Auftrag des Finanzministeriums durch die Provinz Guangxi geeilt, dabei Hitze, Regen und dem Gift der Miasmen ausgesetzt, nun aber erkennt er: „Die Schwaden der Miasmen sind völlig überwunden und die Pflaumenblüte (erstrahlt in ihrem) Weiß."[283]

Miasmen stehen gewiß für kulturelle Rückständigkeit, die überwunden werden muß, aber sie sind eben nicht allein das. In der Mehrzahl der Fälle wird sehr wohl deren naturalistische Seite angesprochen, denn das Ziel ist eine Veränderung auch der physischen Natur, der Übergang zu einer agreablen natürlichen Umgebung. Beide Gesichtspunkte, die herrschaftsbezogene Kompo-

---

279 *Oubei ji* 48.983.

280 Hummel 1943–1944, 716

281 *Shuangyanzhai shichao* 15.116: 雷喧蠻鼓祈春社,風捲靈旗掃瘴煙.

282 *[Yongzheng] Guangxi tongzhi* 97.1483: 綸綍煥乎若如日月照臨瘴煙豁而毒霧消.

283 *[Yongzheng] Guangxi tongzhi* 121.1910: 瘴煙 滅盡梅花白. Über den Adressaten, Li Shimei, war bisher nichts zu eruieren.

nente wie der Wille zur umfassenden Neugestaltung des Habitats, sind meist gar nicht zu trennen. Diese ganzheitliche Vision einer Zähmung von Natur und Gesellschaft in gleicher Weise äußert sich auch noch überzeugend in bestimmten religiösen Handlungen des Staatskults, und zwar besonders deutlich in den kaiserlichen Gebeten an den Gott des Taishan. Auf den grundsätzlichen Charakter dieser Gebetstexte und ihre prinzipielle Aussagekraft als Quellen der chinesischen Zivilisationsidee über Jahrhunderte hinweg hatte bereits Chavannes ausdrücklich hingewiesen.[284]

Zumindest für die frühen Ming-Kaiser sind entsprechende Bezüge auf das Problem der Miasmen in den staatlich angeordneten Ritualen, an denen Daoisten beteiligt waren, durchaus nachvollziehbar. Ein Anlaß solcher Bitte ist 1395 die Strafaktion gegen den aufsässigen Zhao Zongshou 趙宗壽 (spätes 14. Jh.), einen indigenen Beamten (*tuguan*), der in Longzhou 龍州 (Guangxi), einem unmittelbar an der (damaligen wie heutigen) Grenze zum Nachbarland Vietnam gelegenen und wegen seiner Kontrolle über Grenzübergänge und Pässe nicht unwichtigen Bezirk der indirekten Verwaltung (*tusi*), einen Erbschaftsstreit um die Nachfolge provoziert hatte. Der Platz lag in einer ausgesprochen sensiblen Zone, sodaß man es sogar für notwendig hielt, den südlichen Nachbarn durch eine Gesandtschaft im Voraus über die geplante Aktion zu informieren.[285] Der Hongwu-Kaiser führt Klage über die unvermeidlichen Gefahren, denen die Truppe bei der Bekämpfung von aufsässigen Eingeborenen im fernen Guangxi zu begegnen haben: „Es kommt vor, daß (Soldaten) durch die ungesunden Dünste der Berge und die Miasmen angesteckt werden, das sind die Risiken der Truppe."[286] Aber der Herrscher bekundet dennoch seinen unverrückbaren Willen, die Miasmen dieser Landstriche durch ein angenehmes Klima zu ersetzen: „Ich habe den Wunsch, in dieser miasmatischen Gegend die Emanationen der Berge in reines und kühles *qi* zu verwandeln, nachdem zuvor der lästige lokale Machthaber an der Grenze vernichtet worden ist und die guten Untertanen wieder ein ruhiges Dasein führen können."[287] Dazu erbittet er die Hilfe des allerhöchsten Himmelskaisers, der bewirken möge, daß in dieser geplagten Gegend die Miasmen einer gesunden, kühlen Luft weichen mögen.

Ein wenig später (1397) verfaßter, ähnlicher Gebets-Text aus Anlaß einer Strafexpedition gegen aufsässige Miao in Guangxi berührt alle diese Punkte, teilweise mit identischem oder nur leicht variiertem Wortlaut. Auch hier steht die Bitte im Zentrum, der Himmelskaiser möge kühles und angenehmes *qi* schicken, damit dadurch die Miasmen (*yanlan*) aufgelöst werden können.[288] Die große gesundheitliche Gefährdung der Truppe ist ferner in einem durchaus analogen, aus Anlaß der Invasion Annams verfaßten Text des Yongle Kaisers von 1407 ange-

284 Zur Praxis und Bedeutung dieser Gebete bereits Chavannes 1910, 262 Anm. 1 und 269ff (Übersetzung). Text in *Dai shi* 7.14ab („Wangdian ji" 望典紀, Abschnitt über Gebetstexte) sowie in *Ming Taizu shilu* 240.1170-1171 (Hongwu 28/VIII, 1395).

285 Zu den Ereignissen siehe Goodrich und Fang 1976, 1584. Vgl. auch *Ming shi* 319.8263 zur strategischen Bedeutung dieses indigenen Bezirks.

286 *Dai shi* 7.56b [7.14b, 470]: 山嵐瘴氣, 患者有 之, 此兵行之難.

287 Ibid.: 但欲瘴癘之方, 化煙嵐爲清涼之氣, 俾珍渠魁, 良民安業.

288 *Ming Taizu shilu* 255.1236 (Hongwu 30/IX, 1397). Auch dieser Text ist bereits bei Chavannes (1910, 271-273) übersetzt. In Reid und Jiang 2006, 8, wird aus diesem letzteren Gebetstext von 1397 zitiert: „The (Southern frontier) mountains and rivers are far and dangerous; trees and grass are shadowy; breathing through smoke, haze, cloud and fog often causes diseases, and we could not succed after a long confrontation with barbaric bandits (*man-zei*)." Vgl. Yue Jingzhu 2005, 100 (Zitat aus *Ming Taizu shilu*).

sprochen. Formal ist die Beziehung zwischen dem Herrscher und dem Himmelskaiser in eine Bescheidenheitsgeste gekleidet: Auch der Herrscher muß die Höflichkeitsregeln einhalten und benötigt daher einen Mittler, den Gott des Taishan, der die Verbindung zum Shangdi gewährleistet (*zhuanda*). Doch im Kern steht die Erwartung, daß der Kaiser kraft seiner direkten Verbindungen zum Himmel sogar die Widrigkeiten des Klimas verändern kann.

Aus diesen hochpolitischen Akten auf dem Taishan ist eine fundamentale Verknüpfung zu erkennen: Die Herstellung der Ordnung im Reiche, die Verbesserung der natürlichen Lebensbedingungen an der Peripherie sind dauerhaft in soziokosmischen Grundsätzen des Imperiums verankert. In diesem Kontext werden die hochgespannten Hoffungen auf einen erreichbaren Rückgang der Miasmen, wie sie etwa in den Lokalmonographien geäußert sind, durchaus plausibel. Dadurch bekommt die traditionelle, seit der Ming-Zeit verbreitete Betrachtungsweise, die den Kontrast zwischen den Zuständen von „einst" und „jetzt" herausstellt, eine sehr viel grundsätzlichere Bedeutung: es sind Signale einer Verwirklichung der chinesischen Zivilisationsidee. In diesem Sinne strahlt strahlt eine Bilanz für Guangzhou zu Beginn des 19. Jahrhundert ungebrochenen Optimismus aus, wenn sie verkündet:[289] Früher, in der Tang- und Song-Periode, seien die Distrikte (*zhou*) Xin, Chun, Dan 儋 und Yai 崖 alle bei den Beamten gefürchtet gewesen. Jetzt sind die bisher abgeschlossenen Zonen geöffnet, der gefährlichen Regionen gibt es nur noch wenige. Die ganze Landschaft liegt jetzt offen und zugänglich da, das reine *qi* der zentralen Gebiete (*zhongzhou qingshuzhi qi* 中州清淑之氣) gelangt auf mehreren Wegen bis dorthin.[290] Aus Malarianestern wurden blühende Landschaften mit hohen Agrarerträgen. So ist fürwahr der „Erfolg der Harmonisierung" (*tiaoxie* 調燮) gewaltig. Vor das Tableau dieses Wandels, das mit geringen Varianten in vielen Lokalchroniken seit der Ming-Zeit enthalten ist, setzt der Autor des *Lianzhoufu zhi* von 1637 noch die lakonische Feststellung „es wurde nunmehr Ordnung geschaffen".

Zu dieser Offenheit der südlichen Natur, den die kaiserliche Herrschaft hergestellt und garantiert, gesellt sich auch schon früh der ökonomische Vorteil, der Hand in Hand mit der großen Veränderung entsteht. Umgekehrt stellt der durchgängige Fluß des Warenaustauschs geradezu eine aussagekräftige Größe dar, denn schon in der Song-Zeit gilt er wirtschaftlich engagierten Ministern wie Wang Yan 王炎[291] als Indikator dafür, daß die „Dünste der Man und der Regen der Miasmen" sich ändern und einem moralischen wie physisch klaren Klima weichen.[292] Das „reine *qi* der Inneren Gebiete" 中州清淑之氣 (*zhongzhou qingshu zhi qi*) ist Symbol des zivilisatorischen Einflusses, der nach Beseitigung der durchaus naturalistisch gedachten Stasis aus dem kulturellen Zentrum ausströmt. Bei allem Lob für das Erreichte signalisiert es einen Prozeß, dessen Abschluß erst in der Zukunft zu erwarten ist.[293]

---

289 *[Daoguang] Qiongzhoufu zhi* 2.7b.

290 Hier ist die Übereinstimmung mit dem entsprechenden Passus in *Guangdong xinyu* 1.13 eklatant; siehe auch Tao Yufeng 2006, 346, Nr. 917.

291 *Song shi* 33.634, fl. Süd-Song.

292 Wang Yan 王炎, 雙溪類稿 14.145: 自此有阜通之利, 蠻煙瘴雨變而為清淑之風. Biographie des Wang Yan in *Song dachen nienbiao*.

293 Zu entsprechenden ideologischen Implikationen des „reinen *qi* der Inneren Gebiete" (*zhongzhou qingshu zhi qi*) Zuo Peng 2004, 198.

Eine fast identische Version vermerkt derartige Veränderungen für Chaozhou (Guangdong):[294] In der Tang- und Song-Zeit gab es in den Bergen Stockungen (von heißer Luft) „wie Feuer“, die sich lange Zeit nicht verteilen konnten. Nur die Siedlungen an der Küste boten bessere Bedingungen, weil unter dem permanenten Wind und Wellenschlag die Miasmen nicht wirksam werden konnten, das ist hier wie auch sonst vielfach die geltende Meinung. Jetzt sind die Miasmenherde aufgebrochen und die gefährlichen Engpässe alle eingeebnet, die Landschaft ist offen zugänglich, das klare *qi* der Inneren Provinzen (*zhongzhou*) gelangt auf mehreren Wegen dorthin. Der Erfolg der Harmonisierung (hier: *tiaobian* 調變) ist gewaltig. Und ebenfalls für Guangdong merkt die Lokalchronik für Longchuan (1818) zu den Kräften, die diesen Wandel bewirken, am Ende grundsätzlich an: Mit der Überwindung der Okklusion „nimmt schließlich das richtige, rechtmäßige qi (*zhengqi* 正氣) überhand“, das „unorthodoxe qi (*liqi* 戾氣) hingegen löst sich von selbst auf (*zixiao* 自消)“.[295]

Der Topos einer mechanistisch gedachten Beseitigung von physischen Hindernissen des Austauschs mit der Peripherie kehrt nicht unerwartet sogar in späten poetischen Schilderungen wieder. Es ist bezeichnend, daß noch Wei Yuan 魏源 (1794–1856) in einem seiner sieben Gedichte über die berühmten Pfeilerstraßen (*zhandao* 棧道), diese der Natur abgerungenen, überregionalen Verkehrswege, schreibt:[296] „Die Hindernisse waren eingeebnet (*yitu* 夷塗), die ordnende Kraft des Herrschers schon bei der frühmorgendlichen Audienz[297] schafft alle abwegigen Gedanken der fernen Wildnis hinweg.“ Am Ende des Abschnitts *qihou* 氣候 (Klima) der Lokalchronik der Präfektur von Wuzhou (Guangxi) aus der Ära Qianlong findet sich ein Passus, der in wenigen Worten einen weiten Bogen spannt, von den erkennbaren siedlungsgeographischen Fakten bis hin zur Eliminierung von Miasmen durch die Segnungen der höheren Zivilisation:

> Früher war das Land weit, aber nur spärlich besiedelt. Daher konnten sich die dichten Pflanzen, wilden Tiere (Schlangen etc.) entfalten, und aus ihren Absonderungen und den Dünsten (*wu*) bildeten sich die Miasmen. Jetzt ist die Bevölkerung dichter geworden, die Siedlungen liegen eng nebeneinander. Kälte und Hitze treffen zeitgerecht ein. Dies wird vor allem dadurch unterstützt, daß die erlauchte Dynastie Ruhe gebracht hat. Durch ihren benignen Einfluß stellt sie die vollendete Harmonie der kosmischen Kräfte her und läßt sie der ganzen Welt zugutekommen. Wie könnte es da noch sein, daß die miasmatischen Dünste von einst im Gebiet der Man nicht völlig von den auspizienreichen Winden und vom süßen Regen verändert werden![298]

Die zivilsatorische Richtunggebung durch den Herrscher beeinflußt ganz im universalistischen Sinne letztlich positive Veränderungen selbst in der entfernten Peripherie. Wo diese Gunsterweise hinreichten, mußten die Miasmen weichen. Deren Rückgang stellt demnach nur ein Element auf dem Weg einer gewaltigen, universellen Verbesserung des Imperiums dar, die auf allen Ebenen durchzusetzen dem himmlischen Auftrag des Kaisers entspricht.

---

294 *[Qianlong] Chaozhoufu zhi* 2.5.

295 *Lungchuanxian zhi* 4.3a, nach *Guangdong tongzhi*.

296 古微堂詩集 2.21a.

297 Der Terminus *xiangming* 嚮明 enthält eine Anspielung auf *Yijing*, Shuogua.

298 *Wuchoufu zhi* (1770) 3.41: 由於土廣民稀所致土廣則草木蔚薈. 民稀則虺蛇出没其間嵐霧之所蒸毒氣之所釀積而爲瘴宜也. 今則生齒蕃盛邨落錯居. 寒暑應候漸異曩時.又况朝廷安養休息. 玉燭常調太和之氣溢於宇宙. 昔之瘴霧蠻煙有不盡化於祥風甘雨者哉.

Die Herstellung der „Harmonie“ führt somit in die Sphäre der fundamentalen Ordnungsvorstellungen: Selbst die radikale Abholzung und Denaturierung der chinesischen Landschaft durch die fortschreitende Zivilisation sieht sich in diesem Kontext gerechtfertigt: Durch die „Veränderung“ (*hua*) stellt sich eine neue Balance zwischen Mensch und Natur ein, geschaffen unter der weisen Lenkung des Staates. Dieses ideologische Element ist nicht zu unterschätzen, denn es ist in China tief verwurzelt:[299] Es existiert im Zentrum des zivilsatorischen Sendungsbewußtseins, weitgehend unabhängig von den akuten Zwängen der Landerschließung und den bescheidenen Fortschritten der Siedlungsgeographie. Sehr abstrakt sieht ein Erlaß des Yongzheng-Kaisers den gesamten Prozeß im größeren Kontext der positiven Veränderungen seines Reiches: „Jetzt ist lange Frieden, die Miasmen verschwinden allmählich, die Sitten (*fengsu*) werden zunehmend geläutert (*chun* 淳)“.[300]

Die Überwindung der Miasmen verbindet sich mithin eng mit den höher gesteckten Zielen der Zivilisationsidee. Deren Postulate wie Realisierungsmöglichkeiten sind vielfältig, sie besitzen nicht zuletzt auch eine mächtige wirtschaftspolitische Komponente, die eine sehr lange und umfangreiche Geschichte ausweist. Schon in den Diskussionen der HouHan umfassen sie, wie von Zhongchang Tong (180–220) herausgestellt, mindestens die Herstellung des Friedens als Grundlage der „Veränderung“, ebenso auch die Sicherung der materiellen Lebensgrundlage des Volkes durch Äquilibrierung von Fülle und Mangel, die Festigung der Sitten durch Ausgleich von Luxus und Sparsamkeit.[301] Wang Gungwu hat das Wort vom „Chinese urge to civilize“[302] als Grundzug der Ausbreitung chinesischer Kultur und Gesittung geprägt, und dieses Streben verlangte geradezu eine radikale Umgestaltung der Landschaft, wenn auch nicht immer explizit so ausgeführt wie die übrigen Forderungen.

Wenn man diese ideologischen Implikationen im Auge behält, sind Zweifel an den Erfolgsmeldungen zum tatsächlichen Rückgang der Miasmen des Südens im Einzelnen durchaus berechtigt. In der ständigen Bekräftigung eines unaufhaltsamen Fortschritts im Kampf gegen diese Plage vermengen sich Ergebnisse und Ziele. Erstere, die dauerhafte Veränderung der Umwelt durch chinesische Siedlungsmuster und Wirtschaftsformen, konnte wohl nur zum Teil erfolgreich gewesen sein, in manchen Zonen mochte sich Malaria zudem erst im Laufe des zivilisatorischen Prozesses gebildet haben. Bei den kontinuierlichen Erfolgsmeldungen im Kampf gegen die Miasmen sind daher einige Abstriche zu machen, auch für die Zeit der langen Prosperität unter den großen Mandschukaisern des 18. Jahrhunderts. Dennoch sind die Leistungen, die die chinesische Zivilisation auf diesem Gebiet aufzuweisen hat, riesig zu nennen, sowohl in der faktischen Urbarmachung wie auch in der Besitzergreifung peripherer Zonen. Die Zielstrebigkeit, mit der dies alles betrieben wurde, trotz mächtiger Hindernisse und periodischer Rückschläge, erforderte auf die Dauer ein Sendungsbewußtsein, und vor allem eine tragfähige Ideologie der Überwindung natürlicher Schranken, und beides war in der chinesischen Zivilisationsidee gegeben.

---

299 Weitere Stichwörter der Harmonisierung der Welt: *tiaohe* 調和, *qinghe* 清和, ebenso *dahe* 大和; siehe *Yijing*-Hexagramm *qian* (Nr. 1 in Wilhelm 1956) und *taihe* 太和.

300 *Yongzheng shilu* 48.488 (Yongzheng 4/IX).

301 *HouHan shu* 49.1651.

302 G. W. Wang 1984.

Schlußbetrachtung und Ausblick: Der chinesische Glaube an die Allmacht der Zivilisation

In der langen Geschichte der Erschließung des südchinesischen Raumes stellt das Phänomen der Miasmen (*zhang*) eine Konstante dar. Dieser schillernde Begriff umfaßte seit der Späteren Han-Zeit sehr vieles: Er stand als Attribut der unkultivierten Grenze, als Synonym des Fremden für die Region der Barbaren an den Rändern der chinesisch zivilisierten Welt. Er symbolisierte diffuse Ängste, die Einsamkeit und Hilflosigkeit des Menschen aus dem Norden fernab vom Zentrum der Kultur. Vor allem signalisierte er eine permanente, akute Bedrohung der Gesundheit durch rätselhafte Krankheiten. Daß in vielen Fällen Malaria hinter all den Klagen stand, ergibt sich trotz berechtigter Vorsicht gegenüber historischen Diagnosen aus der langwierigen Auseinandersetzung des Kaiserstaates mit dem Problem der Miasmen.

Zwar erweist sich die früher in der westlichen Literatur weithin übliche Gleichsetzung von *zhang* = Malaria aus heutiger Sicht als zu einfach, denn offenkundig werden bis in die Spätzeit hinein viele verschiedene Krankheiten den "Miasmen" zugeordnet. Auch sind in Quellen außerhalb des medizinischen Schrifttums verhältnismäßig selten konkrete Zustandsbeschreibungen oder gar Symptome festgehalten, aus denen sich das Krankheitsbild einer Malaria erkennen ließe: dies ungeachtet der Tatsache, daß Wechselfieber schon in der frühen medizinischen Literatur Chinas unzweideutig beschrieben ist. Dennoch lassen sich hinreichend Zeugnisse dafür gewinnen, daß eine Hauptursache der Gesundheitsbedrohung des Südens eben doch Malaria gewesen sein muß, zu einem erheblichen Teil *Malaria tropica*, auch wenn Puristen sich daran stören mögen. Anders ist schließlich der Aufwand der überaus elaborierten Einzelschritte im Kampf der kaiserlichen Administration gegen dieses gewaltige Hindernis, das der Ausbreitung der Herrschaft im Süden wie im Südwesten im Wege stand, kaum zu erklären. Seuchen wie Pest oder Anthrax, die es auch reichlich gegeben hat, hinterlassen in den historischen Quellen Spuren eines anderen Ausbreitungsmusters (nicht nur in China).

Das Bild, das die Administration über Jahrhunderte hinweg von den Miasmen des Südens entwarf, war nicht selten, wie in solchen Fällen naheliegend, von vordergründigen Interessen der einzelnen Akteure bestimmt. Miasmen und ihre negativen Auswirkungen lieferten stets willkommene Argumente, um von Mißerfolgen abzulenken und das Gesicht zu wahren. Der Kaiser selbst war in dieser Hinsicht nicht frei von solchen Anwandlungen. Soweit die Reichspolitik betroffen war, gerieten die Angaben über Miasmen in der Hand des Chronisten durchaus ähnlich den Nachrichten über Seuchen: Sie wurden vielfach in tendentiöser Absicht verwendet und hatten oft nur bedingt mit dem realen Aufreten von Krankheiten zu tun. Doch die Meldungen waren darüber hinaus noch durch weitere, politische Gesichtspunkte verzerrt. Die Kennzeichnung einer Region als hochgradig von Miasmen betroffen erfolgte vorrangig in Abstimmung mit den jeweiligen Vorgaben der Grenzpolitik. Bei der Festlegung von deren Zielen standen sich periodisch Expansionisten wie Isolationisten gegenüber, beide mit entsprechenden Argumenten ausgestattet. Regionen, die jenseits der Eroberungspläne Chinas lagen, vor allem Nachbarländer, die zu absorbieren nicht geplant war, aber auch manche Abschnitte der Binnengrenzen, wurden zeitweise oder permament als prinzipiell unbewohnbar hingestellt, weil sie als „von Miasmen durchseucht" galten.

Die Kraftanstrengungen zur Überwindung der Miasmen-Gefahr waren ebenso vielseitig wie aufwendig. Das beginnt schon mit der deskriptiven Erfassung der Miasmen, indem ihre wichtigsten Merkmale wie: zeitliche Häufung (Saisongipfel), räumliche Verteilung innerhalb von Verwaltungsbezirken und Territorien, ferner die Intensität und Abstufungen der Gefahrenzonen immer genauer erfaßt wurden, vielfach auch die relative Konstanz der Herde und die langfristigen Veränderungen. In dieser Beziehung bestand bereits im 17. Jahrhundert eine gewisse Perfektion, nicht zuletzt in den Bemühungen der Lokalmonographien (*fangzhi*) aller Ebenen. Die Wahrscheinlichkeit, in einem bestimmten Gebiet (nicht mehr im „Süden" generell) zu erkranken, wurde kalkulierbarer, wie zugleich auch einzelne Charakteristika des klinischen Bildes in Form der abgestuften Prognose voneinander abgegrenzt werden konnten. Solche Bestrebungen wurden seit der Song-Zeit von Spezialtraktaten der medizinischen Fachliteratur gestützt, in denen die südlichen Formen des Wechselfiebers schärfer als bis anhin erfaßt werden konnten und deren Einfluß bedeutend gewesen sein muß.

Diese Auseinandersetzung gewinnt in den Maßnahmen der Meidung (*„avoidance"*) wie auch in den Konzepten einer aktiven Überwindung der Miasmen schärfere Konturen. Die einzelnen Schritte der Meidung lassen sich seit der Song-Zeit verfolgen, im zivilen wie im militärischen Sektor der Administration. Sie sind am besten an den jeweiligen Brennpunkten der Expansion, an den einzelnen Sektoren chinesischen Vorrückens in die entfernte Peripherie zu beobachten: in der Periode zwischen den Dynastien Song und Ming eher in den Landschaften südlich der Pässe, d. h. Guangdong und Guangxi, in der Ming-Zeit hauptsächlich in Guangxi, seit dem 17. Jahrhundert in Yunnan und Guizhou. An den Binnen- und Außengrenzen liefert die Planung wie Durchführung von Kriegszügen wertvolle Aufschlüsse für den Umgang mit der Gefahr. In den Provinzen selbst sind es die Stationierungsfragen, die Anlage der Posten und ihre Besetzung, Fragen der Ablösung, überhaupt die Verteilung von Städten wie Garnisonen im Raum, die Durchgängigkeit der Verkehrswege bzw. die Einschränkungen durch Miasmen. Die umfangreichen Maßnahmen, die im Laufe einer langen Geschichte im militärischen wie im zivilen Segment der chinesischen Bürokratie zu finden sind, unterstreichen: Man sah sich mit einer sehr realen Gefahr konfrontiert, die regional wie saisonal auftrat. Sie mußte entweder umgangen oder ausgeschaltet werden.

Die aktive Überwindung der Miasmen folgte zwei großen säkularen Trends, die zuletzt von Robert Marks herausgestellt worden sind: Einmal der allmähliche Erwerb einer Resistenz gegen die Malaria oder wenigstens gegen ihre schlimmsten Folgen durch die lokale Bevölkerung, zum anderen die radikale Veränderung des Habitats. In diesem Sinne hat schon H. J. Wiens betont, es hätte für die chinesische Administration wie für die Siedler im Grunde drei Wege gegeben, um auf die Dauer der Malariagefahr des Südens erfolgreich zu begegnen:

> There appear to be three ways whereby the limiting aspect of malaria in the Sinization process may be reduced or removed: (1) The people may become relatively immune to its worst effects through a long process of natural selection and survival of the fittest. (2) The conditions favorable to the growth of the mosquito carrier of malaria may be reduced or removed. (3) Education [...].[1]

1 Wiens 1967, 337.

Die Vorstellungen von der Entwicklung einer Resistenz der Bevölkerung sind schwerer zu fassen, gleichwohl erscheinen sie in den Quellen als Fortsetzung und Alternative zu den sehr umfangreichen und bis ins Detail der persönlichen Lebensführung durchdachten Vorsichtsmaßregeln für die Gefahrenzone des Südens. Im Chinesischen wird sie oft als „Gewöhnung" in verschiedener Weise artikuliert.

Die aktiven Veränderungen und die Besiedlung des Südens haben in letzter Zeit in der Forschung große Aufmerksamkeit gefunden. Daß es diesem erfindungsreichen Pragmatismus auf die Dauer gelungen ist, die vom südlichen Klima vorgegebenen Schranken zu überwinden und trotz vieler Rückschläge und Verluste – ganz abgesehen von der blutigen Seite der kriegerischen Auseinandersetzung mit den Indigenen – letztlich zu einer Dominanz und Inkorporation dieser ausgedehnten, bis in die Tropen reichenden Regionen zu gelangen, ist eine bemerkenswerte Leistung der chinesischen Zivilisation. Die Situation in den Neulandgebieten war ungeachtet des schwierigen Klimas von großen ökologischen Veränderungen geprägt. Der Zustrom von Siedlern aus den alten Kerngebieten führte zu tiefgreifenden demographischen Verschiebungen, zur Abholzung der ausgedehnten Wälder und zu forciertem Ackerbau, auch zur Ausweitung ganzer Wirtschaftszweige wie des Bergbaus und der Salzgewinnung. All dies bedeutete neue Herausforderungen für die Bürokratie, nicht zuletzt wegen gravierender Umweltschäden durch agrarische Übernutzung, Bodenerosion, Überschwemmungen u. a. m. Die Auseinandersetzung mit den Miasmen gewann dadurch neue Dimensionen.

Getragen wurde dieser Prozeß von einem unerschütterlichen Fortschrittsoptimismus, der volles Vertrauen in die regulatorischen Kräfte der universellen „Veränderung" (*hua*) setzte. Eines Tages würde sich die Miasma-Gefahr als Folge der dichteren Besiedlung von selbst erledigen. Es ließ sich zeigen, daß große Teile dieser Erwartungen Zukunftsvisionen sind, deren Wurzeln tief in der chinesischen Zivilisationsidee verankert liegen. Daher sind gerade die permanenten Erfolgsmeldungen über Verbesserungen, die grellen Kontraste von „einst" und „jetzt", die vielfach enthusiastischen Berichte von peripheren Landkreisen des Südens, von berüchtigten Malarianestern, die binnen kurzem zu blühenden Landschaften wurden, mit großer Vorsicht zu bewerten. Vor allem seit der späten Ming-Zeit vermehrt anzutreffen, erweisen sie sich in hohem Maße als ideologisch überlagert. In den zahlreichen Gedichten, die solchen Wandel preisen, steckt viel Wunschdenken. Darüber hinaus sind sie Ausdruck einer Weltsicht, die regressive Entwicklungen, etwa die Rückkehr der Miasmen, nicht akzeptiert und von vornherein gar nicht einkalkuliert. Gleiches gilt für viele Proklamationen der Kaiser. An den Bezeugungen eines stetigen Aufwärtstrends sind im Ergebnis Abstriche zu machen, nicht erst für die Verfallszeit des Imperiums seit dem späten 18. Jahrhundert, als ausgedehnte Wanderbewegungen und Bevölkerungsverschiebungen die Situation der Malaria im Süden und Südwesten beeinflußt haben. Was erreicht wurde, war in vielen Fällen eben doch eher ein labiles Gleichgewicht, das in der Zeit des Niedergangs kippte, sodaß die deplorablen Zustände zu Beginn des 20. Jahrhunderts hervortraten. Erst die VR China war hier mit ihrem Sanierungsprogramm erfolgreich.

Für die komparatistische Forschung zur Geschichte der Malaria ist das chinesische Paradigma schon allein wegen der einzigartigen, diachron überschaubaren Aktivitäten einer ebenso archaischen wie protomodernen Bürokratie von hohem Interesse.[2] Sollte sich im weiteren Rück-

2 Zu deren treffender Charakterisierung aus sinologischer Sicht vgl. nach wie vor Balázs 1964.

blick und mit forschreitenden Erkenntnissen der Umweltgeschichte ein chinesischer Sonderweg der Landschaftsentwicklung, insbesondere der Bewässerungswirtschaft, in großem Umfang bestätigen, wäre dies eine gewaltige Rechtfertigung für eine im traditionellen China vor allem von Mitgliedern der Bürokratie konstant vertretene Überzeugung, daß nämlich in den Neulandgebieten mit fortschreitendem Wandel die Miasmen – und damit die Malaria – gleichsam von selbst eines Tages verschwinden. Diese positive Erwartung ist in der chinesischen Kaiserzeit Bestandteil eines kulturalistischen Glaubens an die Allmacht der organisierten Kraft des Menschen im Kampf gegen die Herausforderungen der Natur. Diese Überzeugung wird bis in die Spätzeit des Imperiums weithin gestützt von über Jahrhunderte tradierten, optimistischen Vorstellungen zu den Aufgaben und Pflichten der richtigen Regierung, seien sie nun kosmologisch unterlegt oder nicht. Der Wille zur Neugestaltung auch der natürlichen Welt ist im Kern der chinesischen Zivilisation verankert, und er zählt zum reichen Erbe, das China aus seiner langen Geschichte übernommen hat.

Literaturverzeichnis

Abkürzungen

CHGIS. „China Historical Geographic Information System". http://chgis.fas.harvard.edu
Tan II, Tan V, Tan VI, Tan VII und Tan VIII. Siehe Tan Qixiang 1982–1987, Bd. 2, 5, 6, 7 und 8.

Chinesische Quellen

[A]

Annan zhilüe 安南志略, von Lê Tăc 黎崱 (13./14. Jh.). Siku quanshu, Bd. 464, 591-719.

[B]

Baibu congshu jicheng 百部叢書集成. Taibei: Yiwen, 1965–1970.

Baishi Changqing ji 白氏長慶集, von Bai Juyi 白居易 (772–846). Siku quanshu, Bd. 1080.

Baizhutang quanji 百柱堂全集, von Wang Baixin 王柏心 (1799–1873). Reprint: Xuxiu siku quanshu, Bd. 1527-1528.

[Hongzhi] BaMin tongzhi [弘治]八閩通志, von Chen Dao 陳道 (1436–?). Reprint: Siku quanshu cunmu congshu, „Shibu", Bd. 177-178.

Beihu lu 北户錄, von Duan Gonglu 段公路 (9. Jh). SuiTang wenming 隋唐文明, Bd. 31. Suzhou: Gu wuxuan 古吳軒, 2005.

Beijing tushuguan cang xijian fangzhi congkan 北京大學圖書館藏稀見方志叢刊. 330 Bde. Beijing: Guojia tushuguan, 2013.

Beimeng suoyan 北夢瑣言, von Sun Guangxian 孫光憲 (?–968). SongYuan biji congshu 宋元筆記叢書. Shanghai: Shanghai guji, 1981.

Bencao gangmu 本草綱目, von Li Shizhen 李時珍 (1515–1593). Siehe Chen Guiting 1992.

Bencao gangmu shiyi 本草綱目拾遺 (1765), von Zhao Xuemin 趙學敏 (1719–1805). Beijing: Renmin weisheng, 1963.

Benchao jingsheng [fenjun] renwukao 本朝京省[分郡]人物考 (1623), von Guo Tingxun 過庭訓 (1567–1625). Reprint: Siku quanshu jinhuishu congkan, „Shibu", Bd. 60-63.

Bianlüe 邊略, von Gao Gong 高拱 (1513–1578). Ausgabe von 1688. Reprint: Siku jinhuishu congkan, Shibu, Bd. 72, 311-344.

Bijixiaoshuo daguan 筆記小說大觀. Taibei: Xinxing, 1960–1978.

Bintui lu 賓退錄 (1224), von Zhao Yushi 趙與時 (1175–1231). Congshu jicheng chubian, Bd. 314-315.

[Guangxu] Boseting zhi [光緒]百色廳志 (1891), von Chen Rujin 陳如金. Reprint: Zhongguo fangzhi congshu, Huanan difang, Nr. 25.

[C]

Cangshu 藏書 (1599), von Li Zhi 李贄 (1527–1602). Beijing: Zhonghua, 1959.

[Chong juan] Caotang waiji [重鐫]草堂外集, von Tan Cui 檀萃 (1725–1801). Ausgabe von 1796. Reprint: Xuxiu siku quanshu, Bd. 1445, 153–378 [Paginierung nach Zhongguo jiben guji ku].

Changli xiansheng ji 昌黎先生集 (Sammlung von Werken von Han Yu 韓愈, 768–824), hg. von Li Han 李漢. Sibu beiyao, Bd. 196.

[Qinding] Chaoping sansheng xiefei fanglüe 剿平三省邪匪方略, von Qinggui 慶桂 (1735–1816). Ausgabe von 1810. Xuxiu siku quanshu, Bde. 391-400.

[Qianlong] Chaozhoufu zhi [乾隆]潮州府志 (1762), von Zhou Shuoxun 周碩勳. Ausgabe von 1893 [Paginierung nach Zhongguo jiben guji ku].

[Wanli] Cilixian zhi [萬曆]慈利縣志. von Chen Guangqian 陳光前. Ausgabe von 1573. Reprint: Tianyige cang Mingdai fangzhi xuankan, Bd. 59, Nr. 91 [Paginierung nach Zhongguo jiben guji ku].

Chunan Miao zhi 楚南苗志, von Duan Rulin 段汝霖. Ausgabe von 1758 [Reprint: Siku quanshu cunmu congshu, „Shibu", Bd. 256, 523-715].

Chunmingmeng yulu 春明夢餘錄, von Sun Chengze 孫承澤 (1593–1675). Siku quanshu, Bde. 868-869.

[Yongzheng] Conghuaxian xinzhi [雍正]從化縣新志, von Guo Yuxi 郭遇熙 (1639–1698), überarbeitet von Cai Tingbiao 蔡廷鑣. Ausgabe von 1730. Reprint: Zhongguo difangzhi jicheng, Guangdong fu xian zhi ji, Bd. 4.

Congshu jicheng chubian 叢書集成初編. Shanghai: Shangwu, 1935–1940.

[D]

DaMing huidian 大明會典 (1511, revidierte Fassung von 1587), von Li Dongyang 李東陽. Reprint: Xuxiu siku quanshu, Bde. 789-792.

[Guangxuchao xinxiu] DaQing huidian shili [光緒朝新修]大清會典事例. Shanghai: Shangwu, 1908. Reprint: Xuxiu siku quanshu, Bde. 798-814.

DaQing shilu 大清實錄. Taibei: Huawen, 1963–1964 [Reprint der japanischen Faksimile-Ausgabe von 1934–1936], darin:

DaQing Shengzu Ren [Kangxi] huangdi shilu 大清聖祖仁[康熙]皇帝實錄

DaQing Shizong Xian [Yongzheng] huangdi shilu 大清世宗憲[雍正]皇帝實錄

DaQing Gaozong Chun [Qianlong] huangdi shilu 大清高宗純[乾隆]皇帝實錄

Dai shi 岱史, von Zha Zhilong 查志隆 (*jinshi* 1559). Ausgabe von 1587. Reprint: Xuxiu siku quanshu, Bd. 722, 419-667.

Dianhai yuheng zhi 滇海虞衡志 (Vorwort von 1799), von Tan Cui 檀萃 (*jinshi* 1761). Congshu jicheng chubian, Bde. 3023-3024.

Dian lüe 滇略, von Xie Zhaozhe 謝肇淛 (1567–1624). Siku quanshu, Bd. 494, 97-250.

Diannan kuangchang tulüe 滇南礦廠圖略 (1845), von Wu Qijun 吳其濬 (1789–1847). Reprint: Xuxiu siku quanshu, Bd. 880, 131-224.

Diannan zazhi 滇南雜志 (Vorwort von 1810), von Cao Shuqiao 曹樹翹 (Chunlin 春林, 1775–1818). Reprint: Zhonghua wenshi congshu, Bd. 110.

DianQian ji you 滇黔紀遊, von Chen Ding 陳鼎 (1650–?). Reprint: Siku quanshu cunmu congshu, „Shibu", Bd. 255, 18-30. Siehe auch *Dian you ji* und *Qian you ji*.

DianQian zhilüe 滇黔志略 (1736), von Xie Shenglun 謝聖綸 (1709–1773). Reprint: Fudan daxue tushuguan zhenxi fangzhi congkan, Bd. 53-56.

Dian you ji 滇遊記, von Chen Ding 陳鼎. Xuehai leibian, Bd. 119. Reprint: Bd. 10, 5937-5945. Siehe auch *Dian Qian ji you*.

Dongguan ji 東觀集, von Wei Ye 魏野 (960–1019). Siku quanshu, Bd. 1087.

Dongming wenji 東溟文集, von Yao Ying 姚瑩 (1785–1853). Ausgabe von 1867. Reprint: Xuxiu siku quanshu, Bd. 1512-1513.

Dushi fangyu jiyao 讀史方輿紀要, von Gu Zuyu 顧祖禹 (1631–1692). Beijing: Zhonghua, 1955.

[E]

Ertan leizeng 耳談類增 (1603), von Wang Tonggui 王同軌 (1530–1608). Reprint: Xuxiu siku quanshu, Bd. 1268, 1-234.

Ershisi shi 二十四史. Beijing: Zhonghua, 1959–1977.

Ershiwu shi bubian 二十五史補編. Shanghai: Kaiming, 1936–1937.

[F]

Fuchuzhai waiji 復初齋外集, von Weng Fanggang 翁方綱 (1733–1818). Jiayetang congshu [Paginierung nach Zhongguo jiben guji ku].

Fudan daxue tushuguan zhenxi fangzhi congkan 復旦大學圖書館珍稀方志叢刊. Beijing: Guojia tushuguan, 2010.

Fujian sheng diming cidian 福建省地名词典 [kurz für:] *Zhonghua renmin gongheguo diming cidian: Fujian sheng* 中华人民共和国地名词典: 福建省, hg. von Fu Zude 傅祖德 u. a. Beijing: Shangwu, 1995.

Furen daquan liangfang 婦人大全良方 (1237), von Chen Ziming 陳自明. Siehe Yu Ying'ao 1985.

[G]

Gai yu congkao 陔餘叢考, von Zhao Yi 趙翼 (1727–1814). Siehe Luan Baoqun und Lü Zongli 1990.

[Jiajing] Ganzhou fangzhi [嘉靖]贛州府志, von Dong Tianxi 董天錫. Tianyige cang Mingdai fangzhi xuankan, Bd. 38, Nr. 50.

[Tianqi] Ganzhoufu zhi [天啓]贛州府志, von Yu Wenlong 余文龍 und Xie Zhao 謝詔. Ausgabe von 1660 [Reprint: Siku quanshu cunmu congshu, „Shibu", Bd. 202, 194-729].

[Wanli] Gaozhoufu zhi [萬曆]高州府志, von Cao Zhiyu 曹志遇 [Paginierung nach Zhongguo jiben guji ku].

[Guangxu] Gaozhoufu zhi [光緒]高州府志. Ausgabe von 1889 [Reprint: Zhongguo fangzhi congshu, Huanan difang, Nr. 68].

Gongzhongdang Qianlongchao zouzhe 宮中檔乾隆朝奏摺 (Secret Palace Memorials of the Yung-cheng Period). 75 Bde. Gugong wenxian tekan (1987–1988). [zitiert als *Qianlongchao zouzhe*]

Gongzhongdang Yongzhengchao zouzhe 宮中檔雍正朝奏摺 (Secret Palace Memorials of the Yung-cheng Period). 75 Bde. Gugong wenxian tekan (1977–1988). [zitiert als *Yongzengchao zouzhe*]

Guangdong lidai fangzhi jicheng 廣東歷代方志集成. Guangzhou: Lingnan meishu, 2009.

Guangdong sheng diming cidian 广东省地名词典 [kurz für:] *Zhonghua renmin gongheguo diming cidian: Guangdong sheng* 中华人民共和国地名词典: 广东省, hg. von Liu Nanwei 刘南威 u. a. Beijing: Shangwu, 1994.

[Daoguang] Guangdong tongzhi [道光]廣東通志 (1822), von Chen Changzhai 陳昌齋 (1743–1820) u. a. Reprint: Zhongguo difangzhi jicheng, Shengzhi ji, Guangdong, Bde. 4-10 [Paginierung nach Zhongguo jiben guji ku].

Guangdong xinyu 廣東新語, von Qu Dajun 屈大均 (1630–1696). Ausgabe von 1700. Reprint Xinxiu fangzhi congshu, 130. 4 Bde. Taipei: Xuesheng, 1968.

Guang wenyi lun 廣瘟疫論 (1778), von Dai Tianzhang 戴天章 (1644–1722). Reprint: Xuxiu siku quanshu, Bd. 1003, 609-662. Interpungierte Ausgabe siehe: Liu Zuyi und Tang Cheng'an 1992.

[Qianlong] Guangxifu zhi 廣西府志, von Li Shou 李綬 (*jinshi* 1751) und Zhou Cai 周埰. Ausgabe von 1739. Reprint: Zhongguo fangzhi congshu, Huanan difang, Nr. 270 [Paginierung nach Zhongguo jiben guji ku].

[Wanli] Guangxi tongzhi [萬曆]廣西通志 (1599), von Su Jun 蘇濬 (1542–1599). Reprint: Shanghai tushuguan cang xijian fangzhi congkan, Bde. 202-206.

[Yongzheng] Guangxi tongzhi [雍正]廣西通志 (1733), von Qian Yuanchang 錢元昌 (1676–?) und Jin Hongxiu 金鉷修. Siku quanshu, Bd. 565-568.

[Jiaqing] Guangxi tongzhi [嘉慶] 廣西通志, von Hu Qian 胡虔 und Xie Qikun 謝啟昆 (1737–1802). Ausgabe von 1800. Reprint: Zhongguo difangzhi jicheng, Shengzhi ji, Guangxi, Bde. 4-7.

Guangyang zaji 廣陽雜記, von Liu Xianting 劉獻廷 (1648–1695). Beijing: Zhonghua, 1957.

Guang zhi yi 廣志繹 (Vorwort von 1597), von Wang Shixing 王士性 (1547–1598). YuanMing shiliao biji congkan. Beijing: Zhonghua, 1981.

Gugong wenxian tekan 故宮文獻特刊 (Ch'ing Documents at National Palace Museum). Taibei: Guoli gugong bowuyuan.

Gugong zhenben congkan 故宮珍本叢刊. Haikou: Hainan chubanshe, 2000–2001.

Guihai yuheng zhi 桂海虞衡志 (1175), von Fan Chengda 范成大 (1126–1193). Shuofu 50.6a-28a [3165-3209].

Guisi cungao 癸巳存稿 (1833), von Yu Zhengxie 俞正燮 (1775–1840). Taibei: Shijie, 1963.

Guisi leigao 癸巳類稿 (1833), von Yu Zhengxie 余正燮. Taibei: Shijie, 1960.

Guixin zazhi 癸辛雜識, von Zhou Mi 周密 (1232–1298). Siehe Wu Qiming 1988.

[Jiaqing] Guiyangxian zhi [嘉慶]桂陽縣志, von Changqing 常慶. Ausgabe von 1817. Reprint: Beijing tushuguan cang xijian fangzhi congkan, Bde. 225-277, Nr. 226.

Guizhou sheng diming cidian 贵州省地名词典 [kurz für:] *Zhonghua renmin gongheguo diming cidian: Guizhou sheng* 中华人民共和国地名词典: 贵州省, hg. von Chai Xingyi 柴兴仪 u. a. Beijing: Shangwu, 1994.

[Qianlong] Guizhou tongzhi [乾隆]貴州通志 (1741), hg. von Ortai 鄂爾泰 (1677–1745). Siku quanshu, Bde. 571-572.

[Qinding] Gujin tushu jicheng [欽定]古今圖書集成 (1726), hg. von Jiang Tingxi 蔣廷錫 (1669–1732) u. a. Shanghai: Zhonghua, 1934.

Gujin yitong daquan 古今醫統大全 (1556), von Xu Chunfu 徐春甫 (1520?–1596). Siehe Cui Zhongping und Wang Yaoping 1991.

Guji zhenben congshu 古籍珍本叢書. Beijing: Zhongyang minzu xueyuan, 1985.

Guochao qixian leizheng 國朝耆獻類徵 (1890), von Li Huan 李桓 (1827–1891). Reprint: Taipei: Wenhai, 1966.

Guochao rouyuan ji 國朝柔遠記, von Wang Zhichun 王之春 (1842–1906). Reprint: Taibei: Guangwen, 1978.

Guochao xianzheng lu 國朝獻徵錄, von Jiao Hong 焦竑 (1541–1620). Reprint: Xuxiu siku quanshu, Bde. 525-531.

Gusheng 觚賸 (Vorwort von 1700), von Niu Xiu 鈕琇 (?–1704). Reprint: Xuxiu siku quanshu, Bd. 1177, 1-97.

Guweitang shiji 古微堂詩集, von Wei Yuan 魏源 (1794–1856). Ausgabe von 1870. Reprint: Qingdai shiwenji huibian, Bd. 585 [siehe auch die interpungierte Ausgabe in *Wei Yuan quanji*, Bd. 12].

[H]

Hainan difangzhi congkan 海南地方志叢刊. 62 Bde. Haikou: Hainan, 2003.

Hai Rui ji 海瑞集, von Hai Rui (1514–1587). Siehe Wu Han und Chen Yizhong 1962.

Hanji quanwen ziliao ku 漢籍全文資料庫 / Scripta Sinica. Taibei: Zhongyang yanjiuyuan, Lishi yuyan yanjiusuo 中央研究院歷史語言研究所 /Academia Sinica, 1984–.

Hanshu 漢書, von Ban Gu 班固 (32–92). Ershisi shi. Beijing, Zhonghua, 1959.

Hanyu dacidian 漢語大詞典, hg. von Luo Zhufeng 羅竹風 u. a. Shanghai: Shanghai cishu, 1986–1994.

HouHan shu 後漢書, von Fan Ye 范曄 (398–445). Ershisi shi. Beijing, Zhonghua, [1 1963,] 2 1975.

Huaihai ji 淮海集, von Qin Guan 秦觀 (1049–1100). Siku quanshu, Bd. 1115, 427-700.

[Qianlong] Huazhou zhi [乾隆]化州志, von Yang Fen 楊芬. Ausgabe von 1748. Reprint: Gugong zhenben congkan, Nr. 182.

Huangchao jingshi wenpian 皇明經世文編 [bzw. *Qing jingshi wenbian* 清經世文編]. Reprint hg. von Yang Jialuo 楊家駱. Taipei: Wenhai, 1971–1973.

HuangMing dazheng ji 皇明大政紀, von 雷禮 (1505–1581). Ausgabe von 1602. Reprint: Xuxiu siku quanshu, Bd. 353-354.

HuangMing jingshi wenbian 皇明經世文編, von Chen Zilong 陳子龍 (1608–1647). Ausgabe von 1638. Reprint: Taibei: Guofeng, 1964 [mit verkürztem Titel *Ming jingshi wenbian*: Siku jinhuishu congkan, Jibu, Bde. 22-29].

HuangMing jingji wenlu 皇明經濟文錄, von Wan Biao 萬表 (1498–1556). Ausgabe von 1554. Reprint: Siku jinhui congshu, Jibu, Bde. 18-19 [Paginierung nach Zhongguo jiben guji ku].

HuangMing liutai zouyi 皇明留臺奏議, hg. von Zhu Wubi 朱吾弼 (*jinshi* 1589). Ausgabe von 1605. Reprint: Siku quanshu cunmu congshu, „Shibu", Bd. 75.

HuangMing [tongji] congxin lu 皇明[通紀]從信錄, von Chen Jian 陳建 (1497–1567), mit Korrekturen und Ergänzungen hg. von Shen Guoyuan 沈國元. Ausgabe von 1620. Reprint: Siku jinhui congshu, Jibu, Bde. 1-2.

HuangQing zouyi 皇清奏議. Reprint: Xuxiu siku quanshu, 473 [Paginierung nach Zhongguo jiben guji ku].

Hunan sheng diming cidian 湖南省地名词典 [kurz für:] *Zhonghua renmin gongheguo diming cidian: Hunan sheng* 中华人民共和国地名词典: 湖南省, hg. von Pei Huaichang 裴淮昌 u. a. Beijing: Shangwu, 1992.

[Guangxu] Hunan tongzhi [光緒] 湖南通志, hg. von Zeng Guoquan 曾國荃 (1824–1890) u. a. Ausgabe von 1885. Reprint: Zhongguo shengzhi huibian, Bd. 6.

Huqian jing 虎鈐經, von Xu Dong 許洞 (972–1016). Yueyatang congshu, 70-72 (1853).

[I]

Ishinhō 醫心方, von Tamba no Yasunori 丹波康頼 (912–995). Siehe Gao Wenzhu u. a. 1996.

[J]

Jiannan shi gao 劍南詩稿, von Lu You 陸游 (1125–1210), in: *Lu Fangweng quanji*, Bd. 1-16.

Jiaobinlu kangyi 校邠廬抗議 (zuerst 1885), Feng Guifen 馮桂芬 (1809–1874). Ausgabe von 1897. Reprint: Jindai Zhongguo shiliao congkan, Nr. 612.

[Kangxi] Jiangxi tongzhi [康熙]江西通志 (1732), von Xie Min 謝旻. Siku quanshu, Bde. 513-518 [Paginierung nach Zhongguo jiben guji ku].

[Yongzheng] Jianshuizhou zhi [雍正]建水州志 (1731), von Zhu Hong 祝宏 und Zhao Jie 趙節. Ausgabe von 1933. Reprint: Zhongguo difangzhi jicheng, Yunnan fu xian zhi ji, Bde. 54-55.

Jian wen lu 見聞錄 (1610), von Xu Yue 徐岳. Ausgabe von 1799. Bijixiaoshuo daguan, Slg. 3, Bd. 10.

Jianyan yilai chaoye zaji 建炎以來朝野雜記, von Li Xinzhuan 李心傳 (1166–1243). Wuyingdian juzhenban congshu [Paginierung nach Zhongguo jiben guji ku].

Jianyan yilai xinian yaolu 建炎以來繫年要錄, von Li Xinzhuan 李心傳 (1166–1243). Siku quanshu, Bde. 325-327 [Paginierung nach Zhongguo jiben guji ku].

Jiayetang congshu 嘉業堂叢書. Wuxing, 1913–1918.

Jinchang xingji 金廠行記, von Yu Qingchang 余慶長. Xiaofang huzhai yudi congchao, Slg. 8, Bd. 1.

Jindai Zhongguo shiliao congkan 近代中國史料叢刊. Taibei: Wenhai, 1966–1973.

Jingchuan ji 荊川集 (bzw. *Jingchuan xiansheng wenji* 荊川先生文集), von Tang Shunzhi 唐順之 (1507–1560). Ausgabe von 1549. Reprint: Sibu congkan chubian, Bde. 1581-1592 [Paginierung nach Zhongguo jiben guji ku].

Jingui yaolüe 金匱要略, von Zhang Zhongjing 張仲景 (150–219). Ausgabe von 1683. Reprint: Xuxiu siku quanshu, Bd. 983, 131-360.

Jingyi zaji 經義雜記, von Zang Lin 臧琳 (1650–1713). Baijingtang 拜経堂-Ausgabe von 1798. Reprint: Taibei: Zhongding wenhua, 1967.

Jingyue quanshu 景岳全書 (1637), von Zhang Jiebin 張介賓 (1563–1640). Beijing: Renmin weisheng, 1991.

Jinping Miaozu Yaozu Daizu zizhixianzhi 金平苗族瑶族傣族自治县志, hg. von Feng Liaowang 冯子望. Zhong guo di fang zhi cong shu 中國地方志叢書. Beijing: Sanlian, 1994.

Jin shu 晉書, hg. von Fang Xuanling 房玄齡 (578–648). Ershisi shi. Beijing: Zhonghua, 1974.

Jue shui ji 潏水集, von Li Fu 李復 (1052–1128). Siku quanshu, Bd. 1121, 1-160.

[K]

Kangxi qiju zhu 康熙起居注, hg. von Zhongguo diyi lishi dang'anguan 中國第一歷史檔案館. Beijing: Zhonghua, 1984.

Kang you jixing 康輶紀行 (1845), von Yao Ying 姚瑩 (1765–1853). Reprint: Siku weishoushu jikan, Slg. 5, Bd. 14, 137-395.

Ke zhai xu gao 可齋續藁. Li Zengbo 李曾伯 (13. Jh.): Siku quanshu, Bd. 1179, 503–837 [Paginierung nach Zhongguo jiben guji ku].

Kongzi jiayu 孔子家語. Sibu congkan chubian, Bd3. 309-311.

„Kuizhou yao ji" 夔州藥記, in: *Jue shui ji* 6.21a-21b [64-65].

[L]

Lanxuan ji 蘭軒集, von Wang Xu 王旭 (fl. 1264). Siku quanshu, 1202.

Leishuo 類說, von Zeng Zao 曾慥 (1131–ca.1163). Siku quanshu, Bd. 873.

[Wanli] Leizhoufu zhi [萬曆]雷州府志, von Ouyang Bao 歐陽保. Ausgabe von 1614. Reprint: Riben cang Zhongguo hanjian difangzhi congkan, 10 [Paginierung nach Zhongguo jiben guji ku].

[Qinding] Libu quanxuan zeli [欽定]吏部銓選則例, von Xi Zhen 錫珍 (1847–1889) u. a. Ausgabe von 1886. Reprint: Xuxiu siku quanshu, Bd. 750.

Lidai bianshi ziliao jikan 歷代邊事資料輯刊. Beijing: Beijing tushuguan, 2005.

Lidai mingchen zouyi 歷代名臣奏議, von Yang Shiqi 楊士奇 (1365–1444) und Huang Huai 黄淮 (1367–1449). Ausgabe von 1416. Reprint: Zhongguo shixue congshu, Bd. 1.

[Chongzhen] Lianzhoufu zhi [崇禎]廉州府志, von Zheng Baosu 鄭抱素 und Zhang Guojing 張國經. Ausgabe von 1637. Reprint: Guangdong lidai fangzhi jicheng, Bd. 1.

[Daoguang] Lianzhoufu zhi [道光]廉州府志, von Chen Zhichang 陳治昌. Ausgabe von 1833. Reprint: Guangdong lidai fangzhi jicheng, Bd. 3.

[Kangxi] Lianzhoufu zhi [康熙]廉州府志, von Xu Chengdong 徐成棟. Ausgabe von 1721. Reprint: Guangdong lidai fangzhi jicheng, Bd. 1.

[Qianlong] Lianzhoufu zhi [乾隆]廉州府志, von Wang Jiaxian 王家憲 und Zhou Shuoxun 周碩勳. Ausgabe von 1756. Reprint: Guangdong lidai fangzhi jicheng, Bd. 2.

Lingshu 皇帝内經靈樞. Ausg. besorgt von Guo Aichun 郭靄春, Tianjin: Tianjin kexue, 1989.

Lingbiao lu yi 嶺表錄異 (960), von Liu Xun 劉恂. Congshu jicheng chubian, 3123.

Lingnan weisheng fang 嶺南衛生方 (1264), von Li Qiu 李璆 und Zhang Zhiyuan 張致遠, redigiert vom Mönchsarzt Ji Hong 繼洪. Japanische Ausgabe von 1841. Reprint: Zhongyi zhenben congshu [1983].

Lingnan yishu 嶺南遺書, hg. von Wu Chongyao 伍崇曜 (1810–1863). Nanhai: Yueyatang, 1831–1863. Reprint: Baibu congshu jicheng.

Lingnan zaji 嶺南雜記, von Wu Zhenfang 吳震方 (*1651, *jinshi* 1679). Congshu jicheng chubian, Bd. 3129.

Lingwai daida 嶺外代答, von Zhou Qufei 周去非 (Vorwort von 1178). Siku quanshu, Bd. 589, 389-485 [Paginierung nach Zhongguo jiben guji ku]; kommentierte Ausgabe: siehe Tu Youxiang 1996.

Linlang mishi congshu 琳琅秘室叢書, hg. von Hu Ting 胡珽 (1822–1861) und Dong Wenjian 董金鑑. Guiji: Qusitang 取斯堂, 1888. Reprint: Baibu congshu jicheng.

Liu Mengde wenji 劉夢得文集, von Liu Yuxi 劉禹錫 (772–842). Sibu congkan, Bde. 693-700.

Liu Zongyuanji 柳宗元集. Beijing: Zhonghua, 1979.

[Jiaqing] Longchuanxian zhi [嘉慶]龍川縣志, von Le Yinshan 勒殷山 und Hu Chun 胡瑃. Ausgabe von 1818. Reprint: Zhongguo difangzhi jicheng, Guangdong fu xian zhi ji, Bd. 18.

Longwei mishu 龍威秘書, hg. von Ma Junliang 馬俊良. Ausgabe von 1794. Reprint: Taibei: Xinxing, 1969.

Lu Fangweng quanji 陸放翁全集 [Lu Fangwen = Lu You 陸游, 1125–1210]. Sibu beiyao, Bde. 1955-2020 [Reprint: Bde. 488-493].

Luzhutang gao 菉竹堂稿, von Ye Sheng 葉盛 (1420–1474). Manuskriptausgabe. Reprint: Siku quanshu cunmu congshu, „Jibu", Bd. 35, 139-234 [Paginierung nach Zhongguo jiben guji ku].

[M]

Man shu 蠻書, von Fan Chuo 樊綽 (frühes 7. Jh.). Linlang mishi congshu, Slg. 3, Bd. 3 (1888).

Ming chen zouyi 明臣奏議 (1781). Congshu jicheng chubian, Bd. 913-921.

Ming jingshi wenbian 明經世文編. Siehe *HuangMing jingshi wenbian*.

MingQing gongcang Taiwan dang'an huibian 明清宫藏台湾档案汇编. Beijing: Jiuzhou, 2009.

Ming shi 明史, hg. von Zhang Tingyu 張廷玉 (1672–1755). Ershisi shi. Beijing: Zhonghua, 1974.

Ming shilu 明實錄 [Faksimile der *shilu* zu den jeweiligen Ming-Herrschern, mit textkritischen Anmerkungen von Huang Zhangjian 黄彰健 u. a.]. Taipei: Zhongyang yanjiuyuan lishi yuyan yanjiusuo, 1962–1968 [Paginierung nach MingQing shilu 明清實錄, hg. von Beijing Airusheng [Erudition] shuzihuajishu yanjiu zhongxin 北京爱如生数字化技术研究中心. Hefei: Huangshan shushe, 2005].

Ming wenhai 明文海 (1693), von Huang Zongxi 黄宗羲. Siku congshu, Bde. 1453-1458.

Mingyi zazhu 明醫雜著 (1502), von Wang Lun 王綸 (*jinshi* 1484), mit Kommentar von Xue Ji 薛己 (1487–1559). Siehe Wang Xinhua 1985.

Mutang biegao 穆堂別稿, von Li Fu 李紱 (1675–1750). Ausgabe von 1831 [Reprint: Xuxiu siku quanshu, Bd. 1422, 187-677].

[N]

[Jiajing] Nan'anfu zhi [嘉靖] 南安府志, von Liu Jie 劉節. Ausgabe von 1536 [Reprint: Tianyige cang Mingdai fangzhi xuankan xubian, Bd. 50, Nr. 68].

[Wanli chongxiu] Nan'anfu zhi [萬曆重修] 南安府志, von Shang Wenzhao 商文昭 und Lu Hongxia 盧洪夏. Reprint: Riben cang Zhongguo hanjian difangzhi congkan, Bd. 30 [Paginierung nach Zhongguo jiben guji ku].

Nancun chuogeng lu 南村輟耕錄 (1366), von Tao Zongyi 陶宗儀 (1316–1403). YuanMing shiliao biji congkan. Beijing: Zhonghua, 1959 [Reprint 1997].

Nanfang caomu zhuang 南方草木狀, von Ji Han 稽含 (262–306). Ausgabe: Baichuan xuehai 百川學海 [ctext.org/wiki.pl?if=gb&res=687592].

[Jiajing] Nanningfu zhi [嘉靖]南寧府志, von Fang Yu 方瑜. Ausgabe von 1564. Reprint: Tianyige cang Mingdai fangzhi xuankan xubian, Bd. 66, 103 [Paginierung nach Zhongguo jiben guji ku].

NanQi shu 南齊書, von Xiao Zixian 蕭子顯 (489–537). Ershisi shi. Beijing: Zhonghua, 1972.

[Jiajing] Nanxiongfu zhi [嘉靖]南雄府志, von Tan Dachu 譚大初 (1504–1578). Reprint: Tianyige cang Mingdai fangzhi xuankan xubian, Bd. 66, Nr. 99 [Paginierung nach Zhongguo jiben guji ku].

Nongzheng quanshu 農政全書, von Xu Guangqi 徐光啓 (1562–1633), in: Zhu Weizheng und Li Tiangang, Bd. 8

Nüeji de fangzhi 瘧疾的防治, hg. von Shanghai jishengzhongbing yanjiusuo nüeji yanjiushi 上海寄生蟲病研究所瘧疾研究室. Beijing: Renminweisheng, 1977.

Nüeji fangzhi shouce 疟疾防治手册, hg. von Weishengbu difangbing fangzhiju 卫生部地方病防治局. Beijing: Renmin weisheng, 1988 (2. Auflage).

[O]

Oubei xiansheng nianpu 甌北先生年譜 [Oubei xiansheng = Zhao Yi 趙翼, 1727–1814], in: Zhao Yi quanji, Bd. 6.

[P]

Pan Sikong zoushu 潘司空奏疏, von Pan Jixun 潘季馴 (1521–1595). Siku quanshu, Bd. 430, 1-188.

Pengchuang rilu 蓬窗日錄, von Chen Quanzhi 陳全之 (1512–1580). Ausgabe von 1565. Reprint: Gugong zhenben congkan, Nr. 476.

Pingding Jiaonan lu 平定交南錄, von 邱濬 (1421–1495). Jinxian huiyan 今獻彙言 (Reprint: Baibu congshu jicheng).

Pingding Zhunge'er fanglüe 平定准噶爾方略 (1772), hg. von Fuheng 傅恒 (1720–1770). Siku quanshu, Bde. 357-359].

Puji fang 普濟方, hg. von Zhu Su 朱橚 (1361–1425). Siku quanshu, Bde. 747-761.

[Q]

Qian ji 黔記, von Li Zongfang 李宗昉 (1779–1840). Xiaofanghuzhai yudi congchao, Slg. 11, 6291-6306.

Qianjin fang 千金方, von Sun Simiao 孙思邈 (541?–682?). Siehe Liu Gengsheng und Zhang Ruixian 1993.

Qianlongchao zouzhe. Siehe *Gongzhongdang Qianlongchao zouzhe*.

Qianlong shilu 乾隆實錄. Siehe *DaQing Gaozong Chun [Qianlong] huangdi shilu*.

Qiannan congshu 黔南叢書. Guiyang: Guizhou tongzhiju, 1924.

Qiannan zhilüe 黔南識略 (1749), von Aibida 愛必達 (?–1771), in: Du Wenduo 1992.

Qian shu 黔書 (1690), von Tian Wen 田雯 (1635–1704). Qiannan congshu, Slg. 2, Bde. 3-4.

Qian you ji 黔遊紀, von Chen Ding 陳鼎 (1650–?). Xuehai leibian, Bd. 119 [Reprint: Shiliao sanbian, Bd. 29, 87-124].

„Qihou lun" 氣候論, von Su Jun 蘇濬 (1542–1599), in: *Yuexi wenzai* 57.23a-24b [696-697].

Qingdai shiwenji huibian 清代詩文集彙編. Shanghai: Shanghai guji, 2009–2010.

Qingdai zhiguan nianbiao 清代職官年表, von Qian Shifu 錢實甫 (1909–1968). 4 Bde. Beijing: Zhonghua, 1980.

Qing jingshi wenbian 清經世文編. Siehe *Huangchao jingshi wenpian.*

Qing shi gao 清史稿, hg. von Zhao Erxun 趙爾巽 (1844–1927). Beijing: Zhonghua, 1976–1977.

Qing shi liezhuan 清史列傳, hg. von Guoshiguan 國史館. Shanghai: Zhonghua, 1928.

Qingxiang zaji 青箱雜記, von Wu Chuhou 吳處厚 (*jinshi* 1053). Siehe Li Yumin 1985.

Wu Qiming 吳企明 (Hg.). *Guixin zazhi [dianjiao]* 癸辛雜識[點校], von Zhou Mi 周密. TangSong shiliao biji congkan 唐宋史料筆記叢刊. Beijing, Zhonghua, 1988 [Reprint 1997].

Qingyuan tiaofa shilei 慶元條法事類 (12. Jh.). Manuskriptausgabe. Reprint: Xuxiu siku quanshu, Bd. 861.

[Jiajing] Qinzhou zhi [嘉靖]欽州志, von Lin Xiyuan 林希元 (1481–1565). Tianyige cang Mingdai fangzhi xuankan, Bd. 64, Nr. 97.

[Daoguang] Qiongzhoufu zhi [道光]瓊州府志, von Ming Yi 明誼 (*jinshi* 1819) und Zhang Yuesong 張岳崧 (1773–1842). Ausgabe von 1841. Reprint: Zhongguo fangzhi congshu, Huanan difang, Nr. 47.

[Qianlong] Qiongzhou zhi [乾隆]瓊州府志, hg. von Chen Jingxun 陳景塤 und Xiao Yingzhi 蕭應植. Ausgabe von 1774. Reprint: Xuxiu siku quanshu, Bd. 676.

[Wanli] Qiongzhoufu zhi [萬曆]瓊州府志, hg. von Chen Yuchen 陳於宸. Reprint: Riben cang Zhongguo hanjian difangzhi congkan, Bd. 22.

Qiujian xiansheng daquanji 秋澗先生大全集, von Wang Yun 王惲 (1227–1304). Reprint: Sibu congkan chubian, Bde. 1375-1387.

Quanbian lüeji 全邊略記 (1609), von Fang Kongzhao 方孔炤 (*jinshi* 1616). Beiping: Guoli Beiping tushuguan, 1930 [Reprint: Lidai bianshi ziliao jikan, Bde. 2-3].

Quanguo nüeji fangzhi zhuanye huiyi ziliao huibian 全国疟疾防治专业会议资料汇编, hg. von Zhonghua Renmin Gongheguo weishengbu weisheng fangyisi 中华人民共和国卫生部卫生防疫司. Beijing: Renmin weisheng, 1956 [online über Chinamaxx].

[Yuding] Quan Tang shi [御定]全唐詩. Beijing: Zhonghua, 1960.

[Qinding] Quan Tang wen [欽定]全唐文. Jiaqing-Palastausgabe. Reprint: Beijing: Zhonghua, 1983.

Qufu ji 曲阜集, von Zeng Zhao 曾肇 (1047–1107), Yuzhang congshu.

[R]

Riben cang Zhongguo hanjian difangzhi congkan 日本藏中國罕見地方志叢刊. Beijing: Shumu wenxian, 1990–1992.

[S]

[Jiajing] Shandong tongzhi [嘉靖]山東通志, von Lu Yi 陸釴 (1495–1534). Siku quanshu cunmu congshu, „Shibu", Bde. 187-188.

Shanghai tushuguan cang xijian fangzhi congkan 上海圖書館藏稀見方志叢刊. Beijing: Gujia tushuguan, 2011.

[Yongzheng] Shanxi tongzhi [雍正]山西通志, von Chu Dawen 儲大文 (1665–1743) und Juelu Shilin 覺羅石麟. Ausgabe von 1811. Reprint: Zhongguo difangzhi jicheng, Shengzhi ji, Shanxi, Bde. 3-7.

[Tongzhi] Shaozhoufu zhi [同治]韶州府志, von Dan Xingshi 單興詩 und E Zheke 額哲克 (*jinshi* 1853). Ausgabe von 1874. Reprint: Zhongguo difangzhi jicheng, Guangdong fu xian zhi ji, Bd. 8.

Sheng'an ji 升菴集, von Yang Shen 楊慎 (1488–1559). Siku quanshu, Bd. 1270 [Paginierung nach Zhongguo jiben guji ku].

Shengji zonglu 聖濟總錄 (1117). Siehe Zheng Jinsheng u. a. 2013.

Shengji zonglu zuanyao 聖濟總錄纂要 (1681), von Cheng Lin 程林 [= Cheng Yunlai 程雲來]. Zhongguo yixue dacheng, Bd. 50.

Shengwu ji 聖武記 (1842), von Wei Yuan 魏源 (1794–1856). Siehe Han Xiduo und Sun Wenliang 1984.

Shibing lun 時病論, von Lei Feng 雷豐 (1833–1888). Ausgabe von 1882. Reprint: Xuxiu siku quanshu, Bd. 1005, 253-414 [Paginierung nach Zhongguo jiben guji ku].

Shiliao xunkan 史料旬刊. Beijing: Gugong bowuyuan wenxianguan 故宮博物院文獻館, 1930–1931. Reprint: Taibei: Guofeng, 1963.

Shishang leiyao 士商類要 (1626), von Cheng Chunyu 程春宇. Siehe Yang Zhengtai 1994.

Shitong 十通. Shanghai: Shangwu, 1936. Reprint: Hangzhou: Zhejiang guji, 2001.

Shuangxi leigao 雙溪類稿, von Wang Yan 王炎 (1137–1218). Siku quanshu, Bd. 1155, 411-758.

Shudu suishi 蜀都碎事. Chen Xiangyi 陳祥裔 (17./18. Jh.). Reprint: Siku quanshu cunmu congshu, „Shibu", Bd. 250, 1-198.

Shuzhong guangji 蜀中廣記, von Cao Xuequan 曹學佺 (1574–1646). Siku quanshu, Bde. 591-592].

Shuangyanzhai shichao 雙硯齋詩鈔 (Vorwort von 1828), von Deng Tingzhen 鄧廷楨 (1776–1846). Ausgabe von 1852. Reprint: Xuxiu siku quanshu, Bd. 1499, 303-1428 [Paginierung nach Zhongguo jiben guji ku].

Shuijing zhu 水經注, von Li Daoyuan 酈道元 (?–527). Guoxue jiben congshu. Shanghai: Shangwu, 1929.

Shuofu 說郛, von Tao Zongyi 陶宗儀 (1316–1403), hg. von Gong Fu 龔鈇. Shanghai: Shangwu, 1927 [Reprint: Taibei: Shangwu, 1972].

Shuoyuan 說苑, von Liu Xiang 劉向 (77–6 v. Chr.). Sibu beiyao, Bd. 82.

Sibu beiyao 四部備要. Shanghai: Zhonghua, 1927–1936 [Reprint: Taibei: Taiwan shangwu, 1965].

Sibu congkan 四部叢刊. Shanghai: Shangwu, 1923–1937 [Reprint: Taibei: Taiwan shangwu, 1965].

Sichuan sheng diming cidian 四川省地名词典 [kurz für:] *Zhonghua renmin gongheguo diming cidian: Sichuan sheng* 中华人民共和国地名词典: 四川省, hg. von Pu Xiaorong 蒲孝荣 u. a. Beijing: Shangwu, 1993.

Siku jinhuishu congkan 四庫禁燬書叢刊. Beijing: Beijing chubanshe, 2000.

Siku quanshu cunmu congshu 四庫全書存目叢書. Jinan: QiLu shushe, 1996.

[Wenyuange] Siku quanshu [文淵閣]四庫全書. Reprint: Taibei: Taiwan shangwu, 1983–1984.

Siku weishoushu jikan 四庫未收書輯刊. Beijing: Beijing chubanshe, 2000.

Sinong zouyi 司農奏議, von Zhao Shiqing 趙世卿 (?–1618, *jinshi* 1571). Ausgabe von 1634. Reprint: Xuxiu siku quanshu, Bd. 480, 97-384.

Sizhitang wenji 四知堂文集, von Yang Xifu 楊錫紱 (1701–1769). Ausgabe von 1805. Reprint: Qingdai shiwenji huibian, Bd. 295.

Songchao shishi leiyuan 宋朝事實類苑, von Jiang Shaoyu 江少虞 (*jinshi* 1118). Shanghai: Shanghai guji, 1981.

Song dachen nianbiao 宋大臣年表, von Wan Sitong 萬斯同 (1638–1702). Ershiwu shi bubian, Bd. 6, 7765-7801.

Song hui yao 宋會要, rekompiliert von Xu Song 徐松 (1781–1848). Manuskriptausgabe. Reprint: Xuxiu siku quanshu, Bde. 775-786 [Paginierung nach Zhongguo jiben guji ku].

Song shi 宋史 (1345), hg. von Tuotuo 脱脱 (1314–1356) u. a.. Ershisi shi. Beijing: Zhonghua, 1977.

Song shu 宋書, von Shen Yue 沈約 (441–517). Ershisi shi. Beijing: Zhonghua, 1974.

Song [bzw. Huangchao] zhongxing jishji benmo 宋[皇朝]中興紀事本末, von Xiong Ke 熊克 (1111–1190). Daoguang-Manuskript-Ausgabe. Reprint: Beijing: Beijing tushuguan, 2005 [Paginierung nach Zhongguo jiben guji ku].

Su Shi wenji 蘇軾文集, Werksammlung von Su Shi 蘇軾 (1037–1101). Siehe Kong Fanli 1986.

Su Wenzhonggong quanji 蘇文忠公全集, Gesamtwerk von Su Shi 蘇軾 (1037–1101). Chenghua-Ausgabe [Paginierung nach Zhongguo jiben guji ku].

Sun Wendinggong [Jiagan] zoushu 孫文定公[嘉淦]奏疏, Throneingaben von Sun Jiagan 孫嘉淦 (1683–1753), hg. von Sun Zhu 孫鑄. Jindai Zhongguo shiliao congkan, Nr. 541.

[T]
Taipingguangji 太平廣記, hg. von Li Fang 李昉 (925–996). Ausgabe von 1753. Taibei: Xinxing, 1962.
Taiping huimin hejiju fang 太平惠民和劑局方 (ca. 1110), von Chen Huiwen 陳師文. Siku quanshu, Bd. 741, 469-705.
Taiping yulan 太平御覽, hg. von Li Fang. Reprint: Sibu congkan sanbian [Paginierung: Taibei: Xinxing, 1962].
Taiwan wenxian congkan 臺灣文獻叢刊. Taibei: Taiwan yinhang, 1961 [Reprint: Taiwan lishi wenxian congkan 臺灣歷史文獻叢刊. Nantou: Taiwansheng wenxian weiyuanhui, 1995]
Tang huiyao 唐會要 (961), von Wang Pu 王溥 (922–982). Wuyingdian juzhenban congshu [Paginierung nach Zhongguo jiben guji ku]
TangSong shiliao biji congkan 唐宋史料筆記叢刊. Beijing: Zhonghua, 1979–.
Tansou 談藪, von Pang Yuanying 龐元英 (spätes 11. Jh.). Shuofu 31.16b-29b [2170-2196].
Tao Yufeng 陶御风 (Hg.). *Biji zazhu yishi bielu* 笔记杂著医事别录. Beijing: Renmin weisheng, 2006.
Tao Zongyi 陶宗儀 (1316–1413). Siehe *Nancun chuogeng lu*; Shuofu.
[Qianlong] Tengyuezhou zhi [乾隆]騰越州志 (1790), von Tu Shulian 屠述濂. Reprint: Zhongguo difangzhi jicheng, Yunnan fu xian zhi ji, 39.
Tiangong kaiwu 天工開物 (1637), von Song Yingxing 宋應星 (1587–1666). Siehe Zhong Guangyan 1978.
Tianjian wenji 田間文集, von Qian Chengzhi 錢澄之 (1612–1693). Siehe Peng Junhua 1998.
Tianxia junguo libing shu 天下郡國利病書 (Vorwort von 1662), von Gu Yanwu 顧炎武 (1613–1682). Manuskriptausgabe. Reprint: Sibu congkan sanbian [Paginierung nach Zhongguo jiben guji ku].
Tianyige cang Mingdai fangzhi xuankan 天一閣藏明代方志選刊. Shanghai: Shanghai guji, 1961–1966.
Tianyige cang Mingdai fangzhi xuankan xubian 天一閣藏明代方志選刊續編. Shanghai: Shanghai guji, 1990–1991.
Tianzhong ji 天中記, von Chen Yaowen 陳耀文 (1523–1619, *jinshi* 1550). Ausgabe von 1878. Reprint: Yangzhou: Guangling, 2004
Tongdian 通典, von Du You 杜佑 (713–812). Siehe Wang Wenjin 1988.
Tui'an suibi 退庵隨筆, von Liang Zhangju 梁章鉅 (1775–1849). Ausgabe von 1837. Reprint: Xuxiu siku quanshu, 1197.

[W]
Waitai bi yao fang 外臺秘要方, von Wang Tao 王燾 (670–755). Siehe Gao Wenzhu 1993.
Wanli shuchao 萬曆疏鈔, von Wu Liang 吳亮. Ausgabe von 1609. Reprint: Siku jinhuishu congkan, „Shibu", 58-60.
Wanli wugong lu 萬曆武功錄, von Ju Jiusi 瞿九思. Ausgabe von 1612. Reprint: Siku jinhuishu congkan, „Shibu", Bde. 35-36.
Wang Jingwen shi Li Bi zhu 王荊文公詩李壁註 [Wang Jingwen = Wang Anshi 王安石, 1021–1086], mit Kommentaren von Li Bi 李壁 (1159–1222). Shanghai: Shanghai guji, 1993.
Wang Linchuan ji 王臨川集 [Wang Linchuan = Wang Anshi 王安石, 1021–1086]. Wan you wen ku 萬有文庫, 810. Shanghai: Shangwu, 1929.
Wang Wenchenggong quanshu 王文成公全書 [Wang Wencheng = Wang Shouren 王守仁, besser bekannt als Wang Yangming 王陽明, 1472–1529]. Ausgabe von 1592. Reprint: Yuanshi jingyin daben Sibu congkan zhengbian 原式精印大本四部叢刊正編, Bd. 75. Taibei: Taiwan Shangwu, 1979.
Wei Yuan quanji 魏源全集, Changsha: Yuelu, 2004.
[Minguo] Wenchangxian zhi [民國]文昌縣志, von Lin Daiying 林帶英 und Li Zhongyue 李鍾嶽 (1855–1907). Ausgabe von 1920. Reprint: Hainan difangzhi congkan, Bde. 30-31, Nr. 22.
Wenyi lun 瘟疫論 (1642), von Wu Youxing 吳有性 (1582?–1652?). Zhongguo yixue dacheng 中國醫學大成, Bd. 13. Shanghai: Shanghai kexue jishu, 1990.
Wubaijia bofang daquan wencui 五百家播芳大全文粹, von Wei Qixian 魏齊賢 (12./13. Jh.). Siku quanshu, Bde. 1352-1353.

Wu bei zhi 武備志, von Mao Yuanyi 茅元儀 (1594–1641). Ausgabe von 1628 [Reprint: Gugong zhenben congkan, Bde. 353 358].

Wubian dianze 五邊典則, von Xu Rijiu 徐日久 (*jinshi* 1610). Reprint: Guji zhenben congshu, Bd. 3.

Wujing zongyao 武經總要 (1044), von Zeng Gongliang 曾公亮 (999–1078) und Ding Du 丁度. Siku quanshu, Bd. 726, 235-966.

Wuli xiaozhi 物理小識, von Fang Yizhi 方以智 (1611–1671). Ausgabe von 1664 [digital.staatsbibliothek-berlin.de/werkansicht/?PPN=PPN334876307X].

Diannan guangchang tulüe 滇南礦廠圖略, von Wu Qijun 吳其濬 (1789–1847). Reprint: Xuxiu siku quanshu, Bd. 880, 131-223.

Wuyingdian juzhenban congshu 武英殿聚珍版叢書 (1773–1783). Reprint: Baibu congshu jicheng.

[Qianlong] Wuzhoufu zhi [乾隆]梧州府志, von Shi Minggao 史鳴皐. Ausgabe von 1771. Zhongguo difangzhi jicheng, Guangxi fu xian zhi ji, Bd. 43 [Paginierung nach Zhongguo jiben guji ku].

[X]

Xiaofanghuzhai yudi congchao 小方壺齋輿地叢鈔, hg. von Wang Xiqi 王錫祺, (1855–1913) Shanghai: Zhuyitang 著易堂, 1877–1897. Reprint: Taibei: Guangwen, 1962.

Xinyu 新語, von Lu Jia 陸賈 (ca. 240–170 v. Chr.). Sibu congkan chubian, Bd. 51.

Xishi'er 西事珥, von Wei Jun 魏濬 (1553–1625). Manuskriptausgabe. Reprint: Siku quanshu conmu congshu, „Shibu", Bd. 247, 745-835.

Xu Dachun yishu quanji 徐大椿醫書全集, von Xu Dachun (1693–1772). Zhongyi guji zhengli congshu 中醫古籍整理叢書. Beijing: Renminweisheng, 1988.

Xu wenxian tongkao 續文獻通考, von Ji Huang 稽璜 (1711–1794). Ausgabe von 1772. Reprint: Shitong, Nr. 8 [Paginierung nach Zhongguo jiben guji ku].

Xu Xiake youji 徐霞客遊記 [Xu Xiake = Xu Hongzu 徐宏祖, 1586–1641). Ausgabe von 1808 [Paginierung nach Zhongguo jiben guji ku].

Xuxiu siku quanshu 續修四庫全書. Shanghai: Shanghai guji, 1995–2002.

Xu Yunnan tongzhi gao 續雲南通志稿, von Wang Wenshao 王文韶 (zuerst 1900). Reprint: Zhongguo bianjiang congshu (Wenhai), Slg. 2, Nr. 28.

Xu zizhi tongjian changbian 續資治通鑑長編, von Li Tao 李燾 (1115–1184). Siku quanshu, Bde. 314-322 [Paginierung nach Zhongguo jiben guji ku].

Xu zizhi tongjian 續資治通鑑, von Bi Yuan 畢沅. Ausgabe von 1801 [Paginierung nach Zhongguo jiben guji ku].

Xuehai leibian 學海類編. Ausgabe von 1836. Reprint: Shanghai: Hanfenlou 涵芬樓, 1920 [Paginierung nach Taibei: Tailian guofeng, 1977].

[Y]

Ping Min ji 平閩紀, von Yang Jie 楊捷 (1616–1690). Taiwan wenxian congkan, Nr. 98 [Paginierung nach Zhongguo jiben guji ku].

Yanpu zaji 簷曝雜記, von Zhao Yi 趙翼 (1727–1814). Zhao Yi quanji, Bd. 3.

[Qianlong] Yazhoufu zhi [乾隆]雅州府志, von Cao Lunbin 曹掄彬 und Cao Lunhan 曹掄翰. Ausgabe von 1739. Reprint: Zhongguo fangzhi congshu, Nr. 28, Xibu difang [Paginierung nach Zhongguo jiben guji ku].

Yangming xiansheng daoxue chao 陽明先生道學鈔, hg. von Li Zhi 李贄 (1527–1602). Ausgabe von 1609. Reprint: Xuxiu siku quanshu, Bd. 937, 411-700 [Paginierung nach Zhongguo jiben guji ku].

Yangzheng yigui 養正遺規, von Chen Hongmou 陳弘謀. Sibu beiyao.

Yanshi jiaxun zhu 顏氏家訓注 (Ausgabe des *Yanshi jiaxun* von Yan Zhitui 顏之推, 531–591), komm. von Zhao Ximing 趙曦明 (1705–1787). Ausgabe von 1928. Xuxiu siku quanshu, Bd. 1121, 597-707.

[Wanli] Yehuo bian [萬曆]野獲編 (Vorwort von 1606), von Shen Defu 沈德符 (1578–1642). YuanMing shiliao biji congkan. Beijing: Zhonghua, 1959.

Yifang conghua 醫方叢話 (1886), von Xu Shiluan 徐士鑾 (1833–1916). Siehe Ma Zhuanjiang u. a. 2015.

[Jiaqing chongxiu][DaQing] Yitong zhi [嘉慶重修][大清]一統志. Manuskriptausgabe. Faksimile: Sibu congkan xubian, Bde. 99-309 [Reprint: Zhongguo gudai dili zongzhi congkan 中國古代地理總志叢刊. Beijing: Zhonghua, 1986].

Yi xin fang 醫心方. Siehe *Ishinhō*.

Yizong jinjian 医宗金鉴 (1742), von Wu Qian 吴谦 (1689–1748). Beijing: Renmin weisheng, 1973.

[Guangxu] Yong'anzhou zhi [光緒]永安州志, von Li Changdan 李常霮. Ausgabe von 1898. Reprint: Zhongguo difangzhi jicheng, Guangxi fu xian zhi ji, Bd. 43.

Yongzhengchao qijuzhu ce 雍正朝起居注冊. Manuskriptausgabe. Reprint hg. vom Zhongguo diyi lishi dang'anguan 中國第一歷史檔案館, Beijing: Zhonghua, 1993.

Yongzhengchao zouzhe. Siehe *Gongzhongdang Yongzhengchao zouzhe*.

Yongzheng zhupi yuzhi 雍正硃批諭旨. Reprint Taibei: Wenhai, 1965 in 10 Bänden, zitiert nach der westlichen Paginierung.

Yudi jisheng 輿地紀勝 (ca. 1221), von Wang Xiangzhi 王象之 (1163–1230). Ausgabe von 1855. Scan: digital.staatsbibliothek-berlin.de/werkansicht?PPN=PPN3343670774.

Yue shu 粤述, von Min Xu 閔敘 (*1630, *jinshi* 1655). Ausgabe aus der Kangxi-Zeit [Reprint: Siku quanshu cunmu congshu, „Shibu“, Bd. 249, 216-231].

Yuexi tongzai 粤西通載, von Wang Sen 汪森 (1653–1726). [Reprint: Guangxi shifan daxue 廣西師范大學, 2012].

Yujizhai conggao 輿稽齋叢稿, von Wu Yifeng 吳翌鳳 (1742–1819). Jiaqing-Ausgabe. Reprint: Xuxiu siku quanshu, Bd. 1463, 163-322 [Paginierung nach Zhongguo jiben guji ku].

Yuancheng yulu 元城語錄, von Ma Yongqing 馬永卿 (?–nach 1145). Siku quanshu, Bd. 863, 353-399.

Yuan dianzhang 元典章 (1317), Yuan-Ausgabe. Reprint: Haiwangcun gujicongkan 海王邨古籍叢刊. Zhongguo shudian, 1990 [Paginierung nach Zhongguo jiben guji ku].

[Daoguang] Yuanjiangzhou zhi [道光]元江州志. Ausgabe von 1826. Reprint: Shanghai tushuguan cang xijian fangzhi congkan, Bde. 224-225.

[Yuding] Yuanjian leihan [御定]淵鑑類函, hg. von Zhang Ying 張英 (1637–1708) und Wang Shizhen 王士禎 (1634–1711). Siku quanshu, Bde. 982-993.

YuanMing shiliao biji congkan 元明史料筆記叢刊. Beijing: Zhonghua, 1959–.

Yuan shi 元史, hg. von Song Lian 宋濂 (1310–1381) u. a. Ershisi shi. Beijing: Zhonghua, 1976.

Yuan shi cidian 元史辞典, hg. von Qiu Shusen 邱树森 u. a. Jinan: Shandong jiaoyu, 2002.

[Wanli] Yue da ji [萬曆]粤大記, von Guo Fei 郭棐 (1529–1605). Siehe Huang Guosheng und Deng Guizhong 1998.

Yuexi congzai 粤西叢載, von Wang Sen. Siku quanshu, 1467, 343-800.

Yuexi ouji 粤西偶記, von Lu Zuofan 陸祚蕃 (jinshi 1673). Longwei mishu-Ausgabe von 1794.

Yuexi shizai 粤西詩載, von Wang Sen. Siku quanshu 1465, 1-425.

Yuexi wenzai 粤西文載, von Wang Sen. Siku quanshu, 1465-1467.

Yunnan sheng diming cidian 云南省地名词典 [kurz für:] *Zhonghua renmin gongheguo diming cidian: Yunnan sheng* 中华人民共和国地名词典: 云南省, hg. von Zhu Huirong 朱惠荣 u. a. Beijing: Shangwu, 1994.

[Kangxi] Yunnan tongzhi [康熙]雲南通志, von Wu Zisu 吳自肅 (1630–1712), Ding Wei 丁煒 (1627–1696), u. a. Ausgabe von 1691. Reprint: Zhongguo difangzhi jicheng, Shengzhi ji, Yunnan.

[Yongzheng] Yunnan tongzhi [雍正]雲南通志 (1736), von Jing Daomo 靖道謨 (1676–1760) und Ortai 鄂爾泰 (1677–1745). Siku quanshu, 569–570 [Paginierung nach Zhongguo jiben guji ku].

Yueyatang congshu 粤雅堂叢書, hg. von Wu Chongyao 伍崇曜 (1810–1863) und Tan Ying 譚瑩 (1800–1871). Guangzhou, 1850–1875. Reprint: Baibu congshu jicheng.

Yuzhang congshu 豫章叢書 (1893–1916), hg. von Hu Sijing 胡思敬 (1870-1922). Nanchang: Jiangxi jiaoyu, 2004.

[Z]
Zhang Jiebin 張介賓 (1563–1640). Siehe *Jingyue quanshu.*
Zhangnüe zhinan 瘴瘧指南 (1609), von Zheng Quanwang 鄭全望. Zhenben yishu jicheng, Bd. 7.
Zhang Wenxianggong zouyi 張文襄公奏議, von Zhang Zhidong 張之洞 (1837–1909). Ausgabe von 1928. Reprint: Xuxiu siku quanshu, 510-511 [Paginierung nach Zhongguo jiben guji ku].
Zhaodai dianze 昭代典則, von Huang Guangsheng 黄光昇 (1508–1586). Ausgabe von 1600. Reprint: Siku quanshu cunmu congshu, „Shibu", Bd. 12.
Zhao Yi quanji 趙翼全集, hg. von Cao Guangfu 曹光甫. 6 Bde. Nanjing: Fenghuang, 2009.
Zhaodai jingji yan 昭代經濟言, von Chen Zizhuang 陳子壯 (?–1647). Lingnan yishu, Bd. 33-37 (1831).
Zhaoyu zhi 肇域志, von Gu Yanwu Gu Yanwu 顧炎武 (1613–1682). Gu Yanwu quanji 顧炎武全集, Bde. 6-11 (Shanghai: Shanghai guji, 2011).
[Daoguang] Zhaoqingfu zhi [道光]肇慶府志 (1833), von Jiang Fan 江藩 (1761–1831). Ausgabe von 1876. Reprint: Zhongguo fangzhi congshu, Huanan difang, Nr. 110.
[Qianlong] Zhen'anfu zhi 鎮安府志 (1756), von Shen Shifeng 沈世楓 (1705–1775). Reprint: Zhongguo difangzhi jicheng, Guangxi fu xian zhi ji, 76.
[Guangxu] Zhen'anfu zhi [光緒]鎮安府志, von Yang Fuli 羊復禮 (*1840, juren 1864). Ausgabe von 1892. Reprint: Zhongguo fangzhi congshu, Huanan difang, Nr. 14.
Zhenben yishu jicheng 珍本醫書集成, hg. von Qiu Jisheng 裘吉生 (1873-1947). Shanghai: Shijie, 1936. Reprint: Shanghai: Shanghai kexue jishu, 1986.
[Zengguang Taiping huimin hejiju fang] Zhinan zonglun [增廣太平惠民和劑局方]指南總論, von Xu Hong 許洪. Siku quanshu, Bd. 741, 705-744.
Zhongguo bianjiang congshu 中國邊疆叢書. Taibei: Wenhai, 1965–1966.
Zhongguo difangzhi jicheng 中國地方志集成, Guangdong fu xian zhi ji 廣東府縣志輯. Shanghai: Shanghai shudian, 2003.
———, Guangxi fu xian zhi ji 廣西府縣志輯. Nanjing: Fenghuang, 2014.
———, Guizhou fu xian zhi ji 貴州府縣志輯. Chengdu: BaShu, 2006.
———, Shengzhi ji 省志輯. Nanjing: Fenghuang, 2009–2012.
———, Taiwan fu xian zhi ji 台灣府縣志輯. Chengdu: BaShu, 1999.
———, Yunnan fu xian zhi 雲南府縣志輯. Nanjing: Fenghuang, 2009.
Zhongguo fangzhi congshu 中國方志叢書. Taibei: Chengwen, 1960–1989.
Zhongguo gudai mingju cidian 中国古代名句辞典, hg. von Chen Guanglei 陈光磊 u. a. Shanghai: Shanghai cishu, 1986.
Zhongguo gudian wenxue jiben congshu 中國古典文學基本叢書. Beijing: Zhonghua, 1977–.
Zhongguo jiben guji ku 中國基本古籍庫 / Database of Chinese Classic Ancient Books, hg. von Beijing Airusheng [Erudition] shuzihuajishu yanjiu zhongxin 北京爱如生数字化技术研究中心. Hefei: Huangshan shushe, 1997–.
Zhongguo lishi diming dacidian 中国历史地名大辞典, hg. von Shi Weile 史为乐. 2 Bde. Beijing: Zhongguo shehui kexue, 2005.
Zhongguo nüeji de fangzhi yu yanjiu 中国疟疾的防治与研究, hg. von *bianweihui* 编委会 gleichen Namens. Renminweisheng, 1991.
Zhongguo shengzhi huibian 中國省志彙編. Taibei: Huawen shuju, 1967–1969.
Zhongguo tudi ziyuan shengchan nengli ji renkou chengzaia yanjiu 中国土地資源生产能力及人口承载量研究, comp. von *ketizu* 课题组 gleichen Namens. Beijing: Zhongguo renmin daxue, 1991.
Zhongguo shixue congshu 中國史學叢書. Taibei: Taiwan xuesheng, 1964.
Zhongguo yixue dacheng 中國醫學大成. Shanghai: Dadong, 1935–1946. Reprint: Shanghai: Shanghai kexue jishu, 1990.
Zhongguo Zhongyi yanjiuyuan tushuguan guancang Zhongyi xianzhuang shumu 中国中医研究院図书馆馆藏中医线装书目, hg. vom Zhongguo Zhongyi yanjiuyuan. Beijing: Zhongyi guji, 1986.

Zhonghua chengyu cidian 中华成语词典, hg. von *bianweihui* gleichen Namens. Beijing: Zhongguo da baike quanshu, 2007.

Zhonghua renmin gongheguo diming dacidian 中华人民共和国地名大词典, hg. von Cui Naifu 崔乃夫. 5 Bde. Beijing: Shangwu, 1998–2002.

Zhonghua wenshi congshu 中華文史叢書. Taibei: Huawen, 1968–1969.

Zhonghua zaizao shanben 中華再造善本. Beijing: Guojia tushuguan, seit 2002.

Zhongyi dacidian 中医大辞典, hg. von Li Jingwei 李经纬 und Deng Tietao 邓铁涛. Beijing: Renmin weisheng, 1995.

Zhongyi renwu cidian 中医人物词典, hg. von Li Jingwei 李经纬 u. a. Shanghai: Shanghai cishu, 1988.

Zhongyi zhenben congshu 中醫珍本叢書. Beijing: Zhongyi guji, seit 1981.

Zhouhou beiji fang 肘後備急方, von Ge Hong 葛洪 (283–363), mit Ergänzungen von Liu Juanzi 刘涓子 (5. Jh.), Tao Hongjing 陶弘景 (456–536) u. a. Wanli-Ausgabe. Reprint: Beijing: Renmin weisheng, 1963.

Zhubing yuanhou lun 諸病源候論 (610), von Chao Yuanfang 巢元方 (550–630). Siehe Ding Guangdi 1991.

[Guochao] Zhuchen zouyi [國朝]諸臣奏議 (1186), hg. von Zhao Ruyu 趙汝愚 (1140–1196). Song-Ausgabe. Reprint: Zhonghua zaizao shanben [Paginierung nach Zhongguo jiben guji ku].

Zhu Fan zhi 諸蕃志 (1225), von Zhao Rukua 趙汝适 (1170–1228). Siku quanshu 594, 1-41.

[Kangxi] Zhuluoxian zhi [康熙]諸羅縣志, von Chen Menglin 陳夢林 (1664-1739), Li Qinwen 李欽文 und Zhou Zhongxuan 周鍾瑄 (1671–1763). Ausgabe von 1717. Reprint: Zhongguo difangzhi jicheng, Taiwan fuxian zhi ji, Bd. 1.

Zhu yi kao 諸夷考, von You Pu 游樸 (1526–1599). Ausgabe von 1592. Reprint: Xuxiu siku quanshu, Bd. 742, 429-470.

Zunbaitang ji 尊白堂集, von Yu Chou 虞儔 (*jinshi* 1163 oder 1164). Siku quanshu, Bd. 1154, 1-140 [Paginierung nach Zhongguo jiben guji ku].

[Daoguang] Zunyifu zhi [道光]遵義府志, von Zheng Zhen 鄭珍 (1806–1864). Ausgabe von 1841. Reprint: Guizhou fu xian zhi ji, 32-33 [Paginierung nach Zhongguo jiben guji ku].

Literatur

[A]

Ackerknecht, Erwin Heinz (1906–1988). *Malaria in the Upper Mississippi Valley 1760–1900.* Baltimore: Johns Hopkins, 1945.

———. *History and Geography of the Most Important Diseases.* New York: Hafner, 1963.

Adams, David P. „Malaria, Labor, and Population Distribution in Costa Rica: A Biohistorical Perspective“, *Journal of Interdisciplinary History* 27.1 (1996), 75-85.

Adshead, Samuel Adrian Miles. *T'ang China: The Rise of the East in World History*. New York: Palgrave Macmillan, 2004.

Al-Adroey, Abdulelah H., u. a. „Antimalarial Activity of Mewthanolic Leaf extract of *Piper betle* L.“, *Molecules* 16 (2011), 107-118.

Amano Mononosuke 天野元之助 (1901–1980). *Chūgoku nōgyōshi kenkyū* 中国農業史研究, Tōkyō: Ochanomizu, 1962.

Amelung, Iwo. *Der Gelbe Fluß in Shandong (1851–1911): Überschwemmungskatastrophen und ihre Bewältigung im China der späten Qing-Zeit.* Opera Sinologica 7. Wiesbaden: Harrassowitz, 2000.

Anderson, James A. *The Rebel Den of Nùng Trí Cao: Loyalty and Identity along the Sino-Vietnamese Frontier.* Seattle, University of Washington Press, 2007

———. „Treacherous Factions: Shifting Frontier Alliances in the Break-down of Sino-Vietnamese Relations on the Eve of the 1075 Border War", in: Wyatt 2008, 191-226

———, und John K. Whitmore (Hg.). *China's Encounters on the South and Southwest: Reforging the Fiery Frontier Over Two Millennia*. Handbook of Oriental Studies, 3: Southeast Asia, 22. Leiden: Brill, 2015.
Andrews, Bridie. *The Making of Modern Chinese Medicine, 1850–1960*. Vancouver: University of British Columbia, 2014.

[B]
Balázs, Étienne (1905–1963). *Chinese Civilization and Bureaucracy. Variations on a Theme*. Üs. von H. M. Wright, hg. von Arthur Wright. New Haven: Yale University, 1964.
———, und Yves Hervouet (Hg.). *A Sung Bibliography (Bibliographie des Sung)*. Hong Kong: Chinese University,1978.
Baldanza, Kathlene. „A State Agent at Odds with the State: Lin Xiyuan and the Ming Recovery of the Four Dong", in: Anderson und Whitmore 2015, 169-190.
Baldanza, Kathlene. *Ming China and Vietnam: Negotiating Borders in Early Modern Asia*. Cambridge: Cambridge University, 2016.
Beauchamp, Chantal. „Fièvres d'hier, paludisme d'aujour d'hui. Vie et mort d'une maladie", *Annales. Histoire, Sciences Sociales* 43.1 (1988), 249-275.
Bello, David A. „To Go Where No Han Could Go for Long: Malaria and Qing Construction of Ethnic Administrative Space in Frontier Yunnan", *Modern China* 31.3 (2005), 283-317.
———. *Across Forest, Steppe, and Mountain: Environment, Identity, and Empire in Qing China's Borderlands*. Cambridge: Cambridge University, 2016.
Benedict, Carol. *Golden-Silk Smoke: A History of Tobacco in China, 1550–2010 Golden-Silk smoke: Tobacco Consumption in Late Imperial China*. Berkeley: University of California, 2011.
———. *Bubonic Plague in Nineteenth Century China*. Stanford: Stanford University, 1996 [Benedict 1996a].
———. „Framing Plague in China's Past", in: Hershatter u. a. 1996, 27-41 [Benedict 1996b].
Benedictow, Ole J. *The Black Death 1346–1353: The Complete History*. Woodbridge: Boydell, 2004.
———. *What Disease was Plague? On the Controversy over the Microbiological Identity of Plague Epidemics of the Past*. Brill's Series in the History of the Environment, 2. Leiden und Boston: Brill, 2010.
———. „Yersinia pestis, the Bacterium of Plague, Arose in East Asia: Did it Spread Westwards via the Silk Roads, the Chinese Maritime Expeditions of Zheng He or over the Vast Eurasian Populations of Sylvatic (Wild) Rodents?", *Journal of Asian History* 47.1 (2013), 1-31.
Bergdolt, Klaus. *Die Pest: Geschichte des Schwarzen Todes*. München: Beck, [^{1}2006,] ^{2}2011.
Bi Yan 毕艳, Chen Zhangwei 陈章伟, Yang Yuanchuan 杨沅川 und Zhu Defu 朱德福. „Jiehe dili xinxi xitong fenxi Yunnansheng Yuanjiang liuyu n*üe*ji liuxing zhuangkuang" 结合地理信息系統分析云南省元江流域疟疾流行状况 [Analysis of malaria epidemic situation in Yuanjiang River valley of Yunnan province using geographic information system], *Jibing kongzhi zazhi* 疾病控制杂志 (Journal of Disease Control and Prevention) 2005.3, 197-201.
Bielenstein, Hans (1920–2015). „The Chinese Colonization of Fukien until the End of T'ang", in: Egerod und Glahn 1959, 98-122.
———. *Chinese historical demography A.D. 2–1982*. Bulletin of the Museum of Far Eastern Antiquities, 59. Stockholm: Östasiatiska Museet, 1987.
———. *The Six Dynasties*. 2 Bände. Stockholm: Östasiatiska Museet, 1996–1997.
Blunden, Caroline, und Mark Elvin. *Weltatlas der Alten Kulturen: China*. München: Christian, 1983 [englische Originalausgabe: Cultural Atlas of China. Amsterdam: Time-Life, 1960].
Bodde, Derk (1909–2003). *Festivals in Classical China: New Year and Other Annual Observances during the Han Dynasty 206 B.C–A.D.220*. Princeton: Princeton University, 1975.
Bol, Peter. „The Rise of Local History: History, Geography, and Culture in Southern Song and Yuan Wuzhou", *Harvard Journal of Asiatic Studies* 61.1 (2001), 37-76.

Bonelli, Franco. „La malaria nella storia demographica ed economica d'Italia: primi lineamenti di una ricerca", *Studi storici* 7.4 (1966), 659-687.

Bray, Francesca. *The Rice Economies: Technology and Development in Asian Societies*. Berkeley: University of California, 1986.

———, Peter A. Coclanis, Edda L. Fields-Black und Dagmar Schäfer (Hg.). *Rice: Global Networks and New Histories*. Cambridge: Cambridge University, 2015.

Bretelle-Establet, Florence. *La santé en Chine du Sud (1898–1928)*. Paris: CNRS Editions, 2002.

Bretschneider, Emil (1833–1901). *Botanicon Sinicum: Notes on Chinese Botany from Native and Western Sources*. 3 Bände. Shanghai: Kelly &Walsh, 1882 [Bd. 1], 1893 [Bd. 2], 1895 [Bd. 3].

Brook, Timothy. *Geographical Sources of Ming-Qing History*. Ann Arbor: University of Michigan, Center of Chinese Studies, 1988.

———. „Nine Sloughs: Profiling the Climate History of the Yuan and Ming Dynasties 1260–1644", *Journal of Chinese History* 1.1 (2017), 27-58.

Brothwell, Don Reginald (1933–2016), und A.T. Sandison (Hg.). *Diseases in Antiquity*. Springfield, IL: Thomas, 1967.

Bruce-Chwatt, Leonard Jan, und Julian de Zulueta. *The Rise and Fall of Malaria in Europe: A Historic-Epidemiological Study*. Oxford: Oxford University, 1980.

Bruce-Chwatt, Leonard Jan. „History of Malaria from Prehistory to Eradication", in: Wernsdorfer und McGregor 1988, Bd. 1, 1-59.

Bünger, Karl (1903–1997). *Quellen zur Rechtsgeschichte der T'ang-Zeit*. Beiping: Catholic University, 1946. Neuausgabe: Nettetal: Monumenta Serica, 1996.

Burger, Werner. *Entwicklung der Ch'ing-Käsch bis zu Yung-Cheng (1735) = Ch'ing cash until 1735*. Taibei: Mei Ya, 1976.

———. *Ch'ing Cash*. Bd. 1: *Ch'ing Cash*; Bd. 2: *Ch'ing Cash Year Tables*. Hong Kong: Hong Kong University, 2016.

Byon, Jae-hyon. *Local Gazetteers of Southwest China: A Handbook*. Parerga, 5. Seattle: University of Washington, School of International Studies, 1979.

[C]

Cai, Jingfeng [蔡景峰] und Zhen Yan [甄艳]: „Medicine in Ancient China", in: Selin 2003, 49-73.

Campbell, Bruce M.S. „Panzootics, Pandemics and Climatic Anomalies in the Fourteenth Century", in:, Herrmann 2011, 177-215.

Cang Ming 苍铭. *Yunnan biandi yiminshi* 云南边地移民史. Beijing: Minzu, 2004.

———. „Yanzhang dui Qianlong shiqi xinan bianfang zhengce de yingxiang" 烟瘴对乾隆時期西南边防政策的影响 (Impacts of Malaria on Southwest Border Policy in the Qianlong's Period), *Zhongyang minzu daxue xuebao* 中央民族大学学报 (Journal of the Minzu University of China. Philosophy and Social Sciences Edition) 36.1 (2009), 50-54.

———. „Qing qianqi yanzhang dui Guangxi tusiqu Han guanpai de yingxiang" 清前期烟瘴对广西土司区汉官派的影响 (The Influence of Yanzhang (烟瘴) on Selection and Appointment of Han-ethnic Officials to Chieftain Region of Guangxi Province during the Early Qing Period), *Zhongguo bianjiang shidi yanjiu* 中国边疆史地研究 (China's Borderland Histopry and Geography Studies) 25.3 (2015), 69-75.

Cao, Jun, H. J. W Sturrock, Chris Cotter, Shuisen Zhou, Haiyun Zhou, u. a. „Communicating and Monitoring Surveillance and Response Activities for Malaria Elimination: China's '1-3-7' Strategy", *PLoS Medicine* 11.5 (2014) [journals.plos.org/plosmedicine/article?id=10.1371/journal.pmed.1001642].

Cao Shuji 曹树基. *Zhongguo renkou shi* 中国人口史, Bd. 4: *Ming shiqi* 明时期. Shanghai: Fudan daxue, 2000.

Celli, Angelo. *Die Malaria nach den neuesten Forschungen*, üs. von Fritz Kerschbaumer. Berlin: Urban und Schwarzenberg, 1900.

———. *The History of Malaria in the Roman Campagna from Ancient Times*. London: Bale, 1933 [ital. Originalausgabe: *Storia della malaria nell'agro romano*. Rom: Academia dei Lincei, 1925].

Chaffee, John W. *Branches of Heaven: A History of the Imperial Clan of Song China*, Cambridge, MA, 1999.

Chai Xingyi 柴兴仪 u. a. (Hg.). Siehe *Guizhou sheng diming cidian*.

Chang, Chia-feng [Zhang Jiafeng 張嘉鳳]. „Aspects of Smallpox and Its Significance in Chinese History". PhD Diss. London School of Oriental and African Studies, 1996.

Chang, Chun-shu [Zhang Chunshu 張春樹] und Joan Smith: *South China in the Twelfth Century: A Translation of Lu Yu's Travel Diaries, A.D. July 3rd–December 6th, 1170*. Hong Kong: Chinese University, 1980.

Chavannes, Édouard (1965–1918). *Le T'ai-Chan: Essai de monographie d'un culte chinois*. Annales du Musée Guimet. Bibliothèque d'études, 21. Paris: Leroux, 1910.

Chen Guanglei 陈光磊 u. a. Siehe *Zhongguo gudai mingju cidian*.

Chen Guiting 陈贵廷 (Hg.). *Bencao gangmu tongshi* 本草纲目通释 (General Explanation of Compendium of Materia Medica). Beijing: Xueyuan, 1992.

Chen Guozhong 陈国忠. Fujian sheng jisheng dubing jinxi 福建省寄生虫病今昔 (Parasitic Diseases in Fujian Province, Past and Present), *Zhonghua yishi zazhi* 中华医史杂志 (Chinese Journal of Medical History) 16.2 (1986), 162-166.

Ch'ü, T'ung-tsu [Qu Tongzu 瞿同祖] (1910–2008). *Local Government in China under the Ch'ing*. Cambridge, MA: Harvard University, 1962.

Clark, Hugh R. „Quanzhou (Fujian) During the Tang-Song Interregnum, 879–978", *T'oung pao* 68 (1982), 132-149.

Clark, Jeffrey T, und Kevin M.Kelly. „Human Genetics, Paleoenvironments, and Malaria: Relationships and Implications for the Settlement of Oceania", *American Anthropologist* 95.3 (1993), 612-630.

Cockburn, T.A. „Infectious Diseases in Ancient Populations", *Current Anthropology* 12.1 (1971), 45-62.

Coluzzi, Mario, und Gilberto Corbellini. „I luoghi della mal'aria e le cause della malaria", *Medicina nei secoli* 7.3 (1995), 575-598.

Conrad, Lawrence I., und Dominik Wujastyk (Hg.). *Contagion. Perspectives from Pre-Modern Societies*. Aldershot: Ashgate, 2000.

Corbellini, Gilberto. „Acquired Immunity against Malaria as a Tool for the Control of the Disease: The Strategy Proposed by the Malaria Commission of the League of Nations in 1933", *Parassitologia* 40.1-2 (1998), 109-115.

Crossley, Pamela Kyle, u. a. (Hg.). *Empire at the Margins: Culture, Ethnicity, and Frontier in Early Modern China*. Berkeley: University of California, 2006.

Csete, Anne. „Ethnicity, Conflict, and the State in the Early to Mid-Qing: The Hainan Highlands, 1644–1800", in: Crossley u. a. 2006, 229-252.

Cunningham, Andrew. *The Identity of the History of Science and Medicine*. Variorum Collected Studies Series. Farnham: Ashgate, 2012.

Cui Naifu 崔乃夫. Siehe *Zhonghua renmin gongheguo diming dacidian*.

Cui Zhongping 崔仲平 und Wang Yaoping 王耀廷 (Hg.). *Gujin yitong daquan* 古今医统大全, von Xu Chunfu 徐春甫. Beijing: Renmin weisheng, 1991.

[D]

Dabringhaus, Sabine, und Roderich Ptak (Hg.). *China and Her Neighbours: Borders, Visions of the Other, Foreign Policy 10th to 19th Century*. South China and Maritime Asia, 6. Wiesbaden: Harrassowitz, 1997.

Dai Tianzhang 戴天章 (1644–1722). Siehe *Guang wenyi lun*.

Dai, Yingcong. „A Disguised Deafeat: The Myanmar Campagne of the Qing Dynasty", *Modern Asian Studies* 38.1 (2004), 145-189.

———. *The Sichuan Frontier and Tibet. Imperial Strategy in the Early Qing*. Seattle: University of Washington, 2009.

Dalby, Michael T. „Court Politics in Late T'ang Times“, in: Twitchett 1979, 561-681.

Davis, Richard L. „The Reigns of Kuang-tsung (1189–1194) and Ning-tsung (1194–1224)“, in: Twitchett und Smith 2009, 756-961.

De Crespigny, Rafe: *A Biographical Dictionary of Later Han to the Three Kongdoms (23–220 AD)*. Leiden und Boston: Brill, 2007.

Deeg, Max. *Das Gaoseng-Faxian-Zhuan als religionsgeschichtliche Quelle: der älteste Bericht eines chinesischen buddhistischen Pilgermönchs über seine Reise nach Indien mit Übersetzung des Textes*. Wiesbaden: Harrassowitz, 2005.

Deloustal, Raymond. „Les mines de Tu-long (traduction des passages des annales annamites sur les contestations entre l'Annam et la Chine au sujet des mines de la province de Tuyên-quang) “, *Revue Indochinoise* 26 (1923), 307-350.

———. „Ressources financières et économiques de l'État dans l'ancien Annam“, *Revue Indochinoise* 27 (1924), 193-227, 28 (1925), 59-78, 261-304.

Deng Aijing 邓霭静 und Liu Xiaobin 刘小斌. „*Lingnan weisheng fang* dui Lingnan zhangbing xueshu de yingxiang“ 岭南卫生方对岭南瘴病学术的影响, *Guangzhou zhongyiyao daxue xuebao* 广州中医药大学学报 30.6 (2013), 928-930.

Des Rotours, Robert (1891–1980). *Le traité des examens traduit de la nouvelle histoire des T'ang (chap. XLIV, XLV)*. Paris: Leroux, 1932.

Di Cosmo, Nicola (Hg.). *Military Culture in Imperial China*. Cambridge, MA: Harvard University, 2009.

———, und Don J. Wyatt (Hg.). *Political Frontiers, Ethnic Boundaries and Human Geographies in Chinese History*. London: Routledge Curzon, 2003.

Dikötter, Frank, Lars Laamann und Zhou Xun: *Narcotic Culture: A History of Drugs in China*. London: Hurst, 2004.

Ding Guangdi 丁光迪 (Hg.). *Zhubing yuanhou lun jiaozhu* 諸病源侯論校注. 2 Bde. Zhongyi guji zhengli congshu. Beijing: Renmin weisheng, 1991.

Dinges, Martin, und Thomas Schlich (Hg.). *Neue Wege der Seuchengeschichte*. Stuttgart: Steiner, 1995.

Dobson, Mary J. „Bitter-Sweat Solutions for Malaria: Exploring Natural Remedies from the Past“, *Parassitologia* 40.1-2 (1998), 69-81.

Dong, Lu, Ma Xi und François Thann: *Les maux épidémiques dans l'empire chinois*. Paris: L'Harmattan, 1995.

Du Wenduo 杜文鐸 (Hg.). *Qiannan zhilüe* 黔南識略. *Qiannan zhifang jilüe* 黔南職方紀略, Guizhou renmin, 1992.

Dunn, Frederick L. „Malaria“, in: Kiple 1993, 858-859.

Dunstan, Helen. „The Late Ming Epidemics: A Preliminary Survey“, *Ch'ing-shih Wen-t'i* 3.3 (1975), 1-59.

———. „The Late Ming Epidemics: Apreliminary Survey“, *Late Imperial China* 3.3 (2011), 1-59.

Durrant, Stephen, Li Wai-yee und David Schaberg (Üs.). *Zuo Tradition, Zuozhuan. Commentary on the "Spring and Autumn Annals"*. Seattle: University of Washington, 2016.

[E]

Eberhard, Wolfram (1909–1989). *Social Mobility in Traditional China*. Leiden: Brill, 1962.

———. *The Local Cultures of South and East China*, üs. von Alide Eberhard. Leiden: Brill, 1968.

Eberstein, Bernd. *Bergbau und Bergarbeiter zur Ming-Zeit (1368–1644)*. Hamburg: Gesellschaft für Natur- und Völkerkunde Ostasiens, 1974.

Ebrey, Patricia, und Maggie Bickford (Hg.). *Emperor Huizong and Late Northern Song China: The Politics of Culture and the Culture of Politics*. Cambridge, MA: Harvard University, 2006.

Egerod, Søren (1923–1995) und Else Glahn (Hg.). *Studia Serica Bernhard Karlgren Dedicata*, Kopenhagen, Munksgaard, 1959.

Eggert, Marion. *Vom Sinn des Reisens: Chinesische Reiseschriften vom 16. bis zum frühen 19. Jahrhundert*, Sinologica Colonensia, 23. Wiesbaden: Harrassowitz, 2004.

———, Wolfgang Kubin, Rolf Trauzettel und Thomas Zimmer. *Die klassische chinesische Prosa: Essay, Reisebericht, Skizze, Brief. Vom Mittelalter bis zur Neuzeit*. Geschichte der chinesischen Literatur, 4. München: Saur, 2004.

Elvin, Mark. „The Man Who Saw Dragons: Science and Styles of Thinking in Xie Zhaozhe's Fivefold Miscellany,“ *Journal of the Oriental Society of Australia* 25 &26 (1993–1994), 1-41.

——— und Liu Ts'ui-jung (Hg.). *Sediments of Time: Environment and Society in Chinese History*. Cambridge: Cambridge University, 1998.

———. *The Retreat of the Elephants: An Environmental History of China*. New Haven und London, Yale University, 2004.

———, Darren Crook, Shen Ji 沈吉, Richard Jones und John Dearing: „The Impact of Clearance and Irrigation on the Environment in the Lake Erhai Catchment from the Ninth to the Nineteenth Century“, *East Asian History* 23 (2002), 1-60.

[F]

Fairbank, John King (1907–1991, Hg.). *The Chinese World Order: Traditional China's Foreign Relations*, Cambridge, MA: Harvard University, 1968.

Fan, Ka-wai [Fan Jiawei 范家偉], u. a. „Studies on Ming Dynasty Infectuous Disease“, *Ming Qing Yanjiu* (Napoli 2005), 133-145.

Fan Jiawei 范家偉 [Fan Kawai]. „Cong yishu kan Tangdai xinglü yü jibing“ 从医书看唐代行旅与疾病, *Tang yanjiu* 唐研究 (Beijing daxue) 7 (2001), 205-228.

———. „Liuchao shiqi renkou qianyi yu Lingnan diqu zhangqibing“ 六朝時期人口遷移與嶺南地區瘴氣病 (Chang-ch'ih Disease and Population Migration in the Ling-nan Region during the Six Dynasties) in: *Hanxue yanjiu* 漢學研究 16.1 (1998), 27-58.

———. *Liuchao Sui Tang yixue zhi chuancheng yu zhenghe* 六朝隋唐醫學之傳承與整合. Hong Kong: Zhongwen daxue, 2004.

———. *Da yi jingcheng: Tangdai guojia, xinyang yu yixue* 大醫精誠: 唐代國家, 信仰与醫學, Taibei: Sanmin, 2007.

———. *Zhonggu shiqide yizhe yu bingzhe* 中古時期的医者与病者. Shanghai: Fudan daxue, 2010.

Fan Xingzhun 范行准 (1906–1998). *Zhongguo bingshi xinyi* 中国病史新义, hg. von Yi Guangqian 伊广谦. Beijing: Zhongyi guji, 1989.

Fang Guoyu 方國瑜 (1903–1983). *Yunnan shiliao mulu gaishuo* 雲南史料目錄概說. Beijing: Zhonghua, 1983.

———. *Zhongguo Xinan lishi dili kaoshi* 中國西南歷史地理考釋. Beijing: Zhonghua, [1 1987,] 2 1992.

Fang Tie 方铁 und Fang Hui 方慧. *Zhongguo Xinan bianjiang kaifa shi* 中国西南边疆开发史. Kunming: Yunnan renmin, 1997.

——— (Hg.). *Xinan tongshi* 西南通史. Zhongguo bianjiang congshu 中国边疆丛书. Zhengzhou: Zhongzhou guji, 2003.

Faure, David, und Helen F. Siu (Hg.). *Down to Earth: The Territorial Bond in South China*. Stanford: Stanford University, 1995.

———. „The Yao Wars in the Mid-Ming and Their Impact on Yao Identity“, in: Crossley u. a. 2006, 171-189.

Faust, Ernest Carrol. „An Inquiry into the Prevalence of Malaria in China“, *China Medical Journal* 40.10 (1926), 938-956.

Fei, Hsiao-t'ung [Fei Xiaotong 費孝通] und Chang, Chih-i [Zhang Zhiyi 張之毅]. *Earthbound China: A Study of Rural Economy in Yunnan*. Chicago: University of Chicago, 1945 [Reprint: London: Routledge and Paul, 1948].

Feng, H.Y. [Feng Hanji 馮漢驥] (1899–1977), und John Knight Shryock (*1890). „The Black Magic in China Known as *Ku*“, *Journal of the American Oriental Society* 55.1 (1935), 1-30.

Feng Hanyong 冯汉镛. „Zhangqi de wenxian yanjiu“ 瘴气的文献研究, *Zhonghua yishi zazhi* 11.1 (1981), 44-47.

Feng Xiang 冯翔. „Guanyu Songdai zhi Mingdai de zhangbing ji qi lishi de yanjiu“ 关于宋代至明代的瘴病及其历史的研究 (A Discussing about the Disease Zhang in south China from Song Dynasty to Ming Dynasty and its Historical Research [sic!]), *Guangxi minzu daxue xuebao (Ziran kexue ban)* 广西民族大学学报(自然科学版) (Journal of the Guangxi University for Nationalities) 13.2 (2007), 28-34.

Feng Zuxiang 冯祖祥, Zhang Laite 张莱特 und Jiang Yuanzhen 姜元珍. „Mingdai cai mu zhi yi ji qi biduan“ 明代采木之役及其弊端 (Forest Felling in Ming Dynasty and Its Maladies), *Beijing linye daxue xuebao* 北京林业大学学报 (Journal of Beijing Forestry University) 2008.2, 48-51.

Field, Stephen L. *The Duke of Zhou Changes: A Study and Annotated Translation of the Zhouyi* 周易. Wiesbaden: Harrassowitz, 2015.

Filipiak, Kai. *Krieg, Staat und Militär in der Ming-Zeit (1368–1644): Auswirkungen militärischer und bewaffneter Konflikte auf Machtpolitik und Herrschaftsapparat der Ming-Dynastie*. Opera Sinologica 22. Wiesbaden: Harrassowitz, 2008.

Fischer, Ludolph (1900–1972). *Afghanistan: Eine geographisch-medizinische Länderkunde*. Medizinische Länderkunde / Geomedical Monograph Series, 2. Heidelberg: Springer, 1968.

Fitzgerald, Charles Patrick (1902–1992). *The Southern Expansion of the Chinese People*. New York: Praeger, 1972.

Fonaroff, L. Schuyler. „The Historical Geography of Malaria Risk in Trinidad: Three Maps of Change”, *West Indian Medical Journal* 17.1 (1968), 14-20.

Franke, Otto (1863–1946). *Geschichte des chinesischen Reiches: Eine Darstellung seiner Entstehung, seines Wesens und seiner Entwicklung bis zur neuesten Zeit*. 5 Bände [1: *Das Altertum und das Werden des konfuzianischen Staates*; 2: *Der konfuzianische Staat*, Teil 1: *Der Aufstieg zur Weltmacht*; 3: *Anmerkungen, Ergänzungen und Berichtigungen zu Band I und II, Sach- und Namen-Verzeichnis*; 4: *Der konfuzianische Staat*, Teil 2: *Krisen und Fremdvölker*; 5: *Anmerkungen, Ergänzungen und Berichtigungen zu Band IV, Namen- und Sachverzeichnis*]. Berlin und Leipzig: De Gruyter, 1930–1937.

Franke, Wolfgang (1912–2007). *An Introduction to the Sources of Ming History*. Kuala Lumpur: University of Malaya, 1968.

Friedrich, Michael, unter Mitwirkung von Reinhard Emmerich und Hans van Ess (Hg.). *Han-Zeit: Festschrift für Hans Stumpfeldt aus Anlaß seines 65. Geburtstages*. Wiesbaden: Harrassowitz, 2006.

Fu Weikang 傅维康 und Wu Hongzhou 吴鸿洲. *Huangdi neijing daodu* 黄帝内经导读. Guoxue daxiangtang 国学大讲堂. Beijing: Zhongguo guoji guangbo, 2008.

Fu Zude 傅祖德 u. a. (Hg.). Siehe *Fujian sheng diming cidian*.

[G]

Gao Wenzhu 高文鋳 (Hg.). *Waitai bi yao fang* 外台秘要方, von Wang Tao 王燾. Beijing: HuaXia, 1993.

——— u. a. (Hg.). *Yi xin fang [jiaozhu yanjiu]* 醫医心方[校注研究], von Tamba no Yasunori 丹波康賴. Beijing: HuaXia, 1996.

Giersch, Charles Patterson. Asian Borderlands: The Transformation of Qing China's Yunnan Frontier. Cambridge, MA: Harvard University, 2006.

Giles, Herbert Allen (1845–1935). *A Chinese-English Dictionary*. Shanghai: Kelly & Walsh, [¹1892, ²1912 [Nachdruck: Taibei: Chengwen, 1964].

Gillispie, Charles Coulston (1918–2015, Hg.). *Dictionary of Scientific Biography*. 18 Bände. New York: Skribner, 1970–1980.

Goldschmidt, Asaf. „Huizong's Impact on Medicine and on Public Health“, in: Ebrey und Bickford 2006, 275-323.

———. „Epidemics and Medicine during the Northern Song Dynasty: The Revival of Cold Damage Disorders (*Shanghan*)“, *T'oung Pao* 93 (2007), 53-109.

———. The Evolution of Chinese Medicine: Song Dynasty, 960–1200. London: Routledge, 2011,

Golvers, Noël. *Libraries of Western Learning for China: Circulation of Western Books between Europe and China in the Jesuit Mission (ca. 1650 – ca. 1750).* 3 Bde. [1: *Logistics of Book Acquisition and Circulation*; 2: *Formation of Jesuit Libraries*; 3: *Of Books and Readers*]. Leuven: KU Leuven, Ferdinand Verbiest Institute, 2013 [1-2], 2015 [3].

Gong Shengsheng 龚胜生. „2000 nian lai Zhongguo zhangbing fenbu bianqian de chubu yanjiu" 2000 年来中国瘴病分布变迁的初步研究 (An Elementary Study of the Distributions of the Zhang Diseases in China over the Course of 2,000 years), *Dili xuebao* 地理学报 48.4 (1993), 304-316.

———. „Zhongguo XianQin LiangHan shiqide yixue dilixue sixiang" 中国先秦两汉时期的医学地理学思想, *Zhongguo lishi dili luncong* 中国历史地理论丛 (Journal of Chinese Historical Geography) 1995.7, 163-179.

———. „Zhongguo XianQin LiangHan Shiqi nüeji dili fenbu" 中国先秦两汉时期疟疾地理研究 (Geographical Distribution of Malaria between the Pre-Qin and Han period), *Huazhong shifandaxue xuebao* 30.4 (1996), 489-494.

Goodrich, Luther Carrington (1894–1986), und Chao-ying Fang [Fang Zhaoying 房兆楹] (1908–1985) (Hg.). *Dictionary of Ming Biography, 1368–1644.* New York: Columbia University, 1976.

Gourou, Pierre (1900–1999). *Man and Land in the Far East*, üs. von Stanley Henry Beaver. London: Longman, 1975 [frz. Originalausgabe: *La terre et l'homme en extrême-orient*. Paris: Collin, 1940].

Grabowski, Volker: „The Northern Tai Polity of Lan Na (Ba-bai Da-dian) in the 14th and 15th Centuries: The Ming Factor", in: Wade und Sun 2010, 197-245.

Grmek, Mirko Drazen (1924–2000). „L'hyperostose poreuse du crâne, les anémies héréditaires et le paludisme en Grèce", *Annales. Histoire, Sciences Sociales* 30.5 (1975), 1152-1185.

———. *Les maladies à l'aube de la civilisation occidentale: recherches sur la réalité pathologique dans le monde grec préhistorique, archaique et classique*. Paris: Payot, 1983.

Grynpas, Benedykt (Üs.). *Un legs confucéen: fragments du Ta Tai li ki.* Brüssel: Centre National pour l'Étude des États de l'Est, 1967.

Guo Shengbo 郭声波. „Tang Song Yazhou bianwai jimizhou buzu tankao" 唐宋雅州边外羁縻州部族探考, *Zhongguo lishi dili luncong* 2000.4, 49-64.

Guy, R. Kent. *Qing Governors and Their Provinces: The Evolution of Territorial Administration in China, 1644–1796.* Seattle: University of Washongton, 2010.

[H]

Hack, Karl, und Tobias Retting (Hg.). *Colonial Armies in Southeast Asia*, London und New York: Routledge, 2006.

Haeger, John Winthrop. „Between North and South: the Lake Rebellion in Hunan 1130–1135", *Journal of Asian Studies* 28.3 (1969), 469-488.

Hanson, Marta E. „Robust Northerners and Delicate Southerners: The Nineteenth-Century Invention of a Southern *wenbing* Tradition", in: Hsu 2001, 262-292

———. „The Significance of Manchu Medical Sources in the Qing", in: Wadley und Naeher 2006, 131-175.

———. *Speaking of Epidemics in Chinese Medicine: Disease and Geographic Imagination in Late Imperial China*. London: Routledge, 2011.

Han Xiduo 韓錫鐸 und Sun Wenliang 孫文良 (Hg.). *Shengwu ji [dianjiao]* 聖武記[點校]. Beijing: Zhonghua, 1984.

Hargett, James Morris. „Clearing the Apertures and Getting in Tune: The Hainan Exile of Su Shi (1037–1101)", *Journal of Song-Yuan Studies* 30 (2000), 141-167.

———. *Riding the River Home: A Complete and Annotated Translation on Fan Chengda's (1126–1193) Diary of a Boat Trip to Wu (Wuchuan lu).* Hong Kong: Chinese University, 2008.

———. *Treatises of the Supervisor and Guardian of the Cinnamon Sea: The Natural World and Material Culture of Twelfth-Century China.* Seattle: University of Washington, 2010.

Harper, Donald J. *Early Chinese Medical Literature: The Mawangdui Medical Manuscripts*. London und New York: Kegan Paul International, 1998.

Harrell, Stevan (Hg.). *Cultural Encounters on China's Ethnic Frontiers. Studies on Ethnic Groups in China*. Seattle: University of Washington, 1995.

Harris, Lane J. „The 'Arteries and Veins' of the Imperial Body: The Nature of the Relay and Post Station System in the Ming Dynasty, 1368–1644", *Journal of Early Modern History* 19.4 (2015), 287-310.

Harrison, Mark. *Climates and Constitutions: Health, Race, Environment and British Imperialism in India 1600–1850*. Oxford: Oxford University, 1999.

He Bin 何斌. „Woguo nüeji liuxing jianshi (1949 nian qian)" 我国虐疾流行简史 (1949 年前) (Historical sketch of the epidemiology of malaria in China), *Zhonghua yishi zazhi* 18.1 (1988): 1-8.

Herman, John E. „The Cant of Conquest: Tusi Officers and China's Political Incorporation of the Southwest Frontier", in: Crossley u. a. 2006, 135-168.

———. *Amid the Clouds and Mist: China's Colonization of Guizhou, 1200–1700*. Harvard East Asian Monographs, 293. Cambridge, MA: Harvard University, 2007.

Herrmann, Bernd (Hg.). *Beiträge zum Göttinger Umwelthistorischen Kolloquium 2010–2011*. Göttingen: Universitätsverlag, 2011.

Hershatter, Gail, u. a. (Hg.). *Remapping China: Fissures in Historical Terrain*. Stanford: Stanford University, 1996.

Hinrichs, T. J. „New Geographies of Chinese Medicine", in: Low 1998, 287-325.

———. „The Medical Transforming of Governance and Southern Customs in Song Dynasty China (960–1279 CE)". Ph.D. dissertation, Harvard University, 2003.

Hirth, Friedrich (1845–1927), und William Woodville Rockhill (1854–1914) (Üs.). *Chau Ju-Kua: His Work on the Chinese and Arab Trade in the Twelfth and Thirteenth Centuries, entitled Chu-fan-chï*. St.Petersburg: Imperial Academy of Sciences, 1911.

Hirzel, Thomas, und Nanny Kim (Hg.). *Metals, Monies, and Markets in Early Modern Societies: East Asian and Global Perspectives*. Monies, Markets and Finance in China and East Asia, Vol. 1. Berlin: LIT, 2008.

Höllmann, Thomas O. *Tabak in Südostasien: Ein ethnographisch-historischer Überblick*, Berlin: Reimer, 1988

Hoeppli, Reinhard (1893–1973). „Malaria in Chinese Medicine", *Sinologica* 4 (1955), 91-101.

———. *Parasites and Parasitic Infections in Early Medicine and Science*, Singapore: University of Malaya, 1959.

Hoffmann, Alfred (1911–1997). *Glossar der heute gültigen chinesischen Vogelnamen*. Veröffentlichungen des Ostasien-Instituts der Ruhr-Universität Bochum, 13. Wiesbaden: Harrassowitz, 1975.

Holmgren, Jennifer. *Chinese Colonisation of Northern Vietnam: Administrative Geography and Political Development in the Tongking Delta, First to Sixth Centuries A.D.* Oriental Monograph Series, 27. Canberra: Australian National University, 1980.

Hüsemann, Jörn Henning. *Das Altertum vergegenwärtigen: Eine Studie zum* Shuijing zhu *des Li Daoyuan*. Leipzig: Leipziger Universitätsverlag, 2017.

Hsiao, Fan 蕭璠. Siehe Xiao Fan.

Hsu, Elisabeth [Xu Xiaoli 許小麗] (Hg.). *Innovation in Chinese Medicine*. Cambridge: Cambridge University, 2001.

———. „The History of Qing Hao in the Chinese Materia Medica", *Transactions of the Royal Society of Tropical Medicine and Hygiene* 100 (2006), 505-508. [Hsu 2006a]

———. „Reflections in the 'Discovery' of the Antimalarial Qinghao", *British Journal of Clinical Pharmacology* 61.6 (2006), 666-670. [Hsu 2006b]

——— (mit Frédéric Obringer). „Qing hao 青蒿 (Herba Artemisiae in the Chinese Materia Medica)", in: Hsu und Harris 2010, 83-130

———, und Stephen Harris (Hg.). *Plants, Health and Healing: On the Interface of Ethnobotany and Medical Anthropology*. New York und Oxford: Berghahn, 2010.

Huang Dengsong 黄登嵩. „Qingdai Guangxi xibu zhangqi dili chubu yanjiu" 清代廣西西部瘴气地理初步研究, *Heilongjiang shizhi* 2013.21, 10-11.

Huang, Fei [黄菲] *Reshaping the Frontier Landscape: Dongchuan in Eighteenth-Century Southwest China*. Monies, Markets, and Finance in East Asia, 1600–1900, 10. Leiden: Brill, 2018.

Huang Guosheng 黄國聲 und Deng Guizhong 鄧貴忠 (Hg.). *Yue da ji [dianjiao]* 粤大記[點校]. Guangzhou: Zhongshan daxue, 1998.

Huang Kewu 黄克武 (Hg.). Xingbie yu yiliao: disanjie guoji huiyi lunwenji lishizu 性別與醫療—第三屆國際漢學會議論文集 (Gender and Medicine: Volume of the Third International Conference on Sinology). Taibei: Zhongyang yanjiuyuan, Jindaishi yanjiusuo, 2002.

Hucker, Charles O (1919–1994). *The Censorial System of Ming China*. Stanford: Stanford University, 1966.

———. *A Dictionary of Official Titles in Imperial China*. Stanford: Stanford University, 1985.

Hughes, Ernest Richard (1883–1956). *Two Chinese Poets: Vignettes of Han Life and Thought*. Princeton: Princeton University, 1960.

Hummel, Arthur William (1884–1975, Hg.). *Eminent Chinese of the Ch'ing Period, 1644–1912*. Washington, DC: United States Government Printing Office, 1943–1944.

Hymes, Robert P. *Statesmen and Gentlemen: The Elite of Fu-chou, Chiang-hsi, in Northern and Southern Sung*. Cambridge: Cambridge Univeristy, 1986.

[J]

Jarcho, Saul. „A Cartographic and Literary Study of the Word 'Malaria'", *Journal of the History of Medicine and Allied Sciences* 25 (1970), 31-39.

Jiang Qingbo 江庆柏 (Hg.). *Qingdai renwu shengzu nianbiao* 清代人物生卒年表, Beijing: Renmin wenxue, 2005.

Jianguo 40 nian zhongyiyao keji chengji (1949–1989) 建国 40 年中医药科技成就 (1949–1989), hg. von Guojia zhongyiyao guanli ju 国家中医药管理局, Beijing: Zhongyi guji chubanshe 中医古籍, 1989.

Jin Jiang 金强 und Chen Wenyuan 陈文源. „Zhang shuo" 瘴说, *Dongnanya zongheng* 东南亚纵横 (Allround Southeast Asia) 2003.7, 76-80.

Johnson, David, Andrew J. Nathan, Judith A. Berling und Evelyn S. Rawski (Hg.). *Popular Culture in Late Imperial China*. Berkeley: University of California, 1985.

Jung, Richard L. K. „The Sino-Burmese War, 1766–1770: War and Peace under the Tributary System", *China Papers* 24 (1971), 74-103.

[K]

Karlgren, Bernhard (1889–1978). „The Book of Documents", *Bulletin of the Museum of Far Eastern Antiquities* 22 (1950), 1-82.

———. *The Book of Odes: Chinese Text, Transcription and Translation*. Stockholm: The Museum of Far Eastern Antiquities, 1950 [ursprünglich erschienen in *Bulletin of the Museum of Far Eastern Antiquities* 16 (1944), 177-256; 17 (1945), 65-99].

———. *Grammata Serica recensa*. Stockholm: The Museum of Far Eastern Antiquities, 1957 [ursprünglich erschienen als *Bulletin of the Museum of Far Eastern Antiquities* 29 (1957)].

Kennedy, Paul. *The Rise and Fall of the Great Powers: Economic Change and Military Conflict from 1500 to 2000*. New York: Random House, 1987.

Kern, Martin. *Zum Topos „Zimtbaum" in der chinesischen Literatur: Rhetorische Funktion und poetischer Eigenwert des Naturbildes kuei*. Sinologica Colonensia, 18. Stuttgart: Steiner, 1994.

———. Die Hymnen der chinesischen Staatsopfer: Literatur und Ritual in der politischen Repräsentation von der Han-Zeit bis zu den Sechs Dynastien. Sinologica Colonensia, 19. Stuttgart: Steiner, 1997.

Kikuchi, Hikomitsu [菊池彦光], H. Tasaka, S. Hirai, u. a. „Potent Antimalarial Febrifugine Analogues against the Plasmodium Malaria Parasite", Journal of Medical Chemestry 45.12 (2002), 2563-2570.

Kim, Nanny. „Copper Transports out of Yunnan, ca. 1750–1850: Transport Technologies, Natural Difficulties and Environmental Change in a Southwestern Highland Area", in: Hirzel und Kim 2008, 119-220.

Kiple, Kenneth F. (Hg.). *The Cambridge History of Human Disease*. Cambridge: Cambridge University, 1993.

Kong Fanli 孔凡禮 (1923–2010, Hg.). *Su Shi wenji [dianjiao]* 蘇軾文集[點校]. Zhongguo gudian wenxue jiben congshu. Beijing: Zhonghua, 1998.

Kong, Yun-Cheung [江潤祥] (Üs.). *Huangdi Neijing: A Synopsis with Commentaries*. Hong Kong: Chinese University, 2010.

Kott, Diana. „Die erste Stadt an der äußersten Grenze: Die historische Entwicklung der Stadt Tengchong im Prozeß der Entstehung und Konsolidierung des Grenzgebietes im Westen der Provinz Yunnan", Dissertation Göttingen 2003 [online: hdl.handle.net/11858/00-1735-0000-0006-B4C0-7].

Ku, Ya-wen „Anti-malaria Policy and Its Consequences in Colonial Taiwan", in: Yip 2009, 203-228 [www.jstor.org/stable/j.ctt6wp6k1.11].

Kubin, Wolfgang. *Die chinesische Dichtkunst: Von den Anfängen bis zum Ende der Kaiserzeit*. Geschichte der chinesischen Literatur, 1. München: Saur, 2002.

Kuhn, Philip A. (1933–2016). *Rebellion and its Enemies in Late Imperial China: Militarization and Social Structure, 1796-1864*. Cambridge, MA:Harvard University, 1970.

Kuriyama, Shigehisa [栗山茂久]. „Epidemics, Weather, and Contagion in Traditional Chinese Medicine", in: Conrad und Wujastyk 2000, 3-22.

[L]

Lai Wen 賴文 und Li Yongchen 李永宸. „Luo Zhiyuan 'Shuyi huibian' zai Lingnan shuyishi zhi diwei ji jiazhi" 罗芝园《鼠疫汇编》在岭南鼠疫病史之地位及价值. (The role and significance of Luo Zhiyuan's 'Shu yi hui bian' in the history of plague in Lingnan (south of the five ridges), *Zhonghua yishi zazhi* 29.2 (1999). 100-103.

——— und ———. *Lingnan wenyi shi* 嶺南瘟疫史, Guangzhou: Guangdong renmin, 2004

Lâm, Truong Buu. „Intervention versus Tribute in Sino-Vietnamese Relations, 1788–1790", in: Fairbank 1968, 165-179

Lamley, Harry Jerome. „The Formation of Cities: Initiative and Motivation in Building Three Walled Cities in Taiwan", in: Skinner 1977, 155-209.

Lary, Diana (Hg.). *The Chinese State at the Borders*. Vancouver: University of British Columbia, 2007.

Laufer, Berthold (1874–1934). *Tobacco and Its Use in Asia*. Anthropology Leaflet, 18. Chicago: Field Museum of Natural History, 1924.

Laventure, Stéphane, u. a. „Le riz: source de vie et de mort sur les plateaux de Madagascar". *Santé* 6.2 (1996), 79-86.

Lee, James Z. [Li Zhongqing 李中清]. „Migration and Expansion in Chinese History", in: McNeill and Adams 1978, 20-47.

———. „The Legacy of Immigration in Southwest China, 1250–1850", *Annales de demographie historique* 1982, 279-304.

———. „Food Supply and Population Growth in Southwest China, 1250–1850", *Journal of Asian Studies* 41.4 (1982), 711-746.

———. „The Soutwest: Yunnan and Guizhou", in: Will und Wong 1991, 432-474.

———. *The Political Economy of a Frontier: Southwest China, 1250–1850*. Cambridge, MA: Harvard University, 2000 [chin. Üs. Li Zhongqing 2012].

Legge, James (1815–1897, Üs.). *The Ch'un Ts'ew, with the Tso Chuen* / [*Chunqiu Zuozhuan*] 春秋左傳. The Chinese Classics, with a Translation, Critical and Exegetical Notes, Prolegomena, and Copious Indexes, 5. Oxford: Clarendon, 1895 [2nd. revised edition; Reprint: Taipei: SMC, 1994]. [Legge, *Zuozhuan*]

——— (Üs.). *The Four Books: Confucian Analects, the Great Learning, the Doctrine of the Mean, and the Works of Mencius, with English Tanslations and Notes* / [*Zhong-Ying duizhao Sishu*] 中英對照四書. Shanghai: Commercial, 1923 [Reprint: New York: Paragon, 1966]. [Legge, *Sishu*]

Lei, Hsiang-lin Sean [Lei Xianglin 雷祥麟]. „From 'Changshan' to a New Anti-malarial Drug: Re-networking Chinese Drugs and Excluding Chinese Doctors, (1920–39)". *Social Studies of Science* 29.3 (1999), 323-358.

Leung, Angela Ki Che [Liang Qizi 梁其姿]. „Organized Medicine in Ming-Qing China: State and Private Medical Institutions in the Lower Yangzi Region", *Late Imperial China* 8.1 (1987), 134-165.

———. „Diseases of the Premodern Period in China", in: Kiple 1993, 354-362.

———. „Evolution of the Idea of *Chuanran* Contagion in Imperial China", in: Leung und Furth 2010, 25-50

——— und Charlotte Furth (Hg.). *Health and Hygiene in Modern Chinese East Asia: Policies and Publics in the Long Twentieth Century*. Durham NC: Duke University, 2010.

Levy, Howard. *Translations from Po Chü-i's Collected Works*. 4 Bde. [1: *The Old Style Poems*; 2: *The Regulated Poems*; 3: *Regulated and Patterned Poems of Middle Age, 822–832*; 4: *The Later Years, 833–846*]. New York: Paragon, 1971 [1-2], 1976 [3], 1978 [4].

Li Huarui 李华瑞. *Songdai jiuhuang shi gao* 宋代救荒史稿, Tianjin: Tianjin guji, 2014.

Li Jingwei 李经纬. „Nüeji shi shuyao" 虐疾史述要, *Zhongyi zazhi* 中医杂志 (Journal of Traditional Chinese Medicine) 1963.8, 24-26.

——— u. a. Siehe *Zhongyi renwu cidian*.

——— und Deng Tietao 邓铁涛. Siehe *Zhongyi dacidian*.

Li Liangsong 李良松 und Guo Hongtao 郭洪涛. *Zhongguo chuantong wenhua yu yixue* 中国传统文化与医学, Xiamen: Xiamen daxue, 1990.

Li Longqian 李龙潜 (1931–2015). „MingQing shiqi Guangdong de nongtian shuili shiye" 明清时期广东的农田水利事业 (Irrigation and Water Conservancy Works in Guangdong in the Ming-Qing Period), in: MingQing Guangdongsheng shehui jingji yanjiuhui 明清广东社会经济研究, hg. von Li Longqian (Guangzhou: Guangdong renmin, 1987), 98-119.

Li Ronghua 李荣华. „'Nanfang ben duo du, beike heng ju qin': lüelun Tangdai wenren de Lingnan yixiang" "南方本多毒，北客恒惧侵": 略论唐代文人的岭南意象, *Poyang hu xuekan* 鄱阳湖学刊 (Nanchang) 2010.5, 55-60.

Li Wenbo 李文波. Zhongguo chuanranbing shiliao 中国傳染病史料. Beijing: huaxue gongye, 2004.

Li Yaonan 李耀南. „Yunnan zhangqi (nüeji) liuxing jianshi" 云南瘴氣瘧疾流行简史, *Zhonghua yishi zazhi* 3 (1954), 180-183.

Li Yumin 李裕民 (Hg.). *Qingxiang zaji [dianjiao]* 青箱雜記[點校]. TangSong shiliao biji congkan. Beijing: Zhonghua, 1985.

Li Zhongqing 李中清 [Lee, James Z.] *Zhongguo xinan bianjiang de shehui jingji 1250–1850* 中国西南边疆的社会经济 1250–1850, üs. von Lin Wenqing 林文清 und Qin Shucai 秦树才. Beijing: Renmin, 2012 [Originalausgabe: Lee 2000].

Liang Qizi 梁其姿 (Angela Ki Che Leung). „Jibing yu fangtu zhi guanxi: Yuan zhi Qing jian yijie de kanfa" 疾病与方土之關係—元至清間医界看法 (The Relation between Diseases and Locality: the Views in Medical Books from the Yuan to the Qing) in: Huang Kewu 2002, 165-212 [überarbeitete Fassung als Kap. 10 in Liang Qizi 2012].

———. *Miandui jibing: chuantong Zhongguo shehui de yiliao guannian yu zuzhi* 面对疾病—傳統中国社会的医療观念与組織. Beijing: Zhongguo renmin daxue, 2012.

Liao Youhua 廖幼華. „Tang Song shiqi guimenguan ji zhangjiang shuilu" 唐宋時期鬼門關及瘴江水路, in: *Disijie Tangdai wenhua xueshu yantaohui lunwen ji* 第四屆唐代文化學術研討會論文集 (Tainan: Chenggong daxue 成功大學, 1998), 547-589.

Liew, Foon Ming [Liu Fenming 劉奮明]. *Tuntian Farming of the Ming Dynasty (1368–1644)*. Hamburg: Gesellschaft für Natur- und Völkerkunde Ostasiens, 1984.

———. „The Luchuan-Pingmian Campaign (1438–1449) in the Light of Official Chinese Historiography", *Oriens Extremus* 39.2 (1996), 162-203.

———. *The Treatises on Military Affairs of the Ming Dynastic History (1368–1644).* 2 Bde. Hamburg: Gesellschaft für Natur- und Völkerkunde Ostasiens (OAG), 1998.

Lin, Yi-ping [林宜平] und Liu, Shiyung [Liu Shiyong 劉士永]. „A Forgotten War: Malaria Eradication in Taiwan, 1905–65", in: Leung und Furth 2010.

Ling, L. C., K. B. Liu, und Y. T. Yao. „Studies in the so-called Changch'i, II: Changch'i in Yunnan", in: *Chinese Medical Journal* 50.12 (1936), 1815-1828.

Liu Gengsheng 刘更生 und Zhang Ruixian 张瑞贤 (Hg.). *Qianjin fang* 千金方[点校] (textkritische Ausgabe von Sun Simiaos 孙思邈 Monographie zur chinesischen Ernährungslehre). Shiyong zhongyi jingdian mingzhu 实用中医经典名著. Beijing: Huaxia, 1993.

Liu, Lucia Huwy-min [Liu Huimin 劉慧敏]. „Substance, Masculinity, and Class: Betel Nut Consumption and Embarrassing Modernity in Taiwan", in: Moskowitz 2011, 132-148.

Liu Nanwei 刘南威 u. a. (Hg.). Siehe *Guangdong sheng diming cidian*.

Liu, Ts'ui-jung [Liu Cuirong 劉翠溶]. „Han Migration and the Settlement of Taiwan: The Onset of Environmental Change", in: Elvin und Liu 1998, 165-199.

———, James Lee, David Sven Reher, Osamu Saito und Wang Feng (Hg.). *Asian Population History*, Oxford University, 2001.

——— und Shi-yung Liu. „Disease and Mortality in the History of Taiwan", in: Liu u. a. 2001, 248-269.

Liu Xiangxue 刘祥学. „Dangjin bianjiang diqu huanjingshi shiyaxiade 'zhang' yanjiu bianxi" 当今边疆地区环境史视野下的"瘴"研究辩析, *JiangHan luntan* 江汉论坛 2013.6, 77-88.

Liu Zuyi 刘祖贻 und Tang Cheng'an 唐承安 (Hg.). *Guang wenyi lun [dianjiao]* 广瘟疫论[点校]. Beijing: Renmin weisheng, 1992.

Loewe, Michael: *A Bibliographical Dictionary of the Qin, Former Han and Xin Periods (221 BC–AD 24).* Handbuch der Orientalistik, IV, 16. Brill: Leiden, 2000.

Lombard-Salmon, Claudine. *Un exemple d'acculuration chinoise: La province du Guizhou au XVIIIe siècle.* Paris: École Française d'Extrême-Orient, 1972.

Low, Morris F. (Hg.). *Beyond Joseph Needham: Science, Technology, and Medicine in East and Southeast Asia.* Osiris (2nd. ser.), 13. Chicago: University of Chicago, 1998.

Lu, Gwei-Djen [Lu Guizhen 魯桂珍] (1904–1991), und Joseph Needham. „Diseases of Antiquity in China", in: Kiple 1993, 343-354.

Lu Lin 陆林, Yuan Xin-hua 袁新华 und Cheng Chun 程春. „Yunnan sheng chuanranbing lishi, xianzhuang ji tiaozhan" 云南省传染病历史、现状及挑战 (The History, Current Status, and Challenges of Infectious Diseases in Yunnan), *Kunming yixueyuan xuebao* 昆明医学院学报 (Journal of Kunming Medical University) 2009.8, 17-20.

Lu Ren 陆韧 und Ling Yongzhong 凌永忠. *YuanMingQing Xinan bianjiang teshu zhengqu yanjiu* 元明清西南边疆特殊政区研究. Beijing: Renmin, 2013.

Lu Yongkang 卢永康. *Xu Xiake zai Yunnan* 徐霞客在云南. Kunming: Yunnan renmin, 1988.

Luan Baoqun 栾保群 und Lü Zongli 吕宗力 (Hg.). *Gaiyu congkao* 陔余丛考, von Zhao Yi 赵翼. Shijiazhuang: Hebei renmin, 1990.

Luo Ning 羅寧 (Hg.). *Heshi Tanxuan jiyi* 和氏談選辑佚. 2012, blog.sina.com.cn/s/blog_6a5826b60102e31a.html.

Luo Xiongcai 骆雄才, Huang Qinlin 黄祺林 und Li Jianzhong 李建中. *Guangdong sheng nüeji liuxing yu kongzhi* 广东省疟疾流行与控制. Guangzhou: Zhongshan daxue, 2007.

Luo Yuanyuan 罗媛元. „Tangren zai Lingnan shige yixiang zhong de shuxie" 唐人在岭南詩歌意象中的书写 (Poetic images of Lingnan in Tang Dynasty), *Guangzhou daxue xuebao* 广州大学学報 (shehui kexue ban 社会科学版) 7.10 (2008), 19-23

[M]

Ma Boying 马伯英. *Zhongguo yixue wenhua shi* 中国医学文化史 (A Cultural History of Chinese Medicine). Shanghai: Shanghai renmin, 1994.

Ma Qiang 马強. „TangSong Xinan, Lingnan zhangbing dili yu zhishi jieceng de renshi yingdui" 唐宋西南、岭南瘴病地理与知识阶层的认识应对 (Miasma geography of Southwest and Lingnan Area in Tang and Song dynasties and intelligentsia' sensible treatment), *Zhongguo lishi dili luncong* 2007.3, 21-29.

Ma Ruheng 马汝珩 und Cheng Chongde 成崇德 (Hg.). *Qingdai bianjiang kaifa* 清代边疆开发. Taiyuan: Shanxi renmin, 1998.

Ma Yahui 马亚辉. „Qianlong shiqi de Yunnan bian'ai" 乾隆时期的云南边隘 (The Border Passes of Yunnan Province in Qianlong Period), *Wenshan xueyuan xuebao* 文山学院学报 25.4 (2012),33-39.

MacKay, Kenneth T. (Hg.). *Rice-fish Culture in China*. Ottawa: International Development Research Centre, 1995.

Ma Zhuanjiang 马传江, Zhai Wenmin 翟文敏 und Yang Haiyan 杨海燕 (Hg.). Yifang conghua [jiaozhu] 医方丛话[校注]. Beijing: Zhongguo yiyao, 2015.

Mc Fadzean, Alexander James Smith (1914–1974), und D. Todd. „The Distribution of Cooley's Anaemia in China", *Transactions of the Royal Society of Tropical Medicine and Hygiene* 58 (1964), 490-499.

McGrath, Michael. „The Reigns of Jen-tsung (1022–1063) and Ying-tsung (1063–1067)", in: Twitchett und Smith 2009, 279-346.

McNeill, John Robert. „China's Environmental History in World Perspective", in: Elvin und Liu 1998, 31-52.

———. *Mosquito Empires: Ecology and War in the Greater Caribbean, 1620–1914*. Cambridge: Cambridge University, 2010.

McNeill, William (1917–2016), und Ruth S. Adams (1919–1995) (Hg.). *Human Migration: Patterns and Politicies*. Bloomington: Indiana University, 1978.

Mann, Ronald D., und Penelope A. Phillips-Howard (Hg.). „Malaria in Britain", *Journal of the Royal Society of Medicine* 82 (1989), Suppl. 17.

Marks, Robert B. *Tigers, Rice, Silk, and Silt: Environment and Economy in Late Imperial South China*. Cambridge: Cambridge University, 1998.

———. „Ecological Degradation and Environmental Crisis in China, 1800–1950 (Presented at the Program in Agrarian Studies, Yale University, September 23, 2011)", agrarianstudies.macmillan.yale.edu/sites/default/files/files/colloqpapers/03marks.pdf.

———. *China: Its Environmental History*. Lanham, ML: Rowmen &Littlefield, 2012.

Mei Li 梅莉, Yan Changgui 晏昌贵 und Gong Shengsheng 龚胜生. „MingQing shiqi Zhongguo zhangbing fenbu yu bianqian" 明清时期中国瘴病分布与变迁, *Zhongguo lishi dili luncong* 1997.2, 33-44.

Meng Fansong 孟凡松 und Li Xuliang 李旭亮. „Hongwu 22–23 nian Guizhou xinshe weisuo qijun laiyuan zaitan" 洪武廿二廿三年贵州新设卫所旗军来源再谈, Anshun daxue xuebao 安顺大学学报 (Journal of Anshun University) 15.5 (2017), 1-6.

Menini, Cesare. „Osservazioni storiche sulla malaria nel ferrarese, nei suoi rapporti con talassemia e favismo", *Episteme* 1970.4, 234-240.

Meserve, Ruth I. „The Inhospitable Land of the Barbarian", *Journal of Asian History* 16.1 (1982), 51-89.

Mi Shanjun 米山军. „Duowei shijiao: Yunnan sheng nüeji yanjiu zongshu" 多维视角：云南省疟疾研究综述 (Multidimensional Perspective: A Review of Malaria research in Yunnan Province), *Baoshan xueyuan xuebao* 保山学院学报 32.4 (2018), 10-19.

Minsky, Lauren. „Of Health and Harvests: Seasonal Mortality and Commercial Rice Cultivation in the Punjab and Bengal Regions of South Asia", in: Bray u. a. 2015, 245-274.

Miyagi, Ichiro [宮城一郎] u. a. „Historical Review of Mosquito Control as a Component of Malaria Eradication Program in the Ryukyu Archipelago", *Southeast Asian Journal of Tropical Medicine and Public Health* 27.3 (1996), 498-511.

Miyashita, Saburō [宮下三郎]. „Malaria (*yao*) in Chinese Medicine during the Chin and Yüan Period", *Acta Asiatica* 36 (1979), 90-112

Mohr, Peter. „Die Militärgrenze von West-Hunan: ein System regionaler Kontrolle während der Qing-Zeit (1799-1809)". Dissertation Universtität München, 1991.

Mohr, Werner (1910–1993), Hans-Harald Schumacher (1920–2008) und Fritz Weyer (Hg.). *Lehrbuch der Tropenkrankheiten*, Stuttgart: Thieme, [4]1975.

Moll-Murata, Christine. *Die chinesische Regionalbeschreibung: Entwicklung und Funktion einer Quellengattung, dargestellt am Beispiel der Präfekturbeschreibungen von Hangzhou*. Veröffentlichungen des Ostasien-Instituts der Ruhr-Universität Bochum, 47. Wiesbaden: Harrassowitz, 2001.

Morabia, Alfredo. „Epidemic and Population Patterns in the Chinese Empire (243 B.C.E. to 1911 C.E.): Quantitative Analysis of a Unique but Neglected Epidemic Catalogue", *Epidemiology and Infection* 137.10 (2009), 1361-1368.

Moskowitz, Marc L. (Hg.). *Popular Culture in Taiwan: Charismatic Modernity*. London: Routledge, 2011.

Mostern, Ruth. *"Dividing the Realm in Order to Govern": The Spatial Organization of the Song State*. Cambridge, MA: Harvard University, 2011.

Mou Zhonghang 牟重行 und Wang Caiping 王彩萍. „Zhongguo lishi shang de zhangqi kaoshi" 中國歷史上的「瘴氣」考釋 (Textual Researches and Explanations of Miasma in Chinese History), *Shida dili yanjiu baogao* 師大地理研究報告 (Geographical Research) 38 (2003), 13-29.

Mouchet, Jean, u. a. „Evolution of Malaria in Africa for the Past 40 Years: Impact of Climatic and Human Factors", *Journal of the American Mosquito Control Association* 14.2 (1998), 121-130.

Müller, Shing, und Armin Selbitschka (Hg.). *Über den Alltag hinaus: Festschrift für Thomas O. Höllmann zum 65. Geburtstag*. Wiesbaden: Harrassowitz, 2017.

[N]

Nakamura Akira 中村昭. „'Meigetsuki' ni okeru okori shitsu no kentō (zokuhō)" 『明月記』における瘧疾の検討 (続報) [A study of malaria in "Meigetsuki" (supplementary report)], *Nihon ishigaku zasshi* 日本医史学雑誌 34.3 (1988), 431-444 [jsmh.umin.jp/journal/34-3/431-444.pdf].

Needham, Joseph (1900–1995). *Mathematics and the Sciences of the Heavens and the Earth*. Science and Civilisation in China, 3. Cambridge: Cambridge University, 1959 [SCC 3].

———. *Mechanical Engineering*. Science and Civilisation in China, 4: Physics and Physical Technology, 2. Cambridge: Cambridge University, 1965 [SCC 4-2].

———. *Civil Engineering and Nautics*. Science and Civilisation in China, 4: Physics and Physical Technology, 3. Cambridge: Cambridge University, 1971 [SCC 4-2].

———. *Spagyrical Discovery and Invention: Apparatus, Theories and Gifts*. Science and Civilisation in China, 5, Chemistry and Chemical Technology, 4. Cambridge: Cambridge University, 1980 [SCC 5-4].

———. *Spagyrical Discovery and Invention: Physiological Alchemy*. Science and Civilisation in China, 5, Chemistry and Chemical Technology, 5. Cambridge: Cambridge University, 1983 [SCC 5-5].

———. *Botany*. Science and Civilisation in China, 6, Biology and Biological Technology, 1. Cambridge: Cambridge University, 1986 [SCC 6-1].

Nehring, Oliver. „Untersuchungen zur Optimierung der protektiven Wirkung imprägnierter Moskitonetze". Diss. Universität Bonn, 2012 [http://hss.ulb.uni-bonn.de/2012/3033/3033.htm].

Netolitzky, Almut. *Das Ling-wai tai-ta von Chou Ch'ü-fei: Eine Landeskunde Südchinas aus dem 12. Jahrhundert*. Münchener Ostasiatische Studien, 21. Wiesbaden: Steiner, 1977.

Niu Pinghan 牛平汉 (Hg.). *Qingdai zhengqu yange zongbiao* 清代政区沿革综表, Beijing: Zhongguo ditu, 1990.

Noll, Volker, und Sylvia Thiele (Hg.). *Sprachkontakte in der Romania: Zum 75. Geburtstag von Gustav Ineichen*. Tübingen: Niemeier, 2004.

[O]

Obringer, Frédéric. „A Song Innovation in Pharmacotherapy: Some Remarks on the Use of White Arsenic and Flowers of Arsenic", in: Hsu 2001, 192-214.

Ōgata Tōru 大形徹. „Ekiki ni tsuite: Senkyōshi no sanshi o chūshin ni tsuite" 疫鬼について—顓頊氏の三子を中心にして (A Study about Yi Gui: Mainly Based on the Zhree Children of Zuan Xu), Jimbungaku ronshu 人文学論集 16 (1988), 71-88.

Okanishi Tameto 岡西爲人 (1898–1973). *Song yiqian yiji kao* 宋以前医籍考. [Beijing: Renmin weisheng, 1958,] Taibei: Nantian, 1977.

Olbricht, Peter (1909–2001). *Das Postwesen in China unter der Mongolenherrschaft im 13. und 14. Jahrhundert*. Wiesbaden: Harrassowitz, 1954.

[P]

Packard, Randall M. *The Making of a Tropical Disease: A Stort History of Malaria*. Johns Hopkins Biographies of Disease. Baltimore, MD: Johns Hopkins University, 2007.

Palandri, Angela C.Y. Jung [Rong Zhiying 榮之穎]. *Yuan Chen*. Boston: Hall, 1977.

Pasquet, Sylvie. *L'évolution du système postal: La province Chinoise du Yunnan à l'époque Qing (1644–1911)*. Paris: Collège de France, 1986.

Pei Huaichang 裴淮昌 u. a. (Hg.). Siehe *Hunan sheng diming cidian*.

Pei Yipu 裴一璞 und Zhang Wen 张文. „Songdai xinan 'jibian' dili renzhi yu guochao duiying" 宋代西南极边地理认知与国朝对应, *Sixiang zhanxian* 思想战线 40.2 (2014), 107-113.

Peng Junhua 彭君華 (Hg.). *Tianjian wenji [jiaodian]* 田間文集[校點]. Anhui guji congshu 安徽古籍叢書. Hefei: Huangshan, 1998.

Pernot, Laurent. *La rhétorique de l'éloge dans le monde gréco-romain*. 2 Bde. Paris: Institut des Études Augustiniennes, 1993.|

Pirazzoli-t'Serstevens, Michèle. *La Civilisation du Royaume de Dian à l'époque Han*. Paris: École Française d' Extrême Orient, 1974.

Ptak, Roderich. „The Sea Route between Taiwan and the Philippines in Chinese Texts (c.1100–1600): New Questions Related to an Old Theme", *Journal of Asian History* 50.1 (2016), 47-71.

Pu Xiaorong 蒲孝荣 u. a. (Hg.). Siehe *Sichuan sheng diming cidian*.

[Q]

Qiu Shusen 邱树森 u. a. Siehe *Yuan shi cidian*.

[R]

Rawski, Evelyn Sakakida. *Agricultural Change and the Peasant Economy of South China*. Cambridge, MA: Harvard University, 1972.

Reed, Carrie E. *A Tang Miscellany: An Introduction to Youyang zazu*. Frankfurt: Lang, 2003.

Reid, Anthony, und Jiang Na [姜娜]. *The Battle of the Microbes: Smallpox, Malaria and Cholera in Southeast Asia*. Asia Research Institute Working Papers, 62. Singapore: National University of Singapore, 2006.

Ren Naiqiang 任乃强 und Ren Xinjian 任新建. *Sichuan zhouxian jianzhi yange tushuo* 四川州县建置沿革图说. Chengdu: BaShu, 2002.

Riera Palmero, Juan, and Rojo Vega, Anastasio. „Spanish Agriculture and Malaria in the 18th Century", *History and Philosophy of the Life Sciences* 10.2 (1988), 344-362.

Rosner, Erhard. „‚Gewöhnung' an die Malaria in chinesischen Quellen des 18. Jhdt.", *Sudhoffs Archiv* 68.1 (1984), 43-60.

———. Medizingeschichte Japans. Leiden: Brill, 1989

———. „Die ‚Rohen' und die ‚Gekochten': Anmerkungen zur Metaphorik des Kulinarischen in China", in: Noll und Thiele 2004, 273-283.

———. „Han Wendi als Vorbild des sparsamen Herrschers", in: Friedrich u. a. 2006, 771-787. [Rosner 2006a]

———. „‚Von den Barbaren verlacht werden': Die Angst vor dem nationalen Gesichtsverlust in der Geschichte Chinas", *Bochumer Jahrbuch für Ostasienforschung* 30 (2006), 201-231. [Rosner 2006b]

———. "The Role of Prognosis in Chinese Medical Literature", in: Shiba Yoshinobu 2007, 46-53.

———. *Leitzeichen des Imperiums: Programmatische Ortsnamen in der Geschichte Chinas*. Wiesbaden: Harrassowitz, 2013. [Rosner 2013a]

———. „Dietary Measures for the Prevention of Malaria in Chinese History", in: *Proceedings of the 2013 International Conference on Chinese Food Culture (Kunming)*, ed. by the Foundation of Chinese Dietary Culture (Taipei, 2013), 309-324. [Rosner 2013b]

———. „Marginalien zur Geschichte des Betelkauens in China", in: Müller und Selbitschka 2017, 243-254.

Rupke, Nicolaas A. (Hg.). *Medical Geography in Historical Perspective*. London: Wellcome Trust Centre for the History of Medicine at UCL, 2000.

[S]

Sallares, Robert. *Malaria and Rome: A History of Malaria in Ancient Italy*. Oxford: Oxford University, 2002.

Salmon, Claudine, und Roderich Ptak (Hg.). *Hainan: de la Chine à l'Asie du Sud-Est / Von China nach Südostasien*. Wiesbaden: Harrassowitz, 2001.

Schafer, Edward Hetsel (1913–1991). *The Vermilion Bird: T'ang Images of the South*. Berkeley und Los Angeles: University of California, 1967.

———. *Shore of Pearls: Hainan Island in Early Times*. Berkeley und London: University of California, 1970.

Scheidel, Walter. *Death on the Nile: Disease and Demography of Roman Egypt*. Leiden: Brill, 2001.

Schmidt, Franz-Rudolph. *Die magische Rüstung: Naturbilder aus dem Pao-p'u tzu Nei-p'ien des Ko Hung (283–343)*. Frankfurt am Main: Lang, 1996.

Schottenhammer, Angela. „Hainans politisch-ökonomische Anbindung an das chinesische Festland während der Song-Dynastie", in: Salmon und Ptak 2001, 35-81.

Selin, Helaine (Hg.). *Medicine across Cultures: History and Practice of Medicine in Non-Western Cultures*. Dordrecht: Kluwer, 2003.

Shen, Yubin. „Malaria and Global Networks of Tropical Medicine in Modern China, 1919–1950". PhD Diss. Georgetown University, Washington, DC, 2017.

Shi Weile 史为乐. Siehe *Zhongguo lishi diming dacidian*.

Shiba, Yoshinobu 斯波義信. „Ningpo and Its Hinterland", in: Skinner 1977, 391-429.

———. *Sōdai Kōnan keizaishi no kenjyū* 宋代江南経済史の研究 (Studies in the economy of the lower Yangtze in the Sung). Tōkyō: Kyūko, 1988.

——— (Hg.). *Tōyō Bunko hachijūnenshi* 東洋文庫八十年史 (80-Year History of the Toyo Bunko). Tōkyō: Tōyō Bunko, 2007.

Shin, Leo K. *The Making of the Chinese State: Ethnicity and Expansion on the Ming Borderlands*. Cambridge: Cambridge University, 2006.

———. „Ming China and Its Border with Annam", in: Lary 2007, 91-104.

Sigerist, Henry Ernst (1891–1957). *Anfänge der Medizin: Von der primitiven und archaischen Medizin bis zum Goldenen Zeitalter in Griechenland*. Zürich: Europa-Verlag, 1963.

Situ Shangji 司徒尚纪. *Guangdong wenhua dili* 广东文化地理. Guangzhou: Guangdong renmin, 1993.

Sivin, Nathan. *Chinese Alchemy: Preliminary Studies*. Cambridge, MA: Harvard University, 1968.

———. „Shen Kua", in: Gillispie 1975, Bd. 12, 369-393 [Nachdruck in *Science in Ancient China: Researches and Reflections*. Aldershot: Variorum, 1995, Bd. 3].

——— (Hg.). *Medicine*, von Joseph Needham, mit Lu Gwei-djen und Nathan Sivin. Science and Civilisation in China, 6 [Biology and Biological Technology], 6, begründet von Joseph Needham. Cambridge: Cambridge University, 2000 [SCC 6-6].

———. *Health Care in Eleventh-Century China. Archimedes: New Studies in the History and Philosophy of Science and Technology*, 43. Basel: Springer International, 2015.

Skinner, George William (1925–2008, Hg.). *The City in Late Imperial China*. Stanford, CA: Stanford University, 1977.

———. „Cities and the Hierarchy of Local Systems", in: Skinner 1977, 275-351. [Skinner 1977a]

Smith, Kent Clark: „Ch'ing Policy and the Development of Southwest China: Aspects of Ortai's Governor-Generalship, 1726–1731". PhD Diss. Yale University, 1970.

Smith, Paul Jakov. „Shen-tsung's Reign and the New Policies of Wang An-shih, 1067–1085“, in: Twitchett und Smith 2009, 347-483.

Snowden, Frank Martin, und Richard Bucala (Hg.). *The Global Challenge of Malaria: Past Lessons and Future Prospects*. Singapore: World Scientific, 2014.

Social Watch. „Reports from Myanmar 2008“, www.socialwatch.org/node/385.

Somers, Robert Martin (1942–1983). „The End of the T'ang“, in: Twitchett 1979, 682-789.

Song Yongping 宋永平. „Tan Cui yu Yunnan difangzhi“ 檀萃与云南地方志, *Shixueshi yanjiu* 史学史研究 1996.1, 77-78.

Spence, Jonathan. *God's Chinese Son: The Taiping Heavenly Kingdom of Hong Xiuquan*. New York: Norton, 1997.

Sun Guifan 孙贵范 u. a. (Hg.). *Yufang yixue* 预防医学 (Preventive Medicine). Beijing: Renmin weisheng, [¹2001,] ²2010.

Sun, Laichen [孙来臣]. „Shan Gems, Chinese Silver and the Rise of Shan Principalities in Northern Burma, c.1450–1527“, in: Wand und Sun 2010, 169- 196.

Suzuki Chūsei 鈴木中正. „Kenryū Annan ensei-kō (ue, shita)“ 乾隆安南遠征考 (上, 下) [A Study on the Ch'ienlung Expedition to Annam], *Tōyō gakuhō* 東洋学報 50.2 (1967), 1-23, und 50.3 (1967), 79-106,

[T]

Tan Qixiang 谭其骧. (1911–1992, Hg.). *Zhongguo lishi ditu ji* 中国歷史地图集 (The Historical Atlas of China). 8 Bde. Beijing: Zhongguo ditu, 1982–1987 [davon zitiert:].

———. Bd. 2: *Qin, XiHan, DongHan shiqi* 秦・西汉・东汉时期 (Qin Dynasty period, Western Han and Eastern Han dynasties period). Beijing: Zhongguo ditu, 1982. [Tan II]

———. Bd. 5: *Sui Tang Wudai Shiguo shiqi* 隋·唐·五代十國时期 (The Sui Dynasty period, the Tang Dynasty period, the Five Dynasties and Ten Kingdoms period). Beijing: Zhongguo ditu, 1982. [Tan V]

———. Bd. 6: *Song Liao Jin shiqi* 宋·辽·金时期 (The Liao Dynasty and Northern Song Dynasty period, the Jin Dynasty and Southern Song Dynasty period). Beijing: Zhongguo ditu, 1982. [Tan VI]

———. Bd. 7: *Yuan Ming shiqi* 元·明时期 (The Yuan dynasty period, the Ming dynasty period). Beijing: Zhongguo ditu, 1982. [Tan VII]

———. Bd. 8: *Qing shiqi* 清时期 (The Qing dynasty period). Beijing: Zhongguo ditu, 1987. [Tan VIII]

Teng, Emma Jinhua. *Taiwan's Imagined Geography: Chinese Colonial Travel Writing, 1683–1895*. Cambridge, MA: Harvard University, 2004.

Theobald, Ulrich. *War Finance and Logistics in Late Imperial China: A Study of the Second Jinchuan Campaign (1771–1776)*. Leiden: Brill, 2013.

Tietze, Klaus-Peter. *Ssuch'uan vom 7. bis zum 10. Jahrhundert: Untersuchungen zur frühen Geschichte einer chinesischen Provinz*. Wiesbaden: Steiner, 1980.

Took, Jennifer. *A Native Chieftaincy in Southwest China: Franchising a Tai Chieftaincy under the Tusi System of Late Imperial China*. Sinica Leidensia, 70. Leiden: Brill, 2005.

Trauzettel, Rolf. "Die klassische Skizze (*biji*)“, in: Eggert u. a. 2004, 203-295.

Tu Youxiang 屠友祥 (Hg.). *Lingwai daida [jiaozhu]* 岭外代答[校注]. SongMingQing xiaopin wenji jizhu 宋明清小品文集辑注, Slg. 2. Shanghai: Shanghai Yuandong, 1996.

Tu Youyou 屠呦呦. „Kangnüe Zhongyao yanjiu chengguo“ 抗疟中药研究成果, in: *Jianguo 40 nian Zhongyiyao keji chengjiu* 建国 40 年中医药科技成就: 1949–1089 (Beijing: Zhongyi guji, 1989), 625-629.

Twitchett, Denis Crispin (1925–2006, Hg.). *The Cambridge History of China*, Vol. 3, Part 1: *Sui and T'ang China, 589–906*. Cambridge: Cambridge University, 1979.

———. „Hsüan-tsung (Reign 712–56)“, in: Twitchett 1979, 444-463. [Twitchett 1979a]

———, und Paul Jakov Smith (Hg.). *The Cambridge History of China*, Vol. 5, Part 1: *The Sung Dynasty and Its Precursors, 907–1279*. Cambridge: Cambridge University, 2009.

[U]

Unschuld, Paul Ulrich. „Zur Bedeutung des Terminus *tu* 毒 in der traditionellen medizinisch-pharmazeutischen Literatur Chinas“, *Sudhoffs Archiv* 59.2 (1975), 165-183.

———. *Medizin in China: Eine Ideengeschichte.* München: Beck, 1980.

———. *Medicine in China: A History of Pharmaceutics.* Berkeley: University of California, 1985.

——— (Üs.). *Nan-ching: Classic of Difficult Issues.* Berkeley: University of California, 1986.

———, und Hermann Tessenow, mit Zheng Jinsheng [鄭金生] (Üs.). *Huang Di nei jing su wen: An Annotated Translation of Huang Di's Inner Classic. Basic Questions.* 2 Bde. Berkeley: University of California, 2011.

——— (Üs.). *Huang Di Nei Jing Ling Shu: Der vollständige chinesische Text mit kommentierter deutscher Übersetzung.* Antike Klassiker der Chinesischen Medizin, 3. Berlin: Cygnus, 2015.

[V]

van Straten, N. H. *Concepts of Health, Disease and Vitality in Traditional Chinese Society: S Psychological Interpretation, Based on Research Materials of Georg Koeppen.* Münchener Ostasiatische Studien, 34. Wiesbaden: Steiner, 1983.

Vogelsang, Kai. *Feng Kuei-fen und sein Chiao-Pin lu k'ang-i.* Hamburger Sinologische Schriften, 3. Hamburg: Hamburger Sinologische Gesellschaft, 2001 [Reprint: Gossenberg: Ostasien, 2015]

Volkmar, Barbara. „The Concept of Contagion in Chinese Medical Thought: Empirical Knowledge versus Cosmological Order“, *History and Philosophy of the Life Sciences* 22.2 (2000), 147-165 [Vorveröffentlichung in: Bynum, William (Hg.). *Essays in the History of Contagion,* Clio Medica: The Wellcome Series for the History of Medicine. Amsterdam: Rodopi, 1997].

von Glahn, Richard. *The Country of Streams and Grottoes: Expansion, Settlement, and the Civilizing of the Sichuan Frontier in Song Times.* Cambridge, MA: Harvard University, 1987

[W]

Wade, Geoff. „Some Topoi in Southern Border Historiography During the Ming (And Their Modern Relevance)”, in: Dabringhaus und Ptak 1997, 135-159.

——— (Üs.). „Southeast Asia in the Ming Shi-lu: An Open Access Resource“, Singapore: Asia Research Institute and the Singapore E-Press, National University of Singapore, 2005: epress.nus.edu.sg/msl.

———. „Ming Chinese Colonial Armies in Southeast Asia“, in: Hack und Retting 2006, 73- 104.

———, und Sun Laichen (Hg.). *Southeast Asia in the Fifteenth Century: The China Factor.* Singapore: NUS, 2010.

——— (Hg.). *Asian Expansions: The Historical Experiences of Polity Expansion in Asia.* London: Routledge, 2010,

———. „The 'Native Office' (土司) System: A Chinese Mechanism for Southern Territorial Expansion over Two Millennia“, in: Wade 2010, 69-91.

Wadley, Stephen A. und Carsten Naeher (Hg.). *Proceedings of the First North American Conference on Manchu Studies (Portland, OR, May 9–10, 2003),* Bd. 1: *Studies in Manchu Literature and History.* Tunguso-Sibirica, 15. Wiesbaden: Harrassowitz, 2006.

Waley-Cohen, Joanna. *Exile in Mid-Qing China: Banishment to Xinjiang, 1758–1820.* New Haven: Yale University, 1991.

———. „Changing Spaces of Empire in Eighteenth-Century Qing China“, in: Di Cosmo und Wyatt 2003, 324-350.

Walker, Phillip L., Rhonda R. Bathurst, Rebecca Richman und Thor Gjerdrun. „The Causes of Porotic Hyperostosis and Cribra Orbitalia: A Reappraisal of the Iron-Deficiency-Anemia Hypothesis“, *American Journal of Physical Anthropology 139* (2009), 109-125.

Wang, Gungwu [Wang Gengwu 王賡武]. „The Chinese Urge to Civilize: Reflections on Change“, *Journal of Asian History* 18.1 (1984), 1-34.

Wang, Hsiu-huei [王秀惠]. „YJZ: Un outil informatique au le Yi jian zhi de Hong Mai et ses applications à l'étude de la société des Song", Dissertation Université Paris VII, 1989.

Wang Sen 汪森 (1653–1726). Siehe *Yuexi shi zai*; *Yuexi wenzai*; *Yuexi congzai*.

Wang Wenjin 王文錦 (1927–2002, Hg.). *Tongdian [dianjiao]* 通典[點校], Beijing: Zhonghua, 1988.

Wang Xinhua 王新華(Hg.). *Mingyi zazhu [dianjiao]* 明醫雜著[點校]. Zhongyi guji xiao congshu 中醫古籍小叢書. Nanjing: Jiangsu kexue jishu, 1985.

Wang Xuefei 王雪飞. „Shanqu weichidu huanjing tance canshu nihe 'zhangqi' quxian" 山区微尺度环境探测参数拟合"瘴气"曲线 [Detection Parameter Fitting "Miasma" Curve of the Mountain Area Micro-scale Environment], *Kexue jishu yu gongcheng* 科学技术与工程 (Science Technology and Engineering) 15.7 (2015), 270-275.

Wang, Xiangyun [王祥雲]. „The Qing Court's Tibet Connection: Lcang skya Rol pa'i rdo rje and the Qianlong Emperor", *Harvard Journal of Asiatic Studies* 60.1 (2000), 125-163.

Wang Yaofeng 汪耀奉. „Jinshajiang Yibin 842 qiancheng hongshui" 金沙江宜宾 842 迁城洪水, *Sichuan shuili* 四川水利 16.3 (1995), 57-58.

Wang Zijin 王子今. „Han Jin shidai de 'zhangqi zhi hai'". 汉晋时代的"瘴气之害" (Miasma Epidemic during the Han and Jin Dynasties), *Zhongguo lishi dili luncong* 中国历史地理论丛 (Journal of Chinese Historical Geography) 21.3 (2006), 7-16.

Watson, Burton (1925–2017, Üs.). *The Complete Works of Chuang Tzu*. New York: Columbia University, 1968.

Webb, James L. A. *Humanity's Burden: A Global History of Malaria*. Cambridge: Cambridge University, 2008.

Wei Yuan 魏源 (1794–1856). Siehe Guweitang shiji; Shengwu ji; *Wei Yuan quanji*.

Welt-Seuchen-Atlas / World-Atlas of Epidemic Diseases, hg.von Ernst Rodenwaldt (1878–1965) und Helmut J. Jusatz (*1907), 3 Bde. Hamburg: Falk, 1952–1961.

Wernsdorfer, Walter H. (1928–2016), und Ian Alexander McGregor (1922–2007) (Hg.). *Malaria: Principles and Practice of Malariology*. Edinburgh: Churchill Livingstone, 1988.

Wiens, Herold Jacob (1912–1971). *Han Chinese Expansion in South China*, Hamden; CT: Shoe String, [2]1967 [Originalausgabe von 1954 mit dem Titel: *China's March toward the Tropics: A Discussion of the Southward Penetration of China's Culture, Peoples, and Political Control in Relation to the Non-Han-Chinese Peoples of South China and in the Perspective of Historical and Cultural Geography*].

Wilhelm, Richard (1873–1930, Üs.). *I Ging: Das Buch der Wandlungen*. Köln: Diederichs, [[1]1923,] [N]1956.

Will, Pierre-Etienne, und Roy Bin Wong, mit James Lee (Hg.). *Nourish the People: The State Civilian Granary System in China, 1650–1850*. Ann Arbor: Center of Chinese Studies, University of Michigan, 1991.

Wilkinson, Endymion. *Chinese History: A New Manual*. Cambridge, MA, Harvard University, [3]2013.

Williamson, Henry Raymond (1883–1966). *Wang An Shih: A Chinese Statesman and Educationalist of the Sung Dynasty*. 2 Bde. London: Probsthain, 1935 (Bd. 1), 1937 (Bd. 2).

Wilson, Adrian. „On the History of Disease Concepts: The Case of Pleurisy", *History of Science* 38 (2000), 271-315.

Wong, K. Chimin [王吉民] (1889–1972) und Wu Lien-the [伍連德] (1879–1960). *History of Chinese Medicine* 中國醫史: *Being a Chronicle of Medical Happenings in China from Ancient Times to the Present Period*. Shanghai: National Quarantine Service, [2]1936 [Originalausgabe 1932].

Woodside, Alexander. „Early Ming Expansionism (1406–1427): China's Abortive Conquest of Vietnam", *Papers on China* (Harvard University) 17.4 (1963), 1-37.

———. „The Centre and the Borderlands in Chinese Political Theory", in: Lary 2007, 11-28.

Wright, Arthur Frederick (1913–1976). „The Sui Dynasty (581–617)", in: Twitchett 1979, 48-149.

Wu Changgeng 吴长庚. „Zhang, gu, binlang yu liang Guang wenhua" 瘴·蛊·槟榔与两广文化, *Shangrao shizhuan xuebao* 上饶師专学报 (Journal of Shangrao Teachers College) 19.5 (1999), 42-49.

Wu Fusheng [吳復生]. *Written at Imperial Command: Panegyric Poetry in Early Medieval China*. Albany: State University of New York, 2008.

Wu Han 吴晗 (1909–1969) und Chen Yizhong 陈义锺 (Hg.). *Hai Rui ji* 海瑞集. 2 Bde. Beijing: Zhonghua, 1962.

Wu Qiming 吳企明 (Hg.). *Guixin zazhi [dianjiao]* 癸辛雜識[點校], von Zhou Mi 周密. TangSong shiliao biji congkan 唐宋史料筆記叢刊. Beijing, Zhonghua, 1988 [Reprint 1997].

Wyatt, Don J. (Hg.). *Battlefronts Real and Imagined: War, Border, and Identity in the Chinese Middle Period.* New York: Palgrave Macmillan, 2008.

[X]

Xi Yin 袭荫. *Zhongguo minzu zhengce shi* 中国民族政策史. Chengdu: Sichuan renmin, 2006.

Xia Xiangrong 夏湘蓉, Li Zhongjun 李仲均, Wang Genyuan 王根元 u. a. *Zhongguo gudai kuangye kaifa shi* 中国古代矿业开发史. Beijing: Dizhi, 1980.

Xiao Fan [Hsiao, Fan] 蕭璠. „Han Song jian wenxian suojian gudai zhongguo nanfang de dili huanjing yu difang bing ji qi yingxiang" 漢宋間文獻所見古代中國南方的地理環境與地方病及其影響 (Extant Sources from the Han to Song on the Environment and Local Diseases of Ancient South China and Their Influence), *Zhongyang yanjiuyuan Lishi yuyan yanjiusuo jikan* 中央研究院历史語言研究所集刊 (Bulletin of the Institute of History and Philology, Academia Sinica) 63.1 (1993), 67-171.

Xie Qinglu 薛清錄 u. a. (hg.). *Quanguo zhongyi tushi lianhe mulu* 全國中醫圖書聯合目錄. Beijing: Zhongyi guji, 1991.

Xiong, Victor Cunrui [熊存瑞]. *Emperor Yang of the Sui Dynasty: His Life, Times, and Legacy*. Albany, NY: State University of New York, 2006.

Xu Jianwei 许建卫, Liu Xingzhi 刘行知, Wang Libo 汪丽波, Long Siwei 龙思伟, Yang guocan 杨国灿 und Yang Xuewen 杨学文. „Yunnan Yuanjiangxian jumin shiyong wenzhang de fangnüe zuoyong ji qi yu nüeji zhishi de guanxi" 云南元江县居民使用蚊帐的防疟作用及其与疟疾知识的关系, *Zhongguo difang bingxue zazhi* 中国地方病学杂志 (Chinese Journal of Endemiology) 2001.6, 461-463.

Xu Xinmin 许新民. „Nüeji yu WanQing Minguo Yunnan shengtai huanjing" 疟疾与晚清民国云南生态环境 (Malaria and Yunnan's Ecological Environment in the Period from the Late Qing Dynasty and the Republic of China), *Guizhou shifan xueyuan xuebao* 贵州师范学院学报 (Journal of Guizhou Normal College) 31.1 (2015), 13-17.

[Y]

Yamamoto Tatsuro 山本達郎, Masahiro Kawahara 河原正博 u. a. *Betonamu Chūgoku kankei shi: Kyoku-shi no tantō kara Shin-Futsu sensō made* ベトナム中国関係史: 曲氏の抬頭から清仏戦争まで. Tōkyō: Yamakawa, 1975.

Yan Gengwang 嚴耕望 (1916–1996). *Tangdai jiaotong tu kao* 唐代交通圖考. 6 Bde. + Indexband, Taibei: Zhongyang yanjiuyuan, Lishi yuyan yanjiusuo, 1985 [1-3], 1986 [4-5], 1998 [6], 2006 [Index].

Yang, Bin [楊斌]. *Between Winds and Clouds: The Making of Yunnan (Second Century BCE–Twentieth Century CE).* New York: Columbia University, 2009.

———. „The *Zhang* on Chinese Southern Frontiers: Disease Constructions, Environmental Changes, and Imperial Colonization", *Bulletin of the History of Medicine* 84.2 (2010), 163-192.

Yang, Lien-sheng [Yang Liansheng 楊聯陞] (1914–1990). „Numbers and Units in Chinese Economic History", *Harvard Journal of Asiatic Studies* 12.1-2 (1949), 216-225 [Reprint in: L. S. Yang 1961, 75-84].

———. *Studies in Chinese Institutional History*. Cambridge, MA: Harvard-Yenching Institute, 1961.

Yang Weibing 杨伟兵: *YunGui gaoyuan de tudi liyong yu shengtai bianqian* 云贵高原的土地利用与生态变迁 (1659–1912). Wubai nian lai huanjing bianqian yu shehui yingdui congshu 500 年来环境变迁与社会应对丛书. Shanghai: Shanghai renmin, 2008.

Yang Yuda 杨煜达. *Qingdai Yunnan jifeng qihou yu tianqi zaihai yanjiu* 清代云南季风气候与天气灾害研究. Shanghai: Fudan daxue, 2006.

———. *Qianlong chao Zhong-Mian chongtu yu Xinan bianjiang* 乾隆朝中缅冲突与西南边疆, Beijing: Shehui kexue wenxian, 2014.

Yang Zhengtai 楊正泰. *Mingdai yizhan kao [fu: Huanyu tongqu, Yitong lucheng tuji, Shishang leiyao]* 明代驛站考 [附: 寰宇通衢, 一統路程圖記, 士商類要]. Shanghai: Shanghai guji, 1994.

Yin, J. H, u. a. „Historical Patterns of Malaria Transmission in China", *Advances in Parasitology* 86 (2014), 1-19.

Yao, Y. T., L. C. Ling und K. B. Liu. „Studies in the so-called Changch'i, I: Changch'i in Kweichow and Kwangsi Border", in: *Chinese Medical Journal* 50.5 (1936), 726-738.

Yip, Ka-che. „Antimalarial Work in China: A Historical Perspective, *Parassitologia* 40.1-2 (1998), 29-38.

——— (Hg.). *Disease, Colonialism, and the State: Malaria in Modern East Asian History*. Hong Kong: Hong Kong University, 2009.

———. „Disease, Society, and the State: Malaria and Health Care in Mainland China", in: Yip 2009, 103-120.

Yu Gengzhe 于賡哲. „Jibing yu Tang Fan zhanzheng" 疾病与唐蕃战争, *Lishi yanjiu* 2004.5, 39-52.

———. „Gudai beifangren weihe jupa nanfang?" 古代北方人为何惧怕南方?, *Pengpai xinwen* 澎湃新闻 (Shanghai), 28.09.2014 [www.thepaper.cn/newsDetail_forward_1268714].

Yu Ying'ao 余瀛鳌 (Hg.). *Furen daquan liangfang* 婦人大全良方, von Chen Ziming 陳自明. Beijing: Renmin weisheng, 1985.

Yuan Xiangzhu 袁翔珠. *Qing zhengfu kui Maoqiang shengtai huanjing de baohu* 清政府对苗疆生态环境的保护 (Protection of the Ecological Environment in Miaojiang Region by the Qing Government), Beijing: Shehui kexue wenxian, 2013.

Yue Jingzhu 岳精柱. „Mingdai yixue yu xinan bianjiang kaifa" 明代医学与西南边疆开发 (Medicine and the exploitation of the Southwest frontier in the Ming Dynasty), *Zhongguo yishi zazhi* 35.2 (2005), 99-104.

[Z]

von Zach, Erwin Julius (1872–1942, Üs.). *Tu Fu's Gedichte*, hg. von James Robert Hightower. 2 Bde. Cambridge MA: Harvard University, 1952. [von Zach 1952a]

——— (Üs.). *Han Yü's Poetische Werke*, hg. von James Robert Hightower. Cambridge MA: Harvard University, 1952. [von Zach 1952b]

Zen Sun, E-tu [Ren Yidu 任以都] (*1921, Üs.). *Ch'ing Administrative Terms: A Translation of the Terminology of the Six Boards with Explanatory Notes*. Cambridge, MA: Harvard University, 1961.

Zhang Chencheng 张陈呈. „Shilun MingQing shiqi zhangqi dui Guangxi sheuhu chansheng de yingxiang" 试论明清时期瘴气对广西社会产生的影响, *Guangxi difangzhi* 广西地方志 2007.1, 41-56 [Zhang Chencheng 2007a].

———. „MingQing shiqi zhangqi zai Guangxi xiaojian de yuanyin tanxi" 明清时期瘴气在广西消减的原因探析, *Nanning shifan gaodeng kexuexiao xuebao* 南宁师范高等科学校学报 (Journal of Nanning Teachers College) 24.5 (2007), 1-4 [Zhang Chencheng 2007b].

Zhang, Cong Ellen. „Between Life and Death: Song Travel Writings about Zhang in Lingnan", *Journal of Song-Yuan Studies* 41 (2011), 191-225.

Zhang Jiafeng [Chang, Chia-feng] 張嘉鳳. „'Jiyi' yu 'xiangran': yi *Zhubing yuanhou lun* wei zhongxin shilun WeiJin zhi SuiTang zhi jian yiji de jibingguan" "疾疫"與"相染"—以《諸病源候論》為中心試論魏晉至隋唐之間醫籍的疾病觀 (The Conceptions of Contagion in Chinese Medicine: A Case from the *Zhubing yuanhou lun*, 610), *Taiwan lishi xuebao* 臺大歷史學報 (Historical Inquiry) 27 (2001), 37-82.

Zhang Kefeng 张轲风. „Cong 'zhang' dao 'zhang': 'zhangqi' shuo shengcheng de dili kongjian jichu" 从"障"到"瘴"—"瘴气"说生成的地理空间基础 (From Zhang 障, "Barrier", to Zhang 瘴, "Miasma": Discussing the Geographical Basis of the Formation of Zhangqi, "Miasma" Concept), *Zhongguo lishi dili luncong* 中国历史地理论丛 (Journal of Chinese Historical Geography) 24.2 (2009), 135-143.

Zhang Shan 张姗. „Zhongguo zhangli fenbu bianqian yanjiude huigu yu qianzhan" 中国瘴疠分布变迁研究的回顾与前瞻, *Minzushi yanjiu* 民族史研究 10 (2008), 59-74.

Zhang Wen 张文. „Diyu pianjian he zuqun qishi: Zhongguo gudai zhangqi yu zhangbing de wenhuaxue jiedu“ 地域偏见和族群歧视—中国古代瘴气与瘴病的文化学解读 (Regional and Ethnic Prejudice: A Cultural Interpretation of Miasma and Miasma Disease in Traditional China), *Minzu yanjiu* 民族研究 (Ethnic Studies) 2005.3, 68-77.

Zhang Xing 张星. „MingQing biji zhong zhangbing gainain ji bingyin bingji“ 明清笔记中瘴病概念及病因病机 (Concept, etiology and pathogensis of Zhang diseases in notes of Ming and Qing dynasties), *Zhongguo zhongyi jichu yixue zazhi* 中国中医基础医学杂志 (Chinese Journal of Basic Medicine in Traditional Chinese Medicine) Bd. 18.8 (August 2012), 824-827.

Zhang Yuan 张圆. „Qianlun zhangli dui Qianlong sanci zheng Mian zhanyi de yingxiang“ 浅论瘴疠对乾隆三次征缅战役的影响. (A Preliminary Investigation into the Influence of the Deadly Malaria on the Sino-Burmese war during the Qian Long period), *Zhongguo bianjiang minzu yanjiu* 中国边疆民族研究 2008, 62-70, 303-304.

Zhang Yuxin 張玉欣 (ed.). *Zhongghua yinshiwenhua guoji xueshu yantaohui lunwenji* 中華飲食文化國際學術研討會論文集. Taipei: Foundation of Chinese Dietary Culture, 2013.

Zhang, Zhibin [張志斌], und Paul U. Unschuld (Hg.). *Dictionary of the Ben cao gang mu*, Bd. I: *Chinese Historical Illness Terminology*. Oakland, CA: University of California, 2015.

Zhao Wei 赵桅 (Hg.). *Ming shilu Qing shilu yanzhang shiliao jibian* 明实录清实录煙瘴史料辑編. Beijing: Zhongyang minzu daxue, 2014.

———. *Mingdai yanzhang dui Guangxi tusiqu jinglüe de yingxiang* 明代烟瘴对广西土司区经略的影响 (The influence of Miasma on Management of the tusi areas in Guangxi in the Ming Dynasty), *Guangxi minzu yanjiu* 广西民族研究 2015.2, 118-124.

Zhao, Zhongwei. „Long-Term Mortality Patterns in Chinese History: Evidence from a Recorded Clan Population“, *Population Studies* 51.2 (1997), 117-127.

Zheng Hong 郑洪, Chen Zhaohui 陈朝晖 und He Lan 何岚. „'Zhangqi' bingyinxue tedian yuanliu kao“ “瘴气”病因学特点源流考 (The Origin and Development of Zhangqi), *Zhongyiyao xuekan* 中医药学刊 (Chinese Archives of Traditional Chinese Medicine) 22.11 (2004), 2035-2036.

———, Luo Qisheng 罗启盛. „Lingnan yixue de zhangqi bingyin he zhangshibing jili lu“ 岭南医学的瘴气病因和瘴湿病机理论 (Etiology of Miasma and Pathogenesis of Miasmic Damp in Lingnan Medicine), *Zhongyi zazhi*, 55.12 (2014), 995-998.

Zheng Jinsheng 郑金生 u. a. (Hg.). *Shengji zonglu [jiaodianben]* 圣济总录[校点本]. Beijing: Renmin weisheng, 2013.

Zhong Guangyan 鍾廣言 (Hg.). *Tiangong kaiwu [zhushi]* 天工開物[注釋], von Song Yingxing 宋應星. Hongkong: Zhonghua, 1978.

Zhong Naiyuan 钟乃元. „Tang Song shiqi Yuexi shengtai huanjing yu shiren xintai“ 唐宋时期粤西生态环境与詩人心态, *Liuzhou shizhuan xuebao* 柳州师专学报 (Journal of Liuzhou Teachers College) 27.2 (2012), 19-24.

Zhou Qiong 周琼. „Zhangqi yanjiu zongshu“ 瘴气研究综述, *Zhongguoshi yanjiu dongtai* 中国史研究动态 (Research Trends in Chinese History) 329 (2006.5), 12-19.

———. Qingdai Yunnan zhangqi he shengtai bianqian yanjiu 清代云南瘴气与生态变迁研究 (A Study of the Zhang and Environmental Changes in Qing Yunnan) Beijing: Shehuikexue, 2007. [Zhou Qiong 2007a]

———. „Qingdai Yunnan Lujiang liuyu zhangqi fenbu quyu chtan“ 清代云南潞江流域瘴气分布区域初探, *Qingshi yanjiu* 清史研究 2007.2, 85-93. [Zhou Qiong 2007b]

———. „Xunzhao zhangqi zhi lu (shang)“ 寻找瘴气之路 (上), *Zhongguo renwen tianye* 中国人文田野 1 (Chongqing: Xi'nan shifan daxue, 2007), 63-119. [Zhou Qiong 2007c]

——— und Li Mei 李梅. „Qingdai Yunnan shengtai huanjing yu zhangqi quyu bianqian chutan“ 清代云南生态环境与瘴气区域变迁初探 (Studies on the Relationship between the Ecological Environment and Changes of the Malaria Region), *Shixue jikan* 史学集刊 (Collected Papers of History Studies) 2008.3, 78-85.

Zhou, Xiao-nong [周小农], Randall Kramer und Yang Wei-zhong [杨维中] (Hg.). *Malaria Control and Elimination Programme in the People's Republic of China*. Advances in Parasitology, 86. Burlington: Elsevier, 2014.

Zhuang Jifa [Chuang Chi-fa] 莊吉發. *Qing Gaozong shiquan wugong yanjiu* 清高宗十全武功研究 (Studies on Qing Gaozong's "Ten Military Achievements"), Taibei: Guoli gugong bowuyuan, 1982.

Zhu Huirong 朱惠荣 u. a. (Hg.). Siehe *Yunnan sheng diming cidian*.

Zhu Weizheng 朱維錚 und Li Tiangang 李天綱 (Hg.). *Xu Guangqi quanji* 徐光啓全集. Shanghai: Shanghai guji, 2010.

Zong Lupin 宗路平, Jiao Yuanmei 角媛梅, Li Shihua 李石华, Zhang Hongkang 张洪康, Zhang Hongzhen 张紅榛, He Yunyan 何云燕 und Niu Lede 牛乐德. „Hani titian yichan qu xiangcun juluo jingguan ji qi yanbian" 哈尼梯田遺产区乡村聚落景观及其演变 (The Rural Settlement Landscape and Its Evolution in Hani Rice Terrace Culture Landscape Areas: A Case Study of the Quanfuzhuang Middle Village, Yuanyang County, Yunnan), *Redai dili* 熱带地理 (Tropical Geography) 34.1 (2014), 66-75.

Zulueta, Julian de. „The End of Malaria in Europe: An Eradication of the Disease by Control Measures", *Parassitologia* 40.1-2 (1998), 245-246.

Zuo Peng 左鹏. „Han Tang shiqi de zhang yu zhang yixiang" 汉唐时期的瘴与瘴意象, *Tang yanjiu* 8 (2002), 257-275.

———. „Song Yuan shiqi de zhangji yu wenhua bianqian" 宋元时期的瘴疾与文化变迁, *Zhongguo shehui kexue* 中国社会科学 2004.1, 194-204.

———. „*Lingnan weisheng fang* zuozhe kao" 岭南卫生方作者考, *Zhonghua yishi zazhi* 36.3 (2006), 335-336.

———. „Wenxue dili yanjiu zhong de zuopin fenxi chuyi: yi Tang Wudai shiqi Lingnan de wenxue dili wei li" 文学地理研究中的作品分析刍议—以唐五代时期岭南的文学地理为例, *JiangHan luntan* 江汉论坛 (Jiang Han Tribune) 2008.9, 98-102.

———. „'Zhangqi' zhi ming yu shi shangque" "瘴气"之名与实商榷, *Nankai xuebao* 南开学报 2011.5, 29-39

Tabelle: Arten des Wechselfiebers (*nüe*) im Anschluß an das *Neijing (Suwen)* bis zu den späten Traktaten

Zhubing yuanhou lun (610)	*Shengji zonglu zuanyao* (1681)	*Shibing lun* (1882)
wen nüehou 温瘧候	*hannüe* 寒瘧	*shunüe* 暑瘧 (summer malaria)
	wennüe 温瘧	*fengnüe* 風瘧 (wind malaria)
jianri nüehou 間日瘧候	*dannüe* 癉瘧	*hannüe* 寒瘧 (cold malaria)
feng nüehou 風瘧候	*jianrinüe* 間日瘧	*shinüe* 濕瘧 (moist malaria)
dan nüehou 癉瘧候	*tannüe* 痰实瘧	*wennüe* 温瘧 (warm malaria)
shanzhang nüehou 山瘴瘧候	*jienüe* 痎瘧	*zhangnüe* 瘴瘧 (miasm malaria)
tanshi nüehou 痰實瘧候	*laonüe* 劳瘧	*dannüe* 癉瘧 (worn-out malaria)
hanre nüehou 寒熱瘧候	*jiunüe* 久瘧	*pinnüe* 牝瘧 (female malaria)
wanglai hanre nüehou 往來寒熱瘧候	*guinüe* 鬼瘧	*tannüe* 痰瘧 (phlegm malaria)
lao nüehou 劳瘧候	*nüeli* 瘧痢	*shinüe* 食瘧 (food malaria)
	zhangqi 瘴氣	*yinüe* 疫瘧 (epidemic malaria)
	zhangnüe 瘴瘧	*guinüe* 鬼瘧 (demon malaria)
		xunüe 虛瘧 (weak malaria)
		laonüe 劳瘧 (toilsome malaria)
		yaomu 瘧母 (mother of malaria)
		sanrinüe 三日瘧 (three-day malaria)

Die mittlere Kolonne folgt der Reihung des *Shengji zonglu* (464-499) mit dem wesentlichen Unterschied, daß nach dem Abschnitt „Guinüe" 鬼瘧 acht zusätzliche, organbezogene Formen (*gannüe* 肝瘧 usw.) fehlen. Die Übersetzungen der Folge in *Shibing lun* (5.62-67) in der rechten Spalte stammen von Hoeppli (1955).

Kartenskizzen

Index

Kolibri 360 GmbH
Ferdinand-Jühlke-Straße 7
99095 Erfurt, Deutschland
produktsicherheit@kolibri360.de